おさ
聞き言葉・略語・カタカナ語

あ 2	い 32	う 45	え 51	お 78
か 86	き 118	く 135	け 151	こ 162
さ 184	し 195	す 243	せ 259	そ 273
た 279	ち 293	つ 299	て 300	と 318
な 333	に 337	ぬ 344	ね 345	の 349
は 353	ひ 382	ふ 406	へ 437	ほ 449
ま 463	み 471	む 475	め 477	も 482
や 486	ゆ 487	よ 490		
ら 493	り 499	る 509	れ 510	ろ 517
わ 521				

あ

アイアール(IR)[不完全奏効] incomplete response 固形癌の腫瘍縮小効果を判定する用語。腫瘍病変が1か所以上残存している状態。
➡●固形癌の治療効果判定のための基準による表現法 p.196

アイイーレイショ[吸気時間‐呼気時間比] inspiratory time/expiratory time ratio【I/E ratio】人工呼吸器での吸気時間と呼気時間の比率。通常は1:2に設定、状況に応じて調整する。正常では呼気相のほうが吸気相よりも長い。

アイエヌアール(INR)[国際正常化指数] international normalized ratio どのトロンボプラスチン試薬を使っても結果が比較できるように、プロトロンビン比を国際感度指数 International sensitivity Index(ISI)で補正した標準化比。

アイエービーピー(IABP)[大動脈内バルーンパンピング法] intraaortic balloon pumping 心臓が機能不全に陥ったときに、バルーンの力で心臓を補助する治療法。

アイエム(IM)[筋肉注射] intramuscular injection 筋肉内の筋層に薬液を注入する方法。

●注射の種類

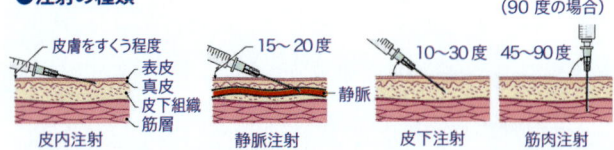

(90度の場合)

皮内注射 / 静脈注射 / 皮下注射 / 筋肉注射

アイエムブイ(IMV)[間欠的強制換気] intermittent mandatory ventilation 強制換気と自発呼吸の両方が混在する換気方式。強制換気が、患者の吸気努力によって起動される方式。➡●主な換気モード p.60

アイオー(IO)[骨髄内輸液] intraosseous access 骨髄針を脛骨に穿刺して行う薬物注入方法。迅速に静脈路確保ができない場合、時

間を浪費しない方法として推奨されている。

●骨髄内輸液の方法

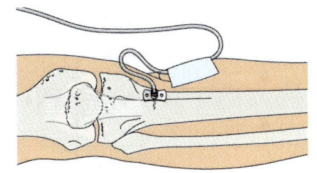

脛骨が選択されることが多い。

アイオーエル（IOL）［眼内レンズ］ intraocular lens 白内障手術に用いる人工水晶体。➡●白内障手術の種類 p.364

アイオープニング eye-opening 眼を開けること。意識レベルをみる指標の１つ。

アイカ［前下小脳動脈］ anterior inferior cerebellar artery【AICA】脳底動脈から小脳下面に至る動脈。➡パイカ（後下小脳動脈）

噯気（あいき） belching おくび。げっぷ。

アイコンタクト eye contact 視線を合わせること。

アイシーエイチ（ICH）［頭蓋内血腫］ intracranial hematoma 脳と頭蓋骨の間、または脳の内部に血液がたまった状態。頭部外傷や脳卒中などによって起こる。

アイシーエフ（ICF）［国際生活機能分類］ International Classification of Functioning, Disability, and Health WHO により採択された、生活機能と障害に関する国際的な分類法。➡●国際生活機能分類 p.4

アイシーシーイー（ICCE）［水晶体嚢内摘出術］ intracapsular cataract extraction 水晶体外部の被膜水晶体後嚢は温存して、水晶体の中身だけを摘出する白内障の手術。➡ECCE（水晶体嚢外摘出術）／白内障手術の種類 p.364

アイシーディー（ICD）［植込み型除細動器］ implantable cardiac defibrillator 重篤な不整脈が起こると、自動的に働く、体内に植え込まれた

●国際生活機能分類

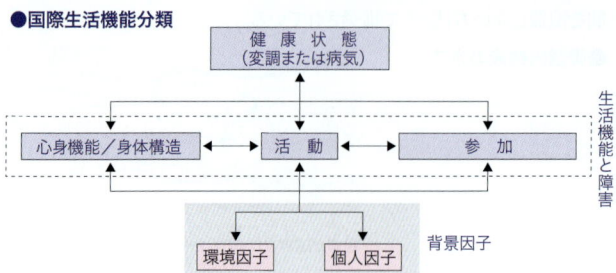

除細動器。致死的不整脈の中でも、薬物治療、カテーテル治療、外科治療で効果がない場合に用いられる。

アイシーディー（ICD）[国際疾病分類] International Classification of Diseases 疾病の統計を取る際に使われる世界共通のコード。WHOの疾病分類協力センターが発行し、現在、第10版（ICD-10）。

アイシーピー（ICP）[頭蓋内圧] intracranial pressure 頭蓋内にかかる圧力。➡頭蓋内圧亢進（IICP）

アイシーユー（ICU）[集中治療部] intensive care unit 生命の危機に瀕した重症患者の治療を行う部門。

アイスブレーキング ice breaking 緊張を解きほぐすこと。

アイスマッサージ ice massage 凍らせた綿棒に水をつけ、前口蓋弓、舌根部、咽頭後壁の粘膜を軽くなぜたり、押したりして嚥下反射を誘発する嚥下訓練。➡●嚥下障害の間接訓練 p.114

アイゼンメンジャー症候群 Eisenmenger's syndrome 心室中隔欠損や動脈管開存症などの左から右へシャントが生じる疾患により肺高血圧症が亢進し、静脈血が動脈側に流れ込み、チアノーゼが現れる状態。症状が進行すると、逆に右側から左側へ血液が流れるようになり、全身に静脈血が送り出され、チアノーゼとなる。小児慢性特定疾患の1つ。

アイソザイム isozyme 同位酵素。ある酵素と体内での働きは同じだが、

分子構造が異なる酵素。これらの酵素を電気泳動法などにより区別することで、どの臓器に異常が生じているかを判別できる。

アイソトープ isotope 同位元素。同じ原子番号の元素だが、原子核の中性子数が異なる元素。放射性同位元素（放射線医薬品）を用いた骨シンチグラフィーなどの検査法や、甲状腺癌に対する治療などに用いられる。

アイディー（ID）[皮内注射] intradermal injection 表皮と真皮の間に薬液を注入する方法。 ➡●注射の種類 p.2

アイティーピー（ITP）[特発性血小板減少性紫斑病] idiopathic thrombocytopenic purpura 血小板の破壊・減少が生じる原因不明の疾患。

アイテル Eiter（独）膿（うみ）。

アイデンティティ identity 自己同一性。家族、他者、あるいは社会一般とのかかわりのなかで、自分を自分たらしめている要素、枠組み。
➡●エリクソンの発達課題・発達危機 p.71

アイビーアイエル（I-Bil）[間接ビリルビン] indirect bilirubin 崩壊した赤血球のヘモグロビンから生成されたビリルビンが肝臓で抱合される前のアルブミン結合型ビリルビン。 ➡直接ビリルビン（D-Bil）

アイピーエス（iPS）細胞[人工多能性幹細胞] induced pluripotent stem cell【iPS cells】複数の遺伝子を人工的に導入することで、多様な細胞に分化できる可能性をもった幹細胞。

アイビーダブリュー（IBW）[標準体重] ideal body weight 健康的な体重の目安。BMI 22 を標準体重とする。 ➡●主な栄養指標 p.55

アイビーディー（IBD）[炎症性腸疾患] inflammatory bowel disease 潰瘍性大腸炎とクローン病の総称。 ➡クローン病／UC（潰瘍性大腸炎）

アイピーピーブイ（IPPV）[間欠的陽圧換気] intermittent positive pressure ventilation 人工呼吸器が、換気回数、1回換気量、吸気・呼気のタイミングなど呼吸のすべてを調整する換気方式。 ➡●主な換気モード p.60

アイブイ（IV）[静脈注射] intravenous injection 静脈内に薬液を注入する方法。→●注射の種類 p.2

アイブイエイチ（IVH）[経中心静脈高カロリー輸液] intravenous hyperalimentation 右房近くの上大静脈にカテーテルを留置し、高カロリー輸液（高濃度の糖、アミノ酸、電解質、微量元素、ビタミンなど）を投与する方法。

アイユーエフディー（IUFD）[子宮内胎児死亡] intrauterine fetal death 子宮内で胎児の生存発育を確認後、何らかの原因で分娩前に児が死亡すること。

アウエルバッハ神経叢 [筋層間神経叢] Auerbach's plexus 消化管の縦走筋層と輪走筋層との間に存在する神経叢。これらの筋層の蠕動運動を調節する。

アウゲ Augenheilkunde（独）アウゲンハイルクンデの略。眼科。

アウス Auskratzung（独）アウスクラツンクの略。掻爬術、人工妊娠中絶手術。

アウトプット output ①拍出量（1分間に心臓から送り出される血液の量）、②排泄量（体内から排泄される水分の量。摂取量に対して用いる）。

アウトブレイク outbreak 流行、突発。「結核のアウトブレイク」などという。

アウトリーチ outreach effort 研究者が現場に入って実践したり、サービス提供者がサービス被提供者のもとにおもむいてサービス提供を行うこと。

アウラ aura 前徴。重篤な症状が現れる前に生じる、何らかの身体の変調を示す症状。てんかん発作の前徴症状を指す場合が多い。

あえぎ呼吸 gasping respiration 正常な呼吸に比べ、吸息および呼息が速く、呼息性停止期が延長した呼吸。全身状態の悪化や、脳幹部の障害時など、終末期の昏睡状態でしばしば観察される。→●呼吸の観察 p.136

アオルタ aorta【Ao】大動脈。血液を全身に送る血管。左心室から

出て上行大動脈・大動脈弓・下行大動脈を形成し、腹部大動脈に至る。

アーガイル・ロバートソン瞳孔 Argyll-Robertson pupil 瞳孔において、縮瞳、対光反射消失をきたす一方、調節反射は保たれている状態。神経梅毒、糖尿病、多発性硬化症などにより生じる。

アカシジア akathisia 静座不能。じっと座った状態を保持できない症状。不安・徘徊・足踏みなどもみられる。抗精神病薬の副作用で起こる、錐体外路症状の1つ。→●錐体外路症状 p.244

アカラシア achalasia 噴門無弛緩症。食道の噴門部の平滑筋が弛緩しなくなり、飲食物の食道通過が困難になった状態。

アキネジア akinesia 無動。自発的に運動しようとするときに、始めるまでに時間がかかり、始めても、のろのろとして緩慢にしか動作できない状態。パーキンソン病の主要な4運動徴候の1つであり、その最も重要な症状である。

アキレス腱反射 Achilles tendon reflex【ATR】アキレス腱を伸展した状態で叩打すると足が底屈する反射。末梢神経疾患などで反射が減少するか消失する。

悪液質（あくえきしつ） cachexia 癌、結核、マラリアなどの末期にみられる全身の低栄養状態。著しい全身の衰弱状態で、るい瘦、貧血、浮腫を伴うことが多い。

アクシデントレポート accident report 事故報告書。

アクションプラン action plan 行動計画。慢性疾患患者において、疾患・症状のセルフコントロール、セルフマネジメントを可能にするための具体的な計画。

アクションリサーチ action research 社会問題などの解決のために実験研究と実地研究を連結して行う研究方法。

アクス[副腎皮質刺激ホルモン] adrenocorticotropic hormone【ACTH】下垂体前葉から分泌され、副腎皮質に作用するホルモン。→●主なホルモンとその機能 p.464

悪性症候群 neuroleptic malignant syndrome【NMS】抗精神病薬

の副作用で起こる症候群。高熱、筋強剛、発汗・頻脈・血圧変動などの多彩な自律神経症状や意識障害を呈する。

悪性新生物 malignant neoplasm 身体組織の特定の部位で増大したり、他の身体組織への浸潤や転移を生じる腫瘍。

悪性リンパ腫［マリリン］ malignant lymphoma【ML】リンパ系組織の悪性腫瘍。ホジキンリンパ腫と非ホジキンリンパ腫に分けられる。
➡ホジキンリンパ腫／非ホジキンリンパ腫／●ホジキンリンパ腫と非ホジキンリンパ腫 p.454

握雪音（あくせつおん）［クラックル］ sensation of crushing snow 新雪を握ったときに聞こえるようなギシギシする音。皮下気腫の場合の異常呼吸音、または腱鞘炎の場合の母指の曲げ伸ばしで聞こえる音。

アクチベーター activator 活性剤。触媒。

アクチン actin 筋原線維を構成する主要タンパク質の１つ。αアクチンはアクチンフィラメントを形成し、ミオシンフィラメントとともに筋収縮を担う。βアクチンは多くの組織に分布し、細胞骨格としての形の維持、細胞内の物質輸送に関与する。➡ミオシン

アクティブバース active birth 積極的出産。女性がお産の主役であるとするとらえ方。ラマーズ法などの自然分娩をさらに進めた自由度の高い分娩方式。

アクティブプロブレム active problem 活動的問題。看護介入によって解決すべき看護問題。

アクティブリスニング active listening 積極的傾聴。相手の考えや気持ちを相手の立場に立って理解する聴き方。

アクネ acne にきび。尋常性挫瘡。皮脂分泌亢進によって発生する炎症性の毛孔性・丘疹性・膿疱性の皮疹。

アグ比［A/G比］ albumin-globulin ratio アルブミングロブリン比の略。グロブリンに対するアルブミンの比。肝臓障害があるとアルブミンは低下し、アルブミングロブリン比も低下する。基準値 1.2〜2.0。

アグラ agranulocytosis アグラヌロサイトーシスの略。無顆粒球症。

好中球が減少し感染症にかかりやすくなる状態。

アグる agglutinate アグルチネイト の略。血液が凝固すること。

明け 夜勤の終了。

アゴニスト agonist 作用薬。受容体に結合し、薬理作用を発揮する薬剤。

アサーティブネストレーニング assertiveness training 自己主張訓練。相手の権利、立場、思想などを、自己のそれらと同様に尊重したうえで、自分の考え方を偽ることなく率直に、相手に伝えるための訓練法。

アシストール［エーシス］ asystole 心静止。心臓の電気的活動が消失した状態。心電図上ではすべての波形が平坦になり、心臓のポンプ機能は失われる。

アジソン病 Addison's disease 結核などにより副腎が高度に障害され、副腎皮質ホルモンの分泌欠乏が生じたときに発症する。倦怠感、食欲不振、胃腸障害、低血圧などがみられる。

アシデミア acidemia 酸血症。血液のpHが通常より酸性に傾いている状態。

アシドーシス acidosis 酸の過剰・塩基の減少。代謝性アシドーシス（塩基の排泄）、呼吸性アシドーシス（二酸化炭素貯留によるpH低下）、糖尿病性アシドーシス（ケトン体蓄積によるpHおよび重炭酸の低下）などがある。 ➡●アシドーシスとアルカローシス p.10

アシネトバクター Acinetobacter 土や水の中に多く存在するグラム陰性桿菌の1属。呼吸器系の日和見感染症を起こすことがある。

アジュバント adjuvant 補助療法および補助療法、免疫増強薬。ある薬物もしくは治療の作用を増強するために、その薬物や治療とともに用いられる薬物や治療。

アジュバント化学療法 adjuvant chemotherapy 癌治療において、手術や放射線療法を行った後に、追加的に行われる化学療法。一般的には進行癌が対象となる。

アショフ結節 Aschoff body リウマチ熱に合併した心臓炎（リウマチ性

●アシドーシスとアルカローシス

分類		一次性の変化		原因疾患など
		HCO₃⁻	PaCO₂	
アシドーシス	呼吸性		上昇	慢性閉塞性肺疾患（COPD）、神経筋疾患など
	代謝性	低下		糖尿病・腎不全・薬物中毒など
アルカローシス	呼吸性		低下	過換気症候群、薬物性・低酸素症に基づく過換気（間質性肺炎など）
	代謝性	上昇		繰り返す嘔吐、重炭酸の過剰投与、アルドステロン症、クッシング症候群など

心臓炎）において、心筋間質や骨格筋間質などに生じる結節性肉芽腫。

アス astigmatism アスティグマティズムの略。乱視。像が多重に見える眼球の屈折異常。近視性と遠視性がある。

アスケー［抗ストレプトキナーゼ抗体］ anti-streptokinase antibody【ASK】β溶血性レンサ球菌が産生する酵素に対する抗体。溶連菌感染があると上昇するため、血清診断に用いられる。

アスコルビン酸 ascorbic acid【AA】ビタミンCの化学名。➡●ビタミンの生理作用と欠乏症状 p.394

アストラップ Astrup 動脈血液ガス分析を開発した研究者（Poul Astrup）の名前で、動脈血ガス分析のことをアストラップ法という。

アスピリンジレンマ aspirin dilemma アスピリンの服用量によって、血小板凝集抑制と血小板凝集促進という相反する作用が現れること。

アスピリン喘息 aspirin-induced asthma【AIA】アスピリンを含む解熱鎮痛薬で発作が誘発される気管支喘息。成人における喘息の約10％にみられる。

アスピレーション aspiration 吸引。誤嚥。

アスピレーションニューモニア aspiration pneumonia【ASP】誤嚥性肺炎。細菌が唾液や胃液とともに肺に流れ込んで生じる肺炎。咳反射や嚥下反射の低下、胃液などの消化液の食道への逆流による誤嚥によって生じる。

アスベスト asbestos 石綿。

アスペルガー症候群 Asperger syndrome【AS】コミュニケーションや興味などに関して特異性が認められる発達障害。知的障害や言語障害が認められないことが多く、自閉症の軽度例とされる場合もある。
➡●発達障害の種類 p.295

アスペルギルス *Aspergillus* アスペルギルス属の真菌の総称。コウジカビなど、自然界に広く存在しているが、免疫力が低下している場合には、胞子の吸入と体内での増殖によって日和見感染（例：アレルギー性気管支肺アスペルギルス症）を起こすことがある。

アズマ asthma 喘息。

アスロー［抗ストレプトリジンO］ antistreptolysin O【ASLO】A群溶血性レンサ球菌が産生する菌体外毒素ストレプトリジンOに対する抗体価。溶連菌感染で高値を示す。

アセスメント assessment【A】評価、看護上の問題の評価、査定、SOAPのA。➡● SOAP形式 p.278

アセチルコリン acetylcholine【Ach】コリン作動作用、自律神経作用のある化学伝達物質。

アセトン臭 acetone odor 飢餓、糖尿病などで体内にアセトン体が多い場合に生じる、甘酸っぱい呼気臭。

アセトン体 acetone body 脂肪酸の代謝による生成物。糖尿病などの疾患では血中や尿中に増加する。

アタキシア ataxia 失調。随意運動を行う筋の協調がうまくいかず、運動がスムーズにできないこと。

アタック attack 発作。発病。卒中。発熱。

アタッチメント attachment 愛着。他の人間との親密さを維持しようとしたり、それが妨げられたときに取り戻そうとする、人間が本来的にもっている傾向。

アタッチメント行動 attachment behavior 愛着行動。愛着の要求の存在を示す行動。乳幼児期に安定した愛着を形成することがパーソナリティ発達の基本とされる。

アダムス・ストークス症候群［ASシンドローム］ Adams-Stokes syndrome【A-S syndrome】不整脈による脳循環悪化症候群。高度の房室ブロックにより徐脈が起こり、脳虚血となって意識消失、痙攣を生じる。

アダムス・ストークス発作 Adams-Stokes attack【ASA】不整脈に伴うめまい・失神症状。

アダルトチルドレン adult children【AC】アルコール依存症の父親を持つなどの機能不全家族で育った子ども。

アーチファクト［ノイズ］ artifact 機械的な修飾因子。心電図に筋電図が入ったり、皮膚と電極の接触が悪く基線が揺れるようなことを指す。

圧覚 baresthesia 皮膚に加わる圧に対する感覚。圧覚を感じる皮膚の感覚点を圧痛点という。➡●ボアス圧痛点と小野寺圧痛点 p.449／●マックバーニー圧痛点とランツ圧痛点 p.468

圧痕 impression 触診時、皮膚を指で強く押してへこんだ部分が元に戻らないこと。皮下の浮腫や体液貯留を示す所見。

圧痛［テンダネス］ tenderness 皮膚に圧を加えたときに感じる痛み。圧痛を感じる感覚点を圧（痛）点といい、疾患と関連しており、ボアス、マックバーネ、小野寺の圧痛点などが有名。それぞれ消化性潰瘍、虫垂炎、胆道疾患の診断に用いられる。➡●ボアス圧痛点と小野寺圧痛点 p.449／●マックバーニー圧痛点とランツ圧痛点 p.468

アップルコアサイン apple-core sign リンゴをかじった後の芯のようなX線写真像。進行大腸癌の典型的な所見。➡●アップル・コア・サイン p.13

アッペ［虫垂炎］ appendicitis【Appe】盲腸の先端部にある虫垂が閉塞し、細菌感染によって炎症をきたした状態。すべての年齢層にみ

●アップル・コア・サイン

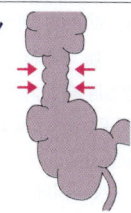

結腸の病変が全周性の場合、腸管が狭窄し、りんごの芯のように撮影される。

られるが10〜20歳代が多い。

軋轢音 friction sound（フリクション サウンド）①連続性ラ音の1つ。狭窄したり、あるいは粘稠な分泌物が貯留した気管支を呼吸気が通過するときに聞かれる「ギー、シー」という音。気管支喘息、肺結核などで聴診される。➡ ●呼吸音と肺副雑音 p.112 ②骨折部位を押したときに触知する異常音。骨折端が触れ合って発生する「ギシギシ」または「ボキボキ」という音。

アディクション addiction（アディクション）嗜癖。薬物依存、アルコール依存など、よくないことに熱中すること。

アディポ adipositas（アディポシタス）アディポシタスの略。脂肪過多。

アテトーゼ athetosis（アテトーシス）手足の、ゆっくりとくねるような不随意運動。

アデノイド adenoids（アデノイズ）腺様増殖症。咽頭扁桃が幼児期において生理的に肥大化した状態。肥大による気管閉塞による呼吸困難、中耳炎、副鼻腔炎などをきたす。

アデノカルチノーマ adenocarcinoma（アデノカーシノーマ）【AC】腺癌。管腔形成または乳頭状増殖をする、腺上皮由来の癌。

アデノーマ adenoma（アデノーマ）腺腫。腺細胞の良性腫瘍。

アーテリー artery（アーテリー）【a】動脈。

アテレクタシス［アテレク］ atelectasis（アテレクタシス）無気肺。気管支閉塞や胸腔・肺内からの圧迫により、肺胞虚脱をきたし、呼吸細気管支・肺胞が換気されず、収縮して空気がなくなった状態。

アテレクトミー atherectomy（アセレクトミー）アテローム切除術。アテローム硬化により冠動脈が狭窄した場合に、手首や鼠径部などからカテーテルを冠動

脈に挿入し、閉塞部位を切除、拡大する治療法。

アテローム atheroma 粥腫、粉瘤。動脈内壁に脂肪や脂肪酸、コレステロールなどがたまってできる腫瘤（粥腫）。または、表皮からの老廃物が皮膚内部にたまることによってできる良性腫瘤（粉瘤）。

アテローム血栓性脳梗塞 atherothrombotic brain infarction 動脈硬化などを背景として、アテローム（粥腫）が動脈壁に沈着した結果、動脈内腔が狭くなり十分な脳血流が得られなくなり、いわゆる脳梗塞に陥った状態。アテロームの沈着は徐々に進行することから、側副血行路が生じて血流が維持されるなど、代償機能が働きやすい。➡︎●脳梗塞の種類 p.350

アトニー atony 無緊張症。身体各部位の緊張が消失した状態。

アドバースドラッグリアクション adverse drug reaction 【ADR】薬物有害反応。薬物投与の結果生じる、意図しなかった有害な反応。副作用のこと。

アドバンスディレクティブ［リビング・ウイル］ advance directive 【AD】事前指示。治療の選択についての希望を自分自身で表明できなくなった場合のために、事前に表明しておくこと。

アトピー atopy 先天性過敏症。IgE 抗体を産生しやすい素因。

アドヒアランス adherence 納得して自分の意思で行うこと。同意語の「コンプライアンス」は、患者が医療提供者の決定に従ってその指示に従った行動を取ることに対し、「アドヒアランス」は患者が積極的に治療方針の決定に参加し、その決定に従って自ら行動することをいう。

アドボカシー advocacy 権利擁護。弱い立場にある人の生命や権利、利益を擁護して代弁すること。

アトマイザー atomizer 噴霧器。

アドレナリン adrenaline 【AD】副腎髄質から分泌される交感神経作動作用のあるホルモン。カテコラミンの一種であり、エピネフリンと同義語である。

アトロフィー atrophy 萎縮。一度正常に育った組織、臓器の体積が何

らかの原因で減少すること。

アナフィラキシー anaphylaxis 誘発性の全身性過敏症。即時型アレルギー反応の1つ。➡️●アレルギーの種類 p.29

アナフィラキシーショック anaphylactic shock 抗原抗体反応による即時型のアレルギー反応によるショック。

●ショックの分類

	血液分布異常性	循環血液量減少性	心原性	心外閉塞・拘束性
血　圧	↓	↓	↓	↓
脈拍数	↑または↓	↑	↑	↑
心拍出量	↑または↓	↓	↓	↓
末梢血管抵抗	↓	↑	↑	→
中心静脈圧	↓	↓	↑	↑
臨床症状	5P+原因疾患による症状	5P+原因疾患による症状	5P+原因疾患による症状	5P+外頸静脈怒張
原因疾患	敗血症、アナフィラシー、脊髄損傷	出血、体液喪失	心筋梗塞、弁膜不全疾患、AF（心房粗動）、VF（心室細動）など	心タンポナーデ、肺塞栓、張性気胸

5P（ショックの5徴候）：①顔面蒼白、②虚脱、③冷汗、④脈拍触知不能、⑤呼吸不全

アナムネーゼ Anamnese（独）病歴聴取、既往歴。本来は「病歴」の意味であり、医師が聴取するもの。看護師がとるアナムネーゼとは、看護に必要な情報を聴取することを指す。

アニオンギャップ［陰イオンギャップ］ anion gap【AG】定量された陽イオンと陰イオンの差。電解質バランスをみる指標となる。アニオンギャップの上昇は、代謝性アシドーシスを示す。

アニソコリー anisocoria 瞳孔不同。左右の瞳孔の大きさが異なること。脳卒中などによって脳ヘルニアをきたした結果、動眼神経が圧迫され

ることにより生じる。0.5mm 以上の差があるものを瞳孔不同と判定する。　➡●対光反射と瞳孔の観察 p.224

アネステージア anesthesia 麻酔。

アネミア anemia 貧血。

●貧血の分類

小球性低色素性貧血	原因：資材の不足 MCHC↓、MCV↓	例：鉄欠乏性貧血
正球性正色素性貧血	原因：失血、骨髄機能の抑制、赤血球の破壊亢進 MCHC→、MCV→	例：溶血性貧血、再生不良性貧血、失血、腎不全
大球性正色素性貧血	原因：資材の不足 MCHC→、MCV↑	例：悪性貧血、胃全摘出後、葉酸欠乏性貧血

MCHC：平均赤血球ヘモグロビン濃度、MCV：平均赤血球容積➡●赤血球指数 p.69

アノキシア anoxia 無酸素症。何らかの原因によって脳に必要な酸素量が欠乏し、中枢神経系に障害をきたした状態。低酸素症や低酸素血症とは区別する。

アノミア anomia 健忘失語。言語の理解や発話に障害はないものの、言葉が思い出せない、言葉が出てこない、名詞が出てこない、まわりくどい話をするなどの特徴を呈する状態。

アノレキシアネルボーザ［神経性食欲不振］ anorexia nervosa【AN】拒食症。強いやせたい願望による摂食障害。　➡プリミアネルボーザ

アパシー apathy 無関心、無感動、無表情を示す精神症状。

アパッチ重症度評価基準 acute physiology and chronic health evaluation【APACHE】 ICU などで用いられる重症度評価基準。

アフェレーシス apheresis 血液から血漿成分や細胞成分を分離させ、病気の原因物質を取り除く治療法。血液吸着や血漿交換がある。

アプガースコア Apgar score 新生児仮死の指標。A：appearance（皮膚色）、P：pulse（心拍数）、G：grimace（反射）、A：activity（筋

緊張)、R：respiration（呼吸）の項目が点数化されている。
●アプガースコア

徴候	スコア0	スコア1	スコア2
心　拍　数	欠如	100/分以下	00/分以上
呼　　　　吸	欠如	弱い啼泣	強い啼泣
筋　緊　張	ぐにゃぐにゃ	四肢をやや屈曲	四肢を屈曲
刺激に対する反応	無反応	やや動く	啼泣
皮　膚　色	チアノーゼ、蒼白	体幹はピンク色、四肢はチアノーゼ	全身ピンク色
生後1分と5分で評価する				
合計点数	0～3点	4～7点	8～10点
判　　　定	重症仮死	軽症仮死	正常

注：4～6点を軽症仮死と定義する場合もあり、現時点では統一されていない。

アブサンス absence 欠神発作。突然生じる短時間の意識消失。

アブセス abscess 膿瘍。皮膚、粘膜、臓器などに化膿性炎症が起こり、膿のたまった腔が生じた状態。 ➡●続発疹の種類 p.277

アフタ aphtha 口内炎。口の中の粘膜に生じた炎症。とくに細菌やウイルスによる感染が原因でない場合を、アフタ性口内炎という。

アブドメン abdomen【abd】腹部。

●腹部の区分

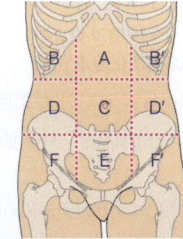

A：心窩部
B：右季肋部
B'：左季肋部
C：臍部
D：右側腹部
D'：左側腹部
E：下腹部
F：回盲部（右腸骨窩部）
F'：左腸骨窩部

アプニア apnea 無呼吸。呼吸が一時的に停止した状態。➡●呼吸の観察 p.136

アプニア指数［無呼吸指数］ apnea index【AI】睡眠1時間当たりの無呼吸（10秒以上の呼吸停止）回数。5回以上は、睡眠時無呼吸症候群とされる。

アプラ aplastic anemia【Aplas】アプラスティック アネミアの略。再生不良性貧血のこと。➡再生不良性貧血

アブレーション ablation 焼灼。熱、電流、レーザーなどを使って組織を焼き、切除、固着する方法。

アポ Apoplexie（独）【APO】アポプレキシーの略。脳卒中。脳血管の閉塞、狭窄、破裂などによる脳組織の障害で、片麻痺、言語障害、失調などをきたした状態。脳梗塞、脳出血、クモ膜下出血などがある。

アポクリン腺 apocrine gland 腋窩、性器など、限られた部位に分布する大きな汗腺。タンパク質や脂肪などを含む汗を分泌する。

アポタンパク apoprotein【Apo】小腸や肝臓でつくられるタンパク質。中性脂肪などと結合し、リポタンパクとして血液中を運搬される。

アポトーシス apoptosis 細胞自滅。細胞のもつ自殺機構。➡●細胞の傷害と変化 p.282

アミトロ amyotrophic lateral sclerosis アミオトロフィックの略。筋萎縮性側索硬化症。運動ニューロンの変性疾患で、筋萎縮および四肢・咽喉・舌の筋力が低下し、四肢麻痺、嚥下障害、呼吸不全を生じる疾患。

アミラーゼ amylase【Amy, AMY】膵臓や唾液腺から分泌される消化酵素。炭水化物などの糖分を分解する。膵疾患の診断指標として用いられる。➡●食物の消化吸収と消化酵素 p.19

アミロイドーシス amyloidosis アミロイドが細胞外に沈着する疾患。

アームスリング arm sling 三角巾など、肩関節の安静・固定のため腕を吊るもの。

アムニオ amniocentesis アムニオセンテシスの略。羊水穿刺。経皮的

●食物の消化吸収と消化酵素

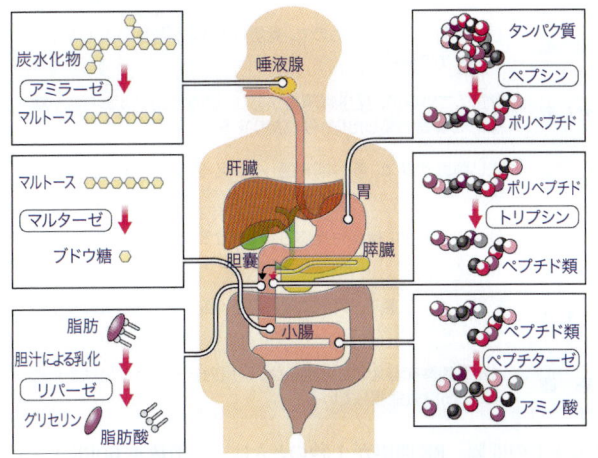

穿刺により羊水を採取し、羊水中に浮遊する細胞から胎児の染色体異常などを調べる方法。

アメンチア amentia 精神障害の初期にみられる思考の散乱状態。

アライメント alignment 整合性。きちんと整列していること。

アラート alert 意識清明。意識がはっきりしていて、物事がよく理解できる状態。 ➡●意識障害の分類 p.20

アラニン alanine【Ala】アミノ酸の1つで、すべてのタンパク質に含まれる。エネルギー源として利用されやすく、生体内では解糖系において、ピルビン酸が、アラニントランスアミナーゼによるグルタミン酸からのアミノ基の転移を受けて合成される。

アラーム alarm 人工呼吸器や輸液ポンプなどについている警報装置。

アリスミア arrhythmia 不整脈。脈拍が乱れた状態(脈の不同や欠損)。
➡●重要な不整脈 p.21

アールアール(RR)間隔 RR interval【RR】心電図のR波から次の

●意識障害の分類

無欲	意識障害の最も軽いもので、覚醒しているが周囲に関心がなく、興味を示さない
せん妄	覚醒しているが、見当識障害があり、錯覚や幻覚がみられ、無意味な言葉を発したり、暴れたりする
傾眠	浅い睡眠状態で、呼べば覚醒して答えるが、すぐまた眠ってしまう
昏迷	外からの刺激に緩慢に反応し、簡単な質問のみに答えることができる
半昏睡	昏睡に近い状態で、大声で呼んだり、強い刺激を与えたりすると醒めるが、すぐ眠ってしまう
昏睡	どんな刺激を与えても覚醒しない。反射は一部あるいは全く消失し、筋肉も弛緩している

R波までの間隔。RR間隔が1秒のときは、心拍数＝60RR（秒）。
➡●心電図の基本波形 p.125

アールイーイー（REE）[安静時エネルギー消費量] resting energy expenditure

安静な状態での必要最低限のエネルギー消費量。基礎エネルギー消費量（BEE）×1.2 に相当する。➡ BEE（基礎エネルギー消費量）

アールエー（RA）[関節リウマチ] rheumatoid arthritis

自己免疫により関節に炎症を起こし、関節の変性を伴う全身性の慢性炎症性疾患。
➡●関節リウマチの診断基準 p.115

●リウマチによる関節変形

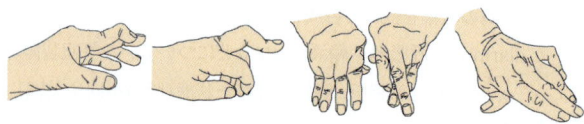

ボタン穴変形　スワンネック変形　尺側偏位　Z型変形

●重要な不整脈

心室細動（VF）

無秩序で不規則な基線の揺れ

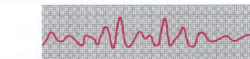

→除細動

心室頻拍（VT）＊血圧が保たれている場合

P波が先行しない幅の広い大きなQRS波が3連発以上続く

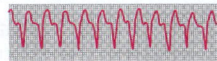

→医師への連絡。血圧変化要チェック

無脈性心室頻拍（Pulseless VT）

幅の広い大きなQRS波が3連発以上続き、頸動脈触知ができない状態

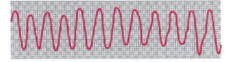

→除細動

WPW症候群

PQ間隔の短縮と、デルタΔを伴った幅広いQRS波を認める

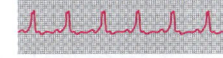

→頻脈発作をきたしたら医師へ連絡

心静止（Asystole）

心室の電気的興奮が見られず、心拍出量はまったくない状態

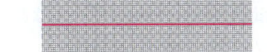

→ALS（二次救命処置）へ

心房細動（Af）

P波がなく、基線が小刻みに揺れるQRS波が不規則に出現

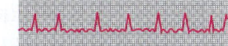

→慢性で変化がなければ経過観察。医師へ連絡

無脈性電気活動（PEA）

心室の興奮を示すQRS波は認めるが、心拍出量がない状態

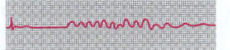

→ALS（二次救命処置）へ

心房粗動（AF）

非常に早い連続したP波により鋸歯状（F波）を示す基線。RR間隔はPP間隔の倍数になる

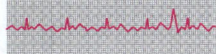

→慢性で変化がなければ経過観察。医師へ連絡

Ⅲ度房室ブロック

P波とQRS波は規則的に出現しているが、それぞれが独立して発生している

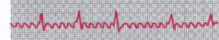

→医師への連絡、ペースメーカー適応

発作性上室頻拍（PSVT）

正常なQRS波形の頻脈

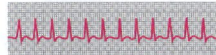

→血圧を中心にバイタルサインチェック。医師へ連絡

洞不全症候群（SSS）

突然間隔の伸びるP波（それぞれの波形は正常）

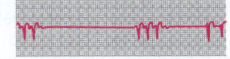

→医師への連絡、ペースメーカー適応

心室期外収縮（PVC）

P波が先行しない幅の広い大きなQRS波と、QRS波と逆向きのT波

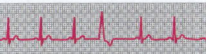

→医師へ連絡（頻発、連発する場合）

アールエイチ（Rh）式血液型 Rhesus blood group
赤血球膜のD抗原により分類される血液型。D抗原をもたない Rh- 型の人に Rh+ 型の血液を輸血すると、血液の凝集や溶血などが起こる。

アールエイチ（Rh）式血液型不適合妊娠 Rhesus blood type incompatibility
Rh- 型の女性が Rh+ 型の胎児を妊娠した場合に、何らかの原因で胎児血が母体に流入し、流産や胎盤異常などをきたしやすくなること。

アールエス（RS）ウイルス[呼吸器合胞体ウイルス] respiratory syncytial virus【RSV】
肺炎などを起こす、乳児急性気道感染症の主な起因ウイルス。

アールエスエスティー（RSST）[反復唾液嚥下テスト] repetitive saliva swallowing test
30秒間に何回嚥下が行われるかで評価する嚥下機能の検査。3回以上できれば正常。

アールエヌエー（RNA）[リボ核酸] ribonucleic acid
リボースなどで構成され、DNAの情報を伝達してタンパク質合成を促す核酸。

●DNA と RNA の働き

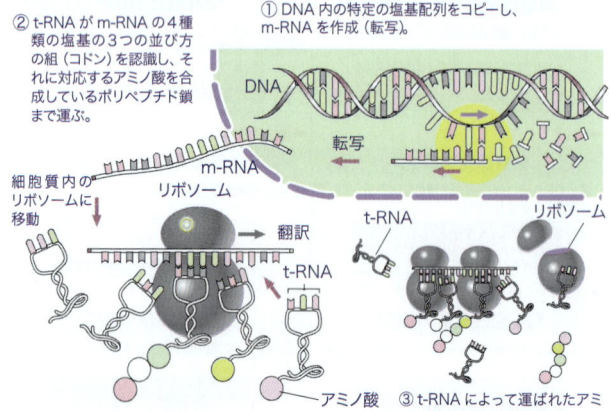

① DNA内の特定の塩基配列をコピーし、m-RNAを作成（転写）。

② t-RNA が m-RNA の4種類の塩基の3つの並び方の組（コドン）を認識し、それに対応するアミノ酸を合成しているポリペプチド鎖まで運ぶ。

③ t-RNA によって運ばれたアミノ酸でタンパク質を合成。

アールエヌエー（RNA）ウイルス RNA virus
遺伝物質として RNA を

アルコール依存症● 23

アールエフ（RF）[腎不全] renal failure 腎血流障害、腎実質障害、尿路閉塞などによる腎機能不全状態。経過により急性と慢性に分けられる。

アルカリホスファターゼ [アルホス] alkaline phosphatase【ALP】有機リン酸エステル分解酵素。肝臓、腸粘膜、骨などに含まれ、肝胆道系疾患、妊娠時、骨疾患で増加する。 ➡酸ホスファターゼ

アルカレミア alkalemia アルカリ血症。血液の pH が通常よりアルカリ性に傾いている状態。

アルカローシス alkalosis 塩基の過剰・酸の減少。代謝性アルカローシス（水素イオン喪失または塩基過剰）、呼吸性アルカローシス（過呼吸による二酸化炭素喪失）がある。 ➡●アシドーシスとアルカローシス p.10

アルギニン arginine【Arg】アミノ酸の1種。内分泌系の刺激によるホルモン分泌の調整、循環器系の生理機能調節などにかかわる。アルギニンを主成分とする下垂体機能検査薬が、成長ホルモンの分泌能を確認するために用いられている。

アルギニンバソプレシン arginine vasopressin【AVP】視床下部-下垂体後葉系で合成・分泌される抗利尿ホルモン。バソプレッシン（抗利尿ホルモン）と同一。 ➡●視床下部・下垂体系の働き p.24

アルキル化薬 alkylating agents 腫瘍細胞の DNA 合成を阻害する抗悪性腫瘍薬の総称。 ➡●抗癌薬の種類 p.25

アルコホリック alcoholic アルコール依存症（者）。

アルコホリック・アノニマス Alcoholics Anonymous【AA】「無名のアルコール依存症者たち」と訳される。経験と力と希望を分かち合ってアルコール依存からの回復を行う自助グループ。

アルゴリズム algorithm 問題を解く一連の手続きまたは思考方法。

アルコール依存症 alcohol dependence アルコール飲酒への抑制ができず精神依存・身体依存を生じ、社会生活・家庭生活に著しい支障をきたしている状態。

●視床下部・下垂体系の働き

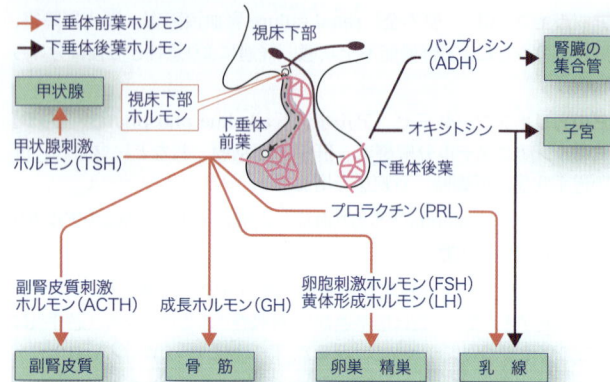

アルコール性肝炎 alcoholic hepatitis　アルコール飲酒が原因で肝細胞の変性・壊死が生じることによる肝障害。

アルコール性脳障害[アルコール性神経障害] alcoholic encephalopathy　病的な飲酒行動に伴うビタミン B_1 不足によって、眼球運動障害、運動障害などをきたす状態（ウェルニッケ脳症）。

アルコール妄想症 alcohol induced paranoia　アルコール依存から起きた精神症状の1つ。嫉妬妄想が最も多く、暴行に及ぶこともある。

アルコール離脱症候群 alcohol withdrawal syndrome　習慣的な多量飲酒を断酒、もしくは酒量を減らしたときに起きる精神的・身体的症状。不眠、発汗、頻脈、振戦せん妄、幻覚、妄想などが起こる。

アルサー ulcer　潰瘍。皮膚や粘膜の上皮組織の欠損が、真皮・皮下組織にまで及ぶもの。その原因は、物理的、化学的、感染、循環障害などさまざまである。

アルサス反応 Arthus's response　免疫複合型アレルギー（Ⅲ型アレルギー）反応で、抗原・抗体・補体などが結合した免疫複合体が限局的に組織に沈着し、組織を障害する状態。アルサス反応による疾患に

●抗癌薬の種類

分類	作用	薬の例（一般名）
アルキル化薬	癌細胞のDNAとアルキル基を結合し、DNA複製を阻害する	イホスファミド、オキサリプラチン、カルボプラチン、シクロホスファミド、シスプラチン、シスプラチン、ダカルバジン、ブスルファン、ブスルファン、メルファラン
代謝拮抗薬	癌細胞の代謝物質に類似の構造をもち、DNA合成などを抑制する	カペシタビン、ゲムシタビン、シタラビン、テガフール・ギメラシル・オテラシルカリウム配合剤、フルオロウラシル、フルダラビン、ペメトレキセド、メトトレキサート、メルカプトプリン
抗腫瘍性抗生物質	微生物によって産生される化学物質でがん細胞のDNA合成などを阻害する	アムルビシン、イダルビシン、エピルビシン、ダウノルビシン、ドキソルビシン、ブレオマイシン、マイトマイシン、ミトキサントロン、リポゾーマルドキソルビシン
トポイソメラーゼ阻害薬	細胞増殖に不可欠な酵素であるトポイソメラーゼを阻害する	イリノテカン、エトポシド、エトポシド
微小管阻害薬	細胞分裂中の染色体の移動に関与する微小管を阻害し、がん細胞の分裂を阻害する	エリブリン、ドセタキセル、パクリタキセル、パクリタキセル注射薬アルブミン懸濁型、ビノレルビン、ビンクリスチン、ビンデシン、ビンブラスチン
分子標的治療薬	癌細胞がもっているある特定の分子を標的に細胞の増殖を阻害する	イマチニブ、エルロチニブ、ゲフィチニブ、ゲムツズマブオゾガマイシン、スニチニブ、セツキシマブ、ソラフェニブ、ダサチニブ、テムシロリムス、トラスツズマブ、ニロチニブ、パニツムマブ、ベバシズマブ、ボルテゾミブ、リツキシマブ
その他		L-アスパラギナーゼ、サリドマイド、トレチノイン、三酸化ヒ素

過敏性肺臓炎がある。

アールシーシー（RCC）[赤血球濃厚液] red cell concentrate（レッド セル コンセントレイト） 全血から白血球と血漿の大部分を除去した後、保存液を加えた血液製剤。
➡●輸血用血液製剤の種類 p.67

アールシーティー（RCT）[無作為化コントロール試験] randomized（ランダマイズド） controlled study（コントロールド スタディ） 実験群と対照群の２つに被験者を無作為（ランダム）に割り当てて行う研究方法。

アルツハイマー型老年期認知症 senile dementia of Alzheimer type（シーナイル ディメンシア オヴ アルツハイマー タイプ）【SDAT】脳細胞の萎縮によって起こる進行性の認知障害（記憶障害・見当識障害など）。発症年齢が 65 歳以上のもの。

アルツハイマー病 Alzheimer's disease（アルツハイマーズ ディジーズ）【AD】器質性認知症の一種。初老期、老年期に発症する。狭義には 65 歳未満発症のもの。

アルドステロン aldosterone（アルドステロン）【ALD】副腎皮質から分泌されるステロイドホルモン。ナトリウム再吸収・カリウム排泄作用がある。また、水素イオンの分泌も促進する。

アルドステロン症 aldosteronism（アルドステロニズム）アルドステロンが過剰分泌される疾患。原発性、続発性、偽性がある。

アールビーエフ（RBF）[腎血流量] renal blood flow（リナル ブラッド フロー）腎臓へ流れる血液量。標準値は毎分約 1000mL、日量 1.5t。

α-作用薬 alpha stimulator（アルファ スティミュレイター）交感神経のアドレナリン受容体のうち、α受容体に選択的に作用する薬物。$α_1$ 作動薬と $α_2$ 作動薬があり、前者は昇圧薬、血管収縮薬として、後者は降圧薬として用いられる。

α-遮断薬 alpha blocker（アルファ ブロッカー）交感神経のアドレナリン受容体のうち、α受容体のみを遮断する薬物。末梢血管を拡張し、血管抵抗を減少させることで、血圧を低下させる作用をもつことから、主に降圧薬として用いられる。

α-受容体 alpha receptor（アルファ リセプター）神経伝達物質であるアドレナリンを受容するタンパク質の１つで、主に平滑筋に存在する $α_1$ 受容体と、中枢神経に存在する $α_2$ 受容体に大別される。前者は血管収縮、瞳孔散大、皮膚

立毛などにかかわる一方、後者はそれらに拮抗的な作用をもたらす。

●交感神経受容体のα作用とβ作用

	作　用	受　容　体
α作用	皮膚や内臓血管の収縮、瞳孔の拡大、血圧の上昇を起こす交感神経の働き	血管平滑筋などにある $α_1$ 受容体、神経末梢にありノルアドレナリンの放出を抑制する $α_2$ 受容体がある
β作用	心臓の収縮力の増加、心拍数増加、気管支拡張など、心臓に作用する交感神経の働き	心臓に多く分布、心拍数と心収縮の増大に影響する $β_1$ 受容体、気道や血管に分布、気管支拡張や血管拡張に影響する $β_2$ 受容体、脂肪組織などに存在する $β_3$ 受容体がある

α-胎児タンパク[α-フェトプロテイン、アルフェト] α-fetoprotein【AFP】胎児期に多く存在するタンパク質。肝細胞癌の腫瘍マーカー。

アルフェンスシーネ　アルミ板副子。DIP関節を伸展位に保つ副木。固定部位に合わせ曲げたり切断ができる。

アルブミン albumin【Alb】血清、乳汁、卵の白身などに含まれる単純タンパク質。浸透圧の保持、薬物・生理活性物質などの運搬、pH緩衝作用などの機能を果たす。重篤な腎疾患、肝硬変などで減少する。

アレキシア alexia 失読。視覚障害、構音障害がないにもかかわらず、書字の理解や音読に障害をきたす状態。

アレキシサイミア alexithymia 失感情症。自分の感情の認知および表出が困難になった状態。社交性は維持されていることが多く、とくに心身症の患者で生じやすい。

アレスト cardiac arrest カーディアックアレストの略。心停止。何らかの原因により、心臓のポンプ機能が失われた状態。心電図上で波形がある場合とない場合があるが、いずれの場合でも脈は触れない。

アレルギー allergy 過敏症。抗原抗体反応が過剰に働く状態。➡●アレルギーの種類 p.29

アレルゲン allergen アレルギーの原因物質。例えば、IgE抗体を産生

させ、Ⅰ型アレルギーの原因となる物質。 ➡︎●アレルギーの種類 p.29

アレンテスト Allen test 動脈閉塞を調べる試験。 ➡︎●アレンテスト p.29

アログラフト allograft 同種移植。ドナー（提供者）とレシピエント（受給者）が異なる人物である移植法。移植に伴う免疫学的反応をきたしやすい。

●移植の種類

異種移植	ヒト以外の動物の組織や器官、あるいは動物の細胞などから培養した組織を用いた移植。拒絶反応が不可避
同種移植	同種のヒト同士で行う移植。角膜、腎臓、心臓、肺、肝臓、膵臓、骨髄の移植など。拒絶反応が不可避
自家移植	同一個体での移植。熱傷による皮膚移植など。拒絶反応は起こらない
同系移植	一卵性双生児間での移植。拒絶反応は起こらない

アロディニア allodynia 異痛症。通常なら痛みを感じない程度の刺激でも痛みを感じる症状。

アロマセラピー aromatherapy 植物から抽出した精油の香りを利用する治療法。

アンガーマネジメント anger management 怒りやイライラ（アンガー）にうまく対処するために開発された心理技法。1970年代に米国で始まったもので、エクササイズなどを通じて対処能力を向上させることができ、人間関係の改善、ストレスへの対処などに効果があるとされる。

アンカリング anchoring ある感情を引き起こすもの（アンカー）を、意図的につくりだす心理療法の技法。

アンギオグラフィー angiography【AG】血管造影。血管に造影剤を注入し、X線撮影により血管の走行・状態をみる検査。

アンギナ angina 口峡炎、急性扁桃炎。溶血性レンサ球菌、黄色ブドウ球菌などの扁桃腺の常在菌の活動が亢進して、扁桃腺に炎症を生じ

●アレルギーの種類

I型アレルギー（アナフィラキシー型）

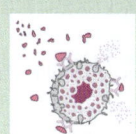

IgEの肥満細胞結合が関与。肥満細胞からのヒスタミンなどが傷害的に働く
気管支喘息、アトピー性皮膚炎

II型アレルギー（細胞傷害型）

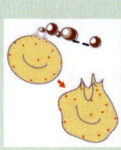

抗体が結合した細胞に、補体・白血球が結合し傷害を与える
自己免疫性溶血性貧血、不適合輸血

III型アレルギー（アルサス型）

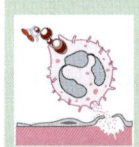

免疫複合体に補体が結合し、血管などに付着し、組織を傷害する
急性糸球体腎炎、全身性エリテマトーデス

IV型アレルギー（遅延型）

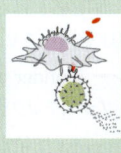

組織の細胞に結合した抗原に対し、感作リンパ球が直接反応して細胞を傷害する
ツベルクリン反応、臓器移植の拒絶反応

●アレンテスト

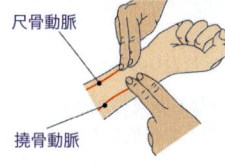

尺骨動脈
撓骨動脈

a.
示指、中指で、手を強く握らせた患者の撓骨動脈と尺骨動脈を同時に強く圧迫し血流を遮断する。

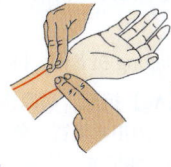

b.
手指を開くと、乏血により手掌が蒼白になる。

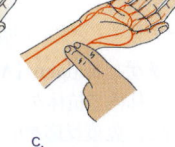

c.
手を開いた状態で、尺骨動脈の圧迫を解除する。撓骨動脈の圧迫は継続する。正常では5秒以内に手掌は蒼白から赤色に変わる。10秒以上かかるときは、撓骨動脈の穿刺を避ける。

た状態。炎症により喉が狭くなるようにみえることから口峡炎と呼ばれる。

アンキローシス［アンキロ］ ankylosis 強直。関節自体の病変により関節が一定の位置に固定されて関節可動域が制限された状態。関節周囲軟部組織の障害により他動的に動かすことができない状態は拘縮という。 ➡拘縮

アンジオテンシンⅡ受容体拮抗薬 angiotensin Ⅱ receptor blocker【ARB】血圧を上昇させる作用をもつアンジオテンシンⅡの受容体への結合を阻害して血圧を降下させる薬物。 ➡●降圧薬の分類 p.31

アンジオテンシン変換酵素阻害薬 angiotensin converting enzyme inhibitor【ACEI】アンジオテンシンⅠからアンジオテンシンⅡへの変換酵素を阻害して、血圧を上昇させる作用をもつアンジオテンシンⅡの産生を抑制して血圧を降下させる薬物。 ➡●降圧薬の分類 p.31

アンダーアームブレース under arm brace【UAB】特発性側彎症の治療に用いられる、プラスチック製のコルセット。

アンタゴニスト antagonist 拮抗薬。受容体に結合し、刺激薬の薬理作用を阻害する薬剤。

アンダーセンシング under sensing 人工ペースメーカーで感知機構が作動しない状態。T波上にスパイクがのった不整脈を生じる。 ➡オーバーセンシング

アンチエイジング antiaging 抗老化、抗加齢。若返りのこと。

アンチゲン antigen【Ag】抗原。病原微生物などの異物が体内に侵入し、体内で抗体をつくり出す物質。免疫細胞上の抗原レセプターに結合し、免疫反応を引き起こす。抗体やリンパ球によって体内から除去される。

アンチボディ antibody【Ab】抗体。有害物質（抗原）から生体を防衛するために、免疫系でつくられるタンパク質。 ➡抗体の構造 p.32

アンテドラッグ antedrug 投与部位では活性を有するが、体内に入ると速やかに代謝されて活性が低くなる薬物。皮膚疾患の局所治療に用いられる。

●降圧薬の分類

分類		作用
血管拡張薬	カルシウム拮抗薬	カルシウムイオンの動脈壁細胞への流入を妨げ、血管を拡張させて血圧を下げる。
	アンジオテンシンⅡ変換酵素阻害薬	血管を収縮させ血圧を上昇させるホルモンであるアンジオテンシンⅡの生成を妨げて血圧を下げる。
	アンジオテンシンⅡ受容体拮抗薬	アンジオテンシンⅡの作用を妨げて血圧を下げる。
利尿薬	ループ利尿薬	ヘンレのループに作用して尿量を増やす。利尿薬は、血液中の過剰な塩分(ナトリウム)や水分を尿として排泄させ、血圧を下げる。
	チアジド系利尿薬	遠位尿細管でのナトリウム、クロールの再吸収を抑制して、利尿作用を現す。
	カリウム保持性利尿薬	ナトリウムの排出を抑え、カリウムの排出を促すアルドステロンの作用を妨げて、利尿作用を現す。
交感神経抑制薬	β(ベータ)遮断薬	心臓に作用する交感神経の働き(β作用)をやわらげて、過剰な心臓の働きを抑え、血圧を下げる。
	α(アルファ)遮断薬	血管(動脈)に作用する交感神経の働き(α作用)をやわらげて、血管(動脈)を拡張させ血圧を下げる。

アンドロゲン androgen 男性ホルモン。男性の副生殖器の発育を促進し、二次性徴を発現させるホルモン。テストステロン、デヒドロエピアンドロストロン(DHEA)、アンドロステロンなどがある。➡●主なホルモンとその機能 p.464

アンドロステロン androsterone 性腺、肝などで合成される男性ホルモン。

●**抗体の構造**

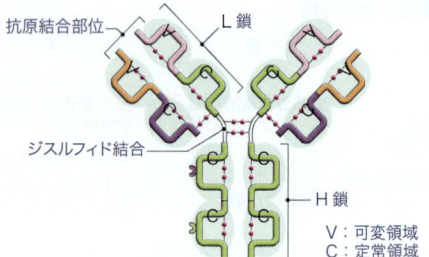

鞍鼻（あんび）サドルノーズ saddle nose 鼻骨あるいは鼻中隔がつぶれ、鼻背が陥凹して鞍のようになった鼻すじの変形。

アンビバレンス アンビヴァレンス ambivalence 両面価値、相反性、迷い。

アンビューバッグ アンビューバッグ Ambu bag 商品名。バッグバルブマスクのこと。手動で送気し人工換気を行う器具。➡●バッグバルブマスクとジャクソンリース p.368

アンビュランス アンビュランス ambulance 救急車。

アンプテーション アンピュテイション amputation【amp, Amp】四肢の切断術。略してアンプタという。

い

イーアール（ER）[救急外来室] エマージェンシー ルーム emergency room 救急搬送された患者の初期診断と治療を担う救急部門。

イーアールオーエム（EROM）[早期破水] アーリー ラプチャー オブ メンブレインズ early rupture of membranes 陣痛が始まってから、子宮口が全開にならないうちに起こる破水。➡プロム（前期破水）

イーアールビーディー（ERBD）[内視鏡的逆行性胆道ドレナージ] エンドスコーピック レトログレイド ビリアリー ドレイニッジ endoscopic retrograde biliary drainage 逆行性胆管膵管造影（ERCP）ののち、胆管にドレナージチューブを挿入して、胆汁を排液する手術。

イーエス（ES）[弾性ストッキング] elastic stocking（イラスティック ストッキング）下肢を適度に圧迫して末梢の血流循環をよくすることで下肢静脈瘤を治療する、医療用ストッキング。

イーエス（ES）細胞[ヒト胚性幹細胞] embryonic stem cell（エンブリオニック ステム セル）初期の胚細胞を培養して得られる細胞で、血液、神経、肝臓、膵臓などさまざま細胞をつくり出すことができ、将来の医療に応用が期待されている細胞。

イーエスダブリューエル（ESWL）[体外衝撃波結石破砕療法] extracorporeal shock wave lithotripsy（エクストラコーポリアル ショック ウェイブ リソトリプシー）衝撃波を結石に当てて破砕する治療法。

イーエヌ（EN）[経腸栄養] enteral nutrition（エンテラル ニュートリション）鼻腔栄養チューブや胃腸管瘻から栄養剤を胃腸内に注入し、腸管から吸収する栄養法。➡ ●栄養補給の方法 p.152

イーエヌビーディー（ENBD）[内視鏡的経鼻胆道ドレナージ] endoscopic naso-biliary drainage（エンドスコーピック ナソビリアリー ドレイニッジ）経鼻的に胆道まで内視鏡を挿入し、胆汁を排液する手術。

イーエムアール（EMR）[内視鏡的粘膜切除術] endoscopic mucosal resection（エンドスコーピック ミュコーサル リセクション）内視鏡下で病変部の底に生理食塩液を注入し、スネア（ワイヤーの輪）でこれを締め上げ、通電して焼き切る手術。早期胃癌や大腸癌に適用。

イーエムジー（EMG）[筋電図] electromyography（エレクトロマイオグラフィー）筋線維の活動電位を波形に記録する検査法。

イーエルビーダブリュー（ELBW）[超低出生体重児] extremely low birth weight infant（イクストリームリー ロー バースウェート インファント）出生時 1,000g 未満の児。➡ LBW（低出生体重児）／VLBW（極低出生体重児）／●出生体重による新生児の分類 p.73

イオン交換ポンプ ion-exchange pump（アイオンイクスチェンジ パンプ）ATPのエネルギーを使って、細胞内のナトリウムイオン濃度と細胞外のカリウムイオン濃度を一定に保つ機構。➡ナトリウムカリウムポンプ

イオンチャネル ionic channel（アイオニック チャネル）特定イオンの通路となるタンパク分子。

イーカム[体外式限外濾過法] extracorporeal ultrafiltration method【ECUM】体外循環により過剰な体液を除去する、体液量の調節に特化した治療法。

易感染性（いかんせんせい） compromised 免疫力が低下して感染しやすい状態。

閾値（いきち） threshold ある反応を引き起こさせるのに必要な最小の刺激値。

イクテロメータ icterometer 黄疸計。新生児の黄疸を目視で測定するための、合成樹脂製の計測器。新生児の鼻に押し当てて、その色調で黄疸を評価する。

移行便 transitional stool ①胎便（暗緑色）から乳便（黄色）に移行する間の乳児の便（黄緑色）。②バリウム検査後、白から黄色に移行する途中の便（黄白色）。

イーコリ *E. coli* 大腸菌。大腸に生息するグラム陰性桿菌。

イージーエフ（EGF）[上皮成長因子] epidermal growth factor 表皮や粘膜などの上皮細胞の増殖・分化を促すポリペプチド。 ➡ ●サイトカインファミリー p.186

維持期リハビリテーション maintenance rehabilitation 急性期および回復期リハビリテーションが終了した患者に対して、日常生活の維持または改善を目的として行われるリハビリテーション。 ➡ 急性期リハビリテーション／回復期リハビリテーション

意識レベル level of consciousness【LOC】患者の意識障害の程度。表現方法には、3・3・9度方式、グラスゴーコーマスケールなどがある。 ➡ ●意識障害の分類 p.20 ／●日本昏睡スケール p.194 ／●グラスゴーコーマスケール p.140

イーシージー（ECG）[心電図] electrocardiogram 心臓の活動電位の時間的変化を波形に記録する検査法。 ➡ 心電図の基本波形 p.125

イーシーシーイー（ECCE）[水晶体嚢外摘出術] extracapsular cataract extraction 強角膜を切開して、水晶体の中身を摘出する白内障の手

術。→ ICCE（水晶体嚢内摘出術）／●白内障手術の種類 p.364

イーシーティー（ECT）[電気痙攣療法] electric convulsive therapy
頭部に電流を流し、痙攣発作を誘発する精神疾患の治療法。

イーシー（EC）法 EC method 気道確保で、親指と人差し指でCの字をつくり、中指、薬指、小指の3つの指がEの字になるように下顎保持を行う方法。

●EC法

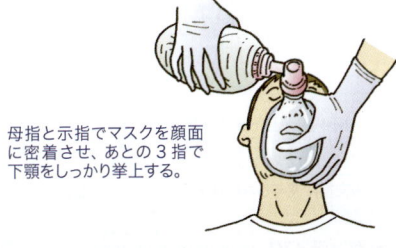

母指と示指でマスクを顔面に密着させ、あとの3指で下顎をしっかり挙上する。

異食 allotriophagy 通常は口に入れるべきものでないものを、口に入れること。ヒステリー、統合失調症、認知症患者でみられる。

移植コーディネーター transplantation coordinator 移植医療において、臓器提供者、医療従事者、移植を受ける患者の調整を行う人。

異所性 ectopic ある組織が本来あるべき場所ではなく、解剖学的に異なる位置に生じること。

一横指（いちおうし） one finger breadth 指1本分の横の幅（太さ）。

I型アレルギー[即時型アレルギー] type I hypersensitivity 免疫グロブリン（IgE）が関与し、アナフィラキシー反応をきたす過敏症。→●アレルギーの種類 p.29

一次治癒（いちじちゆ） primary healing 汚染が少なく、かつ感染のない創の治癒。切離した創縁同士が縫合または接着して治癒に至る。→二次治癒／●創傷治癒のプロセス p.229

1回換気量[タイダルボリューム] tidal volume【TV, V_T】1回の呼吸で吸う量。正常では7〜9 mL/kg（約500mL）。→●肺気量分画 p.36

●肺気量分画

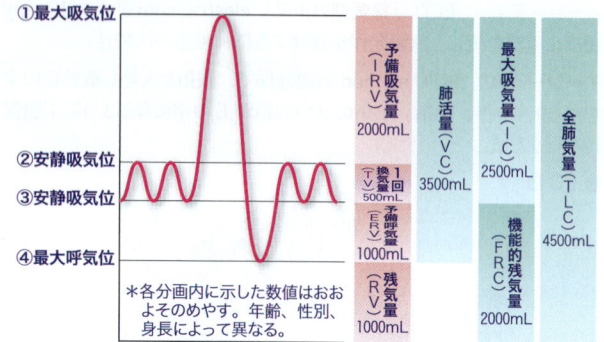

＊死腔：血液とガスの交換に関与しない部分（血流や気道のない肺胞面積）

一過性脳虚血発作［ティア］ transient ischemic attack【TIA】脳への血液供給が一時的に止まって起こる脳機能障害。症状が24時間以内（多くは数分以内）に消失するもの。➡●脳梗塞の種類 p.350

溢乳（いつにゅう） initial vomiting 乳児が授乳直後に少量の乳汁を口角からよだれのように出す現象。

イーティー（ET）［ストーマ療法士］ enterostomal therapist 人工肛門のケアにあたる療法士。

イーディー（ED）チューブ ED tube 経腸栄養を行うために、経鼻的に胃を経て腸まで通すチューブ。

イド id フロイトが定義した、心を構成する要素の1つ。無意識的衝動の源泉。ドイツ語 Es（エス）のラテン語表記。➡●フロイトによる人間の精神構造 p.59

イニシャルプラン initial plan 初期計画。情報収集後に立てた最初の計画。

イネイブラー enabler イネイブリングを行う人。結果的に治療の妨げ

になる援助をしてしまう人。

イネイブリング enabling アルコール依存など嗜癖患者の家族や援助者が、患者の嗜癖行動を止めさせようと説得したり、患者の世話をしたりすることによって、結果的に依存行動を続けるのを可能にしてしまうこと。

イネイブルメント enablement 援助の過程で、対象とする人のできる能力に焦点を当て、かかわっていくこと。認知症高齢者の援助方法として注目されている。

イーパップ [呼気気道陽圧] expiratory positive airway pressure【EPAP】呼気時気道にかかる陽圧。またはこれを付加することで自発呼吸を補助する呼吸管理法。➡ピープ（呼気終末陽圧換気）

イービー（EB）ウイルス [エプスタインバー・ウイルス] Epstein-Barr virus【EBV】ヘルペスウイルス属ウイルス。発癌ウイルス、慢性疲労症候群の発病ウイルスとして注目されている。

イーピーエス（EPS）[電気生理学的検査] electrophysiologic study 電極カテーテルを心臓血管に挿入し刺激を与えて刺激伝導系の異常を調べる検査。

イービーエヌ（EBN） evidence-based medicine エビデンスに基づく医療。経験と勘に基づくのでなく、現在ある最良のエビデンスを患者の診療に用いて医療を進めること。

異物 foreign body 体内に内部で生成されたり、あるいは外部から入った物質で、周囲の組織から逸脱し、違和感などを生じるもの。

イムノコンプロマイズドホスト immunocompromised host 易感染宿主。免疫機能が低下し、感染しやすくなっている患者。このような患者に起こる、本来ならば感染しないような弱い微生物によって生じる感染をコンプロマイズドインフェクション（日和見感染）という。

イライザ [酵素免疫吸着測定法] enzyme-linked immunosorbent assay【ELISA】酵素と抗体を用いた物質の測定方法。

イーラス [術後回復力増強プログラム] enhanced recovery after surgery【ERAS】術後回復力の改善のため、手術前から退院までの経過管理

を集学的に実施するプログラム。①徹底した術後痛の抑制、②手術前後の胃腸の機能の維持と絶飲食期間の短縮、③早期離床をチームで行う方式。

入り 夜勤の開始。

イリゲーション irrigation 洗浄、洗腸。

イリゲーター irrigator 灌注器。経管栄養に用いられる医療器具。ボトル部分に栄養剤などを入れて高所から吊し、管を介して栄養供給を行う。

イリデクトミー iridectomy 虹彩切除術。レーザーによって虹彩に小さな孔を開け、眼圧を下げる治療法。房水の排出口である隅角が閉塞することで眼圧上昇をきたす閉塞隅角緑内障に対して行われる。

医療・介護関連肺炎 nursing and healthcare associated pneumonia 【NHCAP】 市中肺炎、院内肺炎に続く肺炎の概念。医療ケア関連肺炎(米国)の日本版。長期療養型病床群もしくは介護施設に入所、90日以内に病院を退院した介護を必要とする高齢者・身体障害者、通院で継続的に血管内治療(透析、抗菌薬、化学療法、免疫抑制薬など)を受けている、のいずれかに該当する人に生じた肺炎。

医療保護入院 admission for medical care and custody 精神保健福祉法に規定された精神障害者の入院形態の1つ。精神保健指定医によって、医療、保護のために入院を要すると診断された場合、保護者や扶養義務者の同意があれば、精神科病院に入院させることができる制度。➡●精神科の入院制度 p.39

イルリガートル Irrigator (独) イリゲーターのこと。

イレウス ileus 腸閉塞。腸管内腔の閉塞により、腸内容物の通過が妨げられた状態。機械的イレウスと機能的イレウスに大別される。➡●イレウスの分類 p.40

イレウスチューブ ileus tube 腸閉塞を予防するための経鼻腸管内減圧チューブ。

イレオストミー[回腸人工肛門造設術] ileostomy 回腸に便の排泄口

●精神科の入院制度

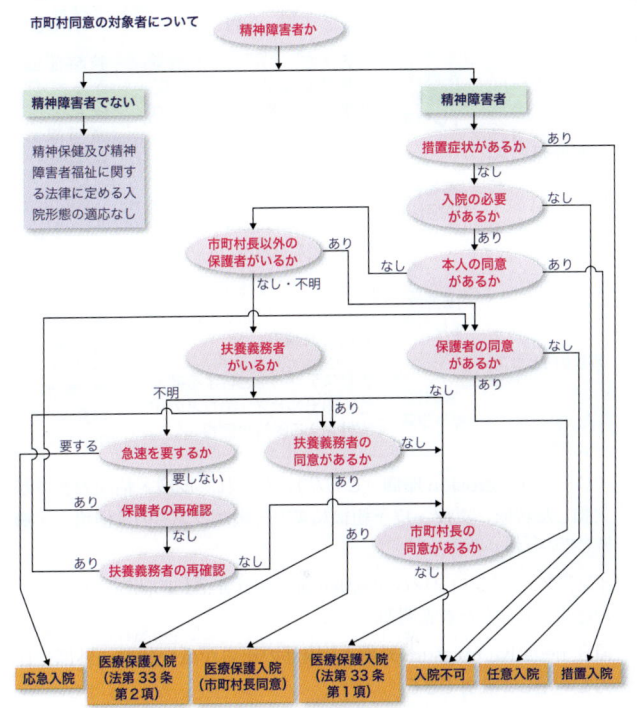

市町村同意の対象者について

```
                              精神障害者か
                   ┌──────────────┴──────────────┐
          精神障害者でない                    精神障害者
                                                │
   精神保健及び精神                       措置症状があるか ──あり──┐
   障害者福祉に関す                              │なし              │
   る法律に定める入                       入院の必要              │
   院形態の適応なし                       があるか ──なし────┐  │
                                                │あり              │  │
                                         本人の同意 ──あり──┐  │  │
                                         があるか              │  │  │
                                                │なし          │  │  │
          市町村長以外の ──あり──┐              │              │  │  │
          保護者がいるか          │              │              │  │  │
                 │なし・不明     │              │              │  │  │
          扶養義務者が            保護者の同意 ──なし──┐      │  │  │
          いるか                  があるか              │      │  │  │
     ┌────┼────┐                  │あり              │      │  │  │
   不明   あり  なし                 │                  │      │  │  │
     │    │    │                    │                  │      │  │  │
  要する 急速を要するか   扶養義務者の                   │      │  │  │
          │要しない      同意があるか                    │      │  │  │
  あり 保護者の再確認 ──あり──┐ │なし                   │      │  │  │
          │なし                 │ │                      │      │  │  │
  あり 扶養義務者の再確認       │ 市町村長の             │      │  │  │
                               │ 同意があるか ──あり─┐ │      │  │  │
                               │       │なし        │ │      │  │  │
                               │       └────────────┤ │      │  │  │
  応急入院  医療保護入院    医療保護入院   医療保護入院  入院不可  任意入院  措置入院
            (法第33条     (市町村長同意)  (法第33条
             第2項)                       第1項)
```

高柳功,山角駿編著,日本精神科病院協会監修.改訂精神保健福祉法の最新知識-歴史と臨床実務.中央法規出版,2007；365.より転載

をつくる手術。また、その排泄口。大腸を全摘出した場合に行われる。

胃瘻 gastric fistula【GF】 胃内腔が他の臓器と瘻孔で交通している状態。①経口摂取できない場合、栄養補給のため体表と胃をつなぐ瘻孔（外瘻）。②外傷や疾患のために胃が隣接する臓器とつながっている瘻孔（内瘻）。➡●栄養補給の方法 p.152

●イレウスの分類

分類		原因	X線所見
機械的イレウス	単純性（閉塞性）イレウス	①先天性、②異物、③腸管壁の器質的変化（瘢痕、腫瘍、癒着、屈曲、索状物、圧迫）などによる機械的閉塞	・狭窄部位から肛門側にガス像が認められない
	複雑性（絞扼性）イレウス	①腸重積、②腸軸捻転症、③腸管結節形成、④腹腔内腸嵌頓、⑤ヘルニア嵌頓などによる腸管への血流障害	
機能的イレウス	麻痺性イレウス	①薬剤、②感染（腹膜炎）、③代謝異常などによる腸管運動の麻痺	・胃から大腸まで全消化管に及ぶガスの充満像・鏡面像（ニボー像）
	痙攣性イレウス	①ヒステリーなどによる神経性、②モルヒネ、鉛などの中毒性による腸管の痙攣	

イロージョン erosion 糜爛（びらん）。ただれ。皮膚・粘膜の表皮が欠損した状態。真皮・皮下組織にまで欠損が及ぶものは潰瘍。➡●続発疹の種類 p.277

インアクティブプロブレム inactive problem 非活動的問題。看護介入の結果、終了した看護問題。

陰圧 negative pressure 外部より内部の圧力が低い状態。外部の圧力を利用して吸引できる。

インオペ inoperable インオペラベルの略。手術不可能のこと。

印環細胞癌 signet ring cell carcinoma 細胞質内に粘液が充満し、核を一側に押しやるため指輪のような形態をする腫瘍。スキルス癌になることが多い。

インキュベーター incubator ①一般的な環境では生存が難しい未熟児や新生児に、適切な温度・湿度・酸素濃度などを提供する保育器。クベースともいう。②温度管理ができる培養装置。

インコンチネンス incontinence 失禁。不随意に尿あるいは便を排泄すること。➡コンチネンス

インシジョン incision 切開。

インシデント incident 付随的出来事、事故につながる可能性のあった出来事、ヒヤリ・ハット。

インスリノーマ insulinoma インスリンを過剰に分泌する膵臓内腫瘍。

インスリン insulin 膵臓の膵島（ランゲルハンス島）のβ細胞から分泌されるタンパクホルモン。炭水化物の代謝調整を担い、骨格筋におけるブドウ糖、アミノ酸、カリウムの取り込み促進とタンパク質合成の促進、肝臓における糖新生の抑制、グリコーゲンの合成促進・分解抑制、脂肪組織における糖の取り込みと利用促進、脂肪の合成促進・分解抑制などの作用がある。

インスリンアナログ製剤 insulin analog インスリンの構造を遺伝子工学の技術を用いて変更し、持効性や超速効性をもたせた製剤。

インスリン依存性糖尿病［1型糖尿病］ insulin dependent diabetes mellitus【IDDM】インスリン治療を必要とする糖尿病。➡インスリン非依存性糖尿病／●糖尿病の病型 p.303

インスリン自己注射 insulin self-injection 糖尿病患者がペン型注射器などを用いて自分自身でインスリン製剤を注射する方法。

インスリン非依存性糖尿病［2型糖尿病］ non-insulin-dependent diabetes mellitus【NIDDM】インスリン欠乏が軽度で、必ずしもインスリン治療を必要とせず、食事療法や薬物療法を行う糖尿病。➡インスリン依存性糖尿病／●糖尿病の病型 p.303

陰性症状 negative symptoms 疾患によって、本来あるべきにもかかわらず、失われてしまった機能や能力。統合失調症では、本来あるべき感情、思考、行動が失われ、感情鈍麻、意欲低下などが現れる。➡●陰性症状と陽性症状 p.42

陰性転移 negative transference とくに精神疾患の治療における治療者と患者において、一方の感情を他方が悪い（陰性）と受け取った

●陰性症状と陽性症状

陰性症状	健康時にあるものがなくなる。幻覚、妄想、思考障害など
陽性症状	健康時にないものが加わる。意欲障害（自発性減退）、感情障害（感情鈍麻・平板化）、社会性障害（社会的引きこもり）など

結果、その感情を返そうと試みること。主に、患者が医療者に負の感情を向けることを指す。

インセンティブスパイロメトリ incentive spirometry 深呼吸訓練器。

インソムニア insomnia 不眠症。何らかの原因により睡眠時間が極端に短くなることで、身体的症状や精神的症状を生じた状態。

インタビュー[医療面接] interview 問診、面接。患者の訴えをよく聞き、それを十分に受け入れたうえで、症状、病態、病歴などを聴取する方法。

インターフェロン interferon 【IFN】ウイルスを抑制するサイトカイン。さまざまな種類が発見されており、ギリシャ文字（α、β、γ）の後に番号がつけられている。 ➡サイトカインファミリー p.186

インターベンショナルラジオロジー interventional radiology 【IVR】侵襲的放射線療法。X線透視・超音波ガイド下で、カテーテルとガイドワイヤーを用いて治療する方法。

インターベンション intervention 操作。介入。看護介入。

インタラクション interaction 相互作用。

インターロイキン interleukin 【IL】サイトカインの1つ。免疫を担当する細胞群が産生するタンパク性因子群で、免疫、炎症、造血、内分泌などの生物活性がある。さまざまな種類が発見されており、IL- の後に番号が付けられ、IL-1 ～ IL-35 まで同定されている。 ➡●炎症性メディエータの種類と特徴 p.393／●サイトカインファミリー p.186

インチュベーション intubation 挿管。体腔内にチューブを挿入すること。一般には、気管を切開して気管チューブを挿入する、気管内挿管を指す場合が多い。抜管（エクステュベーション）の反対。

●**気管挿管**

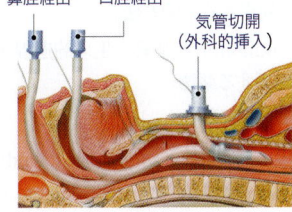

鼻腔経由　口腔経由
気管切開（外科的挿入）

インテイク・アウトプット［**インアウト、水分出納**］intake and output【IN. OUT】体外から体内へと摂取された水分と、体内から体外へと排出された水分のバランス。またそれを記録すること。水・電解質異常による病態を防ぐために重要。➡●健常成人の1日のインアウト p.245

インディケーター indicator 指示薬。指標。滅菌指標。

インテーク面接［**受理面接**］intake interview 初対面の患者やクライエントに対して行われる最初の面接。本格的な面接の前に行われる予備的面接。

インテンシティ intensity MRI での信号の強さ。

インドシアニングリーン indocyanine green【ICG】緑色で、肝機能・循環機能検査に用いる試薬。

イントロデューサ introducer 導入針、誘導針。血管内などへのカテーテルの挿入、留置を補助するために用いられる針。内針と外筒の二重構造になっており、内針を抜去した後、カテーテルを挿入する。

インバギネーション invagination 腸重積。腸管の口側が隣接する肛門側に入り込み、重積した状態。

インパクトファクター impact factor 専門雑誌に掲載された1論文あたりの引用回数の平均値で、その論文の影響力を表す。

インハレーション inhalation 吸入。

インビトロ in vitro 試験管内。ヒトや動物の組織、酵素などを用いた

実験において、試験管などの中で体内と同様の環境を構成し、試薬との反応などを検出する試験方法。

インヒビター inhibitor 抑制薬。生理的過程を不活化することによって薬理効果を発揮する薬物。

インビボ in vivo 生体内。

インピンジメント症候群 impingement syndrome 肩の使い過ぎなどで肩峰下滑液胞や腱板が炎症を起こし、烏口肩峰アーチと衝突（インピンジメント）し、肩の痛みや運動障害を起こす症状。

インファークション infarction 梗塞。動脈枝が血栓などで塞がれて、その先の組織に壊死（えし）を生じた状態。

インフェクション infection 感染。細菌や微生物などが生体内に入り、さまざまな症状をきたすこと。

インフェクションコントロール infection control 感染管理。病院などの医療施設において、細菌やウイルスなどの病原体による感染症が生じないように予防的措置をとること。また、感染症が生じた場合の適切な対処法を構築すること。

インフォームドコンセント informed consent【IC】説明と同意。十分な説明に基づく理解と同意。医療における患者の自己決定を実施し、その利益を保護するための過程とされ、義務づけられている。

インフォーメンションドレナージ information drainage 情報ドレナージ。術後の出血、滲出液の貯留、縫合不全などの合併症を知るためのドレナージ。 ➡●ドレナージの目的 p.45

インフサム［インフ］ infusum【Inf】浸剤。生薬を水や湯に浸して、薬効成分を抽出した薬剤。

インフュージョンフィルター infusion filter 輸液フィルター。細菌、空気、小粒子などの流入を防ぐために、輸液ラインに設置される器具。

インフュージョンポンプ infusion pomp 輸液ポンプ。点滴静脈注射を行う際、薬物量を正確に注入するために用いられる器械。

●ドレナージの目的

種類	目的	主なドレーンと主要疾患
治療的ドレナージ	血液や膿汁、滲出液の排除・洗浄などドレーンを用いた治療として挿入	脳室ドレーン（水頭症）、胸腔ドレーン（気胸）、PTCD・ENBD（閉塞性黄疸）、イレウス管（腸閉塞）、腎瘻ドレーン（水腎症）
予防的ドレナージ	術後など空気や血液による臓器圧迫を防ぐために予防的に挿入	縦隔ドレーン（心臓手術）、胸腔ドレーン（肺切除術）、右横隔膜下ドレーン（肝切除術）、ウインスロー孔ドレーン（胃切除術）、ダグラス窩ドレーン（S状結腸切除術）
情報ドレナージ	術後出血、縫合不全の早期発見のために挿入	

インフュージョンリアクション［サイトカイン放出症候群、急速輸注症候群］ infusion reaction 薬剤投与中あるいは投与開始後24時間以内に現れる副作用の総称。トラスツズマブ、リツキシマブなど分子標的薬の投与後に起こる。

インフルエンザ influenza【flu】飛沫感染で伝播する、インフルエンザウイルスによる感染症。

インポテンス［男性性交不能症］ impotence 性交時に陰茎の勃起が得られないこと。性器にかかわる神経や性器そのものの障害による器質性の場合、心理的要因による心因性の場合に大別される。

インラインフィルター in line filter 輸液回路内のフィルター。➡インフュージョンフィルター

う

ヴァス［ビジュアルアナログスケール］ visual analog scale【VAS】主観的な痛みの強さを10cmの長さの線の中に表したもの。➡●ペイン

スケール p.438

ウィーズ wheeze 喘鳴。吸気時に出る大きな振動によるゼーゼーやゼロゼロという呼吸音。➡●呼吸音と肺副雑音 p.112

ウィスク［ウェクスラー児童知能検査］ Wechsler intelligence scale for children【WISC】米国の心理学者ウェクスラーが開発した児童知能検査。

ウィップル法 Whipple's operation 膵頭十二指腸切除術で行われる消化管再建法。➡●膵頭十二指腸切除術後の再建法 p.295

ウィーニング weaning 人工呼吸器からの離脱。

ウィリアムズブレース Williams orthosis 腰部脊柱管狭窄症による下肢痛や痺れの出現を抑え、間欠跛行を改善する装具。

ウィリス動脈輪閉塞症［モヤモヤ病］ occlusive disease in circle of Willis 内頸動脈終末部（脳底部）に狭窄または閉塞を起こす疾患。

ウィリス輪［大脳動脈輪］ circle of Willis 内頸動脈と椎骨動脈の枝が連絡して形成された動脈の輪。内頸動脈側には前大脳動脈、前交通動脈、中大脳動脈が、椎骨動脈側には後大脳動脈、後交通動脈があり、すべての大脳動脈がこの動脈輪から出ている。

●ウィリス動脈輪

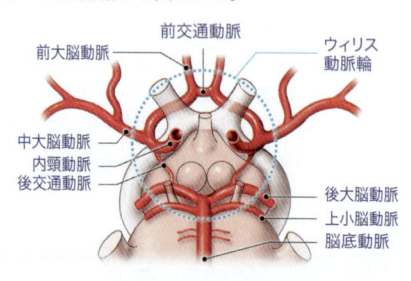

（前大脳動脈／前交通動脈／ウィリス動脈輪／中大脳動脈／内頸動脈／後交通動脈／後大脳動脈／上小脳動脈／脳底動脈）

ウイルス virus 細菌よりもさらに微小で、動植物細胞を利用して自己を複製・増殖させる構造物。細菌濾過器も通過することから、濾過性病原体とも呼ばれる。分類には、ゲノムが DNA か RNA か、また1本

鎖か2本鎖かなどにより7種に分類するボルチモア分類が用いられることが多い。生命の最小単位である細胞をもたないので、生物学上は非生物とされる。

ウイルスキャリア virus carrier ウイルス保有者。

ウィルソン病［肝レンズ核変性症］ Wilson's disease 銅が代謝されないことにより、大脳のレンズ核の変性、肝硬変、角膜輪などを生じる先天性の疾患。

ウィルヒョウ転移 Virchow metastasis 癌の左鎖骨上窩リンパ節への転移。

ウィルムス腫瘍 Wilms tumor【WT】小児の腎臓に起こる悪性腫瘍。

ウインスロー孔［網嚢孔］ foramen of Winslow 小網の肝十二指腸間膜の右縁と、壁側腹膜によってつくられた孔。網嚢の入口。

ウェイス［ウェクスラー成人知能検査］ Wechsler adult intelligence scale【WAIS】言語、動作、全体の知能指数を求める、米国の心理学者ウェクスラーが開発した成人用検査。

ウエスト症候群 West syndrome 点頭てんかん。乳幼児時期に起きる難治てんかん。

ウェットケース wet case 気道分泌物の多い患者。

ウェットトゥードライ wet to dry ガーゼによる創傷治療法で、生理食塩液を浸したガーゼを創傷にあて、乾燥させてから除去する方法。

ウェーバー・クリスチャン病 Weber-Christian disease 皮下脂肪や内臓脂肪に炎症や結節を生じ、発熱を伴う再発を繰り返すまれな疾患。

ウェーバー試験 Weber test 聴神経検査の1つ。音叉を額の中央に当て、左右どちらの震動が強いかを確認する。伝音性難聴では難聴のある側に響き、感音性難聴では難聴のない側に響く。 ➡ ●ウェバー試験 p.48

ウェルシュ菌 Welch bacillus 食中毒の原因となる、クロストリジウム属のグラム陽性桿菌。

ウェルナー症候群 Werner syndrome 常染色体劣性の遺伝性疾患で、日本人に多くみられる早老症候群の1つ。成人期以降に発症し、低

●ウェバー試験

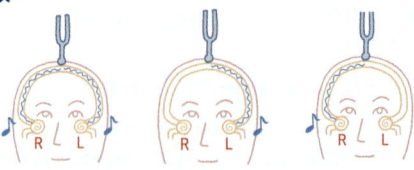

正常（両耳）　感音性難聴（右耳）　伝音性難聴（右耳）

身長、低体重、白髪、両側性白内障、皮膚の硬化・萎縮、嗄声、耐糖能低下、骨粗鬆症などをきたす。

ウェルニッケ失語［感覚性失語］ Wernicke aphasia 相手の話している内容を理解できないが、話すことはできる状態。➡●失語症の分類 p.210

ウェルニッケ野［感覚性言語野］ Wernicke's area 言語の理解にかかわる大脳皮質の部位。➡●脳の機能局在 p.50

ウェルネス wellness 健康で生き生きしている状態。健康を実現しようとする生活行動。

ウェルビーイング wellbeing 安寧。幸福。健康。

ウェンケバッハ型ブロック Wenckebach type block 心房から心室への興奮伝導が不完全に途絶し、心房から心室への刺激伝導時間が徐々に延長した結果、伝導が中断され、心室興奮が脱落し、続く心拍で初めの伝導時間に戻るサイクルを繰り返す不整脈。

迂遠思考 circumstantiality 精神症状の1つで、思考目標は見失われないが、思考が先に進まず、結論が先送りされること。

ウォーターシール water seal 水封。水圧を利用した機器。水封式ドレナージ、水封式真空ポンプがある。➡ドレナージ

ウォータートラップ water trap 人工呼吸回路やネブライザー蛇管などに付けて、水滴を集めてためるもの。

ウォックナース wound ostomy continence nurse【WOC nurse】創傷・オストミー・失禁のケアを専門とする看護師。

ウオッシャーステリライザ washer sterilizer 洗浄殺菌装置。

ウォームショック warm shock 体温上昇などの末梢血管拡張と血圧低下を呈するショック。神経原性ショック、アナフィラキシーショック、エンドトキシンショックでみられる。

ウォルフ管 Wolffian duct 胎生期に生じる中腎管。男性では、成長に伴って生殖器となる。中腎管の両側にある中腎傍管（ミュラー管）が、女性では子宮と腟になる。➡ミュラー管

ウォルフ・パーキンソン・ホワイト症候群［WPW症候群、副伝導路症候群］ Wolff-Parkinson-White syndrome【WPW】房室間にケント束と呼ばれる副伝導路が存在することで、興奮が異常に伝達される疾患。心室性頻脈や心室細動を起こし、突然死を招く危険性がある。

受持制看護 primary system of nursing 入院中の患者に対して、1人の担当看護師（受持看護師）が責任をもって看護を行う看護方式。
➡●主な看護提供方式 p.110

齲歯（うし） caries; cavity 虫歯。

右軸偏位 right axis deviation【RAD】心電図上の所見。心臓の電気軸が下方または右下を向いている状態。右室肥大などでみられる。➡左軸偏位

ウージング oozing bleeding 滲出性出血。にじみ出るような出血。

右心不全 right (sided) heart failure【RHF】右心室の機能不全で体循環が滞った状態。➡左心不全／●左心不全と右心不全 p.190

うつ滞 retention; stasis 血液やリンパ液などの流れが遅くなったり、止まったりしている状態。

うつ熱 heat retention 身体の熱の放散が妨げられ、体温上昇をきたした状態。

うつ病 depression うつ状態が症状の中心となっている精神疾患。神経伝達物質のセロトニンやノルアドレナリンの減少によって引き起こされると考えられている。

ウルトラソニックネブライザー[ウルネブ] ultrasonic nebulizer【USN】
超音波ネブライザー。超音波により粒子の小さな霧をつくる吸入剤噴霧器。➡ジェットネブライザーと超音波ネブライザー p.198

ウロキナーゼ urokinase プラスミノーゲンアクチベーターの1種。血栓溶解作用をもつプラスミンを生成し、血栓溶解薬として用いられる。

ウロストミー urostomy 人工膀胱手術。

ウロダイナミクステスト[尿水力学的検査] urodynamic study【UDS】
尿流動態検査。排尿障害の原因となる、膀胱・尿道などの機能異常を調べる検査。残尿チェック、尿道内圧測定、排尿曲線、圧排尿分析、シストメトリーなどが含まれる。

ウロデル urology, dermatology ウロロジーとデルマトロジーの略。皮膚・泌尿器科のこと。

運動器症候群[ロコモティブシンドローム] locomotive syndrome 身体運動にかかわる骨、筋肉、関節、神経などの運動器に障害を生じ、要介護あるいは要介護のリスクが高くなった状態。

運動性言語野[ブローカ野] motor speech area 言語を発する際に、喉、唇、舌などの動きを制御する大脳皮質の部位。

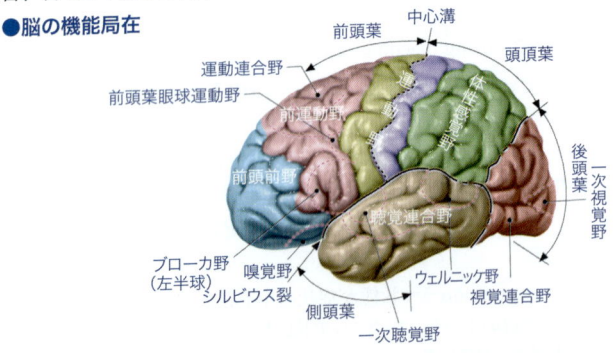

● **脳の機能局在**

(図：前頭葉、中心溝、頭頂葉、運動連合野、前頭葉眼球運動野、前運動野、体性感覚野、後頭葉、一次視覚野、前頭前野、聴覚連合野、ブローカ野（左半球）、嗅覚野、シルビウス裂、側頭葉、一次聴覚野、ウェルニッケ野、視覚連合野)

運動野 motor area 骨格筋に随意運動の命令を出す、大脳皮質の部位。

エイコサペンタエン酸●51

ウーンドサクション wound suction 手術創など創傷からの排液を吸引すること。

ウーンドベッドプレパレーション wound bed preparation【WBP】創底管理。創感染の制御、壊死組織の除去、滲出液のコントロールなど、創傷治癒のための創面管理の処置。

え

エアウェイ airway【AW, aw】気道。空気の通り道。

エア針[通気針] vent needle ガラス製の輸液ボトルのゴム栓に刺入する針。充填された輸液内に外気を導入、陽圧にして、薬液を排出する。

エアトーム airtome 骨などの硬い組織を研削する器具。

エアトラッピング air trapping 呼気が終わらないうちに末梢気道が閉塞して、呼気が肺胞内に残ること。空気とらえこみ現象。

エアトラップ air trap 血液回路内の気泡を集めて先に流れないようにするもの。

エアリーク air leak 空気漏れ。

エーアールエフ（ARF）[急性腎不全] acute renal failure 急激な腎機能の低下または停止状態。原因部位により腎前性・腎性・腎後性に分類される。➡●急性腎不全の原因 p.52

エーアールディーエス（ARDS）[急性呼吸窮迫症候群] acute respiratory distress syndrome 敗血症や重症肺炎、胸部外傷などの重症患者、人工呼吸管理の患者に突然起こる急性肺損傷による症候群。➡急性肺損傷

エアロビクス aerobic exercise; aerobics 有酸素的運動。一般にはエアロビックダンスのこと。

エーイー（AE）アンプ above elbow amputation【AE-AMP】上腕切断。

エイコサペンタエン酸 eicosapentaenoic acid【EPA】青身魚に含ま

●急性腎不全の原因

名称	原因	例
腎前性	腎臓への血流不全	・重篤な脱水 ・低血圧の持続 ・腎虚血 ・ショック
腎性	腎糸球体または腎細管の損傷	・糸球体腎炎 ・薬物や毒による腎損傷
腎後性	排尿障害	・前立腺肥大 ・膀胱下尿道閉塞

れる、中性脂肪低下作用や抗血小板作用がある不飽和脂肪酸。

エイズ[後天性免疫不全症候群] acquired immunodeficiency syndrome【AIDS】HIV（ヒト免疫不全ウイルス）によって免疫系が障害され、致死的となりうる種々の疾患にさらされる重篤な免疫不全。

エイズ関連症候群 AIDS related complex【ARC】エイズ発症前に起きる微熱などの症候群。

衛生的手洗い hygienic handwashing 院内感染防止のため、皮膚通過菌の除去を目的とする手洗い。スワブ法、スクラブ法、ラビング法がある。
➡日常的手洗い

エイチエー（HA）ウイルス[A型肝炎ウイルス、ハブ] hepatitis A virus【HAV】A型肝炎の病原体。糞口感染し、貝類を介することが多い。
➡A型肝炎／●ウイルス肝炎の種類と特徴 p.57

エイチエフ（HF）[血液濾過] hemofiltration 血液を濾過性の高い膜で濾過し、不足した水分・電解質などを補う血液浄化法。血液透析では除去しにくい中〜大分子量物質を除去できる。

エイチエムジー（hMG）[ヒト閉経期ゴナドトロピン] human menopausal gonadotropin 閉経期後の女性の尿から得られるホルモン。卵巣を刺激し、卵胞の成長を助ける働きがあり、不妊治療に用いられる。

エイチエルエー（HLA）タイプ human leukocyte antigen type ヒト白

エイチシー（HC）ウイルス［C 型肝炎ウイルス］hepatitis C virus【HCV】
C 型肝炎の病原体。輸血や注射針などで血液を介して感染する。➡ C 型肝炎／●ウイルス肝炎の種類と特徴 p.57

エイチシージー（hCG）［ヒト絨毛性ゴナドトロピン］human chorionic gonadotropin
胎盤絨毛細胞から分泌される性腺刺激ホルモン。妊娠に伴い急速に分泌されることから、妊娠診断に用いられる。妊娠が進むにつれて増加し、妊娠 10 週前後をピークに減少する。

エイチディー（HD）［血液透析］hemodialysis
半透膜を用いて血液を濾過し、老廃物などを除去して体内に戻す血液浄化法。

エイチディーエル（HDL）コレステロール［高密度リポタンパクコレステロール］high density lipoprotein cholesterol【HDL-C】
他のコレステロールを取り込み、動脈硬化の予防に役立つコレステロール。➡ LDL コレステロール（低密度リポタンパクコレステロール）／●リポタンパク質の種類と特徴 p.504

エイチティーエルブイワン（HTLV-1）［成人 T 細胞白血病ウイルス］human adult T cell leukemia virus-1
成人 T 細胞白血病の原因となるウイルス。幼少時に母乳を介して母親から垂直感染する。

エイチビー（HB）ウイルス［B 型肝炎ウイルス］hepatitis B virus【HBV】
B 型肝炎の病原体。血液を介して感染し、性行為感染や母子感染もある。➡ B 型肝炎／ B 型肝炎／●ウイルス肝炎の種類と特徴 p.57

エイチピージー（HPG, hPG）［ヒト下垂体性ゴナドトロピン］human pituitary gonadotropin
下垂体前葉から分泌される性腺刺激ホルモン。卵胞刺激ホルモンと黄体形成ホルモンの 2 つがある。

エイチビー（HB）ワクチン HB (hepatitis B) vaccine
組換え DNA 技術を応用して産生された B 型肝炎の予防に使用されるワクチン。

エーイーディー（AED）［自動体外除細動器］automated external defibrillator
除細動の必要性を機械が判断して自動的に除細動する装置。

栄養アセスメント nutritional assessment 個人あるいは集団の栄養状態を、さまざまな栄養指標によって客観的に評価すること。➡️●主な栄養指標 p.55

栄養血管 feeding vessel 心臓の冠状動脈、肝臓の肝動脈など、器官に酸素を供給する血管。酸素供給以外の働きをする血管を機能血管という。

エイリアンハンド症候群 alien-hand syndrome 劣位側前頭葉病変、あるいは脳梁病変により、一方の手が自分の意志とは無関係に、他人の手のように運動をする症状。

会陰（えいん） perineum 生殖器と肛門との間の部分。

エーエスティー（AST）［アスパラギン酸アミノトランスフェラーゼ］ aspartate aminotransferase 主に肝・筋細胞内・赤血球内に存在する酵素。細胞の壊死、破壊によって血中に漏出するため、血中 AST 活性の上昇は、肝細胞、筋肉、赤血球の壊死、破壊の程度を反映する。旧名称は GOT。

エーエフ（Af）［心房細動］ atrial fibrillation 心房各部が無秩序に興奮し、心房全体の規則正しい興奮がなくなった状態。P 波がなく、基線の不規則な揺れと QRS 波の不規則な出現が特徴。➡️●重要な不整脈 p.21

●心房細動

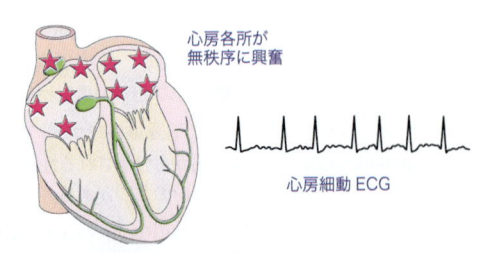

心房各所が無秩序に興奮

心房細動 ECG

エーエフ（AF）［心房粗動］ atrial flutter 心房の興奮回数が心房細動より少ないもの。心房細動は 350〜500 回/分、心房粗動は 250〜350 回/分。➡️●心房粗動 p.56／●重要な不整脈 p.21

●主な栄養指標

身体測定	計 算 式	基準値
体格指数 (BMI：body mass index) 例：体重 50 kg、身長 160 cm	体重 (kg) ／身長 (m)^2 例： $50÷(1.6×1.6)=19.53$ ≒19.5	18.5〜25
理想体重 (kg)：BMI=22 例：身長 160 cm	身長 (m)^2×22 例： $1.6×1.6×22=56.32$≒56.3 kg	
%理想体重 (% IBW：ideal body weight)： 理想体重に対する実測体重の比率 例：上記例	% IBW＝実測体重÷理想体重×100 (%) 例：$50÷56.3×100=88.8\%$	±10%以内
%体重変化 (% UBW：usual body weight)： 通常時体重に対する実測体重の比率	% UBW＝(通常時体重－実測体重)÷通常時体重×100 (%)	10%以内
上腕三頭筋部皮厚 (TSF：triceps skinfold thickness)		男：18.3 mm 女：15.8 mm
上腕周囲長 (AC：arm circumference)		男：27.4 cm 女：25.8 cm
上腕筋囲 (AMC：arm muscle circumference) AMC＝AC－0.314×TSF		男：24.8 cm 女：21.0 cm

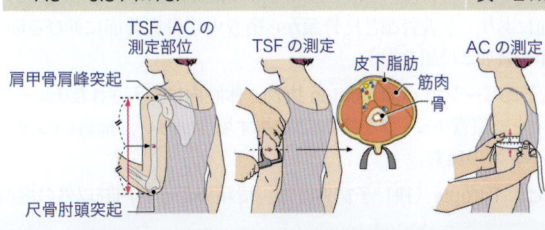

TSF、AC の測定部位
- 肩甲骨肩峰突起
- 尺骨肘頭突起

TSF の測定
- 皮下脂肪
- 筋肉
- 骨

AC の測定

●心房粗動

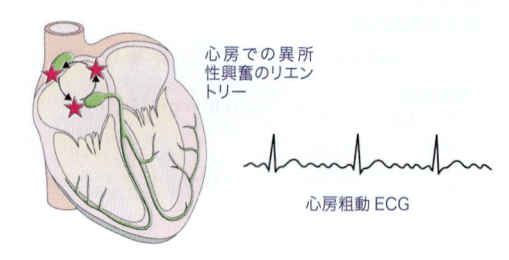

心房での異所性興奮のリエントリー

心房粗動 ECG

エーエフディー（AFD）[相当重量児] appropriate-for-dates infant
出生体重が妊娠期間に相当する新生児。

エーエムアイ（AMI）[急性心筋梗塞] acute myocardial infarction
血栓などで急激に冠動脈が閉塞し、心筋が壊死する疾患。

エーエルエス（ALS）[二次救命処置] advanced life support BLS に続く、医療関係者が器具や薬物を用いて行う救命処置。 ➡ BLS（一次救命処置）

エーエルティー（ALT）[アラニンアミノトランスフェラーゼ] alanine aminotransferase 主に肝細胞内に存在する酵素。肝細胞の壊死、破壊によって血中に漏出するため、血中 ALT 活性の上昇は、肝細胞の壊死、破壊の程度を反映する。旧名称は GPT。

エー（A）型肝炎 hepatitis A【HA】A 型肝炎ウイルス感染で発症する急性肝炎。汚染された飲食物から感染。 ➡ ハブ（A 型肝炎ウイルス）／●ウイルス肝炎の種類と特徴 p. 57

エキュ[尺側手根伸筋] extensor carpi ulnaris muscle【ECU】尺骨の後面にあり、上腕骨頭と尺骨頭から第 5 中手骨底背面に伸びる筋。手関節の背屈と尺屈を担う。

エクステュベーション extubation 抜管。体腔内に挿入されたチューブを抜くこと。気管チューブを抜くことを指す場合が多い。挿管（インチュベーション）の反対。

エクトピー Ectopie（独）子宮外妊娠。受精卵が子宮内腔以外の場所

●ウイルス肝炎の種類と特徴

	A型肝炎	B型肝炎	C型肝炎
感染経路	経口（生の貝）	血液・体液（性）	血液
核 酸	RNA	DNA	RNA
潜伏期間	2〜6週	40〜150日	15〜180日
診 断 （急性期）	IgM-A抗体	HBs抗原 IgM-Bc抗体 HBV-DNA	HCV-RNA HCV抗体（遅く）
特 徴	終生免疫獲得 慢性化しない 集団感染しやすい	成人のキャリア化はまれで一過性 母性感染はキャリア化する	輸血後肝炎 慢性化しやすい 肝硬変・肝癌に進展する
予 防	γグロブリン・ワクチン	HBワクチン	感染予防策

に着床した妊娠。

エクモ［膜型人工肺］ extracorporeal membrane oxygenation【ECMO】血液を体外に循環させ、人工的に酸素と二酸化炭素のガス交換を行う装置。

エーケー（AK）アンプ above knee amputation【AK-AMP】大腿切断。
➡ BKアンプ

エコー［超音波診断］ echography【Echo】超音波を利用して、臓器を画像化する検査法。反射法とドプラー法がある。

エゴ［自我］ ego フロイトが定義した、心を構成する要素の1つ。無意識のエネルギーであるエスから生じ、現実原則に基づき、現実に適応する心の働きを導く。➡●フロイトによる人間の精神構造 p.59

エコーウイルス Echo virus エンテロウイルス属の1つ。気道疾患、結膜炎、睾丸炎、心筋炎、心嚢炎などを引き起こす。

エゴグラム egogram 自我状態を評価する交流分析の手法。

エコノミークラス症候群 [旅行者血栓症] economy class syndrome
とくに飛行機搭乗中に生じる、深部静脈血栓症に伴う肺血栓塞栓症。長時間の着席による下肢静脈のうっ滞、水分不足による血液粘度の上昇などから生じた血栓が、起立時などに静脈を介して肺に移動し、肺動脈を閉塞させる。➡●静脈血栓塞栓症のリスク因子 p.398

エーコム [前交通動脈] anterior communicating artery【Acom】
左右の前大脳動脈を連結する動脈。後交通動脈と動脈の輪を形成する（ウィリス動脈輪）。➡ピーコム（後交通動脈）／●ウィリス動脈輪 p.46

エコラリア echolalia 反響言語。
その場の状況とは関係なく、他者が発した言葉や文章を繰り返すこと。

エコール [体外式二酸化炭素除去] extra corporeal CO_2 removal【ECCO2R】
体外に導いた血液を膜型人工肺に通し、酸素を加えて二酸化炭素を除去する療法。重篤な呼吸不全や心臓手術などに適用する。

壊死 [ネクローシス] necrosis
細胞が高度に傷害されて、組織・細胞が死滅すること。➡●細胞の傷害と変化 p.282

エーシー（AC）[上腕周囲長] upper arm circumference
上腕の中点の周囲の長さ。上腕の皮下脂肪厚から、体脂肪を推定し、栄養状態をアセスメントする。➡●主な栄養指標 p.55

エージーエムエル（AGML）[急性胃粘膜病変] acute gastric mucosal lesion
精神的ストレス、暴飲暴食、薬剤などが原因となり、急激に発症する胃炎。

エーシージー（ACG）[血管心臓造影] angiocardiography
カテーテルを血管あるいは心臓のなかに入れた状態で、造影剤を注入して撮影するX線検査。

エーシー（AC）バイパス [大動脈冠動脈バイパス術] aortocoronary bypass grafting【AC bypass】
急性心筋梗塞など虚血性心疾患の際に、冠動脈の狭窄部に、患者本人の大腿部静脈や内胸動脈を使用したバイパスをつくる手術。➡冠動脈大動脈バイパス移植術

エス Es
フロイトが定義した、心を構成する要素の1つ。無意識的衝

動の源泉。ラテン語 id（イド）のドイツ語表記。エスから自我（エゴ）が生まれる。

●**フロイトによる人間の精神構造**

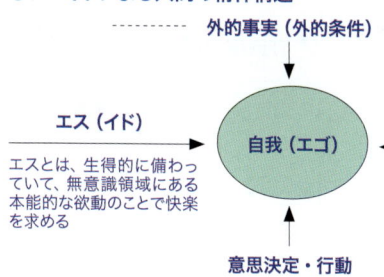

------- **外的事実（外的条件）** -------

エス（イド） → **自我（エゴ）** ← **超自我（スーパーエゴ）**

↑ **意思決定・行動**

エスとは、生得的に備わっていて、無意識領域にある本能的な欲動のことで快楽を求める

超自我とは、両親の超自我を取り込むことにより始まり、自我の働きに命令と禁止を与える

自我とは、エスと対立し、超自我の監視と検閲のもと、外的事実を調整し、個体の安全と安定を保つ合理的な思考と行動をとる。現実適応や対処の働きがある

エスアイ（SI） serosa infiltrating 癌の浸潤が直接他臓器まで及ぶもの。
➡●胃癌の深達度分類 p.177

エスアイエムブイ（SIMV）[同期的間欠強制換気] synchronized intermittent mandatory ventilation 患者の吸気に同調し、自発呼吸の合間に間欠的に強制換気が行われる換気方式。➡●主な換気モード p.60

エスイー（SE） serosa exposure 癌の浸潤が漿膜下組織を越えて漿膜に接しているか、またはこれを破って遊離腹腔に露出しているもの。
➡●胃癌の深達度分類 p.177

エスエスアイ（SSI）[手術部位感染] surgical site infection 手術創と手術操作の加わった臓器・体腔の感染。

エスエスシー（SSc）[全身性強皮症] systemic sclerosis 全身の皮膚や内臓に線維化、硬化を生じる原因不明の疾患。レイノー症状、皮膚硬化、肺線維症などをきたす。

エスエスティー（SST）[社会技能訓練] social skill training 患者が地域で生活をしていくための生活技術を獲得する訓練。

エスエムビージー（SMBG）[血糖自己測定] self-monitoring of blood glucose 簡易血糖測定器を使用し、患者自身が血糖値を測定し、

●主な換気モード

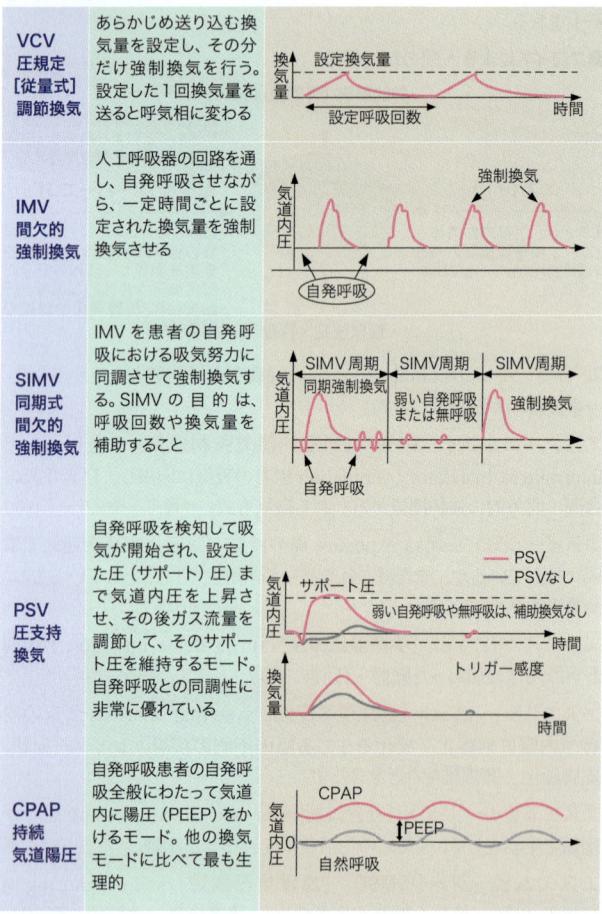

モード	説明	波形
VCV 圧規定 [従量式] 調節換気	あらかじめ送り込む換気量を設定し、その分だけ強制換気を行う。設定した1回換気量を送ると呼気相に変わる	換気量／設定換気量／設定呼吸回数／時間
IMV 間欠的 強制換気	人工呼吸器の回路を通し、自発呼吸させながら、一定時間ごとに設定された換気量を強制換気させる	気道内圧／強制換気／自発呼吸
SIMV 同期式 間欠的 強制換気	IMVを患者の自発呼吸における吸気努力に同調させて強制換気する。SIMVの目的は、呼吸回数や換気量を補助すること	気道内圧／SIMV周期／同期強制換気／弱い自発呼吸または無呼吸／強制換気／自発呼吸
PSV 圧支持 換気	自発呼吸を検知して吸気が開始され、設定した圧（サポート）圧まで気道内圧を上昇させ、その後ガス流量を調節して、そのサポート圧を維持するモード。自発呼吸との同調性に非常に優れている	気道内圧／サポート圧／PSV／PSVなし／弱い自発呼吸や無呼吸は、補助換気なし／時間／換気量／トリガー感度／時間
CPAP 持続 気道陽圧	自発呼吸患者の自発呼吸全般にわたって気道内に陽圧（PEEP）をかけるモード。他の換気モードに比べて最も生理的	気道内圧／CPAP／PEEP／自然呼吸

VCV：volume control ventilation、IMV：intermittent mandatory ventilation、SIMV：synchronized intermittent mandatory ventilation、PSV：pressure support ventilation、CPAP：continuous positive airway pressure

エストロゲン● 61

自己管理すること。

エスエルアール（SLR）エクササイズ［下肢伸展挙上訓練］ straight leg raising exercise【SLR exercise】膝を伸展位に保持したまま下肢を挙上させる、大腿四頭筋の増強トレーニング法。➡●下肢伸展挙上訓練 p.93

エスエルビー（SLB）［短下肢装具］ short leg brace 下腿部から足底までを支持する装具。

エスカ［上小脳動脈］ superior cerebellar artery【SCA】脳底動脈から分岐し、小脳の上面をおおう動脈。

エスカー eschar 痂皮。かさぶた。➡●続発疹の種類 p.277

エスシー（SC）［皮下注射］ subcutaneous injection 皮下組織に薬剤を注入する注射法。➡●注射の種類 p.2

エスディー（SD）［安定］ stable disease 固形癌の腫瘍縮小効果を判定する用語。病勢が変わらないこと。➡●固形癌の治療効果判定のための基準による表現法 p.196

エスディービー（SDB）［浅達性Ⅱ度熱傷］ superficial dermal burn 毛嚢や汗腺の部分までは達しない真皮までの熱傷。

エスティー（ST）部分 ST-segment【ST】心電図の QRS 波の終わりから T 波の始めまでの部分。心室興奮極期を示す。ST 部分が基線よりも下がる ST 降下は心筋虚血の所見。基線よりよりも上がる ST 上昇は心筋梗塞でみられる。

●**ST 変化**

狭心症発作時の ST 変化 — ST 下降

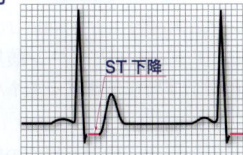

急性心筋梗塞の ST 変化 — ST 上昇

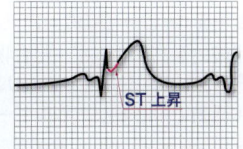

エストロゲン estrogen【E】卵胞ホルモン。女性の性活動、二次性徴を促進する働きをもつステロイドホルモン。エストロン E_1、エストラジ

オール E_2、エストリオール E_3、エストロール E_4 の種類がある。➡︎ ●主なホルモンとその機能 p.464

エスバー situation, background, assessment, recommendation【SBAR】医師に正確な報告をする手法。Situation（状況）→ Background（背景）→ Assessment（評価）→ Recommendation（提案と依頼）の順に系統立てて報告する。

エスピーオーツー（SpO_2）[経皮的酸素飽和度] saturation of percutaneous oxygen パルスオキシメーターで経皮的に測定した動脈血酸素飽和度。➡︎動脈血酸素飽和度

エスビー（SB）チューブ SB tube【SBT】ゼングスターケン・ブレークモア管。●ゼングスターケン・ブレークモア管 p.268

壊疽（えそ） gangrene; mortification 壊死した組織が乾燥または感染を受け腐敗した状態。

エチレンオキサイドガス ethylene oxide gas【EOG】酸化エチレンガス。ガス滅菌に用いる。

エックス（X）染色体 X chromosome 個体の性別の決定にかかわる性染色体の1つで、ヒトでは男性、女性がともに有する染色体。男性はXの他にY染色体を有する（男性：XY、女性：XX）。➡︎Y染色体

エッセン Essen（独）食事。

エーディーエル（ADL）[日常生活動作] activities of daily living 起臥、食事、更衣、排泄、入浴、歩行など、人間が日常生活を行うための基本的動作。

エーティーピー（ATP）[アデノシン三リン酸] adenosine triphosphate 代表的な高エネルギー化合物で、アデノシン分子にリン酸基が3つ結合したもの。分解して1つリン酸を放す時に放出するエネルギーが生体活動での必要なエネルギーとなる。

エディプスコンプレックス Oedipus complex 幼児が異性の親に愛情を抱き、同性の親に競争心などを抱くこと。主に男児が父親に反抗し、母親を慕う傾向を指す。

エヌセーズ● 63

エデマ edema 浮腫。むくみ。細胞外液中の組織間液が異常に増加した状態。

エヌ（N）95 マスク N95 mask 米国労働安全衛生研究所の N95 規格（耐油性がなく、試験粒子を 95％捕集）をクリアしたことが認められたマスク。医療では、結核、SARS などの感染防止に用いられる。

● **N95 マスク**

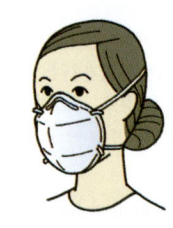

0.3 μm 以上の非油性の微粒子を 95％以上補修できるフィルター（米国 NIOSH 規格）。

エヌエスティー（NST）［栄養サポートチーム］ nutritional support team 医師、看護師、管理栄養士、薬剤師、摂食嚥下機能をみる言語聴覚士などの専門家が、それぞれの立場で協力し合って患者の栄養管理・支援を進めるチーム。

エヌジー（NG）チューブ［経鼻胃チューブ］ nasogastric tube【NG tube】水分や栄養剤を注入するため、鼻から胃に挿入するチューブ。

● **NG チューブ**

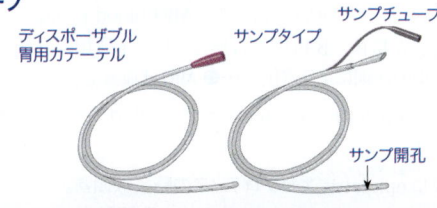

ディスポーザブル胃管カテーテル　サンプタイプ　サンプチューブ　サンプ開孔

エヌシーユー（NCU）［神経病集中監視部］ neurological care unit 脳神経外科系重症患者を対象とした集中治療室・病棟。

エヌセーズ［非ステロイド性抗炎症薬］ non-steroidal anti-inflammatory drugs【NSAIDs】化学構造的にステロイド骨格をもたない抗炎症薬

の総称。プロスタグランジンの合成酵素である COX の働きを阻害し、発痛物質を抑制して抗炎症作用や鎮痛作用、解熱作用、抗血栓作用をもたらす。　➡シクロオキシゲナーゼ

エヌティージー（NTG）［ニトログリセリン^{ナイトログリセリン}］nitroglycerin 冠血管拡張作用により狭心症発作を改善する治療薬。舌下錠、パッチ製剤、スプレー製剤がある。

エヌピーピーブイ（NPPV）［非侵襲的陽圧換気］non-invasive positive pressure ventilation 気管切開や挿管を行わず、鼻マスク、あるいは顔面全体をおおうマスクで行う陽圧換気。気管切開をして行う陽圧換気を気管切開下陽圧換気（TPPV）という。　➡ TPPV（気管切開下陽圧換気）

エネマ enema 浣腸。

エバックチューブ［エバック］ Evac tube 気管チューブの分泌物や細菌が貯留しやすい声門下腔を洗浄・吸引するための管。

エービーアイ（ABI）［足関節上腕血圧比］ ankle brachial pressure index 足関節の血圧と上腕の血圧の比。下肢血行動態の指標となる。

エービーアール（ABR）［聴性脳幹反応］ auditory brainstem response 音の刺激を与え、聴覚神経を興奮させて得られる脳幹部での電位を、頭皮上より記録したもの。難聴や脳幹障害の診断に用いられる。

エービーオー（ABO）式血液型 ABO blood group system A 抗原、B 抗原、A 抗体、B 抗体の有無により、4 種類に分類される血液型。メンデルの法則により遺伝。　➡● ABO 式血液型 p.65

エピカテ epidural catheter エピデュラルカテーテルの略。硬膜外カテーテル。

エピグロ epiglottis エピグロッティスの略。喉頭蓋。

エービージー（ABG）［動脈血ガス］ arterial blood gas 動脈血に含まれるガス。　➡ガス分析（血液ガス分析）

エピデミック epidemic 病気の流行。伝染病。疫病。

エビデンス evidence 意思決定や判断、問題解決の際に用いる事実や

● ABO 式血液型

	赤血球抗原 (凝集原)	血清中の抗体 (凝集素)	表試験		裏試験	
			試薬抗A血清	試薬抗B血清	試薬標準A型血球	試薬標準B型血球
A型	抗原A	抗B抗体	+	-	-	+
B型	抗原B	抗A抗体	-	+	+	-
AB型	抗原A、B	抗体ない	+	+	-	-
O型	抗原なし	抗A、抗B抗体	-	-	+	+

+：凝集反応あり。-：凝集反応なし

データの集積。

エピドラ epidural hematoma エピデュラルヘマトーマの略。硬膜外血腫。硬膜と頭蓋骨の間に生じた血腫。

エフアイオーツー F$_i$O$_2$ ［吸入気酸素濃度］ fraction of inspired O$_2$ concentration 酸素療法で、実際に吸入された酸素の濃度。➡●主な呼吸管理用語一覧 p.385

エフアールシー（FRC）［機能的残気量］ functional residual capacity 正常の1回換気量の最終点における肺内および気道内の空気量。➡●肺気量分画 p.36

エーブイアール（aV$_R$）［右手増高単極肢誘導］ augmented vector of right arm 心電図の誘導法の1つ。右手電極が関電極で、右肩からみる誘導。➡●単極肢誘導 p.291

エーブイ（AV）インパルス［間欠的空気圧迫法］ AV impulse 手術後、血栓予防のため足底を自動で圧迫して血液の循環をよくする装置。

エーブイエフ（aV$_F$）［左足増高単極肢誘導］ augmented vector of left foot 心電図の誘導法の1つ。左足電極が関電極で、左足からみる誘導。➡●単極肢誘導 p.291

エーブイエル（aV$_L$）［左手増高単極肢誘導］ augmented vector of left arm 心電図の誘導法の1つ。左手電極が関電極で、左肩からみる誘導。➡●単極肢誘導 p.291

エーブイ（AV）シャント［動脈静脈シャント］ artery-vein shunt【AV shunt】人工の血管外シャント。人工透析用に用いられる。 ➡●内シャントと外シャント p.

エフエイチアール（FHR）［胎児心拍数］ fetal heart rate 胎児の1分間の平均心拍数。

エフエーオーツー（F_AO₂）［肺胞気酸素濃度］ fraction of alveolar O₂ concentration 肺胞内ガス交換に関与する酸素濃度。

エフヌエス（FNS）［大腿神経伸展テスト］ femoral nerve stretching test 腹臥位で股関節を伸ばし、膝を屈曲させるテスト。腰部椎間板ヘルニアでは、痛みやしびれが増強する。➡下肢伸展挙上テスト

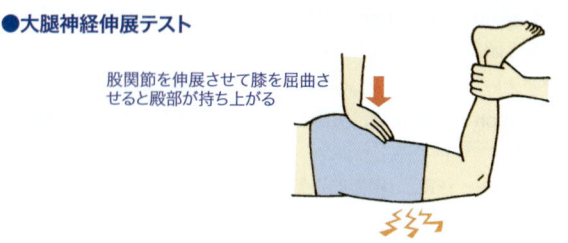

●大腿神経伸展テスト

股関節を伸展させて膝を屈曲させると殿部が持ち上がる

エフエフピー（FFP）［新鮮凍結血漿］ fresh frozen plasma 新鮮血から血漿成分を分離し、凍結させた血液製剤。輸血には溶解してから用いる。➡●輸血用血液製剤の種類 p.67

エフティーアールシー（FTRC）［解凍赤血球濃厚液］ frozen thawed red cells 採血後5日以内の赤血球濃厚液を凍結保存した後解凍し、凍害保護液を洗浄した血液製剤。有効期間は調整後12時間。➡●輸血用血液製剤の種類 p.67

エフディーピー（FDP）［フィブリノゲン分解産物］ fibrin and fibrinogen degradation product プラスミンによってフィブリンが分解されてできた血液凝固成分。血栓形成の指標となる。

エフブイシー（FVC）［努力性肺活量］ forced vital capacity 全肺気量レベルまで吸気した後、排気できる最大の空気量。スパイロメータ

●輸血用血液製剤の種類

主な血液製剤の種類		貯法	有効期限	適応・使用目的	放射線照射
全血製剤	人全血液 CPD-LR	4〜6℃	採血後21日	ショックを伴う大量で急激な出血に際し循環血液量を確保	必要
赤血球製剤	赤血球 RCC-LR (赤血球濃厚液)	4〜6℃	採血後21日	慢性貧血や出血に対し赤血球の酸素運搬能を補う	必要
	洗浄赤血球		製造後24時間	上記の他に血漿成分による副作用を防止	
	白血球除去赤血球			上記の他に混入白血球成分による副作用を防止	
血漿製剤	新鮮凍結血漿 (FFP-LR)	−20℃以下	採血後1年間	血液凝固因子の補充	不要
血小板製剤	濃厚血小板	20〜24℃要振とう	採血後72時間	止血、出血傾向の改善	必要
	濃厚血小板 HLA			上記の他に HLA* 抗体を有するために通常の濃厚血小板で効果がない場合	

＊ HLA (human leukocyte antigen)：ヒト白血球抗原

で測定する。 ➡ ●肺気量分画 p.36

エポ［エリスロポエチン］ erythropoietin【EPO】赤血球産生を促進するサイトカイン。骨髄中赤芽球系前駆細胞に作用し、赤血球への分化・増殖を促進する。

エマージェンシー emergency 非常時。緊急事態。有事。

エマジコール emergency call エマージェンシーコールの略。緊急呼

エムアイエフ（MIF）[最大吸気流量] maximum inspiratory flow できる限り息を吐き出した後、できるだけ深く息を吸い込んだ時の流量。
➡ ●肺気量分画 p.36

エムアールアイ（MRI）[磁気共鳴撮影] magnetic resonance imaging 磁気共鳴現象を利用して、人体の横断像・縦断像を描く方法。

エムアールエー（MRA）[磁気共鳴血管造影] magnetic resonance angiography 磁気共鳴現象を利用して、血管を撮影する検査。➡ 関節リウマチ

エムアールエス（MRS）[磁気共鳴スペクトロスコピー] magnetic resonance spectroscopy 磁気共鳴現象を利用して、血中・組織中の化学物質の濃度や変化の状態を非侵襲的に測定する方法。

エムアールシー（MRC）息切れスケール Medical Research Council dyspnea scale 日常生活の活動において経験する息切れの程度を評価するスケール。

●修正 MRC 質問票

グレード分類	あてはまるものにチェックしてください（1つだけ）	
0	激しい運動をした時だけ息切れがある	□
1	平坦な道を早足で歩く、あるいは緩やかな上り坂を歩く時に息切れがある	□
2	息切れがあるので、同年代の人より平坦な道を歩くのが遅い、あるいは平坦な道を自分のペースで歩いている時、息切れのために立ち止まることがある	
3	平坦な道を約 100 m、あるいは数分歩くと息切れのために立ち止まる	□
4	息切れがひどく家から出られない、あるいは衣服の着替えをする時にも息切れがある	□

エムアール（MR）ワクチン measles-rubella vaccine【MR】麻疹と風疹の混合ワクチン。1歳時と小学校就学前の2回定期接種。

エムエス（MS）[多発性硬化症] multiple sclerosis 中枢神経に脱髄病変が多発する疾患。運動麻痺、感覚障害、視力障害、病的反射など多様で複雑な神経症状が、寛解と再燃を繰り返す。

エムエスダブリュー（MSW）[医療ソーシャルワーカー] medical social worker 患者の抱える社会的・経済的問題を援助する専門職。

エムエムブイ（MMV）[強制分時換気] mandatory minute volume ventilation 患者の分時換気量が変化すると、人工呼吸器が強制換気の回数を増減させ、設定した目標分時換気量を維持する換気方式。
➡●主な換気モード p.60

エムシーエイチ（MCH）[平均赤血球ヘモグロビン量] mean corpuscular hemoglobin 赤血球1個中のヘモグロビン量の平均値。

エムシーエイチシー（MCHC）[平均赤血球ヘモグロビン濃度] mean corpuscular hemoglobin concentration 赤血球1個中のヘモグロビンの濃度をパーセンテージで表した値。

●赤血球指数

赤血球指数	式／正常値
平均赤血球容積（MCV）	Ht(%) ÷ RBC(μL)×10 83～100fL
平均赤血球ヘモグロビン量（MCH）	Hb(g/dL) ÷ RBC(μL)×10 27～32pg
平均赤血球ヘモグロビン濃度（MCHC）	Hb(g/dL) ÷ Ht(%)×100 32～36%

エムシーディー（MCD）[微小変化群] minimal change disease ネフローゼ症候群の1つで、糸球体の組織的変化がわずかなもの。

エムシーティーディ（MCTD）[混合性結合組織病] mixed connective tissue disease 全身性エリテマトーデス、強皮症、多発性筋炎・皮膚筋炎が同時にあるいは経過とともに生じる疾患。

エムシーピー（MCP）[中手指節間関節] metacarpophalangeal joint 中手骨頭・基節骨底間の関節。➡●手の関節 p.300

エムシーブイ (MCV) [平均赤血球容積] mean corpuscular volume
赤血球の大きさの平均値。→●赤血球指数 p.69

エムシー (MC) フラップ [筋肉皮弁] muscle cutaneous flap【M-C flap】
手術などで切除された欠損部を補うため、他の部位から移植される筋肉。

エムディー (MD) [精神発達遅滞] mental deficiency
先天性または早期後天的な脳障害により、知能の発達が遅滞し、社会への適応が困難な状態。

エムディーアイ (MDI) [定量噴霧吸入器] metered dose inhaler
一定量の薬剤を霧状に噴霧するスプレー式吸入装置。

エムピーエーピー (MPAP) [平均肺動脈圧] mean pulmonary arterial pressure
肺動脈の平均圧力。肺高血圧の指標。→ PH（肺高血圧症）／●スワンガンツカテーテル（SGC）測定による正常値 p.258

エー (A) ライン arterial line
動脈ライン。動脈にカテーテルを挿入し、①観血的な血圧の測定・監視、②動脈血採血、③薬物の効果の判定などに用いる。

エラスター elaster
プラスチックカニューレ型静脈内留置針。

エラスチックバンド elastic band
弾性包帯。伸び縮みする弾性繊維を使用した包帯。圧迫力があり、患部を強く固定できる。

エリクソンの発達段階 Erikson's developmental stage
人間の成長を8期に分け、その各段階で特有の発達課題があるとするエリクソンによる考え方。例えば1期の乳児期では、発達課題として「信頼」があり、これが得られなければ「不信」を生じる。→●エリクソンの発達課題・発達危機 p.71

エリスロポエチン [エポ] erythropoietin【EPO】
赤血球産生を促進するサイトカイン。骨髄中赤芽球系前駆細胞に作用し、赤血球への分化・増殖を促進する。→●血液細胞の分化過程 p.72

エリテマトーデス Erythematodes（独）
紅斑性狼瘡。オオカミの噛痕のような紅斑。

●エリクソンの発達課題・発達危機

段　階	発達段階	発達課題	発達危機
第1段階	乳児期	基本的信頼：絶対的な愛を感じ、信頼のパターンを確立する	不信
第2段階	幼児初期	自律感：しつけを通じて規則正しい生活習慣を得る	恥・疑惑
第3段階	幼児期	自発性・主導性：積極的に自ら他者に協力する	罪悪感
第4段階	学童期	勤勉性：目標達成に向かって努力をする	劣等感
第5段階	青年期	アイデンティティの確立：自分を大切にする気持ちをもち、自我同一性の感覚を得る	役割の拡散
第6段階	成人初期	親密性：他者・異性と友情・愛情などの信頼感をもつ	孤立
第7段階	壮年期	生殖性：次世代を生み、世話をし、経済的生産を行う	自己陶酔・停滞
第8段階	老年期	統合性：知識・経験を結びつけていくことができる	絶望

アイデンティティ（自我同一性）の確立は、青年期の発達課題である。

エルイー（LE）因子 LE factor LE 細胞（lupus erythematosus cell）形成に関与する血清因子。全身性エリテマトーデス（SLE）患者の血清中に存在する細胞の核タンパクに反応する抗核抗体。

エルエイチ（LH）［黄体形成ホルモン］ luteinizing hormone 下垂体前葉から分泌される性腺刺激ホルモン。女性では、卵胞を刺激し排卵を誘発させて黄体を形成する。男性では、精巣を刺激し、アンドロゲンを分泌させる。➡●主なホルモンとその機能 p.464

エルエイチアールエイチ（LHRH）［黄体形成ホルモン放出ホルモン］ luteinizing hormone-releasing hormone 視床下部から分泌され、黄体形成ホルモンの分泌を促進するホルモン。➡●主なホルモンとその機能 p.464

●血液細胞の分化過程

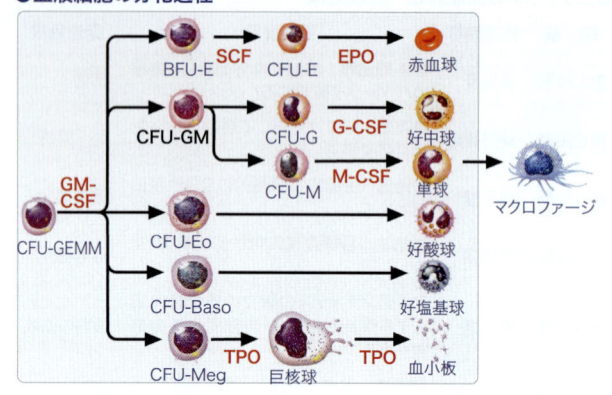

CFU-GEMM：骨髄系幹細胞、BFU-E：赤血球バースト形成単位、CFU-E：赤血球コロニー形成単位、CFU-GM：顆粒球マクロファージコロニー形成単位、CFU-G：顆粒球コロニー形成単位 CFU-M：マクロファージコロニー形成単位、CFU-Eo：好酸球コロニー形成単位、CFU-Baso：好塩基球コロニー形成単位、CFU-Meg：巨核球コロニー形成単位、GM-CSF：顆粒マクロファージコロニー刺激因子、SCF：幹細胞因子、EPO：エリスロポエチン、G-CSF：顆粒球コロニー刺激因子、M-CSF：マクロファージコロニー刺激因子、TPO：トロンボポエチン

＊CFU-Baso から好塩基球と別過程で分化したものに、肥満細胞がある。
＊赤字は、各過程で作用する主要な造血因子（インターロイキンなどは省略した）。

エルエルビー（LLB）[長下肢装具] long leg brace 大腿部から足底までを支持する装具。

エルゴメーター ergometer 負荷を与える回転運動装置、自転車エルゴメーター、上肢エルゴメーターがある。

エルディー（LD）[学習障害] learning disability 全般的な知的発達の遅れはないが、聞く、話す、書く、計算する、推論する能力のうち、特定のものの習得、使用に著しい困難を示す障害。中枢神経系の異常が推定されるが明らかではない。

エルティーエイチ（LTH）[乳腺刺激ホルモン] lactogenic hormone 乳腺発達や乳汁分泌にかかわるホルモン。➡プロラクチン

エルディーエイチ(LDH)[乳酸脱水素酵素] lactic acid dehydrogenase ピルビン酸を乳酸に変換する酵素。心臓、肝臓、骨格筋、赤血球などに多く含まれており、これらの細胞が傷害されると血中の濃度が上昇する。

エルディーエル(LDL)コレステロール[低密度リポタンパクコレステロール] low density lipoprotein cholesterol【LDL-C】血中にある大部分のコレステロール。大量にあると動脈硬化を促進する。➡ HDLコレステロール（高密度リポタンパクコレステロール）／●リポタンパク質の種類と特徴 p.504

エルドパ[ジヒドロキシフェニルアラニン、レボドパ] L-dopa 神経伝達物質であるドパミンの前駆物質。パーキンソン病治療薬として用いられる。

エルビーエム(LBM)[徐脂肪体重] lean body mass 脂肪以外の、筋肉・臓器・骨・血液などの総量。➡●主な栄養指標 p.55

エルピー(L-P)シャント[腰椎クモ膜下腔・腹腔短絡術] lumbo-peritoneal shunt【L-P shunt】腰椎クモ膜下腔にカテーテルを挿入し、脳室内の異常な貯留髄液を腹腔内に排出させる水頭症の手術。

エルビーダブリュー（LBW）[低出生体重児] low birth weight infant 2,500g未満の出生時体重児。➡ ELBW（超低出生体重児）／VLBW（極低出生体重児）

●出生体重による新生児の分類

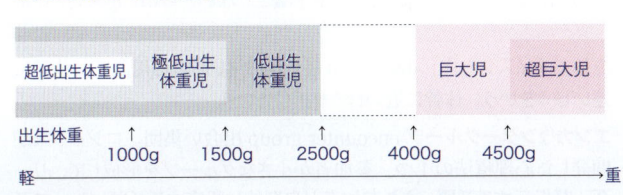

超低出生体重児	極低出生体重児	低出生体重児		巨大児	超巨大児

出生体重　　　↑　　　↑　　　↑　　　↑　　　↑
　　　　　1000g　1500g　2500g　4000g　4500g
軽　←────────────────────────────→　重

エルブ麻痺 Erb paralysis 外傷、分娩麻痺、睡眠中の圧迫などにより、鎖骨、上腕、前腕、手などの支配神経が集まる腕神経叢が障害されて起こる腕神経叢麻痺の上位型。三角筋、上腕二頭筋麻痺、肩関節

挙上・肘関節屈曲・前腕回外障害などの運動麻痺を示す。 ➡ クルンプケ麻痺

エルブレ Erbrechen（独）エルブレッヒェンの略。嘔吐。

エルボークラッチ elbow crutch 握り部のある腕支えが付いた杖。腕支えで体重を支えることができるようになっている。

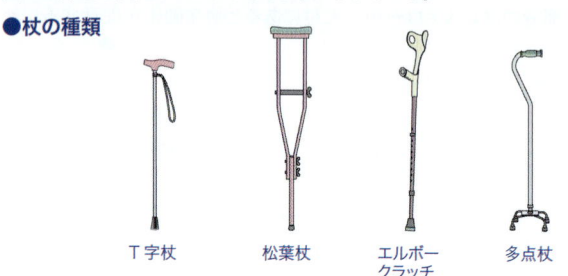

●杖の種類

T字杖　松葉杖　エルボークラッチ　多点杖

エレクトラコンプレックス Electra complex 女児が同性の母親に反抗し、父親を思慕する傾向。

エレメンタルダイエット elemental diet【ED】成分栄養。消化態の栄養成分をバランスよく配合した経腸栄養剤。窒素源は合成アミノ酸のみで、糖質は浸透圧による下痢予防のためデキストリンが使用されている。脂質、電解質、ビタミン、微量元素などすべての成分が化学的に明らかなもので、ほとんど消化を必要としない。 ➡ 消化態栄養／半消化態栄養

遠位［ディスタール］ distal 上肢と下肢に用いられる用語で、体幹に遠いほうをいう。体幹に近いほうを近位という。

エンカウンターグループ encounter group 出会い集団。ロジャースが開発した心理療法の１つ。参加者が小さなグループを形成して、リーダーが指示する話題、また参加者が自発的に設定する話題について話し合う方法。

嚥下 swallowing 食物や飲物が、口腔→咽頭→食道→胃の噴門と送られる過程。 ➡ ●嚥下のプロセス p.75

●嚥下のプロセス

先行期(認知期)	食物を認識し、何をどれくらいどのように食べるかを決定する時期
準備期	食物が口の中に取り込まれ、咀嚼されて咽頭に送り込みやすい食塊を形成するまでの時期
口腔期	準備期で形成された食塊を咽頭に向けて口腔内を移送させる時期
咽頭期	口腔内に引き続いて、咽頭から食道に食塊を移動させる時期
食道期	食道の蠕動運動により食塊を胃に移送させる時期

嚥下障害 swallowing disturbance; dysphagia 飲食物を口腔内から胃に送る運動の障害。

●嚥下障害の徴候

痰が増える	食事内容が変わる
声が変わる	食べ方が変わる
むせる	食欲が落ちる
咳が出る	食事が遅くなる
のどの違和感がある	体重が減る

円座 cutout cushion 中央部分が空いたドーナツ型の小さな枕。褥瘡予防には使わないことが推奨されている。

エンザイム enzyme 酵素。

炎症 inflammation 物理的、化学的、生物学的などあらゆる損傷に対する生体の防御反応。腫脹、発赤、熱感、疼痛を炎症の4主徴という。

炎症性サイトカイン inflammatory cytokine 生体内において炎症症状を引き起こす原因因子。活性化マクロファージのほか、活性化血管内皮細胞から産生されるTNF-α、IL-1β、IL-6、IFN-γ、IL-8、

延食 stop feeding 治療や検査のため食事摂取を延期すること。

円刃刀 round-edged knife 刃の丸いメス。

エンセファロパシー encephalopathy 脳障害。脳症。

エンゼルケア angel care 死後の処置。

遠沈［遠心沈渣］ centrifuged sediment 遠心分離をかけること。

エンテロウイルス *Enterovirus* 腸内ウイルス。腸管内で増殖するウイルスの総称。

エンテロコッカス *Enterococcus* 腸球菌。病原性は弱いが、日和見感染症を起こすことがある。重篤な症状をきたすものに、バンコマイシン耐性腸球菌がある。

エンテロトキシン enterotoxin 腸毒素。細菌が産生する、腸管に作用する毒素。

エント ear, nose and throat【ENT】耳鼻咽喉科。

エンド・オブ・ライフ end of life【EOL】終末期。疾病などからの回復が望めず、早々の死が避けがたくなった状態。また、その時期。

エンドスコピー endoscopy 内視鏡検査。

エンドステージ end stage 臨終間近。

エンドトキシン endotoxin【ET, Et】内毒素。細菌、とくにグラム陰性菌の細胞壁にある毒素。

エンドトキシンショック endotoxic shock 内毒素ショック。細菌、とくにグラム陰性桿菌が死滅して、内毒素（エンドトキシン）が血中に放出された結果、血管拡張などを生じることによるショック状態。➡●ショックの分類 p.15

エンドポイント endpoint 治験の評価をするための評価項目、治療目標。

エンドメトリオーシス endometriosis 子宮内膜症。卵巣、直腸などの子宮以外の骨盤内組織で、子宮内膜または子宮内膜様組織が増殖する疾患。

エントラッセン entlassen（独）退院。エントと略す。

エンドルフィン endorphin 脳内にあるモルヒネ様物質。

エントレインメント entrainment 同調すること。聞き手が相手の言葉や動き、雰囲気に合わせ無意識に体を動かしたりする、非言語的コミュニケーション。母子共感、母子相互作用。

円背 hunched position 脊椎の後方への彎曲が増強した変形。

エンパイ［副鼻腔蓄膿症］ empyema paranasalis【Empy】副鼻腔に膿のたまる疾患。急性副鼻腔炎が慢性化した例が多い。

エンパシー empathy 共感。相手が体験している感情や意向を自らが同一のものとして体験すること。

エンパワメント empowerment 権限・資格を与えること、力をつけること、組織末端に権限委譲する組織運営。

円板状エリテマトーデス［円板状紅斑性狼瘡］ discoid lupus erythematosus【DLE】全身性エリテマトーデスのうち、皮膚限局性の病型。多くの場合、顔・耳・前胸部・手指など、日光に当たる部分の皮膚に円板状の発疹（赤斑）がみられる。 ➡ ●全身性エリテマトーデスの症状 p.270

エンハンス enhance 造影。強調。

エンピリックセラピー empiric therapy 経験的治療。治療者が、医学的に厳密な根拠というよりは自分の経験を基準にして、治療を行うこと。とくに感染症が疑われる場合で、原因菌を特定する以前の初期治療において、医師が抗菌薬を投与すること。

エンベロープ envelope 外皮。ウイルス体膜。薬袋。薬包紙。

エンボリズム embolism 塞栓症。血栓が血管に詰まった状態。下肢でできた血栓が肺に移動することによる静脈血栓塞栓症のほか、脳梗塞、心筋梗塞などがある。

延命治療 ライフプロロンギングセラピー life-prolonging therapy 生命を延ばす治療。人工的な生命維持装置を用いて生命を延ばすことを指す場合が多い。

お

横位（おうい） トランクプレゼンテイション trunk presentation 子宮内の胎児が子宮口に対して横向きになっている胎位。→●胎児の位置 p.280

嘔気（おうき） ノージア nausea 吐き気。

応急入院 エマージェントアドミッション emergent admission 精神保健福祉法に規定された精神障害者の入院形態の1つ。精神保健指定医の診察の結果、緊急の医療、保護が必要と判断された場合に、本人の同意が得られなくても、応急入院指定病院に72時間まで入院させることができる制度。→●精神科の入院制度 p.39

横指（おうし） フィンガーブレドゥス finger breadth 長さを指の横幅を単位にして示す方法。

黄疸［ジョーンデス］ ジョーンディス イクテラス jaundice; icterus 血中ビリルビンが増加し、皮膚や粘膜に組織沈着して黄色になった状態。

●黄疸のメカニズム

ヘモグロビン ← 溶血
→ 溶血性黄疸

アルブミン＋間接ビリルビン
← 間接ビリルビンの取り込みの障害　体質性黄疸

間接ビリルビン
グルクロン酸転換酵素の障害 →
← 肝細胞内でのビリルビンの輸送障害　肝内胆汁うっ滞性黄疸
肝炎時の黄疸（肝細胞傷害性）

直接ビリルビン
直接ビリルビンの排泄障害 →
← 胆石・胆管癌・胆嚢癌などによる胆管の障害

胆汁への排泄
→ 閉塞性黄疸

肝前性黄疸 / 肝性黄疸 / 肝後性黄疸

嘔吐中枢 vomiting center【VC】消化管粘膜や延髄化学受容器からの刺激を受けて、嘔吐を起こす反射中枢。延髄の第四脳室付近にある。➡ CTZ（化学受容性嘔吐引き金帯）／●嘔吐のメカニズム p.213

凹背（おうはい） lordotic back 腹部と腰部が、一般的な形状と比べて前方に突き出している状態。腰痛の原因になりやすい。

オウム病 parrot fever; psittacosis クラミジア感染症。鳥類（とくにオーム）からヒトに伝染する伝染病。

オーエーエルエル（OALL）[前縦靱帯骨化症] ossification of anterior longitudinal ligament 脊椎椎体の前面を縦走する前縦靱帯が骨化する疾患。➡ OPLL（後縦靱帯骨化症）

オーエービー（OAB）[過活動膀胱] overactive bladder 尿意切迫感を主症状とし、頻尿や夜間頻尿を伴い、時には尿失禁を引き起こす疾患。

悪寒（おかん）[シバリング] shivering 体温の急激な上昇の際、皮膚毛細血管の収縮により熱放散が妨げられることによって起こる、ぞくぞくする寒気。

オキサイド oxide 酸化物。

オキシコドン oxycodone モルヒネ様の作用を有する、オピオイド鎮痛薬。

オキシトシン負荷試験[胎児予備能試験] oxytocin challenge test【OCT】オキシトシンによって子宮収縮を発来させ、胎児心拍の変化をみる検査。

オージオメーター audiometer 聴力計。周波数、音量等を変えて検査する。

オージーティーティー（OGTT）[経口ブドウ糖負荷試験] oral glucose tolerance test 75g のブドウ糖水溶液を与え、血糖値の推移をみることでインスリンの働きを調べる検査。➡●糖尿病の診断基準 p.445

悪心（おしん） retching 吐きそうな感じ。嘔気（おうき）。

オスキー[客観的臨床能力試験] objective structured clinical

examination【OSCE】課題が用意された小部屋を順次回り、臨床実技を行って臨床能力を試験する方法。

オステオパシー osteopathy 骨障害。骨症。整骨療法。

オステオポローシス osteoporosis【OP】骨粗鬆症。骨のカルシウムが減少し、骨の内部が空洞化する疾患。骨がもろくなり、骨折などを起こしやすくなる。 ➡●骨粗鬆症の骨 p.174

オステオライシス osteolysis 骨溶解。人工関節置換術後に、人工関節の素材であるポリエチレンが摩耗し、その摩耗粉によって骨に融解をきたした状態。

オストミー ostomy ストーマ造設術。消化管や尿路の障害によって排便や排尿に困難を生じた場合に、便や尿の人工的な排泄口（ストーマ）を造設する手術。

オストメイト ostmate ストーマ保有者。人工的な排泄口（ストーマ）を造設している人。

オスモラリティーギャップ osmolality gap【OG】血清浸透圧の実測値と予測値の差異。多臓器障害の重症度の評価に用いる。

オスモル osmol【Osm】溶液に溶けているイオンまたは粒子の数。溶質の浸透圧当量を表す。

オスラー結節 Osler's node 感染性心内膜炎で特徴的にみられる、指腹部や指頭部に生じる有痛性の皮下結節。

悪阻（おそ） hyperemesis つわり症状が悪化し、全身状態が著しく障害されて治療が必要になった状態。

オーソ睡眠［徐波睡眠］ orthosleep【OS】徐波パターンが中心の睡眠。深い睡眠でノンレム睡眠。 ➡ノンレム睡眠／レム睡眠

遅番 late shift 日勤・準夜業務をサポートするため、日勤の勤務時間を後ろにずらした勤務。

オーダー order 特定の診断、処置の指示。

オーダーメード医療 personalized medicine 例えば DNA 配列の個人

レベルの違いに合わせるように、個々人の特性に配慮した医療。

オーダリングシステム ordering system 薬物、食事、検査、処置などの指示の入力システム。

オッズ比 odds ratio 疾患群の危険因子に関するオッズと、疾患のない群（対照群）のそれを比較した数値。

オッディ括約筋 sphincter of Oddi 膵管と総胆管の合流部にある平滑筋。

オーディット audit 監査。評価。

オト otology オトロジーの略。耳科学。

オートグラフト autograft 自家移植。ドナー（供給者）とレシピエント（受給者）が同一人物である移植法。ある個体への移植片を、同じ個体から取り出すことで、免疫学的異常を生じないことから、最も安全な移植方法である。➡●移植の種類 p.28

オートクレーブ autoclave 高圧蒸気滅菌装置。➡●消毒・滅菌の方法 p.479

オートプシー autopsy 検視解剖。病理解剖。

オートラジオグラム autoradiogram【ARG】放射性物質の付着した物体をX線フィルムに感光させてできた黒化像。もとの放射性物質の存在部位を確認できる。

オーバーセンシング over sensing 人工ペースメーカーで感知機構が過剰に作動している状態。➡アンダーセンシング

オーバードーズ overdose 薬物の過剰摂取。

オーバードライブサプレッション試験 overdrive suppression test カテーテルを右房に挿入し、洞房結節に洞周期よりも早い頻度の電気刺激（overdrive）を加え、刺激を中断して洞調律の回復の有無を調べる洞不全症候群の検査。

オーバーベッド over bed 認可患者数を越えて、患者を入院させること。

オーバーユース overuse 過用。スポーツやリハビリテーションにおける過度の筋使用。➡過用症候群

オーバーラップ症候群 overlap syndrome 関節リウマチ、全身性エリトマトーデス、強皮症、皮膚・多発筋炎、結節性多発動脈炎、リウマチ熱などの複数の膠原病が、1人の患者に合併した状態。各種膠原病に特異的な症状が重複し、活動期には重症化しやすい。

オーピーエルエル（OPLL）[後縦靱帯骨化症] ossification of posterior longitudinal ligament 脊椎椎体の後面を縦走する後縦靱帯が骨化する疾患。➡ OALL（前縦靱帯骨化症）

オピオイド鎮痛薬 opioid analgesic オピオイド受容体に作用する鎮痛薬。習慣性、依存性があることから、「麻薬及び向精神薬取締法」では麻薬と指定される。癌などの激しい疼痛をきたす疾患に使用される。
➡ ●オピオイドの種類と特徴 p.83

オピオイドローテーション opioid rotation よりよい鎮痛効果を得るために、また副作用を軽減させるために、オピオイドの種類を変更して疼痛管理すること。

オービーギネ obstetrics and gynecology【OB・GYN】産科・婦人科。

オファー offer 申し込み。

オーファンドラッグ orphan drug 稀少疾病用医薬品。

オブジェクト object 客観。客体。対象。SOAP の O。➡ ● SOAP 形式 p.278

オプソニン効果 opsonin effect 抗体や補体が結合した細菌が、好中球やマクロファージなどの貪食細胞に取り込まれやすくなること。

オープニングスナップ[オス、僧帽弁開放音] opening snap【OS】拡張期過剰心音の1つで、心尖部を聴診したとき第2音に続いて起こる高調音。僧帽弁狭窄症を示す。➡ ●心音の分類 p.371

オフポンプ冠動脈バイパス術[心拍動下冠動脈バイパス術] off pump coronary artery bypass【OPCAB】人工心肺を使わないで、心拍動下に施行する冠動脈バイパス術。➡ CABG（冠動脈大動脈バイパス移植術）／●大動脈冠動脈バイパス術 p.116

オープンクエスチョン open-ended question 開放型質問。「どう思う

●オピオイドの種類と特徴

種類	特徴		薬剤名
モルヒネ	・がん性疼痛治療の基本薬 ・鎮咳作用・呼吸困難抑制作用を併せ持つ ・代謝産物に薬理活性がある。腎機能低下時は、代謝産物の蓄積により鎮痛作用が増強するため注意	速効性	オプソ、アンペック、プレペノンなど
		徐放性	MSコンチン、MSツワイスロン、モルペス、カディアン、パシーフ、ピーガードなど
オキシコドン	・WHO除痛ラダーの第2段階から使用でき、増量によりスムーズに第3段階への移行が可能 ・代謝産物に薬理活性がないため、腎機能低下・高齢の患者でも使用しやすい	速効性	オキノーム、パピナール
		徐放性	オキシコンチン
フェンタニル	・貼付剤があるオピオイド ・モルヒネに比べて副作用(便秘、嘔気・嘔吐)が軽度 ・代謝産物にはほとんど薬理活性がないため、腎機能低下時にも使用しやすい	速効性	フェンタニル注
		徐放性	デュロテップMTパッチ

か?」などのように、制約を設けず相手に自由に答えさせるような質問の仕方。➡クローズドクエスチョン

オープンシステム open bed system(オープンベッドシステム) 開業医が患者を、医院にない設備の整った病院に移して治療を続ける病診連携の制度。

オープンドレナージ open drainage(オープンドレイニッジ) 開放式ドレナージ。ドレーン端を開放したままドレナージする方法。術後、滲出液が少なく、早期にドレーンが抜去できることが予想される際に行われる。➡●クローズドドレナージとオープンドレナージ p.84

オペ オペレーション(operation)の略。手術のこと。

●クローズドドレナージとオープンドレナージ

クローズド（閉鎖式）ドレナージ	オープン（開放式）ドレナージ
ドレーン端を貯留用バッグ（受動的ドレナージ）や持続吸引器（能動的ドレナージ）に接続する方法 一般的なドレナージの方法	ドレーン端を開放したまま行う方法 術後滲出液が少ない早期に抜去できる場合の方法 合併症が多い

オペラント条件づけ [道具的条件づけ] operant conditioning ある行動をした結果、環境がどう変化したかを経験することによって、環境に適応するような行動を学習すること。「レスポンデント」の対語。自発行動をオペラント行動、誘発行動をレスポンデント行動と呼ぶ。➡レスポンデント

オーベン oben（独）指導医。原義は「〜のうえ」。➡ネーベン／ノイエ

オマヤ・レザバー Ommaya reservoir 頭蓋皮下に埋め込まれた脳脊髄液貯留槽で、皮内針で脳脊髄液に薬剤を注入する。

●オマヤ・レザバー

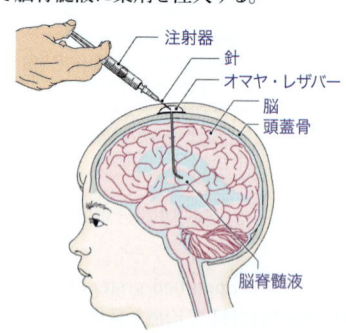

オーラルケア oral care 口腔ケア。口腔内の衛生を保つためのケア。

オリエンテーション orientation 見当識。日時、場所、人物や周囲の状況について正しく認識する能力。

オリーブ核 olivary nucleus 延髄前面、錐体外側にある隆起（オリーブ）の中にある灰白核。

オリーブ橋小脳萎縮症 olivo-ponto-cerebellar atrophy【OPCA】小脳性運動失調が主体の多系統萎縮症。 ➡ 脊髄小脳変性症の分類と特徴 p.262

オルト Orthopadie（独）【Ortho】オルトペディーの略。整形外科。

オレンジの皮症状 orange peel skin 進行性乳癌において、皮膚直下のリンパ管に癌が浸潤してリンパ流が妨げられた結果、乳房の毛穴が凹んで皮膚がオレンジの皮のようになること。

悪露（おろ） lochia 出産後から産褥期に、子宮や腟から出る分泌物。

● 悪露の変化

色　調	時　期	特　徴
赤色悪露（血性悪露）	産褥 1〜2日	・純血液。産褥1日目には流動性があり、凝血はない ・その後、次第に血漿性となるが、強い赤色を帯びている ・アルカリ性〜中性を示し、わずかに甘いにおいがある
褐色悪露	産褥 3日〜1週目	・血液成分の減少により、血色素が変色し褐色になる ・白血球が増加し、軽い臭気を伴うことがある
黄色悪露	産褥 1〜3週目	・赤血球成分が減少する ・産道の創傷面が新しい上皮で覆われてくるため、漿液性の創傷液と白血球が増加し、黄色クリーム状になる ・酸性を示す ・一時的に赤色から褐色悪露に戻ることもあるが、長くは続かない
白色悪露	産褥 3〜5週間目	・徐々に量・色調ともに減少し、透明な子宮腺の分泌物となる

金子美紀. 悪露. 堀内成子編. 産褥・退院指導ガイドブック. メディカ出版, 2003；15 より引用

オン・オフ現象 on-off-phenomen L-ドパの長期服薬に伴う副作用の1つ。突然生じる一過性の高度な無動で、しばしば日中にみられ、服

薬スケジュールとは明らかな関係のないもの。一方、服薬スケジュールに関係する日内変動をウェアリング・オフ（wearing-off）現象という。

音響陰影（おんきょういんえい） acoustic shadow 超音波検査でみられる、帯状の無エコー域のこと。胆石や充実性臓器内の石灰化（これらは超音波の大部分を反射する）の背側に出現しやすい。

オンコウイルス Oncovirus 腫瘍ウイルス。感染により腫瘍を引き起こすウイルス。B型およびC型肝炎ウイルスは肝細胞癌を、ヒトパピローマウイルスは子宮頸癌を、ヒトTリンパ好性ウイルスは成人T細胞性白血病を引き起こすことなどが知られている。

オンコール on call 呼出し。待機状態。

オンコロジーナース［がん専門看護師］ oncology nurse がん患者に対する看護に関して、高度な知識と技術をもつ看護師。わが国ではがん専門看護師は、日本看護協会によって認定されている。

オンディーヌの呪い［先天性中枢性肺胞低換気症候群］ Ondine curse 脳幹の自律神経中枢に、先天性異常を生じ、重篤な呼吸障害、とくに睡眠時に呼吸不全をきたす病態。オンディーヌとは水の妖精で、「眠ると死に至る」という魔法をかけることが、名称の由来。

か

外果 lateral malleolus 外側のくるぶし。反対語は「内果」。

回外（かいがい） eversion; supination 肘を直角に曲げた状態で、手のひらを上に返す前腕の回旋運動。反対の運動が回内。➡●回外、回内 p.87

カイザー Kaiserschnitt（独）カイゼルシュニットの略。帝王切開。母体の開腹手術により胎児を取り出す出産法。自然分娩が母子に危険を及ぼす場合に適応。

カイザー・フライシャー輪 Kayser-Fleischer ring 先天性代謝異常により、体内に存在する銅が角膜の周囲に沈着し、黒褐色のリングを呈

●回外、回内

回外　回内

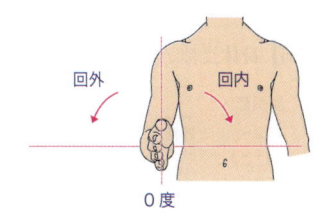

0度

した状態。ウィルソン病の典型的症状。

回診［ラウンド］round 病室を回り患者を診察すること。

回旋（かいせん）convolution; rotation ①解剖学的には、身体のある部分の中心の軸（長軸）を中心に回転する運動をいう。内旋と外旋がある。②分娩の際、胎児が産道を通過する時の運動（屈曲、回転）をいう。

疥癬（かいせん）scabies 疥癬虫（ダニの1種）の寄生により起こる伝染性皮膚疾患。激しいかゆみが生じる。

外旋 external rotation【ER】身体の前面が正中面から遠のく運動。肩関節の場合では、腕を直角に曲げて外側にねじる運動を外旋、内側にねじる運動を内旋という。

●外旋、内旋

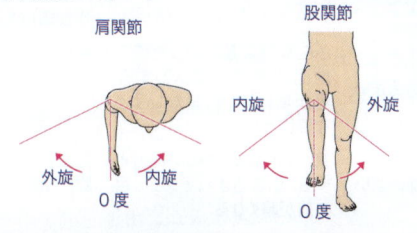

肩関節　　股関節

内旋　外旋

外旋　内旋
0度　　0度

咳嗽（がいそう）［コフ、カフ］cough 咳のこと。

介達牽引（かいたつけんいん）indirect traction 骨に直接牽引力を加えず、皮膚や筋肉を介して骨に力を加える牽引法。皮膚に絆創膏や包帯を巻いて牽引を行う。骨に直接牽引力を働かせる方法を直達牽

引という。

外転 abduction 【abd】 身体長軸から離れる運動。 ➡内転

●内転と外転

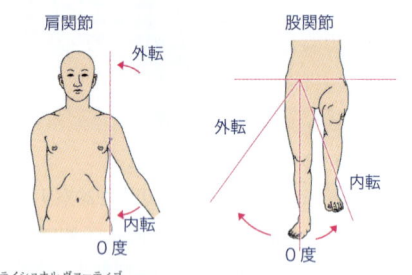

（肩関節・股関節の図：外転・内転・0度）

回転性めまい rotational vertigo 自分自身または周りが回転しているような感じのするめまい。 ➡浮動性めまい

●めまいの分類

分 類	症 状	原 因
回転性めまい	天井がまわる、身体がまわる、下降・落下感、流れる感じ	椎骨動脈循環不全、ワレンベルグ症候群、小脳出血・梗塞、内耳性疾患（メニエール病）、前庭神経炎、良性発作性頭位めまい症
浮動性めまい	ふらふら感、船に乗った感じ、地面や床がふわふわする、足が地に着いていないような感じ	自律神経失調症、頭部外傷後遺症、不安神経症
失神様めまい	気が遠くなる、頭がボーッとする、引き込まれる感じ、目の前が暗くなる	起立性低血圧症、不整脈（徐脈・頻脈）、貧血、低血糖

回内 inversion; pronation 肘を直角に曲げた状態で、手のひらを下に返す前腕の回旋運動。反対の運動が回外。 ➡●回外、回内 p.87

介入 ［インターベンション］ intervention 看護介入。看護成果に導く看護の実践。

解離性障害● 89

外妊 ectopic pregnancy【EUP】子宮外妊娠の略。受精卵が子宮内腔以外の場所に着床した妊娠。

開排制限 abduction limitation in flexion 乳児、とくに女児において、股関節の開きが悪いこと。おむつを厚くして股関節開排を維持することなどにより自然治癒するが、場合によっては股関節臼蓋の形成不全を生じる。

灰白色便（かいはくしょくべん） whitish stool ビリルビン色素がないため灰白色になった便。黄疸の極期でみられる。脂肪の消化吸収も悪くなるので、脂肪便を伴うことがある。

回復期リハビリテーション recovery rehabilitation 急性期リハビリテーション終了後に、在宅復帰を目指して行われるリハビリテーション。➡急性期リハビリテーション／維持期リハビリテーション

回復体位 recovery position 意識はないが十分な呼吸がある傷病者に対して、嘔吐物などによる窒息を防ぐために保持する横向きの体位。顎を前に出し、横向きの顔を上側の手の甲に乗せる。さらに上側の膝を約90度曲げて、体を安定させる。

●回復体位

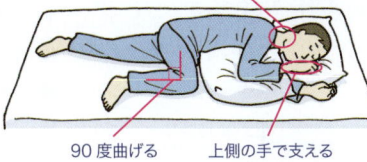

できるだけ下顎を前に出す
90度曲げる
上側の手で支える

開放隅角緑内障（かいほうぐうかくりょくないしょう） open-angle glaucoma 房水の排出口である隅角は開放しているものの、その後ろの線維柱帯が詰まることで、房水の流れが悪くなって眼圧上昇をきたし、眼の疲れ、視野欠損などを生じるタイプの緑内障。➡閉塞隅角緑内障

外用 external use 薬物を皮膚に直接塗布あるいは貼付すること。

解離性障害 dissociative disorder 意識、記憶、感覚、同一性、あるいは体のコントロールなどの正常な統合が部分的または完全に失われ

る精神疾患。

外瘻（がいろう） external fistula 経口摂取できない場合、栄養補給のため体表と胃をつなぐ瘻孔。

カイロミクロン chylomicron 乳糜状脂粒。食事性の脂質を輸送する血漿リポタンパク質。 ➡ ●リポタンパク質の種類と特徴 p.504

カウザルギー causalgia 灼熱痛。主に末梢神経の損傷によって生じる、焼けるような激痛。

ガウス Gauss【G】磁束密度の電磁単位。

ガウト gout 痛風。高尿酸血症により、尿酸が溶解されずに関節内で結晶化するとともに、結晶化した尿酸に対する自己免疫活動の亢進などによって、関節に炎症をきたす疾患。

カウプ指数 Kaup index 乳幼児の体格を評価する指数の１つ。

●カウプ指数

体重[g]÷(身長[cm])^2×10	
10 以下	消耗症
10 ～ 13	栄養失調
13 ～ 15	やせ
15 ～ 19	標準
19 ～ 22	優良、肥満傾向
22 以上	肥満

カウンセリング counseling カウンセラーによる面接相談。心理療法。

カウンターショック［電気的除細動、心臓除細動］ counter shock 致死性の不整脈がある場合に、心臓に通電して心筋を一気に脱分極して、回復を図る方法。

カウンターパルセーション counterpulsation 機械的補助循環法の１つ。心臓が機能不全に陥ったときに、バルーンの力で心臓を補助する治療法。

ガウンテクニック gown technique 感染防止のためにガウン、帽子をつける技術。

●ガウンテクニック

ガウンを脱ぐ時

腰ひもをほどいて前で軽く結び襟ひもを解き、袖口の内側を一方の手で押さえて手を引く(左図)。
袖の中に入った状態の手で押さえながら逆の手も袖中に引く。それを交互に繰り返して脱ぐ(右図)。
脱いだガウンは襟ひもを持って襟元を合わせ、ガウンの内側を外にして掛ける。

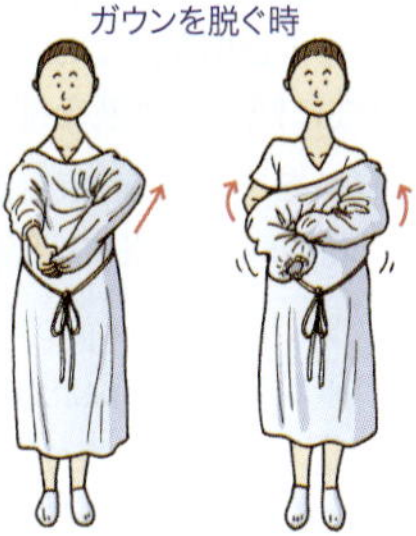

カウント count 数えること。手術器具の定数確認。

下顎挙上法 jaw thrust maneuver 下顎を持ち上げる、救命救急の気道確保法。頸部の損傷が疑われる場合にも行うことができるため、目撃者のいない心肺停止では第1選択となる。

●気道確保

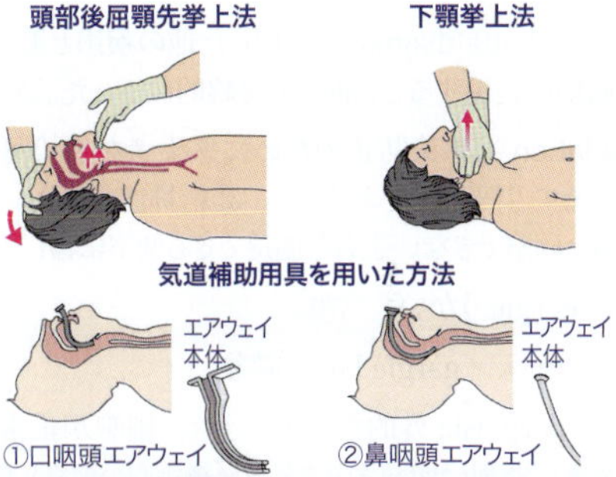

頭部後屈顎先挙上法　　　　下顎挙上法

気道補助用具を用いた方法

エアウェイ本体

エアウェイ本体

①口咽頭エアウェイ　　②鼻咽頭エアウェイ

下顎呼吸 open-mouth breathing 呼吸困難のために、下顎を下方に動かし口を開いて吸気する呼吸。 ➡●呼吸の観察 p.136

過換気症候群 hyperventilation syndrome【HVS】過度の不安や緊張などにより、過呼吸の発作が起こる疾患。過呼吸により二酸化炭素

の排出が増加して血液がアルカリ性に傾き、呼吸中枢が酸素不足と誤認した結果、さらなる呼吸をきたすようになる。紙袋呼吸法により自分の呼気を再び吸気することで、血中の二酸化炭素濃度を上昇させ、アルカリ性に傾いた血液を補正できる。➡️●紙袋呼吸法 p.443

蝸牛（かぎゅう） cochlea（コクリア） 内耳の一部で、中耳から伝達された音を感知し、聴神経へ連絡する部位。

額位（がくい） brow presentation（ブラウプレゼンテイション） 児の娩出における、第1回旋での異常。額が先進する反屈位。

核黄疸 kernicterus（カーニクテラス） ビリルビンが大脳基底核の神経細胞に沈着し、黄染する新生児の重症黄疸。中枢神経症状を呈する。

喀出（かくしゅつ） expectoration（イクスペクトレイション） 気管、肺などから、痰や異物を咳とともに吐き出すこと。痰を喀出することを喀痰という。

郭清（かくせい） dissection（ディセクション） 悪性腫瘍の摘出手術の際、腫瘍そのものだけでなく、周囲のリンパ節や転移している可能性のある疑わしい組織を徹底的に取り除くこと。

確定診断 definite diagnosis（ディフィニット ダイアグノーシス） 類似した他の疾患と鑑別し、患者の状態を最も適切に表現すると判断して最終的に下した診断。

隔離 isolation（アイソレイション） ①感染防止のために感染者を感染可能な期間中、他の人たちから引き離しておくこと。②精神医療において精神症状のために他人と同室できない患者を施錠できる個室に移し行動制限すること。

ガーグル gargle（ガーグル） うがい、含嗽。

ガーグルベースン gargle basin（ガーグル ベイスン） 膿盆。

過形成 hyperplasia（ハイパープレイシア） 外的な原因により、細胞が正常な形態や配置を保ったまま、過剰に増殖すること。➡️●細胞の傷害と変化 p.282

ガーゴイリズム gargoylism（ガーゴイリズム） 怪人様顔貌。ハーラー症候群。

下行性伝導路［遠心性伝導路］ descending conduction route（ディセンディング コンダクション ルート） 中枢神経の司令を、末梢の骨格筋などに伝える伝導路。主に骨格筋の随意運動を支配する錐体路系、骨格筋の不随意運動を支配する錐体外

路系に分類される。

鵞口瘡（がこうそう） thrush カンジダ・アルビカンス（鵞口瘡菌）の感染症。乳幼児に多く発症し、口腔粘膜や舌に白斑を生じる。

化骨 occification 造骨細胞により、骨組織が形成されること。

仮骨 tyloma 骨折や骨の欠損が生じた場合に、骨再生への橋渡しとして生じる不完全な骨組織。

下肢伸展挙上テスト straight leg raising test【SLR】膝を伸展位に保持したまま下肢を他動的に挙上させるテスト。椎間板ヘルニアなどの診断に用いる。➡ FNS（大腿神経伸展テスト）

●下肢伸展挙上訓練

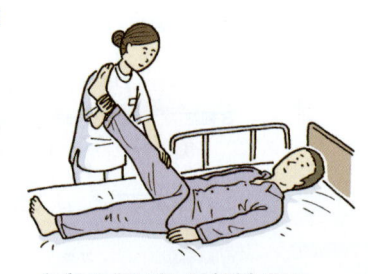

過重型妊娠高血圧腎症 overload nephropathy type of pregnancy hypertension 妊娠高血圧症候群の病型の1つ。妊娠前または妊娠20週前までに高血圧症、およびタンパク尿を伴う腎疾患を有していた妊婦で発症する、妊娠高血圧症。➡ ●妊娠高血圧症候群の分類 p.345

下垂手（かすいしゅ） drop hand 橈骨神経麻痺により、手首がダラリと垂れ下がった状態。➡ ●猿手、鷲手、下垂手 p.193

ガス壊疽 clostridial myonerosis クロストリジウム属や大腸菌などのガス産生菌が、筋肉内でガスをつくりながら増殖すること。創部の腫脹、壊死などを生じる。

ガスエンボリズム gas embolism ガス塞栓症。高圧状態からの急激な減圧により、気泡化した血中窒素が血管や組織を閉塞・破裂させる病

態。潜水やトンネル掘削などの事故の際みられる。

ガス交換 gas exchange 肺胞と肺毛細血管との間で起きる二酸化炭素と酸素の交換。➡●内呼吸と外呼吸 p.334

ガストリン gastrin【G】胃の出口に近い幽門洞や十二指腸の粘膜の中にあるG細胞で分泌され、胃酸の分泌を促す消化管ホルモン。

●**胃酸の分泌機構**

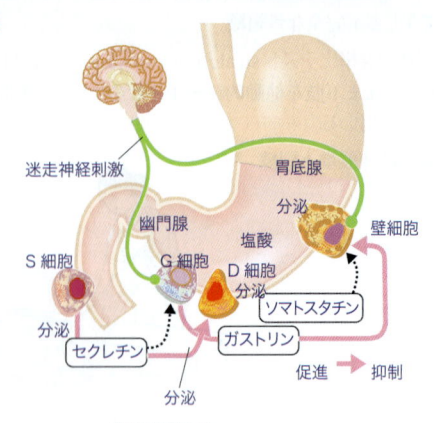

迷走神経刺激　胃底腺　分泌　壁細胞
幽門腺　塩酸
S細胞　G細胞　D細胞　分泌
分泌　ソマトスタチン
セクレチン　ガストリン
分泌　促進　抑制

ガストログラフィン[ガストロ] gastrographin 消化管造影剤。

ガストロボタン gastrobutton ボタン式胃瘻カテーテル。➡● PEG カテーテルの種類 p.439

ガス分析[血液ガス分析] gas analysis 動脈血中に溶けている酸素、二酸化炭素の分圧、重炭酸イオンの濃度、pHを測定する検査。

ガス滅菌 gaseous sterilization 主にエチレンオキサイドガス（EOG）を用いて行う滅菌。➡●消毒・滅菌の方法 p.479

ガスリー法 Guthrie test 新生児の足の裏から採血（足底採血）し、特定の濾紙で検査する、新生先天性代謝異常症などの新生児マス・スクリーニング法。

仮性球麻痺 pseudobulbar paralysis 延髄より上位の脳幹部や大脳が

損傷されたことにより、嚥下困難、構音障害、咀嚼障害などを生じること。延髄の損傷により同様の症状をきたすことを、球麻痺という。

ガーゼカウント gauze count 使用したガーゼの定数確認。手術時、ガーゼの体内遺残事故防止のために行われる。

家族ヘルスプロモーション family health promotion 家族の身体的・精神的・社会的健康を実現するために、家族員が生活習慣や環境を改善すること、またそれを支援すること。

加速歩行 festinating gait 最初はゆっくりだが、歩きだすと早足となってしまい止まることができない、パーキンソン病でみられる歩行。➡●パーキンソン歩行 p.363

肩呼吸 shoulder breathing 努力呼吸の１つで、肩を上下させて行う呼吸。呼吸補助筋である大小胸筋・前鋸筋を用いている。

カタストロフィー catastrophe 破局。大災害。

カタトニー catatony 緊張性昏迷。周囲の人からの働きかけにもかかわらず、一定の姿勢を決して崩さない、明確な意図がない運動を続けるなどの奇異行動をとる症状。統合失調症の患者でみられる。

カダバー cadaver 死体。

カタフィラキシー cataphylaxis 局所感染部位での感染防御機能の低下。

カタプレキシー cataplexy 脱力発作。突然眠気に襲われるナルコレプシー患者において、感情が過度に高まった場合に、筋肉の緊張が失われて、身体に力が入らなくなる発作。てんかん発作の一型ともされる。➡●痙攣の分類 p.183

カタボリズム catabolism 異化作用。体内において、外界から摂取した栄養物を、より単純な組成となる物質へと変換する作用。

片麻痺［ヘミプレジア、ヘミ］ hemiplegia 身体の左右いずれかの半分に麻痺のある状態。➡パラプレジア／●麻痺の種類 p.444

カタラクト cataract 白内障。

カタル症状 catarrh 咳や鼻水といった粘膜の滲出性炎症。

カタレプシー catalepsy 強硬症。一定の姿勢をとると、その姿勢を随意的に変更できず、長い時間にわたって同じ姿勢を保持する症状。統合失調症の患者や心因性精神障害でみられる。

カチリ ドイツ語の Karbol Zink Linimennte の略。フェノール亜鉛華リニメント。皮膚掻痒症に用いる軟膏。

脚気 beriberi ビタミン B_1 欠乏症の1つで、ビタミン B_1 不足により心不全と末梢神経障害をきたす疾患。

喀血(かっけつ) hemoptysis; blood spitting 咳とともに肺や気道から大量の出血液を吐き出すこと。肺結核、肺癌、気管支拡張症などでみられる。少量の出血は血痰(けったん)という。

褐色悪露(かっしょくおろ) lochia serosa 分娩4〜9日に子宮や腟から排出される分泌物。 ➡ ●悪露の変化 p.85

活性化部分トロンボプラスチン時間 activated partial thromboplastin time【APTT】トロンボプラスチンの凝固時間を測定して凝固能を調べる検査。内因系凝固能の評価指標。止血能、抗リン脂質抗体の検出、血友病の診断などに用いられる。 ➡ プロトロンビン時間

カットオフポイント cutoff point 正常とみなされる範囲を区切る値。ある検査をした場合に、陽性と陰性を区分する分割点。

カットグート catgut 小腸コラーゲンで作った吸収性縫合糸。

カットダウン cut down 静脈切開。

合併症 complication 1つの病気にかかっているとき、それと関連して起こる別の病気。

割面(かつめん) division surface 分割して現れた内側の面。

カテコラミン catecholamine【CA】カテコール基をもつモノアミン神経伝達物質。ノルアドレナリン、アドレナリン、ドパミンが含まれる。 ➡ ●神経伝達物質の種類と働き p.97

カーデックス cardex 患者情報、治療処置、看護計画などが簡潔に記されているもの。

●神経伝達物質の種類と働き

種類	神経伝達物質	特徴など
アミノ酸系	グルタミン酸	主要な興奮性伝達物質
	γ-アミノ酪酸 (GABA)	主要な抑制性伝達物質
	グリシン	脊髄と脳幹で、GABAに加えて抑制性伝達物質として機能
アセチルコリン		注意、認知機能、覚醒、レム睡眠などに関与
モノアミン	ドパミン	随意運動、報酬行動、動機づけ、薬物依存などに関与
	ノルアドレナリン	不安、恐怖反応に関与
	アドレナリン	交感神経系を優位にする。心拍数・血圧・血糖を上昇
	セロトニン	不安、食欲、嘔吐、鎮痛などに関与
	ヒスタミン	覚醒、嘔吐誘発、食欲抑制などに関与
神経ペプチド (一部の例)	バソプレシン	昇圧作用や抗利尿作用をもつ下垂体後葉ホルモン
	オキシトシン	陣痛時の子宮筋収縮や射乳にかかわる下垂体後葉ホルモン
	コレシストキニン	バスケット型抑制性介在ニューロンに豊富に発現
	VIP	介在ニューロンに選択的に発現し、GABAの放出を促進
	神経ペプチドY	食欲の増進、情動、うつなどに関与
	内在性オピオイドペプチド	脳内モルヒネ。鎮痛、多幸感
	ソマトスタチン	他の細胞の分泌を強力に抑制
	サブスタンスP	痛覚過敏に関与
	オレキシン	ナルコレプシーとの関連

カテーテリゼーション catheterization カテーテル挿入。

カテーテルインターベンション catheter intervention カテーテルを血管内に挿入して行う、冠動脈疾患の治療。

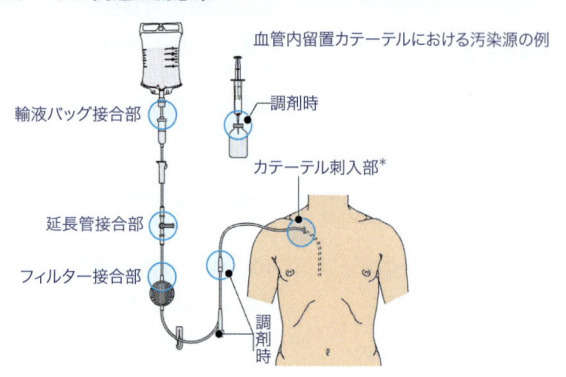

カテーテル関連血流感染 catheter-related blood stream infection【CR-BSI】血管内カテーテルに起因する血液経路の感染。

●**カテーテル関連血流感染**

血管内留置カテーテルにおける汚染源の例

- 輸液バッグ接合部
- 調剤時
- カテーテル刺入部*
- 延長管接合部
- フィルター接合部
- 調剤時

＊最も一般的な非皮下トンネル型中心静脈カテーテル挿入部位（右鎖骨下）を示す。

カテーテルチップ catheter tip 経腸栄養ラインに投与されるべき薬剤が誤って輸液ラインに投与されることがないように、輸液ラインの三方活栓には接続できない構造となっている、経腸栄養ライン用の注射器。筒先が注射筒のものより太く、着色してある。

カテーテル尿 catheterized urine カテーテルによる導尿で無菌的に採った尿。

カテーテル敗血症 catheter related sepsis【CRS】血管内カテーテル血流感染による敗血症。

カテラン針 Cathelin needle 局所麻酔などに用いる、針の長さが60〜70mmと長い注射針。脊髄硬膜外注射法をカテラン法という。

ガーデン分類 Garden classification 大腿骨頸部骨折の分類法。不完全骨折か完全骨折か、転位の有無、骨頭が内反するか外反するかなどにより、ステージⅠ〜Ⅳに分類される。

●ガーデン分類

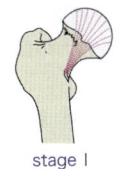

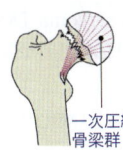

stage Ⅰ　　stage Ⅱ　　stage Ⅲ（一次圧縮骨梁群）　　stage Ⅳ

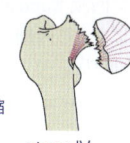

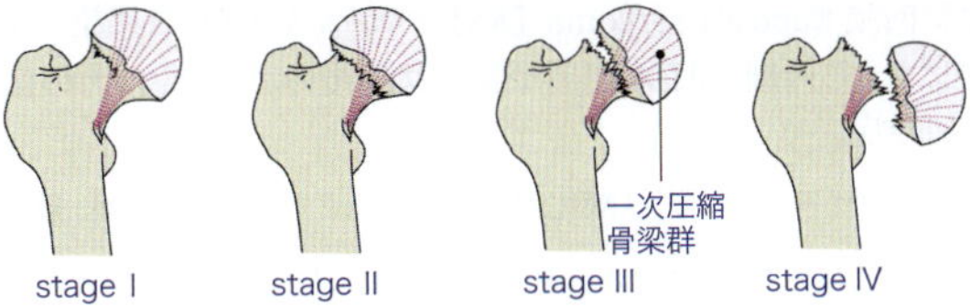

ガード［胃食道逆流症］ gastroesophageal reflux disease【GERD】食道への胃酸の逆流によって起こる不快な自覚症状（胸やけ）、あるいは下部食道粘膜の酸消化性炎症のいずれか、あるいは両方があるものを総称していう。

カニューレ Kanule（独）酸素吸入するための管。

カニュレーション cannulation 体外循環の際、管を使って血液の送血、脱血を行うこと。

痂皮（かひ） crust かさぶた。➡●続発疹の種類 p.277

過敏性腸症候群 irritable bowel syndrome【IBS】腸に器質的な異常がないのに下痢・便秘などの機能的異常が起こる症候群。

カフ cuff 血圧計の圧迫帯、マンシェット。

カフ cough 咳嗽（がいそう）。咳。

カフ圧 cuff pressure 気管カニューレや血圧計などのカフの圧。

カフェオレ斑 cafe-au-lait spots ミルクコーヒーの色に似た皮膚の色素斑（しみ）。神経線維腫症およびマッキューン・オールブライト症候群でみられる。

ガフキー Gaffky scale 結核菌の喀痰塗抹検査の結果を表す度数。結核菌の排菌状況を示す。

カプノメーター capnometer 呼気ガス中二酸化炭素分圧の測定装置。

カヘキシア cachexia 悪液質。癌、結核、マラリアなどの末期にみられる全身の低栄養状態。著しい全身の衰弱状態で、るい痩、貧血、浮腫を伴うことが多い。

カポジ肉腫 Kaposi's sarcoma【KS】ヘルペスウイルス感染によって皮膚にできる肉腫。AIDS患者や臓器移植後のような免疫力の低下した人に発症。

カマ カセイマグネシア（酸化マグネシウム）の略。制酸薬、緩下薬。

カミングアウト coming out これまで公にしていなかった事柄（自らの出生、病状、性的指向など）を表明すること。

仮面うつ病 masked depression うつ病の1つで、睡眠障害や疲労感などの身体症状が強く出た結果、不安や精神活動低下などのうつ病に特徴的な精神症状が隠されている状態。

粥状便（かゆじょうべん） pasty stool 粥状の下痢便。➡●便の形状と疾病 p.101

過用症候群 overuse syndrome 過度の筋使用による、筋肉損傷、筋力低下などの筋障害。

空嚥下（からえんげ）[空気嚥下症] aerophagia 空気を大量に飲み込んで、げっぷが出たり腹部膨満感を覚える状態。

ガラス圧診法 diascopy 一時的な発赤かどうかを見分ける方法で、褥瘡の鑑別にも用いられる検査法。発赤をガラス板で3秒間押して白く消退させ、その後ガラス板を離して赤みが戻った場合には、褥瘡とは判断されない。

カリウムチャネル potassium channel カリウムの通路となるタンパク分子。➡●ナトリウム・カリウムポンプ p.101

カリウムチャネルブロッカー potassium channel blocker 細胞膜に存在するイオンチャネルの1つ、カリウムチャネルの働きを阻害する薬物。

カリウム保持性利尿薬 potassium-sparing diuretic agent 遠位尿細管

●便の形状と疾病

	水様便	泥状便	軟便	普通便	とふん便
形					
茶色系	下痢 (暴飲暴食)	過敏性腸症候群 (神経性下痢)	健康	健康	便秘 (機能性)
灰白色系	腸結核 膵臓癌	膵臓疾患 脂肪の消化不良 (悪臭を伴う)	肝臓疾患 胆石症、胆道癌 (黄疸を伴う)		便秘 (バリウム)
緑色系	食中毒急性腸炎	溶血性黄疸 緑色野菜、薬品などによる着色	健康		便秘 (色素着色)
黒色系	食道・胃・十二指腸・小腸からの出血(タール便) (胃・十二指腸潰瘍、胃癌、腸癌、造血剤の服用)				便秘 (出血、薬の色)
赤色系	赤痢、コレラ、食中毒、潰瘍性大腸炎、大腸癌	大腸癌 潰瘍性大腸炎 その他の大腸炎		直腸癌、痔	

平塚秀雄.トイレで健康チェック.排泄と看護,看護MOOK28,金原出版,1988；59より引用改変

●ナトリウム・カリウムポンプ

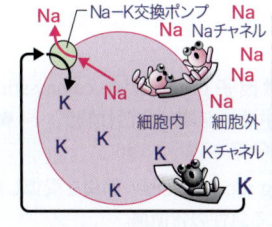

各イオンの平均的濃度 (mM)		
	細胞内	細胞外
Na	7	140
K	140	4
Ca	ほぼ0	2.5

において、抗利尿ホルモンであるアルドステロンに拮抗して、ナトリウム再吸収およびカリウム排泄を抑制することで、ナトリウムおよび水の排泄を促進して、カリウムを体内に保持する薬物。

●利尿薬の作用機序

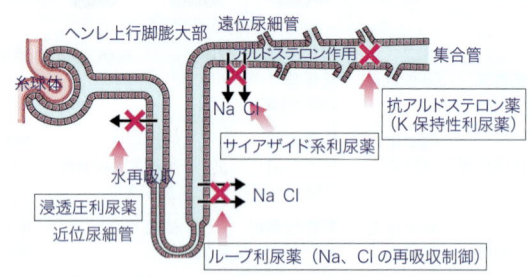

図：ヘンレ上行脚膨大部、遠位尿細管、アルドステロン作用、集合管、糸球体、Na Cl、抗アルドステロン薬（K保持性利尿薬）、サイアザイド系利尿薬、水再吸収、浸透圧利尿薬、近位尿細管、Na Cl、ループ利尿薬（Na、Clの再吸収制御）

カリウムポンプ ポタジアムパンプ potassium pump ATPのエネルギーを使って、細胞外から細胞内へカリウムイオンを取り込む機構。➡**ナトリウムカリウムポンプ**／●ナトリウム・カリウムポンプ p.101

カリクレイン カリクレイン kallikrein 血圧降下に関するタンパク質分解酵素の1つ。

カーリー線 カーリーラインズ Kerley lines X線検査でみられる、肺うっ血などにより肺小葉間隔壁が肥厚したことを示す線状網状影。

カリフラワー状癌[花キャベツ状癌] カリフラワーカーシノーマ cauliflower carcinoma 腫瘍組織がカリフラワーのような形態にまで増殖した状態。

顆粒球 グラニュロサイト granulocyte 白血球のうち、顆粒をもつ細胞。顆粒の染色性の違いで、好中球、好酸球、好塩基球に分類される。➡●白血球の成分と働き p.369

顆粒球コロニー刺激因子 グラニュロサイトコロニースティミュレイティングファクター granulocyte colony-stimulating factor【G-CSF】白血球（好中球）を増やす活性物質。➡●血液細胞の分化過程 p.72／●サイトカインファミリー p.186

カーリング潰瘍 カーリングアルサー Curling ulcer 広範囲の熱傷を受傷した直後に、受傷によるストレスから生じる急性の胃潰瘍。

カルシウム拮抗薬 calcium antagonists【CA】カルシウムによる心筋などへの影響を遮断する薬物。降圧薬。➡●降圧薬の分類 p.31

カルシウムチャネル calcium channel カルシウムの通路となるタンパク分子。

カルシウムチャネル遮断薬 calcium channel blocker【CCB】カルシウムイオンの細胞内流入を抑制し、末梢血管を拡張する薬物。高血圧、狭心症に用いる。

カルシウムパラドックス calcium paradox 副甲状腺ホルモンによる骨からのカルシウム溶出現象。

カルシウムポンプ calcium pump 筋収縮のために筋細胞中に放出されたカルシウムを、筋肉を再び弛緩させるためにATPの化学エネルギーを使って筋小胞体に取り込む機構。

●**カルシウムポンプ**

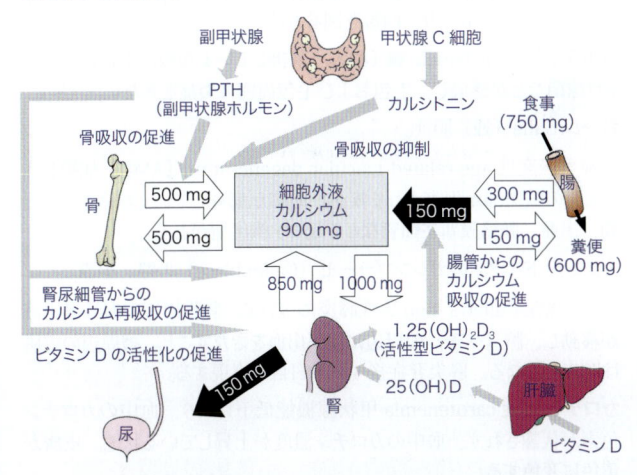

副甲状腺 — PTH（副甲状腺ホルモン）
甲状腺C細胞 — カルシトニン

骨吸収の促進 / 骨吸収の抑制
骨 500 mg / 500 mg
細胞外液カルシウム 900 mg ← 150 mg
食事（750 mg）→ 腸 → 300 mg
糞便（600 mg） 150 mg
腸管からのカルシウム吸収の促進
850 mg / 1000 mg
腎尿細管からのカルシウム再吸収の促進
ビタミンDの活性化の促進
150 mg → 尿
腎 → $1.25(OH)_2D_3$（活性型ビタミンD）
$25(OH)D$ ← 肝臓 ← ビタミンD

カルジオスコープ cardioscope 心臓鏡。

カルシトニン calcitonin【CT】カルシウム調整に関与する甲状腺ホルモン、骨粗鬆症治療薬。➡︎●主なホルモンとその機能 p.464

カルシフィケーション calcification 石灰化。身体組織へのカルシウム沈着。

カルチノイド carcinoid 類癌腫。とくに消化管などのホルモン産生細胞に発生し、セロトニン、ヒスタミンなどの生理活性物質を産生する腫瘍。生理活性物質の過剰産生に伴う呼吸困難、顔面紅潮、浮腫などをきたすことがある。

カルチノーマ carcinoma 癌腫。上皮組織由来の悪性腫瘍。

カルチャーショック［異文化ショック］culture shock 異文化に対する異和感、不一致感、その結果生じる心理的不適応状態。

カルディオバージョン cardioversion 頻拍性不整脈がある場合に、心臓に通電して心筋を脱分極し、反復性リエントリー回路の電気的循環を停止させることにより、回復を図る方法。

カルブンケル carbuncle 癰（よう）。隣接している複数の毛包に黄色ブドウ球菌などが感染し、毛包および毛包周囲に炎症をきたした状態。

ガーレ Galle（独）胆汁。

加齢黄斑変性 age-related macular degeneration【AMD】加齢により網膜の黄斑部が傷害される疾患。組織が壊死していく萎縮型と、浸潤、出血、脈絡膜新生血管などを起こす滲出型がある。

ガレン ドイツ語のガレンブラーゼ（Gallenblase）の略。胆嚢。

カレン徴候 Cullen's sign 急性膵炎において、膵臓周辺の血性滲出液が移動し、臍（へそ）の周辺に皮下出血をきたすこと。臍周辺の皮膚は暗赤色となる。膵炎発症後4～7日目に出現する。

カロチン血症 carotenemia 甲状腺機能低下により、血中のカロチン色素が代謝されず、血中のカロチン濃度が上昇している状態。皮膚が黄色に変色する。

ガワーズ徴候［登はん性起立］Gowers sign 腰帯筋の筋力低下がある

場合の特徴的な起立方法で、デュシェンヌ型筋ジストロフィーの経過中に必ず出現する現象。患者はまず膝に手をつき、少しずつ上に移動させて大腿部を押しながら、自分の体をよじ登るかのように立ち上がる。
●ガワーズ徴候

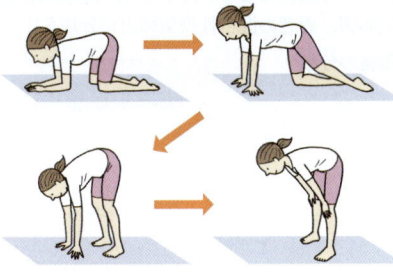

癌悪液質（がんあくえきしつ）cancer cachexia（キャンサー カケクシア）➡悪液質

陥凹（かんおう）recess（リセッサス）くぼみ。へこみ。

眼窩（がんか）orbit（オービット）眼球とその付属物を入れる頭蓋骨の凹み。

寛解（かんかい）remission（レミッション）疾患の症状が、一時的あるいは永続的に軽快あるいは消失した状態。

感覚性言語野［ウェルニッケ野］sensory speech area（センソリー スピーチ エリア）言語の理解にかかわる大脳皮質の部位。➡●脳の機能局在 p.50

感覚野 sensory area（センソリー エリア）感覚神経によって皮膚からの刺激を受容し、感覚を生じる大脳皮質の一部位。➡●脳の機能局在 p.50

カンガルーケア kangaroo care（カンガルー ケア）親子のスキンシップを重視したケア。
●カンガルーケア

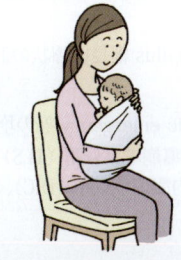

含気（がんき） pneumatization 内部に空気を含むこと。

換気障害 ventilatory impairment 肺における酸素と二酸化炭素の交換が、何らかの原因によって妨げられた状態。閉塞性換気障害、拘束性換気障害、両者の混合性換気障害に分類される。

●換気障害の分類

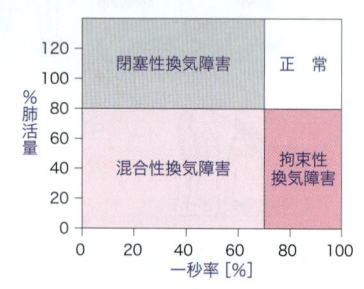

1. 拘束性換気障害	①広範な肺胞虚脱、肺切除後、肺線維症 ②胸壁腫瘍、高度な胸膜癒着、大量の胸水・血胸、高度な側彎症 ③神経筋疾患による呼吸筋力低下
2. 閉塞性換気障害	①気管支喘息の発作 ②肺気腫症、慢性気管支炎
3. 混合性換気障害	①進行した肺気腫症 ②拘束性障害をきたす疾患と閉塞性障害をきたす疾患の合併

桿菌（かんきん） bacillus 細長い棒状の形をした細菌の総称。➡●細菌の形態 p.108

がん緊急症 oncologic emergency 癌の増悪、あるいは癌治療に伴う緊急病態の総称。腫瘍崩壊症候群（TLS）、上大静脈症候群（SVC症候群）、播種性血管内凝固症（DIC）、高カルシウム血症、脊髄圧迫症候群などがある。

ガングリオン ganglion 結節腫。節腫。包腫。

関係妄想 reference delusion 精神症状の1つで、本来自分には無関係な人々の会話や動作などを、自分に関連づけて受け止めること。統合失調症の患者でみられる。➡●妄想の形式と内容 p.108

緩下剤（かんげざい） lapactic 中程度の作用強度の下剤。下剤は作用強度で軟下剤、緩下剤、峻下剤に分けられる。

間欠性跛行（かんけつせいはこう） intermittent claudication【IC】疼痛やしびれ、筋力低下による歩行障害で、休むと元の歩行が可能となるために、間欠的に跛行（片足を引きずる歩き方）が現れる状態。閉塞性動脈硬化症に随伴するもの、脊柱管の神経圧迫によるものがある。

観血的整復と内固定 open reduction and internal fixation【ORIF】転位した骨折を手術によって整復し、ずれないように金属の固定具で接合する処置。

間欠熱 intermittent fever 体温の1日差が1℃以上で、高熱と平熱とを繰り返す熱型。マラリアなどにみられる。➡●熱型 p.347

眼瞼（がんけん） palpebra まぶた。

看護介入［ナーシングインターベンション］ nursing intervention 看護者が看護の対象者に明確な意図をもって行う問題解決や回復への援助。看護行為。

喚語困難（かんごこんなん） difficulty of word recall 言いたいことははっきりしているにもかかわらず、それに対応する言葉が出てこない状態。多くは、人名や地名などの固有名詞が出てこない。

看護診断 nursing diagnosis【ND】看護が介入しうる患者の問題を診断し、表現する標準用語。➡ナンダ／●看護診断の種類 p.109

看護成果 nursing outcomes 患者にとって有益な状態へと変化をもたらすように、ケア計画に則って看護介入した結果として得られた患者の反応。

看護単位［ナーシングユニット］ nursing unit 何らかの要素によって

●細菌の形態

	球菌	桿菌	らせん菌
ブドウ球菌		大腸菌など	ビブリオ属
連鎖球菌			
双球菌		バシラス属（連鎖）	カンピロバクター、ヘリコバクター
四連球菌		ジフテリア菌（根棒状）	レプトストピラ、ボレリア、トレポネーマ

●妄想の形式と内容

妄想の形式

一次妄想（真性妄想）妄想の発生が唐突で第三者には了解できない。統合失調症など	妄想気分	漠然とした不気味さや不安感、困惑を伴う変容感をもつ
	妄想知覚	第三者には理解不能な意味づけをし、その考えに訂正不能な強い確信をもつ
	妄想着想	根拠なく、突然浮かんできた考えに訂正不能な強い確信をもつ
二次妄想（妄想様観念）	微小妄想	自分のことを過小に評価する妄想
	誇大妄想	自分のことを過大に評価する妄想

妄想の内容

被害妄想群	被害妄想、注察妄想、嫉妬妄想、物盗られ（盗害）妄想、関係妄想、迫害妄想、被毒妄想
微小妄想群	微小妄想、貧困妄想、罪業妄想、心気妄想、虚無妄想、忌避妄想、否定妄想
誇大妄想群	誇大妄想、血統妄想、恋愛妄想、発明妄想、宗教妄想、赦免妄想
その他の妄想	被影響妄想、憑きもの（憑依）妄想、変身妄想、化身妄想

●看護診断の種類

実在型看護診断	現在すでに診断指標の必須データが存在している状態 診断名、診断指標、関連因子で示される
ヘルスプロモーション型看護診断	栄養や運動など、特定の健康行動を強化する準備ができている状態。あらゆる健康状態の人に用いることができる 診断名と診断指標で示される
リスク型看護診断	危険因子が存在し、現在は起こっていないが、問題が出現しやすい状態 診断名と危険因子で示される
シンドローム	同時に起こる特定の看護診断を1つのかたまりとしてとらえる 診断名で示される

まとめられた患者グループに対して効果的、効率的なケアを行うために、複数の看護師が構成する集団。病院ではICU、手術室、外来、各病棟などの看護単位がある。

寛骨（かんこつ） innominate bone 仙骨、尾骨とともに骨盤を形成する1対の大きな骨。下肢の種々の筋の起始部となっている。

看護必要度 degree of requiring care 各患者の疾患や病態の違いに基づいて、看護サービスの量を評価する指標。

看護方式 nursing modality 病棟において効果的な看護を提供するために、看護師がどのような形態で活動するかを定める方法論。➡●主な看護提供方式 p.110

感作（かんさ） sensitization ①特定の抗原を与えて、その抗原に対し過敏状態にすること。②試験管内で抗原と抗体を結合させること。微量の抗原を注射し、次第に増量することによってその抗原に対する過敏性を減弱させる治療を脱感作（だつかんさ）という。➡脱感作

がんサバイバー cancer survivor がんに罹患後も、QOLを保って長期生存している人。

●主な看護提供方式

看護提供システム	特　　　徴
チームナーシング	看護師をリーダーとするチームを作り、組織的に看護を行う
プライマリナーシング	1人の看護師が患者を継続して受け持ち、1対1の専門的関係をもとに看護を行う
機能別看護	患者に対してなされる看護業務に主眼をおき、看護業務ごとに担当を決めて看護を行う
モジュール式	1看護単位をいくつかのモジュールに分け、その中で分担を決定し看護を行う

鉗子（かんし）[クランプ] クランプ clamp; フォーセプス forceps 歯のないはさみ様の金属製医療器具。物品や組織をつかむのに用いる。

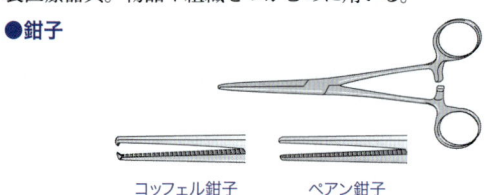

●鉗子

コッフェル鉗子　　　ペアン鉗子

眼脂（がんし） アイディスチャージ eye discharge 目やに。
カンジダ症 カンディダイアシス candidiasis カンジダによる感染症。口腔、消化管、腟などに起こる。
間質 ストローマ stroma; インタースティス interstice 組織の実質細胞を保持している周囲の結合組織。
間質液[組織間液] インタースティシャル フルイド interstitial fluid【ISF】細胞外液の1つで、組織細胞のすきまを満たす液。リンパ液を介して血液に合流し、細胞間の物質交換を担う。➡人体における水分の分布 p.187
間質性肺炎 インタースティシャル ニューモニア interstitial pneumonia【IP】肺胞の壁（間質）に炎症が起こり、次第に肺胞が線維化する難治性呼吸器疾患。
感情失禁[情動失禁] エモーショナル インコンチネンス emotional incontinence わずかな刺激で感情

完全静脈栄養●111

が表出し、過度の表出を抑制できない状態。

冠状縫合（かんじょうほうごう） coronal suture 頭蓋骨の頭蓋冠を分割するように存在する結合組織（縫合線）の1つ。前頭骨と頭頂骨の間にある縫合線。➡●頭蓋骨の縫合 p.205

眼振（がんしん）［ニスタグマス］ nystagmus【Nx】眼球振盪の略。眼球の不随意で周期的な運動。水平、垂直、回転性があり、中枢神経障害によるものと、視力や内耳障害によるものがある。

乾性ラ音［連続性ラ音］ dry rale 肺の聴診で聞かれる肺雑音で、ピー、ギー、プーなどの連続性の音。➡●呼吸音と肺副雑音 p.112

肝切（かんせつ） hepatectomy 肝臓切除の略。

関節可動域［ロム］ range of motion【ROM】関節を動かすことのできる範囲。➡●関節のROMと測定法 p.113

間接訓練 indirect training 摂食・嚥下障害患者に対する嚥下訓練において、食べ物を用いずに行う方法の総称。口唇・頰の伸展マッサージ、舌・口腔周囲の可動域訓練、アイスマッサージ（冷圧刺激法）、頭部挙上訓練、バルーン拡張法などが含まれる。➡●嚥下障害の間接訓練 p.114

関節リウマチ rheumatoid arthritis【RA】自己免疫により関節に炎症を起こし、関節の変性を伴う全身性の慢性炎症性疾患。➡●リウマチによる関節変形 p.20／●関節リウマチの診断基準 p.115

乾癬（かんせん） psoriasis 慢性皮膚炎の1つ。境界明瞭な限局性の赤色の丘疹（きゅうしん）で、表皮の肥厚、角化を伴い、表面は銀白色の鱗屑（りんせつ）状となる。

眼前暗黒感 dimmed vision 目の前が暗くなるような感じのめまい。

感染経路 infection route 感染源が伝播する経路。感染経路には空気、飛沫、接触、経口、血液などがある。➡●感染経路 p.115

完全静脈栄養 total parenteral nutrition【TPN】経口摂取・経腸栄養が困難なときの栄養補給に用いられる中心静脈栄養。ブドウ糖液、電解質などを含む。➡●栄養補給の方法 p.152

●呼吸音と肺副雑音

呼吸音	(正常)	気管(呼吸)音 気管支(呼吸)音	気流が声門で渦状となることにより聞かれる。スースー、またはザーザーという音。気管、気管支の走行に近い部分で、吸気、呼気ともに聴取される	喉頭、気管、肩甲部などで聞かれる
		肺胞(呼吸)音	肺胞に空気が流入し肺胞が拡張することにより起こる。吸気時のみ聞かれる柔らかな音である	胸郭上部などで聞かれる
	(異常)	呼吸音の減弱や消失、呼気延長、肺胞部分の気管支呼吸音化など		
副雑音	ラ音	連続性ラ音	いびき様音(乾性ラ音)[低音性]	低調な音で、ズーズーといういびき様で気道の狭窄により起こる	気管支喘息などが原因
			笛様音[高音性]	高調なピーピーという笛のような音で、末梢気道の狭窄による	
		断続性ラ音	捻髪音(湿性ラ音)(ファインクラックル)[細]	吸気の後半部に密集して聞かれ、チリチリ、バリバリという高調性の断続音である。閉塞していた末梢気道の再開通に伴い起こり、肺底部や下肺野で聞かれることが多い	肺線維症、間質性肺炎、肺炎の初期、肺結核の初期などが原因
			水泡音(コースクラックル)[粗]	比較的低調な音で、痰により発生する。ブツブツ、ズルズルなどと聞こえ、呼気、吸気に聞かれる	肺炎、気管支炎、肺水腫などが原因
	その他	胸膜摩擦音など		

●関節のROMと測定法

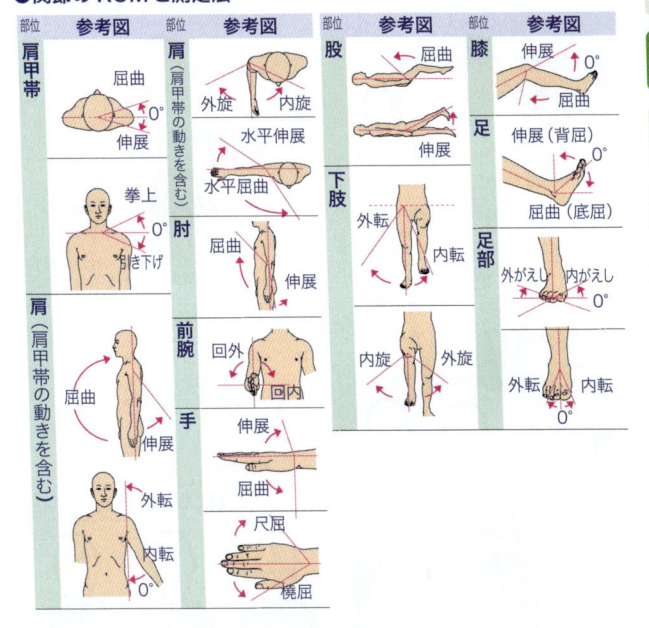

部位	参考図
肩甲帯	屈曲／伸展、挙上／引き下げ
肩（肩甲帯の動きを含む）	屈曲／伸展、外転／内転
肘（肩甲帯の動きを含む）	外旋／内旋、水平伸展／水平屈曲、屈曲／伸展
前腕	回外／回内
手	伸展／屈曲、尺屈／橈屈
股	屈曲／伸展
下肢	外転／内転、内旋／外旋
膝	伸展／屈曲
足	伸展（背屈）／屈曲（底屈）
足部	外がえし／内がえし、外転／内転

含嗽（がんそう） gargle うがい。口をすすぐこと。

間代［クローヌス］ clonus 筋が不随意・周期的に収縮と弛緩を繰り返す現象。

間代性痙攣（かんたいせいけいれん） clonic convulsion 随意筋の収縮と弛緩が、急速に繰り返される、ガクガクと震える痙攣。てんかん大発作の際にみられる。 ➡●痙攣の分類 p.183

管注（かんちゅう） 側管注射の略。

関注（かんちゅう） intraarticular injection 関節腔内注射の略。

感度 sensibility 陽性と判定されるべきものを陽性と判定する確率。反

●嚥下障害の間接訓練

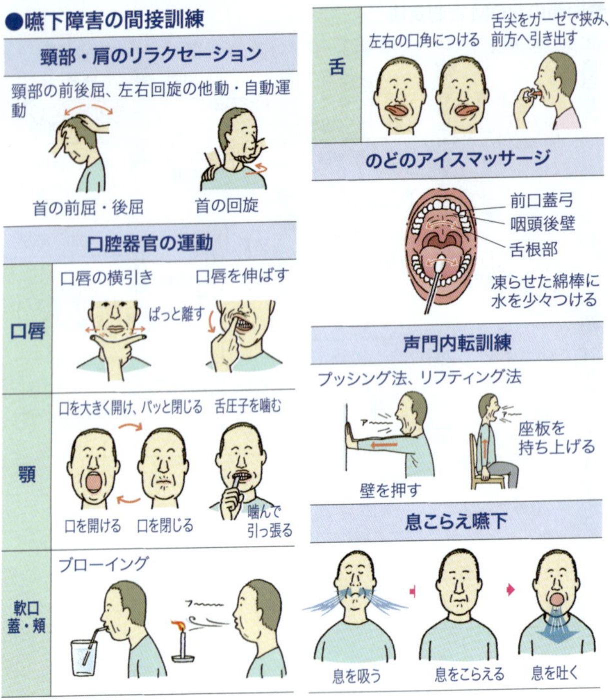

頸部・肩のリラクセーション

頸部の前後屈、左右回旋の他動・自動運動

首の前屈・後屈　　首の回旋

口腔器官の運動

口唇	口唇の横引き　口唇を伸ばす（ぱっと離す）
顎	口を大きく開け、パッと閉じる　舌圧子を噛む　口を開ける　口を閉じる　噛んで引っ張る
軟口蓋・頬	ブローイング

舌

左右の口角につける　舌尖をガーゼで挟み、前方へ引き出す

のどのアイスマッサージ

前口蓋弓
咽頭後壁
舌根部

凍らせた綿棒に水を少々つける

声門内転訓練

プッシング法、リフティング法

壁を押す　座板を持ち上げる

息こらえ嚥下

息を吸う　息をこらえる　息を吐く

対語は「特異度」で、一般に感度が上がれば特異度は下がり、感度が下がれば特異度は上がる。

肝動注療法 ヘパティック アーテリアル インフュージョン hepatic arterial infusion【HAI】肝動脈にカテーテルを挿入し、局所の病巣に集中的に薬剤を投与する肝癌の薬物療法。点滴静注などの全身療法に比べ、より高い薬物効果と副作用の軽減が期待できる。

冠動脈スパスム コロナリー アーテリアル スパスム coronary artery spasm 冠動脈に一過性の痙攣をき

●関節リウマチの診断基準（米国リウマチ学会、1987年）

①1時間以上持続する朝のこわばり

②3か所以上の関節腫脹

③手の関節（手関節、中手指節関節、近位指節関節）の腫脹

④対称性の関節腫脹

⑤手のX線像の変化

⑥リウマトイド結節（皮下結節）

⑦血清リウマトイド因子陽性

7項目中4項目以上満たすものを関節リウマチと診断する。①〜④までは、6週間以上持続することが必要

●感染経路

接触感染 手や器具を介して間接的に

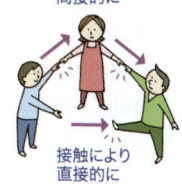

接触により直接的に

飛沫・空気感染 例：インフルエンザウイルス

飛沫 咳・くしゃみ 水分蒸発

例：結核菌、レジオネラ菌

飛沫核 直径5μm以下 遠くへ運ばれる

直径5μm以上遠くへは飛ばない

血液・体液感染

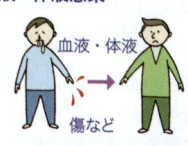

血液・体液

傷など

たすこと。

冠動脈バイパス術 coronary artery bypass grafting 冠動脈の閉塞部を迂回して大動脈へバイパスをつくり、心筋への血流を回復させる手術。
➡ ●大動脈冠動脈バイパス術 p.116

●大動脈冠動脈バイパス術

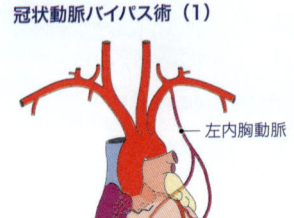

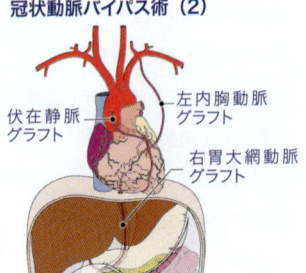

冠状動脈バイパス術（1）

- 左内胸動脈
- 左冠状動脈前下行枝

冠状動脈バイパス術（2）

- 伏在静脈グラフト
- 左内胸動脈グラフト
- 右胃大網動脈グラフト

肝毒性 hepatotoxicity ある種の薬物や食品（キノコ類など）が有している、肝臓に直接的な障害をもたらす性質。薬物性では、とくに抗生物質、鎮痛薬、化学療法薬にみられる。

嵌頓（かんとん）ヘルニア incarcerated hernia ヘルニアにより脱出した臓器などが、脱出穴で締め付けられている状態。

嵌入（かんにゅう） impacted 狭い空間に嵌り込むこと。

嵌入便（かんにゅうべん） impacted stool 直腸に長期間詰まっていた便の表面が溶けて流れ出した状態。寝たきり、認知症の患者にみられる便失禁。

還納（かんのう） reduced ヘルニア還納のように、元に戻すこと。

カンファレンス conference 会議。検討会。打ち合せ。

鑑別診断 differential diagnosis【DDx】症状を引き起こす疾患を絞り込むために行う診断。症状が他の要因から起こっていることを否定し、疾患を正確に診断するために必要。

陥没呼吸（かんぼつこきゅう） retractive breathing 呼吸障害により胸腔内が陰圧になり、吸気時に胸壁が陥没する呼吸。新生児や未熟児の特発性呼吸窮迫症候群でみられる。➡●呼吸の観察 p.136

γ-インターフェロン gamma-interferon 免疫などにかかわる物質、

緩和ケア●117

インターフェロンの1つで、T細胞で産生され、免疫反応と炎症反応を調節する。

ガンマジーティーピー（γ-GTP） gamma-glutamyl transpeptidase 肝臓での解毒作用に関与する酵素で、アルコール性肝障害の診断に有用。

γ線 gamma rays 放射線の1つ。原子核の壊変によって原子核から放出される。不安定な原子核がα（アルファ）線やβ（ベータ）線を放出した後に、さらにγ（ガンマ）線を放出してより安定な原子核に移行する。α線、β線と比べると透過能力が高く、γ線治療やγ線滅菌に用いられる。

γナイフ gamma-knife γ線を用いた定位放射線治療。

肝メタ liver metastasis 肝臓メタスターシスの略。肝転移。癌の肝臓への転移。

顔面肩甲上腕筋ジストロフィー facioscapulohumeral muscular dystrophy【FSHD】常染色体優性遺伝による進行性筋ジストロフィー。顔面と肩周囲の筋が主に障害される。 ➡●進行性筋ジストロフィーの病型 p.238

乾酪壊死（かんらくえし） caseous necrosis 一般的な炎症・化膿に伴う融解壊死とは異なり、壊死した細胞が白く固まり、チーズ（乾酪）様の外観を呈した壊死。結核性滲出性病変でみられる。原因は、タンパク分解酵素を阻害する脂質が、壊死巣に多く含まれることによる。

灌流（かんりゅう） perfusion 必要な部位に必要な流れがあることをいい、血圧によって動脈血が脳に流れるときなどに使う。

眼裂（がんれつ） optic fissure 上眼瞼と下眼瞼の間の部位。

緩和ケア［パリアティブケア］ palliative care 生存を脅かすような疾患に罹患している患者、またその家族に対して、身体的、心理的、社会的、スピリチュアルな側面などを考慮した包括的なアプローチにより、QOLを改善するケア方法。

き

奇異呼吸（きいこきゅう） paradoxical breathing 正常呼吸とは反対に、吸気時に胸郭が収縮し、呼気時に拡張する異常な呼吸運動。➡︎●呼吸の観察 p.136

期外収縮（きがいしゅうしゅく） premature contraction; extrasystole 心臓が本来の調律を外れて、早く電気的興奮を生じること。異常な刺激の発生部位に応じて、心房性期外収縮、接合部期外収縮、心室性期外収縮などに分類される。

器械出し看護師[スクラブナース] scrub nurse 手洗い看護師ともいう。手術室看護で術者を直接介助する看護師。手術に必要な器具（メス、ガーゼなど）を執刀医や手術助手に手渡しする担当。間接介助する看護師を外回り看護師という。

機械的イレウス mechanical ileus 腸管内の異物の存在や外部からの圧迫によって生じた腸管閉塞。➡︎●イレウスの分類 p.40

利き手交換 handedness exchange 片麻痺や事故により、利き手（実用手）が使用できなくなったとき、利き手ではなかったほうの手を実用手とするための訓練。

キサントクロミー xanthochromia 黄色髄液。赤血球の破壊によって生じた間接型ビリルビンの色調のため黄褐色になった脳脊髄液。タンパク質の増加、黄疸などを示す。クモ膜下出血後、4週間程度持続する。

キサントーマ xanthoma 黄色腫。皮膚粘膜に漏れ出た脂質が組織球に蓄積しながら増殖する疾患。

気質 temperament 個人や集団に既得的に備わっている特質。また、その特質を可能にする思考や行動の傾向性。➡︎●クレッチマーとシェルドンによる体型と気質の分類 p.149

器質化 organizing 体外から体内に入った異物や、体内で生じた血栓や壊死組織などの異物が、肉芽組織でおおわれて、吸収されること。

希死念慮（きしねんりょ）[自殺念慮] suicide feeling 死にたいと願う

こと。

キース・ワグナー分類 Keith-Wagener classification【KW分類】本態性高血圧症の眼底所見による分類。Ⅰ～Ⅳ群に分類される。

●**眼底所見分類**

キース・ワグナー分類	進行度	0	Ⅰ	Ⅱa	Ⅱb	Ⅲ	Ⅳ
			動脈の狭窄と硬化が軽度	動脈の狭窄が著明	出血・白斑（血管が破れて血液成分が網膜に染み出る）	綿状白斑（血管が固まってきた網膜のしみ）	乳頭浮腫

シェイエ分類	進行度		0	1	2	3	4
	高血圧性変化(H)			動脈狭細	動脈口径不同	出血・白斑	
	動脈硬化性変化(S)	反射亢進		軽度	著明	銅線動脈	銀線動脈
		交差現象		軽度	著明	高度	

気切 tracheotomy 気管切開の略。

キーゼルバッハ部位 Kiesselbach area 鼻中隔の前方の粘膜部分。鼻出血しやすい。

蟻走感（ぎそうかん） formication アリが肌のうえをはっているような、ムズムズする異常感覚。更年期障害や自律神経失調症で起こる。

吃音（きつおん） dysfluency 言葉を発するとき、第1音や途中の音が詰まったり、同じ音を繰り返して、スムーズに話すことができない発語リズム障害。

吃逆（きつぎゃく） singultation しゃっくり。

キッチンドリンカー kitchen drinker アルコール依存症の主婦。

企図振戦（きとしんせん） intention tremor 意図的な動作に伴って起こる振戦（震え）。目的物に指で正確に触れようとして、目的物に近づくにつれ手指の振幅が大きくなるような現象。脊髄小脳変性症、多発性硬化症、中脳血管障害などで起こる。

キドニー kidney 腎臓。

キニン kinin 血管拡張・平滑筋収縮作用のあるポリペプチドの総称。

ギネ gynecology【Gyn】産婦人科。

キネステティク Kinaesthetik（独）運動学を応用した体位変換や移動の方法。

機能血管 functional vessel 酸素供給以外の働きをする血管。例えば肺では、肺の呼吸機能にかかわる肺動脈・肺静脈をいう。器官に酸素を供給する血管を栄養血管という。

機能肢位 functional position 拘縮が起こっても日常生活動作を行ううえで機能的で支障の少ない肢位。➡良肢位／●基本肢位と良肢位 p.506

機能性ディスペプシア［機能性胃腸症］functional dyspepsia【FD】胃炎や潰瘍などの器質的疾患が見当たらないのに、胃痛、胸やけ、嘔気などが3か月以上持続または再発する症状。

機能的イレウス functional ileus 腸管の運動麻痺や痙攣によって生じた腸管閉塞。➡●イレウスの分類 p.40

機能的自立度評価法 functional independence measure【FIM】ADL（日常生活動作）の自立度を評価するツール。食事、排泄、移動などの運動項目（13項目）と、コミュニケーションなどの認知項目（5項目）から構成され、1〜7点の点数で採点、合計する。

キーパーソン key person 重要人物。

キープ keep 維持すること。あるいは、24時間かけて指示量を点滴すること。

ギプス Gips（独）骨折などの治療で患部が動かないように固定する包帯。樹脂を固めて使用する。➡●ギプス p.121

●ギプス

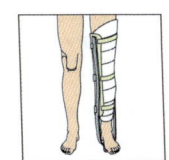

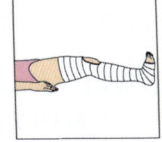

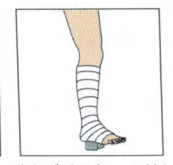

免荷（歩行あぶみ付き）ギプス　　有窓ギプス　　歩行ギプス（ヒール付き）

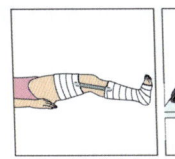

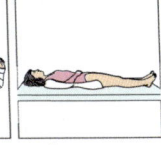

架橋ギプス　　ギプスベッド

ギプスコルセット Gyps corset（独）ギプスでできたコルセット、脊椎ギプス包帯。

ギプスシーネ Gipsschine（独）ギプスで作った副子（シーネ）。

ギプス包帯 plaster bandage 骨折、脱臼などのときに外固定を行う包帯。樹脂を固めて使用する。

ギフト［配偶子卵管内移植］ gamete intrafallopian tube transfer【GIFT】配偶子とは受精前の卵子や精子のこと。卵子と精子を混ぜて、受精する前の状態で腹腔鏡下で卵管の先に戻す体外受精法。受精卵を移植する方法は接合子卵管内移植（ZIFT：ジフト）という。➡ジフト（接合子卵管内移植）

偽発作 simulated seizure てんかん発作に似た心因性の発作。てんかん発作との鑑別が重要。

基本肢位 basic posture 気をつけの姿勢で直立したときの各関節の肢位を0度とした姿勢。ほとんどの関節は完全伸展位となるが、足関節は下腿軸に対して90度背屈、底屈中間位となる。➡●基本肢位と良肢位 p.506

基本的欲求 basic need マズローが提唱した人間がもっている5つの

欲求。生理的欲求→安全の欲求→所属と愛の欲求→承認の欲求→自己実現の欲求、の5段階で形成される。　➡●マズローのニード階層 p.261

偽膜（ぎまく） pseudomembrane; neomembrane びらんを起こした粘膜表面などに、フィブリンや白血球が凝固し、壊死に陥った上皮とともに形成された膜様物。

偽膜性大腸炎 pseudomembranous colitis【PMC】抗菌薬によって腸内細菌叢に菌交替現象が起こり、クロストリジウムディフィシルが異常繁殖して、その毒素で腸粘膜が傷害される腸炎。直腸とS状結腸に好発。　➡クロストリジウムディフィシル

奇脈（きみゃく） paradoxical pulse 呼吸に伴って脈容量の変化が大きくなる状態（10mmHg以上の変化）。吸気時に脈は弱く、呼気時に強くなる。胸腔内圧の上昇が原因で、心タンポナーデなどでみられる。

帰無仮説（きむかせつ） null hypothesis ある仮説が正しいかどうかの判断のために立てられる仮説。

ギムザ染色 Giemsa stain 血液・骨髄塗抹標本の染色法。

キームス chyme 糜粥（びじゅく）。消化の過程で、食物と分泌物が混じり合ったもの。

記銘 memorizing 新たな経験を憶えること。記憶の第1段階。

キメラ chimera 遺伝的な別個体が隣り合って存在する複合個体。

キモグラフィー kymography 動態撮影。横隔膜や心臓などの動きを画像化する撮影方法。

逆位 situs inversus 180度回転して左右反対の位置にある状態。内臓逆位、染色体逆位などがある。

逆転移［対抗転移］ countertransference 精神疾患の治療において、治療者が過去に出会った人に対して抱いていた感情と同じ感情を、患者に対して向けるようになること。

キャスティング casting ギプス包帯固定、鋳造法、鋳造物。

キャスト cast ギプス。

逆血（ぎゃっけつ） blood inverse 血液の逆流。

ギャッチアップ gatch up ベッドの頭側を挙上すること。

ギャッチベッド gatch bed 上体挙上、膝屈曲等のできるベッド。

●ギャッチベッド

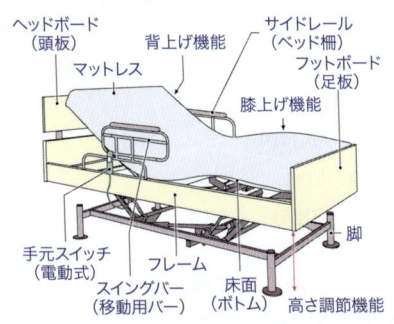

（図：ヘッドボード（頭板）、背上げ機能、マットレス、サイドレール（ベッド柵）、フットボード（足板）、膝上げ機能、脚、手元スイッチ（電動式）、フレーム、スイングバー（移動用バー）、床面（ボトム）、高さ調節機能）

キャット computer-assisted tomography【CAT】コンピュータ断層撮影。

キャニスター［カニスター］ canister ふた付き容器。二酸化炭素吸収装置。

ギャバ［γ-アミノ酪酸］ gamma-aminobutyric acid【GABA】アミノ酸系神経伝達物質。グルタミン酸と反対に神経を抑制させる働きをする。➡●神経伝達物質の種類と働き p.97

キャピラリー capillary 毛細管。

キャピラリーリフィリングタイム［毛細血管再充満時間、ブランチテスト］ capillary refilling time【CRT】指爪を指で5秒間圧迫し、開放後に色調が回復するのに要する時間。循環状態の簡易評価法。

キャリア carrier; career 保菌者（carrier）。経歴、経験（career）。

キャリア妊婦 carrier mothers ウイルス保有者の妊婦。出生児への感染が問題になる。

キャリアラダー career ladder 経験ではなく、能力評価に基づく昇進制度。

キャリブレーション calibration 較正。測定機器の目盛りを標準器などを用いて正すこと。

ギャロップリズム gallop rhythm 奔馬調律。心音のⅠ音、Ⅱ音にⅢ音ないしⅣ音が加わり3拍子になり、馬が走るように聞こえるリズム。
➡●心音の分類 p.371

キャンサー cancer 癌。本来癌腫だけを指す言葉だが、悪性腫瘍、悪性新生物とほぼ同義。

キュー cue きっかけ、合図。

キュア cure 治療、治癒。

キューアールエス（QRS） 心電図上で心室の興奮を示す波形。➡●心電図の基本波形 p.125

キューアールエス（QRS）間隔 QRS interval 心室筋が興奮している時間。➡●心電図の基本波形 p.125

球菌 coccus 球形をした細菌の総称。➡●細菌の形態 p.108

90度ルール rule of 90 angle 褥瘡防止のために、車椅子乗車時、股・膝・足首の各関節を90度に保つ座位を保持すること。

吸収熱 absorption heat; resorption fever 細菌感染がないのに発生する体温上昇で、組織の分解産物が吸収されて発熱性物質となり発生する。

丘疹 papula 直径1cm未満の隆起性で限局性の発疹。丘疹の大きい（直径1～2cm）ものを結節という。➡●原発疹の種類 p.163

急性胃粘膜病変 acute gastric mucosal lesion【AGML】精神的ストレス、暴飲暴食、薬剤などが原因となり、急激に発症する胃炎。

急性灰白髄炎［ポリオ］ poliomyelitis【polio】ポリオウイルスによる感染症。脊髄炎により筋肉の弛緩麻痺を生じる。

急性肝炎 acute hepatitis【AH】ウイルス感染などによる一過性の肝炎。

●心電図の基本波形

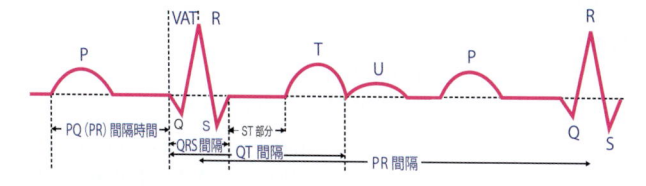

P波	PQ間隔(PR間隔)	QT間隔(心室興奮開始から終了まで)		T波	U波
		QRS間隔	ST部分		
心房興奮伝導時間	房室興奮伝導時間(心房興奮開始から心室興奮開始まで)	心室興奮伝導時間	全心室筋興奮状態(心室興奮極期)	心室再分極期(心室の興奮消失を示す波)	T波後の小さな緩やかな波。成因不明

VAT	QS波	RR間隔
心室興奮到達時間(Q波開始からR波頂点まで)	興奮が見送られ、R波がない場合。下向きの波形	R波から次のR波まで

急性冠症候群 acute coronary syndrome【ACS】冠動脈の血流の減少あるいは途絶により起こる、不安定狭心症、急性心筋梗塞、突然死の総称。

急性期リハビリテーション acute rehabilitation 疾病の発症からできるだけ早い段階で行われるリハビリテーション。廃用症候群の予防を目的に、早期離床、機能回復を目指した動作訓練が行われる。➡維持期リハビリテーション／回復期リハビリテーション

急性呼吸窮迫症候群 acute respiratory distress syndrome【ARDS】

敗血症や重症肺炎、胸部外傷などの重症患者、人工呼吸管理の患者に突然起こる急性肺損傷による症候群。頻呼吸、1回換気量の低下、肺水腫をきたす。 ➡急性肺損傷

急性骨髄性白血病 acute myeloblastic leukemia【AML】骨髄中で腫瘍化した骨髄芽球が著しく増加する白血病。

急性熱性皮膚粘膜リンパ節症候群［川崎病］mucocutaneous lymph node syndrome【MCLS】発熱、手足の変化、発疹、目の充血、リンパ節の腫れなどがみられる原因不明の急性熱性疾患。

急性肺損傷 acute lung injury【ALI】肺組織の脆弱化と高圧の人工呼吸で起こる肺障害の総称。ARDS も ALI もともに重篤な低酸素状態を示す。P/F 比 = PaO_2/FiO_2 が 200 以下の重症を ARDS、300 以下を ALI という。 ➡急性呼吸窮迫症候群

急性腹症 acute abdomen 外傷以外の理由で、急激な腹痛をきたす疾患の総称。虫垂炎、イレウス、腸重積などの消化器系疾患のほか、大動脈解離、心筋梗塞、腎盂腎炎などでも発生する。

●白血病と類縁疾患の分類

	FAB 分類	WHO 分類	
白血病	急性骨髄性白血病	急性骨髄性白血病	
	慢性骨髄性白血病	骨髄増殖性疾患	慢性骨髄性白血病
	急性リンパ性白血病	リンパ系腫瘍	T 前駆細胞腫瘍または B 前駆細胞腫瘍
	慢性リンパ性白血病		慢性リンパ性白血病
類縁疾患	悪性リンパ腫		悪性リンパ腫
	骨髄異形成症候群（芽球割合 20%以上−30%以下）	急性骨髄性白血病	
	骨髄異形成症候群（芽球割合 20%以下）	骨髄異形成症候群	

急性リンパ性白血病 acute lymphatic leukemia【ALL】骨髄中で悪性化した未成熟なリンパ球が著しく増加する白血病。

急速遂娩（きゅうそくすいべん） forced delivery 分娩中に母児に危機的状況が生じた場合に、分娩を早めるために、帝王切開、鉗子分娩、吸引分娩などによって児を娩出すること。

急速輸注症候群［サイトカイン放出症候群］ rapid transfusion syndrome 抗癌薬の分子標的治療薬など、サイトカイン放出を引き起こす薬物による異常なサイトカイン産生によって、アレルギー反応、呼吸困難、嘔吐などの症状をきたした状態。

吸痰 痰を吸引すること。

吸啜反射（きゅうてつはんしゃ） sucking reflex 乳児の口唇、口腔粘膜に指などでふれると舌と唇で吸飲する反射。吸飲反射。

●新生児の反射

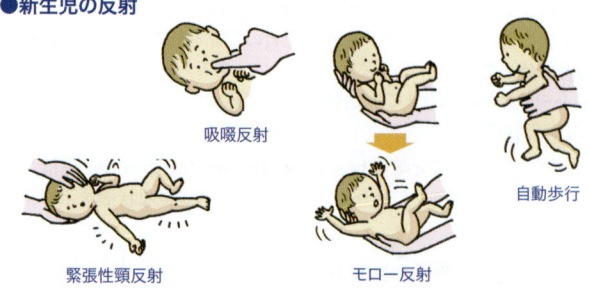

吸啜反射

自動歩行

緊張性頸反射　　モロー反射

球麻痺（きゅうまひ） bulbar paralysis 延髄から出る運動性脳神経に支配される筋の麻痺。延髄は脊髄上方の球状部であることから脊髄球ということに由来して球麻痺と呼ばれる。言語障害、嚥下障害、咀嚼筋の麻痺などが起こる。

休薬 cessation of drug 一定期間、服用している薬をやめること。

キューオーエル（QOL）［生活の質、生命の質］ quality of life 個人が生きるうえで感じる日常生活の充実度や満足度。

キューティー（QT）間隔 QT interval【QT】心電図のQ波の始めからT波の終わりまでの間隔。心室筋の興奮から興奮が終了するのに必要な時間。不応期を示す。　➡心電図の基本波形 p.125

キューマックス［最大尿流率］ maximum flow rate【Q max】単位時間当たりの尿量をみる前立腺肥大症検査。

キュレット curette 組織を掻爬するために用いる縁辺が鋭くなったスプーン状の手術器具。

キュンチャー髄内釘（ずいないてい）固定術 Kuntscher intramedullary nail fixation 骨折部を展開しない閉鎖性髄内釘固定術。

強圧タンポン法 tight tamponade 分娩第3期に弛緩出血が生じた際、子宮内および腟内にガーゼを硬く詰めて圧迫止血を行うとともに、神経を刺激して子宮収縮を促す方法。

共依存［コディペンディシー］ codependency アルコール依存症患者が家族に依存する一方で、家族が患者の世話をすることで自己の存在価値を認めてもらおうとするというように、ある人間関係において、メンバー同士が病的なまでに過剰に互いを必要とし、人間関係にとらわれている状態。

境界性パーソナリティ障害 borderline personality disorder 感情、気分、衝動などの制御が行えなくなり、きわめて不安定な状態を示すパーソナリティ障害。

仰臥位低血圧症候群 supine hypotensive syndrome【SHS】妊娠末期の妊婦、下腹部腹腔内腫瘤の患者が、仰臥位をとると子宮あるいは腫瘤が下大静脈を圧迫し、右心房への静脈の環流量が減少して心拍出量が減少し、低血圧となる病態。左側臥位にすることで右心系への血液環流が改善し症状が軽快する。

強化インスリン療法 intensive insulin therapy 1型糖尿病患者などに対して、厳格な血糖コントロールを目的として行われるインスリン治療法。1日に3〜4回インスリンを皮下注射する方法や、インスリン皮下持続注入療法などが用いられる。

共感［エンパシー］ empathy 相手が体験している感情や意向を自らが同一のものとして体験すること。

胸腔ドレナージ cheat drainage 胸腔内にチューブを挿入し、空気や液体を排出する方法。

●**胸腔ドレーンの留置部位**

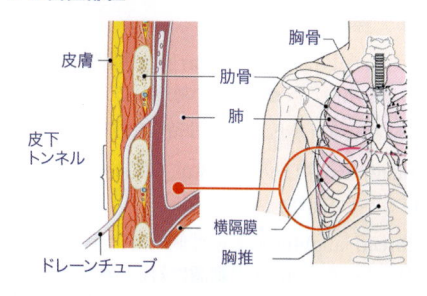

（図：皮膚、皮下トンネル、ドレーンチューブ、胸骨、肋骨、肺、横隔膜、胸推）

鏡検（きょうけん）［鏡顕］ microscopy（マイクロスコピー）顕微鏡でみること。

胸骨圧迫心臓マッサージ chest compression cardiac massage 心停止した人に対して、一定の間隔で胸骨部を心臓に向かって手で圧迫し、血液の拍出を促す救命処置。

●**胸骨圧迫心臓マッサージ**

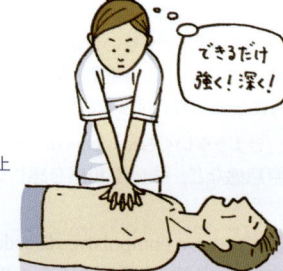

5cm沈むくらいで
1分間に100回以上

できるだけ強く！深く！

共在 coexistence 複数の事物、事物の性質などが同時に存在すること。

狭窄（きょうさく） stenosis; constriction; stricture 管腔内が狭くなって、内容物が通過しにくくなった状態。

狭窄音［喘鳴］ stenotic sound 気道狭窄のために、空気が気道を通過するときゼイゼイ、ヒューヒューいう呼吸音。➡️●呼吸音と肺副雑音 p.112

胸写 胸部X線写真のこと。

橋出血［ポンヘモ］ pontine hemorrhage 脳幹部で最も出血の起きやすい橋における出血。➡️●脳出血の種類 p.351

胸水 pleural effusion 胸膜腔内に貯留した液体。

共生 commensalism 複数の生物種が、同時的、同所的に生存すること。また、生存できる可能性。

強制笑い forced laughter 筋萎縮性側索硬化症（ALS）などの中枢神経系の疾患によって、何らかの刺激に対して意思や感情とは無関係に表情筋が収縮し、笑った顔のようになること。あるいは脳器質性疾患による感情や情動の障害で、喜びの感情刺激がないのに笑いの表情になったり、悲しみの感情刺激に対して笑いの表情になったりすること。

強直（きょうちょく）［アンキローシス］ ankylosis 関節自体の病変により関節が一定の位置に固定されて関節可動域が制限された状態。関節周囲軟部組織の障害により他動的に動かすことができない状態は拘縮という。➡️拘縮

強直性痙攣（きょうちょくせいけいれん） tonic convulsion 随意筋が不随意に持続的に収縮し、四肢を伸展させる痙攣。てんかんなどでみられ、間代性痙攣に移行することが多い。➡️●痙攣の分類 p.183

胸内苦悶（きょうないくもん） precordial oppression 胸部に絞扼感、圧迫感、窒息感など、強い違和感を感じること。心筋梗塞などでみられる。

強迫性障害 obsessive-compulsive disorder【OCD】強迫観念と強迫行為を主症状とする精神障害。何らかの観念に執拗にとらわれるとともに、その観念から逃れるために、それに対応する行動を執拗にとる

強迫性パーソナリティ障害 obsessive-compulsive personality disorder【OCPD】秩序、ルール、完全主義にとらわれすぎ、柔軟性や効率性がないことが特徴のパーソナリティ障害。

胸部絞扼感（きょうぶこうやくかん） chest tightness 狭心症や心筋梗塞などにみられる、胸を締めつけられるような感じ。

胸部誘導 chest lead 胸部に置いた電極から得られる心電図。

●**胸部単極誘導**

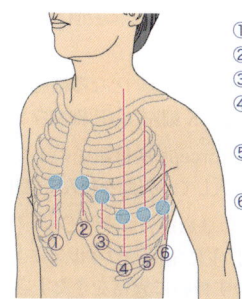

① V_1：第4助間胸骨右縁
② V_2：第4助間胸骨左縁
③ V_3：V_2とV_4の中間点
④ V_4：左第5助間で左鎖骨中線上の点
⑤ V_5：V_4レベルで左前腋窩線上
⑥ V_6：V_4レベルで左中腋窩線上

局方（きょくほう） Pharmacopoeia of Japan 日本薬局方の略。医薬品の性状と品質の適正を図るため、厚生労働大臣が定めた医薬品の規格基準書。

局麻（きょくま）［ローカル］ local anesthesia 局所麻酔の略。身体の一部だけ知覚を麻痺させる麻酔。

極量（きょくりょう） maximum dose 中毒症状の心配がなかったり、副作用が出ないなど、薬物を安全に使用できる最大量。

虚血（きょけつ） ischemia 組織、臓器に流入する動脈血血流が減少あるいは途絶すること。乏血（ぼうけつ）、阻血も同義。

拒食 refusal to eat 食べることを拒否すること。出された食事を口にしない、口にしたものを速やかに吐き戻す、捨てるなどの行為を呈する。

神経性無食欲症、認知症などでみられる。

虚脱（きょだつ） collapse 循環障害で起こる極度の脱力、衰弱状態。循環虚脱とはショックのこと。

虚無妄想 nihilistic delusion 妄想の1つで、自分には存在価値がない、また他者や世界そのものにも価値はないなどと、執拗に考えるようになること。うつ病患者でよくみられる。➡●妄想の形式と内容 p.108

拒薬 drug refusal 薬の内服や注射を拒否すること。

魚鱗癬（ぎょりんせん） ichthyosis 遺伝子異常による皮膚表面角質の形成障害により、魚のうろこ状、または鮫肌状の皮膚が生じ、剥がれ落ちる疾患。

キラー細胞 killer cell【K cell】標的となる細胞に直接攻撃を仕掛けるリンパ球。キラーT細胞、K細胞、NK細胞などがある。

キーランド鉗子 Kielland forceps 産科鉗子の1つ。自然分娩が不可能な場合に、会陰部に挿入して、児頭を挟んで娩出するための鉗子。

ギラン・バレー症候群［急性炎症性脱髄性多発根神経炎］ Guillain-Barre syndrome【GBS】主に細菌やウイルスによる感染症発症後などに生じる、筋肉を動かす神経に異常をきたす自己免疫疾患。四肢の脱力、しびれなどを呈し、呼吸不能に陥ることもある。

●**ギラン・バレー症候群**

●先行感染　　数週間後　　●急速な下肢からの運動麻痺

キリップ分類 Killip's classification 急性心筋梗塞に伴う急性心不全の

重症度の分類法。胸部の臨床所見から分類されたもので、ラ音の聴取、静脈うっ滞、肺水腫、チアノーゼなどの有無などにより、Ⅰ～Ⅳ群に分類される。

●キリップ分類

Ⅰ群	心不全の徴候がない
Ⅱ群	湿性ラ音を全肺野の50％以下の領域で聴診する
Ⅲ群	湿性ラ音を全肺野の50％以上の領域で聴診する
Ⅳ群	心原性ショックである（血圧<90 mmHg、尿量減少、冷たく湿った皮膚、チアノーゼ、意識障害を伴う）

キルシュナー鋼線牽引 Kirschner wire traction（カーシュナー ワイヤー トラクション） キルシュナー鋼線による直達牽引。

●キルシュナー鋼線牽引

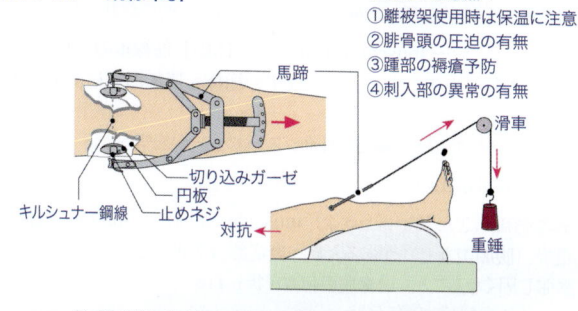

看護上の注意点：
①離被架使用時は保温に注意
②腓骨頭の圧迫の有無
③踵部の褥瘡予防
④刺入部の異常の有無

馬蹄
切り込みガーゼ
円板
キルシュナー鋼線
止めネジ
対抗
滑車
重錘

キレート薬 chelating agent（キレイティング エージェント） 特定の金属イオンと結合する薬。

季肋部（きろくぶ） hypochondrium（ハイポコンドリアム） 肋骨の下の部分。季肋の「季」は「末」を意味する。

近位［プロキシマル］ proximal 上肢と下肢に用いられる用語で、体幹に近いほうをいう。体幹に遠いほうを遠位という。

禁忌（きんき）［コントラインディケーション］ contraindication 疾病に悪影響を及ぼすことから、使ってはいけない薬物や治療法。

緊急オペ emergency operation 緊急手術。

緊急措置入院（きんきゅうそちにゅういん） emergency admission by legal control 精神保健福祉法に規定された精神障害者の入院形態の1つ。ただちに入院させなければ自傷他害のおそれがあるが、措置入院の手続きがとれない場合に、精神保健指定医1名の診断で、本人の同意にかかわらず、72時間まで入院させることができる制度。
→*精神科の入院制度* p.39

菌血症 bacteremia 創などから細菌が血液中に侵入した状態。さらに細菌が血液中で増殖すると、敗血症になる。

緊検（きんけん） emergency test 緊急検査。

菌交代症 microbial substitution 抗生物質により細菌感染の治療を行った場合、その抗生物質に感受性をもつ細菌などが減少する一方、耐性をもつ細菌などが増殖し、感染に起因する別の症状を生じた状態。

筋ジストロフィー muscular dystrophy【MD】筋線維の変性・壊死により筋力低下をきたす遺伝性筋疾患の総称。遺伝形式により分類される。→*デュシェンヌ型筋ジストロフィー／顔面肩甲上腕筋ジストロフィー／肢帯型筋ジストロフィー／●進行性筋ジストロフィーの病型* p.238

禁食 食事禁止のこと。

筋性防御（きんせいぼうぎょ） muscular defense 腹腔内に炎症（虫垂炎、腹膜炎など）があるとき、炎症部分を押すと腹壁筋が反射的に緊張し固くなること。→*●腹膜刺激症状* p.418

筋注 intramuscular injection 筋肉注射の略。

キント Kind（独）子ども、小児科。

緊満（きんまん） full distension 張りつめた状態。腹部緊満。

く

空笑（くうしょう） silly smile 統合失調症や精神遅滞でみられる表情の1つで、笑う理由もないのにひとりでニヤニヤ笑うこと。周囲の状況に調和しない感情を表す。

クエッケンシュテット試験 Queckenstedt test【Q-test】腰椎穿刺の際に両側頸静脈を圧迫して髄液の流れをみる方法。

クエン酸回路［クレブス回路、TCA回路］ citric acid cycle 酸素を用いるエネルギー代謝（解糖）系の1つ。身体で最も効率的にエネルギーを産生する回路。

● TCA回路

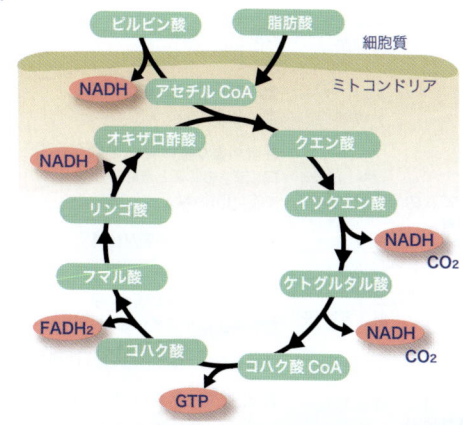

ピルビン酸 → アセチルCoA ← 脂肪酸
NADH
細胞質
ミトコンドリア
アセチルCoA → クエン酸
オキザロ酢酸
NADH
リンゴ酸
イソクエン酸
NADH CO_2
フマル酸
ケトグルタル酸
FADH$_2$
NADH CO_2
コハク酸 ← コハク酸CoA
GTP

クオリティオブライフ quality of life【QOL】生活の質、生命の質。個人が生きるうえで感じる日常生活の充実度や満足度。

クスマウル呼吸 Kussmaul respiration 異常に深く遅い呼吸が持続する状態。糖尿病性昏睡や尿毒症性昏睡でみられる。 ➡︎ ●呼吸の観察 p.136

●呼吸の観察

呼吸数と深さの異常	頻呼吸	呼吸の深さは変わらないが、呼吸数が正常より増加。1分間に25回以上。	
	徐呼吸	呼吸の深さは変わらないが、呼吸数が正常より減少。1分間に12回以下。	
	多呼吸	呼吸数も呼吸の深さも増加。	
	少呼吸	呼吸数も呼吸の深さも減少。	
	過呼吸	呼吸数は変わらないが、呼吸の深さが増加。	
	無呼吸	呼吸の一時的停止。	
リズムの異常	チェーンストークス呼吸	無呼吸と深く速い呼吸が交互に出現する。	
	ビオー呼吸	呼吸の振り幅は変化せず、同じ深さの呼吸と無呼吸が交互に出現する。	
	クスマウル呼吸	異常に深く遅い呼吸が持続する。	
	あえぎ呼吸	吸息および呼息が速く、呼息性停止期が延長する。	
努力呼吸	下顎呼吸	下顎を下方に動かし口を開いて吸気する。	
	鼻翼呼吸	鼻翼が呼吸に応じてピクピクする。	
	陥没呼吸	胸腔内が陰圧になり、吸気時に胸壁が陥没する。	
	肩呼吸	肩を上下させて呼吸する。	
異常な胸部・腹部の動き	奇異呼吸（シーソー呼吸）	吸気時に胸郭が収縮し、呼気時に拡張する。	吸気時に収縮、呼気時に拡張

屈曲 flexion 関節を曲げること。反対語は「伸展」。

●屈曲・伸展

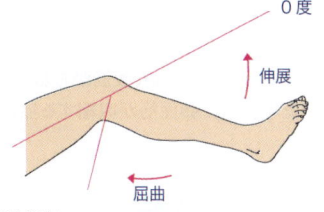

屈曲拘縮 flexion contracture 長期臥床や運動制限などにより、関節が内側に曲がった状態で固まり、動かなくなること。

クッシング症候群 Cushing's syndrome 下垂体腺腫、副腎疾患（副腎腺腫、副腎癌など）、異所性ACTH産生腫瘍（膵癌、卵巣癌など）などにより、糖質コルチコイドが増加することによって生じる症候群。女性に多く、中心性肥満、満月様顔貌、高血圧などの症状がみられる。下垂体腺腫によるものをクッシング病という。

クッシング徴候 Cushing's sign 脳腫瘍、脳外傷、脊髄炎などに伴って、頭蓋内圧亢進によって脳虚血をきたした場合に、脳血流を確保するために生じる血圧上昇、徐脈、呼吸数低下の3徴。

クッシング病 Cushing's disease 糖質コルチコイドが増加することによって生じるクッシング症候群の1つ。下垂体腺腫を原因とする副腎皮質刺激ホルモン（ACTH）分泌過剰により生じる。➡クッシング症候群

グッドパスチャー症候群 Goodpasture's syndrome 肺内部での出血や進行性の腎不全を起こす自己免疫疾患。肺や腎臓における特定の組織に対する抗体が産生されて炎症が生じ、肺機能や腎機能が低下する。血痰、喀血、呼吸不全、浮腫、乏尿などの症状を呈する。

クッパーマン指数 Kupperman index 更年期障害の程度を評価するために、血管運動・神経障害様症状、知覚障害様症状、不眠など、更年期障害の11の症状を、強度によって数値化し、算定する指標。

クーパー Cooper 外科用はさみ。

クーパー靱帯 Cooper's ligament 乳房と胸筋をつなぐ靱帯。

クベース［インキュベーター］ couveuse（仏）保育器。一般的な環境では生存が難しい未熟児や新生児に、適切な温度・湿度・酸素濃度などを提供する保育器。

クボスティック徴候 Chvostek's sign 咬筋がおおっている耳下腺部（顎関節部）を叩いた場合に、顔面筋が収縮する症状。低カルシウム血症を示唆する。

●**クボスティック徴候**

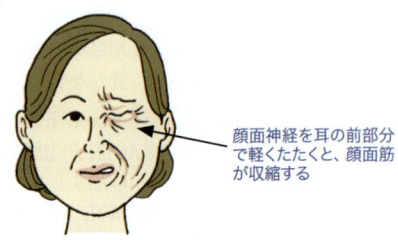

顔面神経を耳の前部分で軽くたたくと、顔面筋が収縮する

クームス試験 Coombs test【CT】赤血球に対する不完全抗体を検出する検査。

クームス分類 Coombs classification アレルギーを発生機序からⅠからⅣ型に分ける分類法。 ➡●アレルギーの種類 p.29

クモ膜 arachnoid 硬膜と軟膜の間にある髄膜。

クモ膜下出血［ザー、サバラ、スブアラ、ズブアラ］ subarachnoid hemorrhage【SAH】クモ膜下腔内の出血。突発性の激しい頭痛で発症し、項部硬直など髄膜刺激症状を示す。 ➡●項部硬直 p.170／●ケルニッヒ徴候 p.160

クライエント中心療法 client-centered therapy カウンセリングによるアプローチ法。医師と患者（クライエント）のような関係は権威的アプローチであるとし、それを対等に考えようというもの。

クライオセラピー cryotherapy 凍結療法。組織を凍結させて細胞を破壊する治療法。

クライシスインターベンション crisis intervention 危機介入。健康や発達、安定を脅かす事態に対して、直接的、積極的に介入し、問題解決を図ること。危機には、発達段階における危機と、生活や人生のなかで起こるイベントなどの状況的な危機がある。状況的危機には、別離、失業などの社会的危機と、事件・事故・災害などの偶発的危機がある。

クラインフェルター症候群 Klinefelter syndrome【47XXY syndrome】男性の性染色体（46, XY）に１つのＸ染色体がついた性染色体異常（47, XXY）。女性化、男性不妊、学習障害などの特徴がみられる。
➡●染色体異常の種類と特徴 p.285

グラヴィッツ腫瘍 Grawitz's tumor 腎細胞癌。腎尿細管の上皮に発生する腺癌。

グラウコーマ glaucoma【GL】緑内障。眼圧亢進などによる視神経の障害により、視力障害や視野欠損を起こす疾患。

グラウンデッドセオリー grounded theory データに理論が結びつき（=ground）、理論的命題を構築することを目指した質的研究の１種。

クラクルズ sensation of crushing snow 握雪音。新雪を握ったときに聞こえるようなギシギシする音。皮下気腫の場合の異常呼吸音、または腱鞘炎の場合の母指の曲げ伸ばしで聞こえる音。

グラスゴーコーマスケール Glasgow coma scale【GCS】国際的に用いられている意識障害レベルの分類法。患者の示す動作や反応で分類する。
➡●グラスゴーコーマスケール p.140

クラスター分析 cluster analysis 対象群を何らかの基準に基づいて複数のグループに分類したうえで、分析する手法。

クラスタリング clustering 情報収集したデータを一定の単位別にまとめること。

クラックル［水泡音］ crackle 肺の聴診で聞かれる肺雑音で、ブツブツ、プツプツ、バチバチなどの破裂性、断続性の音。

クラッシュシンドローム［挫滅症候群］ crush syndrome【CS】倒壊

●グラスゴーコーマスケール

E	開眼機能 Eyeopening	4	自発的に、または普通の呼びかけで開眼する
		3	強く呼びかけると開眼する
		2	痛み刺激で開眼する
		1	痛み刺激でも開眼しない
V	言語機能 Verbalresponse	5	見当識が保たれている
		4	会話は成立するが見当識が混乱
		3	発語はみられるが会話は成立しない
		2	意味のない音声
		1	発語みられず
M	運動機能 Motorresponse	6	命令に従って四肢を動かす
		5	痛み刺激に対し手で払いのける
		4	指への痛み刺激に対して四肢を引っ込める
		3	痛み刺激に対して緩徐な屈曲運動
		2	痛み刺激に対して緩徐な伸展運動
		1	運動みられず

家屋などに挟まれ、長時間圧迫を受けた筋肉が解放されたときに起こる多臓器不全をきたす症候群。カリウム・ミオグロビンなどの血中放出が原因。

クラッチフィールド牽引 Crutchfield traction クラッチフィールド釘を用いた頭蓋骨の直達牽引。 ➡ ●クラッチフィールド牽引 p.141

●クラッチフィールド牽引

看護上の注意点：
①刺入部の異常の有無
②頸部の角度は牽引の方向に一致
③後頭部の褥瘡予防

グラデュメット gradumets 多孔性の不溶性プラスチックマトリックスに包含された薬物が消化管液に拡散して放出される徐放性タイプの錠剤。

クラニオ cranial bone クラニアルボーンの略。頭蓋骨。顔の構造を支持し、脳を外傷から保護する骨性の枠組み。

クラニオトミー craniotomy 開頭術。頭蓋腔内の組織に外科的操作などを行うために、頭蓋骨を切って開窓すること。

グラニュレーション granulation 肉芽形成。線維芽細胞が産生するコラーゲンが創部に蓄積、置換されて、線維性の結合組織である肉芽組織を形成すること。

グラニュローマ granuloma 肉芽腫。肉芽組織からなる炎症性の腫瘤、腫瘍。

クラビクルバンド clavicle band 鎖骨骨折整復後の固定用八字帯。

グラフト graft 植皮術。移植する皮膚・臓器。

クラミジア *Chlamydia* オウム病、トラコーマ、鼠径リンパ肉腫などを起こす細菌。

グラム陰性菌 gram negative bacterium グラム染色で紫色に染まらず、赤色（陰性）になる細菌群。ペプチドグリカン層が薄く、脂質が多い細胞壁を有する。➡●グラム染色と病原菌 p.142

グラム染色 gram stain 細胞壁の構造の違いを利用して、細菌を染色

する方法。

● **グラム染色と病原菌**

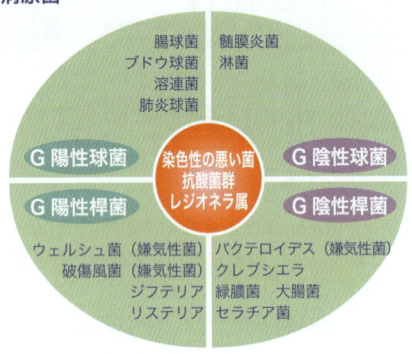

```
                腸球菌              髄膜炎菌
               ブドウ球菌             淋菌
                溶連菌
               肺炎球菌

     G 陽性球菌                      G 陰性球菌
                     染色性の悪い菌
                      抗酸菌群
                     レジオネラ属
     G 陽性桿菌                      G 陰性桿菌

       ウェルシュ菌（嫌気性菌）   バクテロイデス（嫌気性菌）
        破傷風菌（嫌気性菌）      クレブシエラ
              ジフテリア         緑膿菌　大腸菌
              リステリア         セラチア菌
```

グラム陽性菌 gram positive bacterium グラム染色で紫色に染まる細菌群。ペプチドグリカン層が厚く、脂質が少ない細胞壁を有する。

クラメールシーネ Cramerschiene（独）針金で梯子状に作ってある副子。

クラーレ curare ツボクラリン（末梢性筋弛緩薬）の原料。南米に自生するフジウツギ科の植物。末梢性筋弛緩薬をクラーレ様作用薬という。

クラワッテ Krawatte（独）頸椎カラーの1種。

グランドセオリー grand theory 大理論。個別化されたさまざまな領域、分野などに対して、共通に適用できる理論。

クランプ clamp 鉗子。カテーテルを止めること。

グランマル grand mal（仏）てんかん大発作。強直間代発作をいう。
➡ ● てんかんの分類 p.143

クリア clear 意識清明。➡ ● 意識障害の分類 p.20

クリアランス clearance 腎臓における血中物質の浄化値、清掃値。

●てんかんの分類

I. 全般発作 （痙攣性、非痙攣性）	A. 欠神発作	1. 定型欠神 2. 非定型欠神
	B. ミオクロニー発作	
	C. 間代発作	
	D. 強直発作	
	E. 強直間代発作（大発作）	
	F. 脱力発作（失立発作）	
II. 部分（焦点、局所）発作	A. 単純部分発作（意識は障害されない）	1. 運動症状を示すもの 2. 体性感覚あるいは特殊感覚症状を示すもの 3. 自律神経症状を示すもの 4. 精神症状を示すもの
	B. 複雑部分発作（≒精神運動発作）	1. 単純部分発作で始まり、続いて意識障害が起こるもの（自動症を伴うもの、伴わないもの） 2. 意識障害で発症するもの（自動症を伴うもの、伴わないもの）
	C. 部分発作から全般強直間代発作に発展するもの	
III. 分類不能てんかん発作		

グリオーマ glioma 神経膠腫。神経膠細胞（グリア細胞）から発生した悪性腫瘍。

クリスマス病［血友病B］ Christmas disease クリスマス因子（血液凝固第IX因子）が先天的に欠乏する血液凝固異常症。

クリーゼ crisis 急激な症状の変化、急性増悪。また、ホルモンの過剰あるいは急激な欠乏状態で、ショック状態になること。

グリセリン浣腸［グリ浣］ glycerin enema【GE】排泄促進のため、微温の50%グリセリン溶液を肛門から注入する方法。

グリソン牽引 Glisson traction グリソン係蹄（頭部を把持し、頸椎に牽引力を働かせる装置）を用いた介達持続牽引。

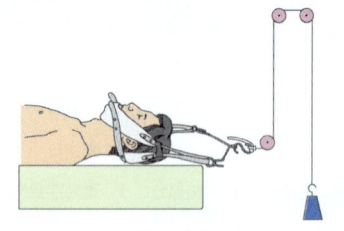

●**グリソン牽引**

グリソン鞘［小葉間結合組織］ Glisson capsule 肝実質を無数の肝小葉に分割する結合組織。血管系、胆管、リンパ系などがこの中を通る。

グリソンスコア Gleason score 生検による組織診と生化学検査の結果から、前立腺癌の悪性度を示す分類法。

クリック click カチン、カクカクという乾いた音。心臓収縮期に起きる心音、顎関節雑音、関節脱臼音の表現。　➡●心音の分類 p.371

クリックサイン click sign 股関節の脱臼や整復時に聴取される音または触知される感覚。

クリッパー clipper 電気バリカン。外科手術時、カミソリによる剃毛に変わって感染防止の面から推奨されている。

クリッピング clipping 脳動脈瘤の頸部にクリップをかけ脳動脈瘤への血流を完全に遮断する手術。　➡脳動脈瘤の手術 p.145

クリティカル器具 critical item 手術用の器具など滅菌が必要な器具。　➡●清浄化レベル p.145

クリティカルケア critical care【CC】重症集中看護。重症かつ集中治療を必要とする患者とその家族への看護、いわゆる生命現象の危機状態にある人間の反応に対処する看護。

●脳動脈瘤の手術

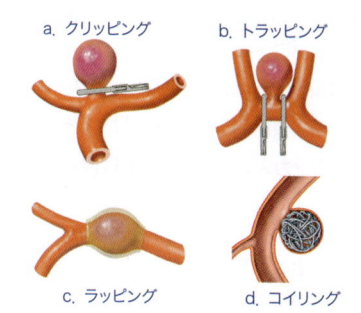

a. クリッピング　　b. トラッピング

c. ラッピング　　d. コイリング

●清浄化レベル

クリティカル器具	無菌組織や血管系に挿入される器具	手術用器具、心臓カテーテル、人工透析回路	滅菌
セミクリティカル器具	粘膜や損傷のある皮膚と接触する器具	内視鏡、麻酔用回路、気管内挿管チューブ	洗浄＋消毒
ノンクリティカル器具	損傷のない皮膚のみと接触する器具	聴診器、便器、調理器具	洗浄・清拭

クリティカルシンキング critical thinking 批判的思考。事柄、出来事などを、先入観や従来の慣習などを離れて把握し、できるだけ客観的に分析、統合しようとする思考態度。

クリニカルインディケーター clinical indicator 臨床指標。治療経過に大きな影響を及ぼす因子の指標。

クリニカルジャッジメント clinical judgment 臨床判断。臨床場面において、医療者がその状況に妥当かつ迅速な判断を下すこと。また、その能力。

クリニカルナーススペシャリスト clinical nurse specialist【CNS】米国における専門看護師。

クリニカルパス［パス］ clinical pathway 検査、手術、与薬、処置、食事、

患者指導などの各項目ごとに作業行程を時系列に一覧表示した診療スケジュール表。

クリニカルラダー clinical ladder 能力評価に基づく昇進制度。

グリーフケア grief care 悲嘆に対するケア。

クリプトコッカス *Cryptococcus* 真菌の1種。土や鳩の排泄物から感染する。

クリプトスポリジウム *Cryptosporidium* 消化管に寄生する原虫。水様性下痢、胃痛、腹痛を起こす。免疫正常者では、水分補給と瀉下薬で治癒するが、AIDSなど免疫不全者では重症化することが多い。

グリーフワーク grief work 悲嘆作業。喪の仕事（作業）、悲哀の仕事（作業）。喪失を体験した人が、その深い悲しみを乗り越えるために行う心の作業。

クリューバー・ビューシー症候群 Kluver-Bucy syndrome 脳の扁桃体の障害により、情動・防衛反応の後退や、性欲・食欲の異常が生じた状態。

クリーンベンチ clean bench 細菌や塵埃が流入しないように設計された作業台。

クリーンルーム clean room 無菌室。無塵室。

クール cours （仏）期間。治療期間の1単位。

グル グルコースの略。ブドウ糖。

グル音［腸雑音］ Gurren （独）腹部を聴診すると聴こえる腸の活動音。

➡腸蠕動音／腹鳴

グルカゴン glucagon 膵臓のランゲルハンス島のα細胞から分泌されるホルモン。β細胞から分泌されるインスリンとは逆の働きをし、糖が必要となったときに肝細胞に作用してグリコーゲンの分解を促進し、血糖値を上昇させる。

グルココルチコイド［糖質コルチコイド］ glucocorticoid 糖代謝に関

与する副腎皮質由来のホルモン。

グルコース・インシュリン療法 glucose-insulin therapy【GI】細胞内にカリウムを取り込ませるため、グルコース液にインシュリンを加えたものを静注する高カリウム血症の治療法。

クールダウン cool down 整理運動。

グルタミン酸 glutamic acid【glu, Glu】アミノ酸系神経伝達物質。ギャバと反対に神経を興奮させる働きをする。➡●神経伝達物質の種類と働き p.97

クルッケンベルグ腫瘍 Krukenberg tumor 転移性の卵巣癌。

クループ［偽膜性喉頭炎］croup ウイルスや細菌などの感染により、とくに声門下における気道内皮に炎症性狭窄を生じた状態。

グループセラピー group therapy 心理療法の1つで、同じ問題を抱えるクライエントが集まって、医療スタッフとともに話し合う方法。

グループダイナミクス group dynamics 集団力学、集団力動。集団にみられる独自の心の動き。

グループホーム group home 障害者、障害高齢者、認知症高齢者のための集団住宅。

クルンプケ麻痺 Klumpke paralysis 外傷、分娩麻痺、睡眠中の圧迫などにより、鎖骨、上腕、前腕、手などの支配神経が集まる腕神経叢が障害されて起こる腕神経叢麻痺の下位型。手指屈筋・手内筋・手関節掌屈筋障害などの運動麻痺を示す。➡エルブ麻痺

クレアチニン creatinine【Cr】筋肉に含まれるクレアチンの分解産物。腎機能が正常なら腎臓で濾過され尿中に排泄されるが、腎機能に障害があると、血中のクレアチニン濃度が上昇する。

クレアチニンクリアランス creatinine clearance【Ccr】糸球体濾過値の測定法。腎機能障害の程度を表す。➡クレアチニン／糸球体濾過率

クレアチン creatine 筋肉運動エネルギーを貯蔵するアミノ酸。

クレアチンキナーゼ creatine kinase【CK】心筋や骨格筋、平滑筋、

脳細胞に多く含まれている酵素。心筋梗塞のマーカーの1つ。骨格筋型（MM）、脳型（BB）、ハイブリッド型（MB、心筋型）の3つのアイソザイムがある。➡●心筋マーカー p.237

クレアチンホスホキナーゼ creatine phosphokinase【CPK】クレアチンリン酸分解酵素。クレアチンリン酸を分解してATPを合成し、エネルギー供給に寄与する酵素。➡クレアチンキナーゼ

グレイ Gray【Gy】放射線の吸収線量の単位。放射線のエネルギーが物質にどれだけ吸収されたかを表す。➡●放射能と放射線の主要単位 p.219

クレスト症候群 calcinosis, Raynaud phenomenon, esophageal involvement, sclerodactyly, and telangiectasia syndrome【CREST syndrome】皮下の石灰沈着、レイノー症状、食道病変、四肢末端硬化症、毛細血管拡張を主徴とする膠原病。

グレー・ターナー徴候 Gray-Turner's sign 急性膵炎において、膵臓周辺の血性滲出液が移動し、左側腹部に皮下出血をきたす症状。左側腹部の皮膚は暗赤色となる。

クレチン病 cretinism 先天性の甲状腺機能低下症。甲状腺の先天的な欠損・形成不全によるものと、甲状腺ホルモンの合成異常によるものがある。

クレッチマー分類 Kretschmer's classification 精神科医クレッチマーによる性格分類。分裂気質、循環気質、粘着気質がある。➡●クレッチマーとシェルドンによる体型と気質の分類 p.149

クレーデ法 Crede's method 新生児への淋菌性結膜炎予防のための点眼。

クレピタス［捻髪音］ crepitus ①異常呼吸音のラ音の1つ。指で毛髪をよじったときのようなチリチリした音。肺炎、肺線維症などで聞かれ、呼気時虚脱していた肺胞に急に空気が入り込むため生じると考えられている。➡●呼吸音と肺副雑音 p.112 ②ジャリジャリというきしんだ音の顎関節雑音。

●クレッチマーとシェルドンによる体型と気質の分類

体型	クレッチマーの分類		シェルドンの分類
筋肉の少ない細身	分裂気質	非社交的・生真面目・内向的・変わり者で孤立しやすいが、苦にしない。統合失調症の病前性格とされた	脳緊張型	神経系や感覚器がよく発達している。消極的・控えめで、感情表現に乏しい。姿勢や動作はぎこちない
丸く柔らかい肥満	循環気質	社交的・開放的で、同調的・温かいので、よく適応する。素早い決断ができるが非熟慮的。躁うつ病の病前性格とされた	内臓緊張型	消化器官がよく発達している。くつろぎや享楽を求め、外向的で人当たりも良い。動作や姿勢はゆったりしている
がっしりした闘士型	粘着気質	几帳面・粘り強く・秩序を重んじるが、頑固で融通がきかず・軽快さに乏しい。てんかんの病前性格とされた	身体緊張型	筋肉や骨格がよく発達している。大胆で活動的で、自己主張も強い。動作や姿勢もきりっと機敏な傾向にある

クレブス Krebs(独) 癌。本来癌腫だけを指す言葉だが、悪性腫瘍、悪性新生物とほぼ同義。

クーレンカンプ法 Kulenkampff method 腕神経叢ブロック。上腕骨などの手術を局所麻酔で行うことができる。

クレンメ Klemme(独) 点滴調節器具。滴下速度、量を調節する。

クロイツフェルト・ヤコブ病 Creutzfeldt-Jakob disease【CJD】亜急性海綿状脳症。プリオンによる感染症。大脳皮質の海綿状変性がみられる。

グローションカテーテル Groshong catheter 圧感受性の2ウェイバルブが付いた中心静脈カテーテル。皮下トンネルで設置。

クロージングボリューム closing volume 呼気終末の肺で、末梢気道閉塞が始まる時点から最大呼気レベルに達するまでの量。

クローズドクエスチョン closed question 閉鎖型質問。「はい、いいえ」

クローズドシステム closed system 閉鎖式輸液システム。

クローズドドレナージ closed drainage 閉鎖式ドレナージ。ドレーン、接続チューブ、吸引器またはドレナージバッグが閉鎖式になっている排液・排膿法。

クローズドベッド closed bed ベッドカバーで包み準備ができた状態のベッド。

クロストリジウムディフィシル *Clostridium difficile* 糞便中から検出される、偏性嫌気性のグラム陽性桿菌。クロストリジウムディフィシルによる感染症は、抗菌薬関連下痢症ともいう。抗菌薬を長期間使用している患者に腸炎や下痢が生じ（偽膜性大腸炎）、その下痢便から排出された病原菌が院内感染することが問題となっている。

クロスマッチ［血液型適合試験］ cross matching 輸血血液と患者の血液の適合を調べる試験。

クロックポジション clock position 視覚障害者を誘導する際、時計の文字盤の時計回りに位置・方向を示す方法。東（右）を3時、南（下）を6時、西（左）を9時、北（上）を12時と表現する。

●**クロックポジション**

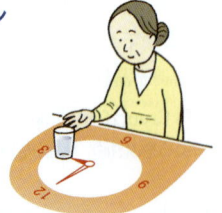

クロット［血餅］ clot 血液を容器に入れ放置した際にできる、凝固した固まり。血餅の上澄みが血清。➡●血液の成分 p.157

クローヌス［間代］ clonus 筋が不随意・周期的に収縮と弛緩を繰り返す現象。

グロブリン globulin【Glob】血清、乳汁、卵の白身などに含まれる単純タンパク質。血清中のグロブリンには免疫グロブリンとして抗体の構造をもつものがある。

グロブリン血症 globulinemia 血漿タンパクであるグロブリンの血中濃度が、上昇または低下した状態。

クロモソーム chromosome 染色体。生体において、細胞の核内に存在する、遺伝情報を担う物質。細胞分裂の際に複製されて増殖する。

クローン clone 複製。複製生物。分身。

クローン病［回腸末端炎、限局性回腸炎］Crohn disease【CD】消化管、とくに小腸末端（回腸）に炎症や潰瘍を引き起こす原因不明の疾患。

クワシオルコル［低タンパク栄養失調症］kwashiorkor タンパク質欠乏性の栄養失調。タンパク質不足により血液中の液体成分が胃に流出して腹部膨張、足の浮腫、皮膚炎などをきたす。栄養不足による栄養失調は、マラスムスという。➡マラスムス

●栄養障害のパターン

	マラスムス型	クワシオルコル型	マラスムス＋クワシオルコル型
体重	↓	↔	↓
上腕周囲径	↓	↔	↓
アルブミン	↔	↓	↓
リンパ球数	↔	↓	↓

クンケル試験［硫酸亜鉛混濁試験］Kunkel test 硫酸亜鉛溶液を用いて血清膠質反応をみる肝機能検査。慢性肝炎、肝硬変で高値を示す。

け

ケアバンドル care bundle 最良のケアを行うための、科学的に有効

性のある3〜5の介入法を、単独で行うのではなく、束ねて（束：bundle）行うことで高い効果を得ようとする方法。人工呼吸器関連肺炎（VAP）予防のための人工呼吸バンドル、せん妄管理のためのABCDEバンドルなどがある。

ケアミックス caremix ケアミックス型病院。一般病床と療養病床を併せもつ病院。

ケアリング caring ケアを行うこと。看護師が行うケアを概念化したもの。

鶏眼（けいがん） corn 魚の目（うおのめ）のこと。

経管栄養［チューブ栄養］ tube feeding【TF】経鼻や経瘻孔（胃瘻、空腸瘻）で挿入されたチューブを通じて液状の栄養を体内に摂取する方法。

●栄養補給の方法

経腸栄養法 (EN：enteral nutrition)	経口栄養法 (oral feeding)		
		経鼻法	持続的経鼻（胃）経管栄養法 (NG法：naso-gastrictube feeding)
			間欠的経管栄養法 (IC法：intermittent catheterization)
	経管栄養法 (tube feeding)	経瘻孔法	経皮内視鏡的胃瘻造設術 (PEG：percutaneous endoscopic gastrostomy)
			経皮内視鏡的空腸瘻造設術 (PEJ：percutaneous endoscopic jejunostomy)
経静脈栄養法 (PN：parenteral nutrition)	末梢静脈栄養法 (PPN：periferal parenteral nutrition)		
	中心静脈栄養法（完全静脈栄養法） (TPN：total parenteral nutrition)		

経気道感染 sinopulmonary infection 感染者の咳嗽などにより空気中に飛散した病原体が、他者の気道に付着するなどして感染を生じること。 ➡︎●感染経路 p.115

経口感染 oral infection 病原体が付着した飲食物の摂取や、汚染された手指を口に運ぶことによって、病原体が消化管を通じて侵入し、感染を生じること。 ➡︎●感染経路 p.115

経口ブドウ糖負荷試験 oral glucose tolerance test【OGTT】一定量（75g）のブドウ糖水溶液を与え、血糖値の推移をみることでインスリンの働きを調べる検査。 ➡︎●糖尿病の診断基準 p.445

憩室（けいしつ） diverticulum 消化管壁粘膜の一部が内圧の上昇により袋状に膨隆したり、周囲から引っぱられて袋状に突出したりしたもの。

痙縮（けいしゅく） paroxysm; spasm 筋肉の伸張反射亢進により、筋肉のこわばりが増強した状態。

痙笑（けいしょう） trismus sardonicus 破傷風に特有の症状で、開口せず表情筋が痙攣した結果、ひきつったような笑い顔になること。

警鐘事象（けいしょうじしょう）[センチネルイベント] sentinel event 実際に被害を出すには至っていないものの、被害を生じた場合には他の事象と比べて甚大な被害が予想されたり、あるいは医療組織が抱える潜在的かつ重大な問題を反映するような事象。

経静脈栄養法 parenteral nutrition 四肢の末梢静脈、または中心静脈にカテーテルを挿入し、栄養輸液を投与する方法。高エネルギー輸液を投与する場合は、中心静脈から投与する。 ➡︎●栄養補給の方法 p.152

痙性歩行 spastic gait 下肢は伸展し、内反尖足位（つま先立ち）で、つま先を引きずるような歩行。片側錐体路障害でみられる、足を前に出すときに股関節を中心に伸ばした下肢で円を描くように歩く痙性片麻痺歩行、両側錐体路障害でみられる、両足をはさみのように組み合わせて歩く痙性対麻痺歩行がある。 ➡︎●痙性歩行 p.154

痙性麻痺 spastic paralysis 運動麻痺の1型。1次運動ニューロン（錐体路）の障害で起こる、筋緊張・腱反射の亢進、病的反射の出現な

●痙性歩行

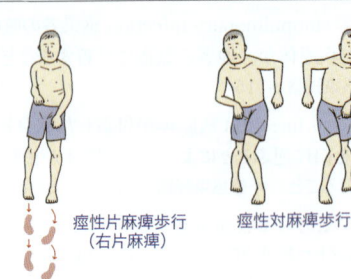

痙性片麻痺歩行
（右片麻痺）

痙性対麻痺歩行

どを伴う運動麻痺。2次運動ニューロンの障害で起こる麻痺は、筋の緊張を伴わない麻痺で弛緩性麻痺という。

傾聴 listening 耳を傾けて真剣に聴くこと。観察、傾聴、確認、共感がカウンセリングの基本姿勢とされている。➡**アクティブリスニング**

頸定（けいてい） head control 乳児の首のすわり。生後3～4か月頃の成長過程。

系統的脱感作 systematic desensitization 恐怖症などに対する、条件づけを背景とした行動療法。不安を引き起こす場面を軽いものから段階的に強いものにイメージさせるか、提示することによって、不適応を起こす刺激と反応の習慣を徐々に弱める方法。

経皮感染 percutaneous infection 病原体を保有する動物や昆虫にかまれる、創傷部位から病原体が侵入するなど、病原体が皮膚を通じて侵入し、感染を生じること。➡**感染経路 p.115**

頸部硬直 cervical rigidity 頸部における硬直。くびがこわばって動かなくなること。髄膜刺激症状の1つ。

傾眠 somnolence 強い刺激があれば覚醒するが、放置すると元に戻る意識混濁状態。

鶏卵大（けいらんだい） 鶏卵（にわとりのたまご）ほどの大きさ。

稽留熱（けいりゅうねつ） continuous fever 1日の体温差が1℃以内で、38℃以上の高熱が持続する熱型。腸チフス、粟状結核、大葉性肺炎などでみられる。➡**熱型 p.347**

稽留流産（けいりゅうりゅうざん） missed abortion 妊娠が継続されなくなり、子宮内で胎児が死亡している状態で、母体には症状がない状態。子宮内容除去術が行われる。

痙攣性イレウス spastic ileus 腸管の痙攣によって生じた腸管閉塞。➡ ●イレウスの分類 p.40

痙攣性便秘 spastic constipation 機能性便秘の１つで、精神的ストレスなどによる自律神経失調症状により、大腸下部に痙攣をきたし、腸管が狭くなることによって生じる便秘。➡ ●便秘の種類 p.156

下疳（げかん） chancre 性交によって陰部にできる伝染性潰瘍。

激越 agitation 感情が高ぶり、荒々しくなること。ICU 入室患者、癌患者など、さまざまな患者にみられる心理的状態。

下血［メレナ］ melena; rectal bleeding 肛門からの出血。

●吐血・下血の性状と出血部位

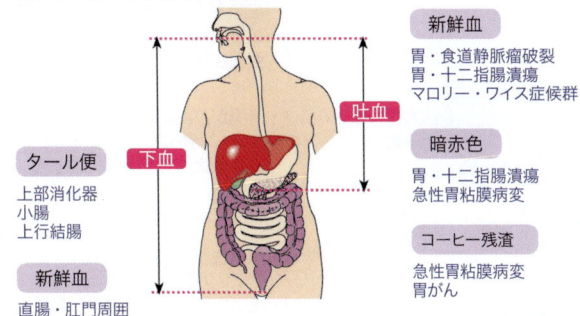

新鮮血
胃・食道静脈瘤破裂
胃・十二指腸潰瘍
マロリー・ワイス症候群

吐血

タール便
上部消化器
小腸
上行結腸

下血

暗赤色
胃・十二指腸潰瘍
急性胃粘膜病変

コーヒー残渣
急性胃粘膜病変
胃がん

新鮮血
直腸・肛門周囲

ゲシュタルト療法 Gestalt therapy 心理療法の１つ。人間は世界を、統一的な形態（ゲシュタルト）としてとらえているという立場に基づいて、現実世界、思考、身体について気づきを得て、自己成長を促す方法。

ゲシュール Geschwur（独）潰瘍。皮膚や粘膜の上皮組織の欠損が、真皮・皮下組織にまで及ぶもの。

ケーススタディ case study 事例研究。実際に起こった事例を考察する

●便秘の種類

機能性便秘	習慣性(常習性、慢性)便秘	弛緩性便秘 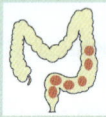	・高齢者、長期臥床者 ・腸管の緊張性低下 ・腸壁の収縮力低下 ・腸の蠕動運動の低下
		痙攣性便秘 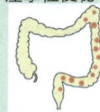	・過敏性腸症候群 ・腸管の緊張亢進による痙攣性収縮で起こる ・兎糞状糞便
	直腸性便秘	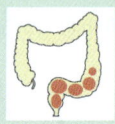	・多産婦、腹水患者、下剤や浣腸の乱用 ・繰り返し排便を我慢することによって直腸壁の刺激に対する神経反射の働きが鈍り、便意を感じなくなる ・腹圧が弱くなり排便しにくくなる
器質性便秘	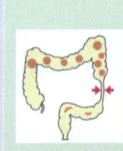	大腸の通過障害	・直腸がん、腸管癒着症、腸結核、クローン病など ・炎症や大腸の癒着による狭窄・屈曲 ・腫瘍による狭窄
		大腸の異常	・先天性巨大結腸症(ヒルシュスプルング病) ・腸壁内神経叢神経細胞の欠如

ことで、新たな理論の構築、また既存理論の検証などを行う研究方法。

ケースマネジメント case management 症例管理。ケースに対する統合的なマネジメント。ケア・マネジメントを指すことが多い。

ケースワーカー case worker ケースワークを行う福祉専門職。

血液尿素窒素 blood urea nitrogen【BUN】血中の尿素窒素量。腎

血液脳関門 blood brain barrier【BBB】有害物の脳への進入を防ぐ防御機構。

血ガス blood gas 血液ガス分析の略。➡ガス分析

血型［血液型検査］ blood examination 赤血球、白血球など、各種血球のもつ抗原、またはそれらの組み合わせによって、血液を分類するために行う検査法。主な検査法として、ABO式、Rh式などがある。

血管新生 vascularization 新たな血管枝が既存血管から分岐して血管網をつくること。創傷治癒に重要な役割を担うほか、慢性炎症や悪性腫瘍の進展に関与する生理的現象。➡●創傷治癒のプロセス p.229

血管攣縮 angiospasm 血管が異常に収縮すること。その血管が灌流する組織に虚血を生じる。冠動脈の攣縮により狭心症が、クモ膜下出血により脳血管の攣縮などが生じる。

血胸［ヘモソラックス］ hemothorax 胸膜腔内に血液がたまった状態。

月経前症候群 premenstrual syndrome【PMS】黄体期（排卵後から月経日まで）に生じる病的状態。抑うつ感、焦燥感などの精神的症状や、頭痛、便秘などの身体的症状が起こり、月経直後に消失する。

血行性転移 hematogenous metastasis 血流による悪性腫瘍の転移。

結紮（けっさつ） ligation 主として止血のために血管などの管状組織を糸などで縛って血行を止めること。

血漿 plasma 血液の液状成分。

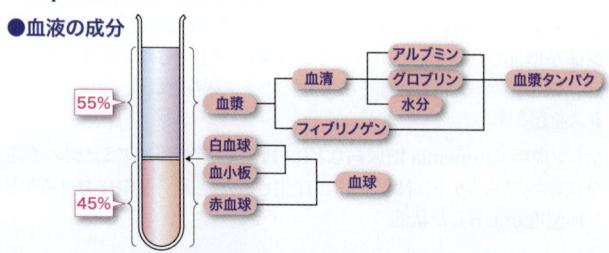

●血液の成分

55%	血漿 → 血清 → アルブミン / グロブリン / 水分 → 血漿タンパク
	フィブリノゲン	
45%	白血球 / 血小板 / 赤血球 → 血球	

欠伸（けっしん） yawn あくび。

欠神発作（けっしんほっさ）［アブサンス、てんかん小発作］ absence 突然生じる短時間の意識消失。➡︎ ●痙攣の分類 p.183

結節 node 直径 1 cm 以上の隆起性病変。または筋の重複や交差などにより盛り上がった部位。➡︎ ●原発疹の種類 p.163

血栓 thrombus 心臓・血管内で血液が凝固し、血の塊となったもの。血栓により起こる種々の障害を血栓症という。➡︎ ●静脈血栓塞栓症のリスク因子 p.398

結滞（けったい） intermittent pulse 脈が 1 拍飛んで触れないこと。

血沈（けっちん）［赤血球沈降速度］ erythrocyte sedimentation rate 【ESR】赤血球が試薬内を沈む速度を測る検査。基準値より速いときは、感染症、膠原病、血液疾患、腫瘍など、遅いときは血漿や血球の異常などを疑う。

ケッテル［カスト］ kettle 滅菌ガーゼなどを入れる金属製の丸い蓋付容器。

血培 blood culture 血液培養の略。血液中に存在する細菌などの病原体を検出しやすくするために、血液を採取して、培養する方法。

血流感染 blood stream infection【BSI】カテーテル挿入部などからの血液経路の感染。➡︎ ●カテーテル関連血流感染 p.98

ケトアシドーシス ketoacidosis 糖質および脂質の代謝障害によるケトン体増加から生じる、代謝性アシドーシス。

ケトーシス ketosis ケトン症。糖質および脂質の代謝障害により、ケトン体が増加した状態。血中のケトン体濃度が上昇した状態をケトン血症、尿中のケトン体が増加した状態をケトン尿症という。ケトアシドーシスを起こす。

ケトン血症 ketonemia 糖尿病などにおいて、脂肪酸やアミノ酸の不完全代謝物であるケトン体が大量に産生された結果、血中におけるケトン体濃度が上昇した状態。

ケトン体 ketone body 脂肪代謝の副産物であるアセト酢酸、アセトン、β-ヒドロキシ酪酸の総称。肝臓の脂肪酸代謝が亢進すると生じ、肝臓以外の臓器（心臓や筋肉）で重要なエネルギー源となる。低栄養状態やインスリン欠乏による糖尿病などでブドウ糖が利用できない場合、ケトン体が代替エネルギー源となる。➡ケトーシス／ケトアシドーシス

ケトン尿症［フェニルケトン尿症］ ketonuria 尿中のケトン体が増加した状態。フェニルケトン尿症は、フェニルアラニン代謝にかかわるフェニルアラニン水酸化酵素の活性が先天的に低下し、尿中に多量のフェニルケトン体が排泄される疾患。知能障害、脳波異常などを生じる。

ゲノム genome 全遺伝子、遺伝子地図。

ケブネル現象 Köbner phenomenon 乾癬の症状。皮疹がない部分を刺激すると皮疹が生じる現象。

ゲフリール［ゲフ］ Gefriel schnit（独）凍結標本。術中迅速病理診断で用いられる病変部位の保存方法。採取された材料を液体窒素で凍結した後、膜状に薄く切ってプレパラートに貼り、染色する。

ゲブルト Geburt（独）分娩。

ケー（K）ポイント K-point 臼後三角最後部のやや後方内側の部位。この部位を刺激すると、仮性球麻痺患者に対して嚥下反射を誘発したり、開口を促したりできる。

● K-ポイント

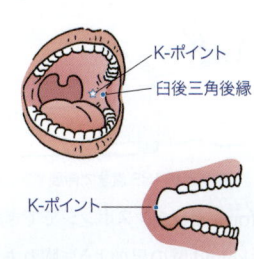

ケミカルインディケーター chemical indicator 滅菌工程を品質管理する化学的指標。

ケミカルハザード chemical hazard 化学災害、化学物質による危害。

ケミカルバーン chemical burn 化学熱傷。化学物質に曝露することによって生じる皮膚の損傷。

ケモセラピー chemotherapy 化学療法。化学物質による治療法。感染症、悪性腫瘍に適用。

ケーユービー（KUB）[腎・尿管・膀胱X線撮影] kidney, ureter and bladder 腎、尿管、膀胱の単純X線撮影。

ケリー Kelly forceps 手術用鉗子の1つ。ケリー鉗子。

ゲル gel コロイド溶液がゼリー状に固まったもの。

ケルクリング皺襞（しゅうへき）[輪状襞] Kerckring's fold 小腸粘膜の襞。X線の腸管像にスプリングのような細かなひだ状の線が見える場合、小腸粘膜襞で拡張した小腸を示し、小腸のイレウスを示唆する。

ゲルストマン症候群 Gerstmann syndrome 脳の角回・縁上回の病変により、手指失認、左右失認、失書、失算を示す神経疾患。成人では脳卒中後や外傷によって発症する場合が多い。

ケルニッヒ徴候 Kernig's sign 髄膜刺激症状。大腿を90度に屈曲させると足を完全に伸展させられない状態。

●ケルニッヒ徴候

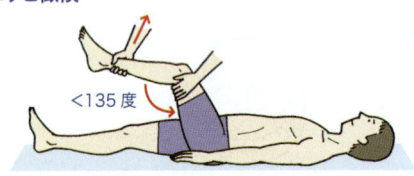

膝関節が135度まで伸展できない

ゲルフォーム gelform ゼラチンスポンジでできた止血剤。

ケロイド[蟹足腫] keloid 蟹の足のように膨れあがった瘢痕（はんこん）。

牽引感（けんいんかん） tugging 引っ張られているような感覚。

牽引痛（けんいんつう） dragging pain 引っ張られるような痛み。脇

腹痛、こむら返りなど。

眩暈（げんうん） vertigo めまい。

減黄 reduction in yellow 黄疸を減らす処置。

呟語（げんご） mussitation 精神症状の1つで、小さな声で独り言をつぶやくこと。言葉の意味にはまとまりがない場合が多い。

健康関連QOL health related QOL【HRQOL】QOLのうち、個人の健康に関連するもの。

健康寿命 healthy longevity 日常生活を、自立して健康に過ごせる期間。平均寿命から介護を要する期間を差し引いた期間。

言語野 language area 言語の理解や表現をつかさどる脳の中枢部分。 ➡ ●脳の機能局在 p.50

検死 necropsy 異状死体を調べること。検察官などが死体に対して犯罪性を有無を捜査する場合を検視、医師が臨床的に死因を究明する場合を検案という。

現実検討 reality testing 主観的な観念やイメージ・認識が客観的な現実と一致しているかどうかを検討する機能。この機能が損なわれると、夢と現実、観念や空想と幻覚・妄想との区別が不可能になる。

現症［スタプレ］ status presens 患者の現在の自覚的または他覚的症状。

顕性感染（けんせいかんせん） apparent infection 病原体による感染が生じ、かつ、それに伴う症状が現れている状態。

倦怠感（けんたいかん） fatigue 心身がつかれてだるい感じ。

懸濁液（けんだくえき） suspension コロイド溶液。懸濁液の薬剤は、使う前によく振ってから用いる。

減張切開 relief incision 皮膚、皮下組織、筋肉などの組織において組織内圧の上昇がみられる場合、あるいは上昇が予想される場合に、圧の低下を目的として行われる切開法。術後のドレナージなどに用いられる。

ケント束 Kent bundle 房室管に存在することがある副伝導路。伝導速度が速いため、WPW症候群をきたす。 ➡ WPW症候群

犬吠様咳嗽（けんばいようがいそう） barking cough 犬の遠吠えのような咳嗽。小児の喉頭ジフテリアの際にみられる。

原発疹 primary efflorescence 皮膚に一次性、原発性に出現する発疹。紅斑、紫斑、色素斑、丘疹、結節、水疱、囊胞などがある。➡●原発疹の種類 p.163

こ

コアカリキュラム core curriculum コア（中心・核）に焦点を当てたカリキュラム。

コアグラーゼ coagulase 血液凝固、あるいは凝固した血液の塊。血液が凝固することを「コアグる」ともいう。

コアグラント coagulant 血液凝固薬。凝血薬。

コアリング coring 注射針をバイアルに差し込んだ際、ゴム片が混入すること。

誤飲 accidental ingestion 食べ物ではないものを誤って飲み込み、胃内に入れること。

紅暈（こううん） red halo 丘疹（きゅうしん）、水疱（すいほう）、膿疱（のうほう）などの皮膚病変の周囲に生じた紅斑。

高エネルギー外傷 high energy trauma 高所からの転落、ある程度のスピード以上での自動車事故、車外放出など、目に見える徴候がなくても、受傷機転から考えて生命に危険のある損傷を負っている可能性が無視できない状態。

好塩基球 basophil 白血球のうち顆粒球で、塩基性色素に染まるもの。ヒスタミンなどが含まれ、アナフィラキシーなどの即時型アレルギー反応にかかわる。➡●白血球の成分と働き p.369

構音（こうおん） articulation 言語音を発し、操作すること。喉頭から口唇、鼻孔までの呼気の通路の形を変えたり塞いだりすることで、

●原発疹の種類

名称	形態	名称	形態
斑 (はん)	隆起がない。色調の変化を主体とする。紅斑、紫斑、白斑、色素斑と表す	結節 (けっせつ)	ほぼ球形で直径1cm以上のもの。丘疹の大きいもの
丘疹 (きゅうしん)	通常1cm以下のものに用いる。限局性の皮膚の隆起	腫瘤 (しゅりゅう)	直径約3cm以上の結節に対して用いられるが、大きくなりつつあるものも含めている
局面 (きょくめん)	丘疹が直径1cm以上に水平方向に平の盛り上がった状態のもの	嚢腫 (のうしゅ)	真皮や皮下組織の毛や汗の腺がつまって、袋状の液体成分や粥状物質などを含む袋を作るもの
水疱 (すいほう)	内容が透明な漿液が表皮内(表皮層の中)・表皮下(表皮と真皮の接合部)に貯留したもの		
膿疱 (のうほう)	水疱の内容が黄色で濁った膿性になったもの	膨疹 (ぼうしん)	一過性の限局性の浮腫。数時間以内で消失する

口蓋（こうがい） palate 口のなかの上側の壁。前方 2/3 を硬口蓋、後方 1/3 を軟口蓋という。

口角（こうかく） angle of mouth 上唇と下唇の接合部分。口の両わき。

光覚弁 light sense【l.s.】明暗が判別できる程度の視力。➡指数弁／手動弁

口渇（こうかつ） thirst 喉がかわくこと。脱水症状の 1 つ。

交換車 replacement cart ガーゼ交換、おむつ交換などの処置に必要な器材・道具一式を積んだカート。

抗癌性抗生物質 antitumor antibiotics 抗癌薬の 1 つで、癌細胞の中で抗生物質を発現させ、細胞膜を破壊したり、DNA や RNA の複製や合成を阻害する薬物。➡●抗癌薬の種類 p.25

口腔内アイスマッサージ oral ice massage 嚥下反射を生じる舌根部などを刺激して感受性を高めることで、嚥下能力を向上させる方法。➡●嚥下障害の間接訓練 p.114

口腔マッサージ oral massage 唾液の減少などがみられる場合、口腔内を摩擦して分泌物や血流の増加を促す方法。

●口腔マッサージ

口唇のマッサージ
指で唇をとがらす　指で唇を引っ張る

舌のマッサージ
舌をつかんだまま、左右に動かす　舌を指先で軽くつかみ引っ張る

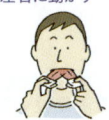

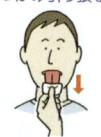

舌を動かすときは、舌の先を直接持つと滑りやすいので、ガーゼなどでくるんで持つとよい

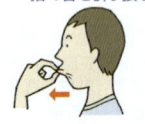

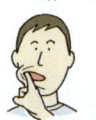

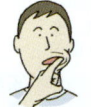

頬のマッサージ
指で頬を引っ張り膨らませる

硬結 induration 炎症やうっ血により、皮膚などのやわらかい組織が硬くなること。

膠原病 collagen disease 血管周囲結合組織の膠原線維にフィブリノイド変性がみられる自己免疫疾患の総称。全身性エリテマトーデス、皮膚筋炎、関節リウマチなど。

咬合（こうごう） occlusion 上顎歯と下顎歯の噛み合わせ。上顎に対する下顎の位置関係（咬合位）に異常があると、顎関節症、開口障害などを生じる。

交互脈 pulsus alternans 強い脈と弱い脈が交互に生じる状態。心収縮に強弱が生じていることが原因で、重篤な心不全でみられる。

抗サイログロブリン抗体 antithyroglobulin antibody【TgAb】甲状腺の糖タンパクサイログロブリンに対する自己抗体。自己免疫性甲状腺疾患（バセドウ病、橋本病）の診断に用いる。➡自己免疫性甲状腺疾患

交差感染 cross-infection 院内感染のうち、医療従事者、他の入院患者、医療器具、環境要因などを通じて感染をきたすこと。

交差耐性 cross resistance ある薬物に対して抵抗性（耐性）を獲得すると同時に、別の薬物に対しても抵抗性を獲得すること。

好酸球 eosinophil【Eo】白血球のうち顆粒球で、酸性色素に染まるもの。アレルギー反応の制御を行う。➡●白血球の成分と働き p.369

膠質液 colloid solution アルブミンやデキストランなどの高分子物質を含む輸液製剤。膠質浸透圧（血管内に細胞間質から水を引きつける性質）を利用して循環血液量を相対的に増やす目的で用いられる。➡晶質液

高次脳機能障害 higher brain dysfunction 外傷や疾病によって脳が損傷された結果、記憶、言語表現、思考、行動などに障害をきたした状態。外見上障害があることがわからない場合も多く、障害の発生に自分で気づかない、周囲の無理解などの問題を生じる。➡●高次脳機能障害 p.166

●高次脳機能障害

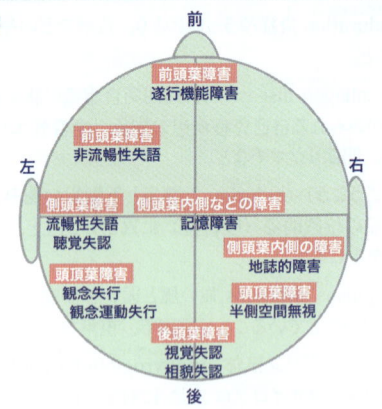

```
            前
    ┌─────────────────┐
    │   前頭葉障害     │
    │   遂行機能障害   │
    │前頭葉障害        │
    │非流暢性失語      │
左                      右
    │側頭葉障害 側頭葉内側などの障害│
    │流暢性失語  記憶障害          │
    │聴覚失認                      │
    │              側頭葉内側の障害│
    │              地誌的障害      │
    │頭頂葉障害                    │
    │観念失行     頭頂葉障害       │
    │観念運動失行 半側空間無視     │
    │   後頭葉障害                 │
    │   視覚失認                   │
    │   相貌失認                   │
            後
```

拘縮（こうしゅく） contracture 関節周囲軟部組織の障害により関節が一定の位置に固定されて関節可動域が制限された状態。関節自体の病変により他動的に動かすことができない状態は強直（きょうちょく）という。➡**アンキローシス**

後出血 afterbleeding いったん止血した後や術後などに再び出血すること。

甲状腺機能亢進症 hyperthyroidism バセドウ病など、甲状腺ホルモンの分泌が異常に亢進して生じる疾患。頻脈、視覚障害、筋疾患など多様な症状をきたす。

甲状腺クリーゼ thyrotoxic crisis 甲状腺機能が過剰に亢進し、発熱や精神症状などをきたした状態。

好褥（こうじょく） 寝ていることを好むこと。

高信号域 high intensity lesion【HIL】MRI において信号強度が強い部分。➡**低信号域**

高浸透圧高血糖症候群 hyperosmolar hyperglycemic syndrome【HHS】従来、高浸透圧性非ケトン性昏睡（HONK：hyperosmolar nonketoic coma）と呼ばれていた病態。血中ケトン体の増加はなく、

血漿浸透圧が異常高値を呈して意識レベルが低下している状態。

●糖尿病性昏睡の症状と所見

	糖尿病性ケトアシドーシス	高浸透圧高血糖症候群
前駆症状	口渇、多飲、多尿、悪心、腹痛、食欲不振	前駆症状に乏しい　失語、幻覚、振戦、麻痺
呼吸	クスマウル呼吸、アセトン臭	呼吸障害、アセトン臭
体温	低下	上昇
血糖値	中〜高度上昇：300〜1,000 mg/dL	中〜高度上昇：600〜1,500 mg/dL
血中ケトン体	著明に上昇：3〜5 mmol/L	軽度上昇
ケトン体	強陽性	陰性
pH	7.3以下	正常
CO_2	10 mEq/L以下	正常
HCO_3	15 mEq/L以下	16 mEq/L以上
浸透圧	軽度上昇	著明に上昇

口唇裂（こうしんれつ） cleft lip　先天的に口唇が縦に裂けている状態。

更生医療 medical rehabilitation service　身体障害者が日常生活、職業生活を営むうえで必要な能力を獲得するため、身体の機能障害を軽減または改善するための医療。障害者自立支援法が平成18年に施行されたのに伴い、それまで身体障害者福祉法に基づいて行われていた更生医療が他の障害者医療制度と一元化され、「自立支援医療（更生医療）」となった。

硬性癌［スキルス癌］ scirrhous tumor　癌周囲の線維組織の増生が強く、硬くなるタイプの癌。

構成失行 constructive apraxia　二次元的、三次元的な形態の認識や、そうした形態にかかわる操作、行動がとれなくなる状態。頭頂葉の障

害で起こるといわれる。➡●失行の分類 p.209

好訴（こうそ） querulous 好訴妄想。自分の権利などが侵害されていると一方的に訴えたがること。

梗塞（こうそく）［インファークション］ infarction 動脈枝が血栓などで塞がれて、その先の組織に壊死（えし）を生じた状態。

拘束性換気障害 restrictive ventilatory impairment 肺の硬化、肺容量減少、呼吸筋力の低下などによって肺活量の減少などをきたし、酸素と二酸化炭素の交換が妨げられること。肺活量（VC）の低下がみられる。➡閉塞性換気障害／●換気障害の分類 p.106

叩打痛（こうだつう） knock pain 叩いた時の痛み。腎臓疾患時には、肋骨脊柱角（CVA、第12肋骨と脊柱の間の部分）に叩打痛が現れる。

硬注 epidural injection 硬膜外注入の略。

好中球 mature granulocyte 白血球のうち顆粒球で、中性色素に染まるもの。顆粒球の大部分を占め、異物に対する遊走能と、異物を取り込む貪食能をもつ。➡●白血球の成分と働き p.369

高張液 hypertonic fluid 細胞内液よりも浸透圧が高い溶液。細胞内から細胞外へと溶媒（物質を溶かしている液体）は移動しやすくなる。

高張性脱水［水分欠乏性脱水］ hypertonic dehydration 水分摂取不足、高度発汗、多尿などにより、細胞外液が高張性になり、細胞内液の水分が細胞外液に移動することによって生じる脱水。➡●脱水の分類 p.314

喉摘（こうてき） laryngectomy 喉頭摘出の略。

行動化 acting out 対処機制の1つ。自分がおかれている現状や感情から逃げ出したいという衝動や願望を、何らかの行動で示すこと。

喉頭浮腫 larynx edema 喉頭炎が悪化した結果、粘膜に腫脹をきたした状態。感染などの喉頭炎の一般的な原因のほか、降圧薬、消炎鎮痛薬、抗生物質などの薬物服用が原因になることもある。

行動変化ステージモデル stages of change model 行動の変化が生じ

る過程には段階（未企画期、企画期、準備期、行動期、維持期）があり、各段階において適切な働きかけが必要であるというモデル。

●行動変化ステージモデル

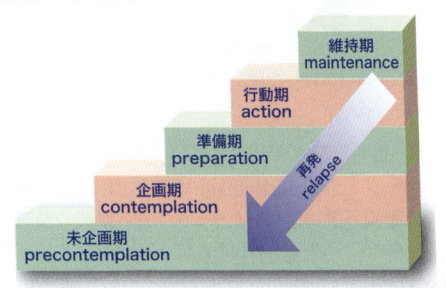

未企画期 precontemplation
企画期 contemplation
準備期 preparation
行動期 action
維持期 maintenance
再発 relapse

行動変容 behavior modification（ビヘイヴィア モディフィケイション）患者がそれまでのゆがんだ行動パターンをやめて、よい方向に行動を変えること。行動変容には、5段階の変化ステージがあるとされている。

紅斑（こうはん） erythema（エリシーマ）毛細血管の充血によって皮膚にできる赤い皮膚症状。

広汎性発達障害 pervasive developmental disorder（パーヴェイシヴ ディヴェロプメンタル ディスオーダー）【PDD】社会性の障害を示す発達障害の総称。自閉症、レット障害、小児期崩壊性障害、アスペルガー障害などがある。➡●発達障害の種類 p.295

紅斑性狼瘡 lupus erythematosus（ルーパス エリシーマトーサス）【LE】全身性エリテマトーデス（SLE）患者の皮膚に出現する、オオカミの噛痕のような紅斑。➡●全身性エリテマトーデスの症状 p.270

後負荷 afterload（アフターロード）心臓が収縮を開始した直後に、心筋に加わる力。心拍出量を規定する因子（前負荷、後負荷、心収縮力、心拍数）の1つ。➡●前負荷と後負荷 p.272

項部硬直（こうぶこうちょく） nuchal rigidity（ヌーカル リジディティ）頸部が前屈に対してのみ抵抗を示す。仰臥位で後頭部を持ちあげると、項筋が収縮して著しい抵抗を示す現象。髄膜刺激症状の1つ。➡●項部硬直 p.170

●項部硬直

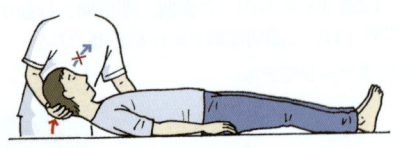

硬便 hard stool コロコロした硬い便。反対語は「軟便」。→●ブリストル便形状スケール p.425

硬麻（こうま） epidural anesthesia 硬膜外麻酔の略。

硬膜外ドレナージ epidural drainage 頭部外傷、または開頭術後に、頭皮下または硬膜外腔に留置したチューブから血液や髄液などを排出する処置。→●頭蓋内ドレーンの留置部位 p.351

硬膜下出血 subdural bleeding 脳出血の1つで、硬膜と脳の間の硬膜下に生じた出血。出血により、硬膜の内側に血腫（硬膜下血腫）を生じる。→●脳出血の種類 p.351

高密度リポタンパク high density lipoprotein【HDL】善玉コレステロール。組織に過剰となった脂質を肝臓に転送する。→●リポタンパク質の種類と特徴 p.504

咬耗（こうもう） attrition 上顎歯と下顎歯を過度に強くかつ反復的に噛み合わせること、また習慣的に固い食物を食べることなどにより、歯が摩耗し、エナメル質や象牙質が欠損すること。

絞扼性（こうやくせい） strangulate 管腔臓器が狭窄して締まっている状態。

絞扼性イレウス［複雑性イレウス］ strangulated ileus 腸管や腸間膜の絞扼によって生じた腸管閉塞。→●イレウスの分類 p.40

絞扼痛（こうやくつう） strangulation pain 絞めつけられるような痛み。

合理化 rationalization 自分にとって不都合な事柄を、何らかの理由づけをすることによって、正当化すること。防衛機制の1つ。→●防衛機制 p.450

抗利尿ホルモン不適合分泌症候群 syndrome of inappropriate

secretion of ADH【SIADH】抗利尿ホルモン（ADH）が過剰に分泌され、低ナトリウム血症が持続する状態。呼吸器系や中枢神経系の疾患、薬剤の副作用などで起こる。

高流量システム high flow system　30L/分以上の大量の酸素を供給する酸素投与システム。ベンチュリーマスクやベンチュリーネブライザ（ネブライザ付酸素吸入器）などがある。➡低流量システム

●酸素投与方法の種類と特徴

流量	酸素投与方法	特徴
低流量システム	経鼻カニューレ	・酸素流量6 L/分まで、酸素低濃度（21〜44％）
	フェイスマスク	・酸素流量5〜8 L/分、酸素濃度30〜50％
	リザーバー付きマスク（一方弁なし）	・酸素流量（一方弁付き6〜10 L/分、一方弁なしでは10 L/分以上）、酸素高濃度（60％以上）
高流量システム	ベンチュリーマスク	・一定のF_iO_2必要時に使用。設定酸素濃度によって推奨酸素流量とダイリューターを規定
	インスピロンネブライザーマスク	・酸素吸入とネブライザー機能があり、加湿必要時に適する。酸素流量は最低5 L/分以上

抗レトロウイルス療法 antiretroviral therapy　ヒト免疫不全症（HIV）ウイルスに感染した患者に対する、ウイルス増殖の抑制を目的にした、抗レトロウイルス薬による薬物療法。針刺し事故などでHIV感染が疑われる場合にも、予防的に投与されることがある。

口話（こうわ） silent mouthing　聴覚障害者が、相手の口の動きを見て、言葉を読み取ること。また、自分の口の動きで、相手に意思を伝えること。

後彎（こうわん） kyphosis　後方への彎曲。

コーエー [補酵素A] coenzyme A【CoA】ピルビン酸の働きでクエン酸回路の出発点となり、複雑な過程を経てATP生成にかかわる補酵素。ステロイド合成、ヘム合成、アミノ酸代謝などにも関与する。

誤嚥性肺炎 aspiration pneumonia【ASP】細菌が唾液や胃液とともに肺に流れ込んで生じる肺炎。咳反射や嚥下反射の低下、胃液などの消化液の食道への逆流による誤嚥によって生じる。

呼気喘鳴（こきぜんめい） expiratory wheeze 呼気時に生じるゼイゼイとかヒューヒューといった呼吸音。気管支喘息の発作の際などに聞かれる。➡●呼吸音と肺副雑音 p.112

呼吸性アシドーシス respiratory acidosis 呼吸不全により二酸化炭素が過剰に蓄積することで、体内の酸塩基平衡（動脈血pH）が酸性に傾いた状態。➡●アシドーシスとアルカローシス p.10

呼吸性アルカローシス respiratory alkalosis 呼吸窮迫などにより二酸化炭素が過剰に排出されることで、体内の酸塩基平衡（動脈血pH）がアルカリ性に傾いた状態。➡●アシドーシスとアルカローシス p.10

呼吸性移動 respiratory fluctuation 呼吸による胸腔内圧の変動状態が、胸腔ドレーンの水封室内の水の上下によって観察できること。肺虚脱の改善を示している。

呼吸不全 respiratory insufficiency 呼吸機能障害により、室内気吸入時の動脈血酸素分圧（PaO$_2$）が60Torr以下となり、そのために生体が正常な機能を営むことができない状態。PaO$_2$が60Torr以下で、動脈血二酸化炭素分圧（PaCO$_2$）が45Torrを超えない呼吸不全をⅠ型呼吸不全、またPaCO$_2$が45Torrを超えた場合をⅡ型呼吸不全という。Ⅰ型では酸素化障害が、Ⅱ型では換気障害が生じる。

呼吸リハビリテーション respiratory rehabilitation 呼吸器の病気によって生じた障害をもつ患者に対して、可能な限り機能を回復、あるいは維持させ、これにより、患者自身が自立できるように継続的に支援していくための医療。

コクラン共同計画 Cochrane collaboration【CC】英国の国民保健サー

ビスNHSの一環として始まった、治療・予防に関する医学研究をレビューする国際的プロジェクト。

ゴーグル goggles 防護メガネ。

固縮 rigidity 筋固縮。錐体外路障害の1つで、中枢神経の障害により筋緊張が亢進し、筋が持続性に固くなること。パーキンソン症候群などでみられる。

護送 escort 患者の移動時に、付き添って移送すること。

姑息的治療 palliative treatment 根本的な治癒でなく、患者の苦痛を緩和する治療。反対語は「根治的治療」。

誇大妄想 delusion of grandeur 自分の能力や容姿などを実際よりも過大に評価し、それを執拗に主張すること。統合失調症患者でみられる。 ➡ ●妄想の形式と内容 p.108

鼓腸（こちょう） flatulence 腸管内にガスがたまって腹部が膨れ上がった状態。

コーチング coaching 1対1の訓練・指導。相手と同じ土俵に立ち、効果的な質問を投げかけることで、相手の本来の能力や意欲を引き出す教育・指導方法。

骨棘（こつきょく） spur; osteophyte カルシウムが骨に沈着してできた骨の出っ張り。関節や靱帯周囲で生じやすく、また、加齢によっても生じやすい。

コックアップスプリント cock-up splint 上肢・手指の関節の固定や保持などのために使用するシート状の装具。

コックス［シクロオキシゲナーゼ］ cyclooxygenase【COX】プロスタグランジン合成を触媒する酵素。非ステロイド性抗炎症薬（NSAIDs）は、抗COX作用でプロスタグランジンの生成を抑制し、炎症や痛みを抑える。➡エヌセーズ（非ステロイド性抗炎症薬）

コックパウチ Kock pouch 膀胱摘出後に用いる人工の代用膀胱。

骨重積 overlapping of cranial bones 児頭が産道を通過する際に周

骨シンチグラフィー bone scintigraphy テクネチウム（^{99m}Tc）を体内に注射し、骨の代謝や反応が亢進している部位に集まる性質を利用して、腫瘍の骨転移、骨の炎症、骨折などを調べる核医学検査法。➡ ●シンチグラフィーの種類 p.241

骨髄異形成症候群［類白血病、前白血病］ myelodysplastic syndrome【MDS】骨髄中の幹細胞が成熟できず、健常な赤血球、白血球、血小板が減少して感染症、貧血を生じる造血障害。

骨髄抑制 myelosuppression とくに抗癌薬治療の副作用として、骨髄の機能が低下した状態。赤血球、白血球、血小板数が減少するが、白血球減少に伴って易感染性となる。

骨粗鬆症（こつそしょうしょう） osteoporosis【OP】骨のカルシウムが減少し、骨の内部が空洞化する疾患。骨がもろくなり、骨折などを起こしやすくなる。

●**骨粗鬆症の骨**

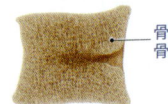

骨梁は厚く、骨梁の間隔は狭い　正常海綿骨

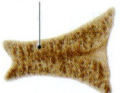

骨梁は薄く、骨梁の間隔が広がる　骨粗鬆症海綿骨

コット cot 乳児用ベッド。簡易ベッド。

ゴットロン徴候 Gottron's sign 多発性皮膚筋炎に特徴的な症状の1つ。手指の手背側関節表面の皮膚が欠落し、紫紅色の皮疹を生じる。

骨盤位［ベッケン位］ breech presentation; Beckenendlage（独）【BEL】逆子のこと。胎児の骨盤端が母体の骨盤入口に向かう胎位。➡●骨盤位の種類 p.175

骨盤底筋群体操 pelvic floor muscle exercise 膀胱、直腸、子宮などを骨盤底で支えている筋群を鍛える体操。骨盤底筋群の緩みに伴う頻

●骨盤位の種類

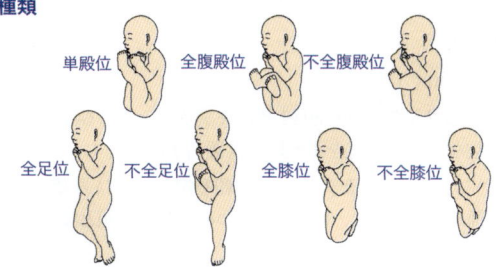

単殿位　全腹殿位　不全腹殿位
全足位　不全足位　全膝位　不全膝位

尿や尿失禁を防止する。

コッヘル Kocher（独）鉤つき鉗子。チューブなどを挟む器具。

骨密度 bone density 単位面積あたりの骨量。カルシウムなどのミネラルが骨にどれくらい含まれているかを示す。女性ではエストロゲンの分泌減少により骨密度が低下し、骨粗鬆症をきたす。➡骨粗鬆症の骨 p.174

骨メタ bone metastasis 骨メタスターシスの略。癌の骨への転移。

骨リモデリング bone remodeling 骨の再構築。骨は、骨溶解と骨形成が繰り返され、リモデリングが行われている。骨粗鬆症は、骨吸収が骨形成を上回るため、骨量が減少すると考えられている。

固定チームナーシング fixed team nursing 各患者を継続的に受けもつ看護師がいて、かつその看護師を含むチームが継続的に特定の患者グループを受けもちつつ、受けもち看護師のバックアップも行う看護提供方式。

コーディネーター coordinator 調整・まとめ役。

コディペンディシー codependency 共依存。アルコール依存症患者が家族に依存する一方で、家族が患者の世話をすることで自己の存在価値を認めてもらおうとするというように、ある人間関係において、メンバー同士が病的なまでに過剰に互いを必要とし、人間関係にとらわれている状態。

コーティング coating 脳動脈瘤の壁を接着剤で補強し、破裂を予防する手術。

コート kot（独）便。

言葉のサラダ word salad 統合失調症でみられる症状の1つで、支離滅裂な単語、文言をまとまりなく羅列すること。

コドン codon 遺伝暗号。遺伝情報を担う m-RNA を構成する塩基配列。4種の配列があり、連続する3つの塩基が一組となることから、64の種類がある。

ゴナドトロピン gonadotropin【Gn】性腺刺激ホルモン。性腺に作用し、性ホルモンの分泌を促進するホルモン。

ゴナドレリン gonadorelin 黄体形成ホルモン放出ホルモン。視床下部から分泌され、黄体形成ホルモンの分泌を促進するホルモン。

ゴノリア [ゴノ] gonorrhea 淋病。ナイセリア属の細菌、淋菌による性感染症。

コパ [カフ付口咽頭チューブ] cuffed oropharyngeal airway【COPA】気道確保と空気漏れを防ぐためのカフが付いた気管チューブ。

コーヒー残渣様 coffee-groundlike vomiting 胃酸の影響で吐血が黒褐色の固まりとなって現れる状態。

コーピング coping 対処法。心理的ストレスを能動的に克服しようとすること。

●コーピングの種類

問題中心型コーピング	問題の原因を探し、実際に問題を解決するために行動する	・話し合って折り合いをつける ・現実に行動してみる ・助言を求める
情動中心型コーピング	問題から生じた情動的反応を調整するために行動する	・くよくよ考えない ・回避 ・遠ざかる ・注意をそらす

コフ cough（コフ）咳嗽、咳。

コプリック斑 Koplik spot はしか口内疹。麻疹の早期症状で、口腔内頬部粘膜に現れる白斑。

コホート cohort 共通した特性をもつ集団。

コーマ coma 昏睡。意識障害の1つで、高度の意識混濁。音や光、痛みなど外界からの刺激にまったく反応しない状態。➡●意識障害の分類 p.20

呼名 calling 名前を呼称すること。呼名刺激に対する反応から、発達段階や意識レベルをみることができる。

米とぎ汁便 rice-water stool コレラによる下痢便に特徴的な、米のとぎ汁のような白い便。

コモード［ポータブルトイレ］ commode chairs 移動式椅子型トイレ。

固有筋層までの癌 muscularis propria【MP】癌の浸潤が粘膜下層を越えているが、固有筋層にとどまるもの。

●胃癌の深達度分類

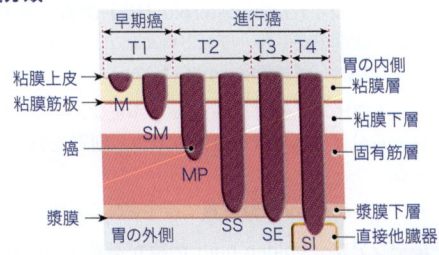

T1：粘膜（M）または粘膜下層（SM）まで、T2：固有筋層（MP）または漿膜下層（SS）まで、T3：漿膜に接する、または漿膜を破り遊離腹腔に露出（SE）、T4：直接他臓器まで（SI）。深さが不明なものはTXとする。

誤用症候群 misuse syndrome リハビリテーションや介護において、過剰な運動療法や間違った技術によって痛み、しびれ、易疲労感などの増大をきたした状態。

コリンエステラーゼ cholinesterase【ChE】コリンエステル分解酵素。肝細胞で産生されるタンパクで、血中活性の減少は、肝細胞障害を示す。

コリン作動性クリーゼ cholinergic crisis 抗コリンエステラーゼ薬の有害作用の1つ。コリンエステラーゼが必要以上に阻害されてアセチルコリン過剰となり、意識障害や呼吸困難などの症状を呈する。

コリン作動薬 cholinergic agent アセチルコリンを伝達物質とするコリン作動性線維によって構成された副交感神経系に作用し、その機能を亢進させる薬物。消化管機能や排尿の促進に用いられる。

コルサコフ症候群 Korsakoff syndrome 脳腫瘍、ビタミン B_1 欠乏などから起きる記銘力障害、健忘、失見当識、作話などの症状群。

ゴルジ装置〔ゴルジ体〕 Golgi apparatus 真核生物の細胞にみられる器官の1つ。タンパク質合成や、細胞内のタンパク質移動にかかわる。
➡ ●細胞の構造 p.473

コルチ器〔らせん器〕 Corti's organ 内耳の蝸牛内の基底膜上にある音の感受器官。

コルチコステロイド corticosteroid【CS】副腎皮質ホルモン。アルドステロン、コルチゾール、デヒドロエピアンドロステロンなどがある。
➡ ●主なホルモンとその機能 p.464

コルチコトロピン〔副腎皮質刺激ホルモン、ACTH〕 corticotrophin 下垂体から分泌されるホルモンの1つ。副腎皮質ホルモンの分泌を制御する。

コルチゾール cortisol 副腎皮質で産生される主要な糖質コルチコイド。

ゴールデンアワー golden hour 治療が奏功する最適時間。例えば、開放骨折では受傷後6時間以内のこと。

コールドショック cold shock 末梢血管が収縮したショック症状。

コルポイリンテル Kolpeurynter（独）【Kolpo】腟拡大器具。

コルポスコピー〔腟拡大鏡診〕 colposcopy 子宮頸部癌が疑われる場合などに、子宮頸部の観察、生検のための組織採取に用いられる検査法。

コレシステクトミー cholecystectomy 胆嚢摘出術。胆石症などの治療目的で、原因臓器である胆嚢を切除すること。多くの場合、腹腔鏡による外科手術が行われる。

コーレス骨折［橈骨遠位端部伸展型骨折］ Colles' fracture 橈骨骨折で、橈骨の末梢端（手首側）が中枢端（肘側）の手背側へと転位すること。転倒して手掌をついた際に、橈骨遠位端に強い力が加わることで発生しやすい。

コレステロール cholesterol【chol】ステロイド骨格をもつアルコール。生体に重要な脂質で、ステロイドホルモン合成基質ともなる。

コレステロール血症 cholesterolemia 血清総コレステロールが異常に高いか、異常に低い状態。

コレラ cholera コレラ菌（*Vibrio cholerae*）による感染症。飲食物からの経口感染症。感染症法による三類感染症。

コロイド colloidal 膠質溶液。

コロストミー colostomy 結腸ストーマ造設術。正常な肛門機能が失われた場合に、結腸、とくにS状結腸に便の排出口を作製する手術。永久的に造設する場合と、一時的に造設する場合がある。

コロトコフ音 Korotkoff's sound 血液が心臓の拍動に合わせて断続的に流れ始めたときに発生する血管音。聴診による血圧測定では、このコロトコフ音を聴診し、コロトコフ音発生開始時のカフ圧が最高血圧、コロトコフ音消失時のカフ圧が最低血圧となる。➡●コロトコフ音とスワン点 p.180

コロナウイルス Coronavirus 太陽コロナに似た形状のウイルス。ヒトを含む動物に感染し、呼吸器系、肝臓、小腸、中枢神経系の疾患の原因となる。

コロナリケア coronary care 循環器疾患、冠疾患に対するケア。

コロニゼーション colonization 保菌。細菌の定着。

コロン colon 結腸。大腸のうち、盲腸と直腸に挟まれた部位。さらに走行により、上行結腸、横行結腸、下行結腸、S状結腸に区分される。

●コロトコフ音とスワン点

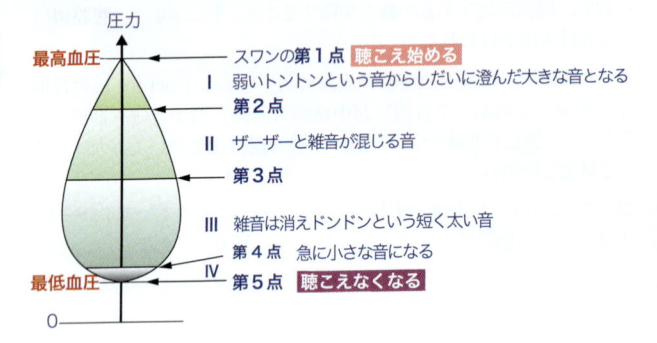

```
圧力
最高血圧 ──── スワンの第1点  聴こえ始める
         I   弱いトントンという音からしだいに澄んだ大きな音となる
         ──── 第2点
         II  ザーザーと雑音が混じる音
         ──── 第3点
         III 雑音は消えドンドンという短く太い音
         ──── 第4点  急に小さな音になる
最低血圧  IV  第5点   聴こえなくなる
0
```

コンカッション concussion 脳振盪。

混合性脱水 combined dehydration 水分と血清ナトリウムの欠乏がほぼ同程度に起こることによって生じる脱水。➡等張性脱水／●脱水の分類 p.314

コンコーダンス concordance コンプライアンス（遵守）を患者に求めるのではなく、患者を主体にし、患者自身の関与を積極的に評価する服薬指導。

コンサーバティブ［コンサバ］ conservative 保存的。患部の切除などの外科的治療でなく、患部を保存したまま治療を進めること。

コンサルテーション consultation 専門家に意見を聞き、助言を求めること。

コンジェスチョン congestion うっ血。何らかの原因により血流の低下が生じ、静脈血が還流せず、組織に貯留した状態。

コンジョイントセラピー conjoint therapy 集団精神療法の1つ。2人、または2人以上が構成する人間関係において何らかの問題が生じている場合に、構成メンバーに同時に面談を行って、問題解決と治療を図る方法。

コントロールスタディ●181

コンジローマ condyloma【Con】突起状腫瘍。➡扁平コンジローマ

混濁尿 cloudy urine 血液、膿、リンパ液、粘液などが混じって濁った尿。

●混濁尿の種類

種　類	原　因
血　尿	尿路結石、悪性腫瘍
膿　尿	尿路感染症（膀胱炎、腎盂腎炎）
塩類尿	リン酸塩、尿酸塩の析出、病的ではない
細菌尿	尿路感染症（膀胱炎、腎盂腎炎）
乳糜尿	フィラリア症

コンタミネーション contamination 混入。汚染。

根治的治療 curative treatment 病気の原因を取り除くことによって、根本から治すことをめざした治療。反対語は「姑息的治療」。原因療法ともいう。

コンチネンス continence 尿禁制。「インコンチネンス」（失禁）の反対語。➡インコンチネンス

混注 mixed injection 混合注射の略。

コンディショニング conditioning 体の調整、調節。

コントラインディケーション contraindication 禁忌。疾病に悪影響を及ぼすことから、使ってはいけない薬物や治療法。

コントローラー controller 喘息の長期管理薬を指す。発作治療薬をレリーバーという。

コントロール感覚［自己コントロール感］sense of control 自分の心身の働きが自分に帰属し、また自分を取り巻く環境が自分と合理的に関連すると感じられ、かつそれらを自分で制御できると感じられること。

コントロールスタディ control study 対照研究。疾病に罹患した集団

と罹患していない集団、あるいは疾病に対して介入を行った集団と行わなかった集団などを比較し、どのような要因が疾病の罹患や治癒に影響を及ぼすかを明らかにする研究方法。

コンパッション compassion 思いやり。哀れみ。同情。慈悲。

コンパートメント症候群[筋区画症候群] compartment syndrome コンパートメント(骨と筋膜によって囲まれた区画)の内圧が上昇し、筋肉の機能不全から壊死に至る疾患。内圧上昇の原因には、出血、阻血、浮腫などによる血行障害がある。

コンバルジョン convulsion 痙攣。全身または一部の筋や筋群に、突発的一過性に起こる不随意の収縮。ひきつけ。 ➡●痙攣の分類 p.183

コンビチューブ[ツーウェイチューブ] combitube 食道閉鎖チューブと気管チューブが一体となった気道確保用チューブ。チューブ近位端のバルーンと遠位端のカフの間に孔があり、その孔より送気が行われる。チューブ遠位端は盲端になっていて食道を閉鎖する。 ➡●コンビチューブ p.183

コンピュータ断層撮影 computer-assisted tomography【CAT, CT】X線によって身体の横断像を撮影する方法。

コンプライアンス compliance【C】患者が治療・看護上の指示に従った行動がとれること。指示に従わないことを「ノンコンプライアンス」という。生理学では、伸展性、圧の変化あたりの容積の変化を指す。

コンプレッションヒップスクリュー compression hip screw【CHS】圧迫股関節ネジ。大腿骨骨折部を接合、内固定するための金属製ネジ。

コンプロマイズドインフェクション compromised infection 日和見感染。本来ならば感染しないような弱い微生物によって生じる感染。免疫力の低下した患者に起こる。

コンプロマイズドホスト compromised host 易感染宿主。免疫機能が低下し、感染しやすくなっている患者。

コンフロンテーション confrontation 直面化への支援。現実に直面させ、対決を迫ること。

●痙攣の分類

発作の型による分類	強直性痙攣	持続的な筋肉の収縮による強直。体幹・四肢を強く屈曲また伸展したまま固定した形になる
	間代性痙攣	筋肉の収縮と弛緩が交互に起こる（拮抗筋が交互に収縮）。全身がガクガクと揺れる
	強直性間代性痙攣	強直性痙攣に引き続き間代性痙攣が起こる
部位による分類	全身痙攣	痙攣が全身に起こる
	局所痙攣	痙攣が身体の一部に起こる
	ジャクソン型痙攣	痙攣が身体の一部に起こり、全身に広がる
原因による分類	本態性痙攣（特発性、機能性）	脳に器質的病変が確認されず、全身的にも痙攣以外に特に異常所見がないもの
	症候性痙攣（器質性）	何らかの基礎疾患に伴って発生するもの

●コンビチューブ

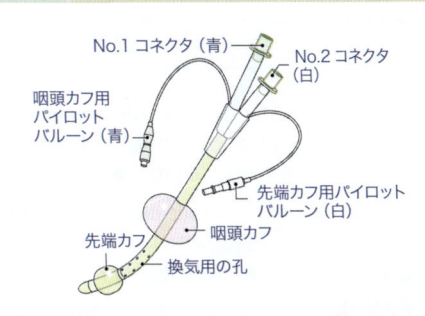

根本原因分析 root cause analysis【RCA】ある望ましくない現象が生じた根源的な要因を特定して、それに対処することで、改善を図る方法。

昏迷 stupor 意識障害の1つで、中等度の意識混濁。自発的な身体的・精神的表出のない状態。繰り返し強く呼びかけると一瞬だけ反応がある状態が昏迷、どんなに強い呼びかけを繰り返しても反応できない意

識障害の状態が昏睡である。

●昏迷の種類

緊張病性昏迷	自発行動は見られない状態。筋緊張亢進が多い
うつ病性昏迷	精神運動抑制が強くなり、いっさいの自発行動ができなくなった状態
躁病性昏迷	気分の高揚が持続しているが精神運動抑制が強い混合状態
解離性混迷	心因により昏迷を呈する状態。ストレス性の出来事などによる
情動性昏迷	小児、精神発達遅滞のある者における不安や恐怖に対する原始反応。一過性
器質性昏迷	脳疾患などで見られる。意識障害を伴うことが多い

さ

ザー[クモ膜下出血] subarachnoid hemorrhage【SAH】クモ膜下腔内の出血。突発性の激しい頭痛で発症し、項部硬直など髄膜刺激症状を示す。➡●項部硬直 p.170／●ケルニッヒ徴候 p.160

サイアザイド系利尿薬 thiazide diuretics 遠位尿細管において、ナトリウムとクロールの再吸収を抑制することで、ナトリウムおよび水の排泄を促進する薬物。➡●利尿薬の作用機序 p.102

サイアス[脳卒中機能障害評価セット] Stroke Impairment Assessment Set【SIAS】脳卒中に伴う機能障害を、定量的に評価するためのツール。9種類の機能障害に分類される22項目から構成される。

災害拠点病院 disaster base hospital 地震、津波、台風などの災害発生時に、災害医療を行う医療機関を支援する病院。わが国では二次医療圏ごとに、原則1か所以上が整備されている。

災害サイクル disaster cycle 災害発生前後の全状況を、円環的な時間的経過でとらえること。災害発生直後の急性期、亜急性期、慢性期、静穏期を経て、次の災害発生へと至る。

再灌流障害 reperfusion injury 虚血状態にあった臓器や組織に血液が再灌流した場合に、その臓器や組織に、血管内皮細胞傷害や微小循環障害などが生じること。場合によっては臓器不全をきたす。

サイクリックAMP cyclic adenosine monophosphate【cAMP】環状アデノシン1リン酸。ATPから生成される化合物。一部ホルモンや神経伝達物質のセカンドメッセンジャーとして働くほか、タンパク質キナーゼの活性化やグリコーゲンの分解調節にも関与。

採血 blood collection 静脈あるいは動脈、輸液ラインなどから血液検体を採取すること。

再興感染症 reemerging infectious disease 結核やマラリアなど、発症が一時的に制圧されたものの、新たに発症の増加傾向がみられる感染症。

サイコドラマ psychodrama 心理劇。心理療法の1つ。患者が演劇的枠組みのなかで他者との交流を図るとともに、自己の演技を通じて感情などを表現することで、治癒を図る方法。

サイコパス psychopath 精神病質者。

再生不良性貧血［アプラ］ aplastic anemia【Aplas】骨髄の赤血球生成機能の低下によって起こる重篤な貧血。赤血球・白血球・血小板のすべてが減少し、感染、出血が起こりやすくなる。

臍帯ヘルニア umbilical cord hernia 胎児の腹壁に孔が開き、臍帯の中に胃や腸などの内蔵が脱出している状態。

サイタフェレシス cytapheresis 血液を体外循環させて血球成分を分離、除去する治療法。

細動脈硬化 arteriolosclerosis 細動脈壁の老化などによって血管の弾力性が喪失し、硬化した状態。血圧が高くなると血管が破裂しやすくなり、破裂が脳内で生じると脳卒中をきたしやすい。➡●動脈硬化の

分類 p.223

サイドエフェクト side effect 副作用。治療的効果を期待する主作用とは異なる作用。副作用には治療上好ましい作用が含まれる場合もあり、最近では人体に有害な作用を有害作用（反応）と呼ぶことが多くなってきている。

サイトカイン cytokine 細胞の増殖、分化、機能の調節などに関与する血液中の生理活性物質。

●サイトカインファミリー

分類	機能	主なサイトカイン
インターロイキン	免疫系の調節	インターロイキン（IL）
インターフェロン	ウイルス増殖阻止・細胞増殖抑制、免疫系の調節	インターフェロン（IFN）
造血因子	血球の分化・増殖促進	コロニー刺激因子（CSF） 顆粒球コロニー刺激因子（G-CSF） 顆粒球マクロファージコロニー刺激因子（GM-CSF） エリスロポエチン（EPO） トロンボポエチン（TPO）
細胞増殖因子	細胞の増殖促進	上皮細胞成長因子（EGF） 線維芽細胞成長因子（FGF） 血小板由来成長因子（PDGF） インスリン様成長因子（IGF） 形質転換成長因子（TGF） ヒト上皮細胞成長因子受容体2型（HER2） 血管内皮増殖因子（VEGF）
細胞傷害因子	細胞傷害の誘発（TGFスーパーファミリー）	腫瘍壊死因子（TNF-α） リンフォトキシン（TNF-β） 骨形成因子（BMP）

サイトカインネットワーク cytokine network あるサイトカインが別のサイトカインの産生を誘導あるいは抑制する複雑なネットワークによって、免疫担当細胞に作用しているメカニズム。

サイトカイン放出症候群［急速輸注症候群］ cytokine release syndrome 抗癌薬の分子標的治療薬など、サイトカイン放出を引き起こす薬物による異常なサイトカイン産生によって、アレルギー反応、呼吸困難、嘔吐などの症状をきたした状態。

サイトトキシン cytotoxin 細胞毒。細胞に対して、機能停止、増殖障害、あるいは細胞死をもたらす物質の総称。

サイトメガロウイルス cytomegalovirus【CMV】ヘルペスウイルス科のDNAウイルス。初期感染では不顕性だが、妊婦では胎児に黄疸・奇形・胎児死亡、エイズや臓器移植患者では間質性肺炎・肝炎などの危険がある。

サイナスリズム sinus rhythm 洞調律。心臓が規則正しいリズムで収縮している状態。➡●心電図の基本波形 p.125

サイバーナイフ cyber knife X線ビームを用いた定位放射線治療。

細胞外液 extracellular fluid【ECF】細胞外にある、体水分量の3分の1を占める体液。

●人体における水分の分布

体液 体重の60%	細胞内液(ICF) 40%	
	細胞外液(ECF) 20%	間質液(ISF) 15%
		血漿・リンパ 5%

細胞診 cytodiagnosis 検体を染色し、細胞の異型性を顕微鏡で調べる検査。主に悪性腫瘍の病理検査に用いられる。

細胞性免疫 cellular immunity マクロファージ、好中球、リンパ球のT細胞などが、抗体を介することなく、抗原を直接認識することで、生体内の異物（抗原）の排除を行う機構。

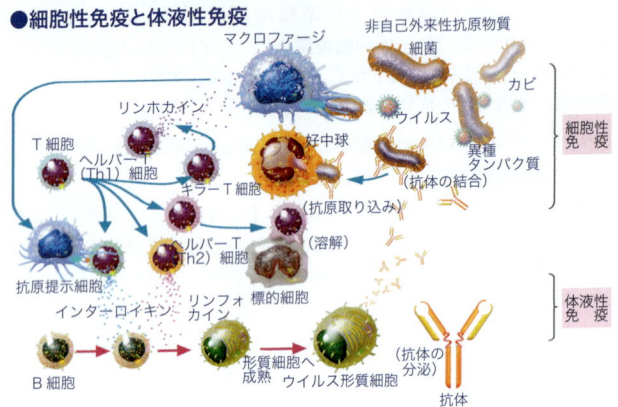

●**細胞性免疫と体液性免疫**

細胞内液 intracellular fluid【ICF】体重の約40％を占める体液。➡
●人体における水分の分布 p.187

サイレントアスピレーション silent aspiration 不顕性誤嚥。睡眠中や口腔周辺の麻痺、加齢に伴う反射や神経系の衰えなどにより、本人の無意識のうちに、唾液や食物に混じって細菌類が気管に入ってしまうこと。

サイロイド thyroid 甲状腺。

サイロキシン［チロキシン］ thyroxine【T_4】4個のヨードからなる甲状腺ホルモン。甲状腺ホルモンはT_4の形で分泌され、肝臓や腎臓で脱ヨード酵素により4個のヨードのうち1個が外されてT_3に変換される。➡トリヨードサイロニン

サイログロブリン thyroglobulin【Tg】甲状腺で合成される糖タンパク質。自己免疫性甲状腺疾患の抗原となる。➡自己免疫性甲状腺疾患

サヴァン症候群 savant syndrome 知的障害や自閉症などを有する人

で、特定の分野に限って、常人に及びがたい能力を発揮する症候群。原因は特定されていない。

サーカディアンリズム circadian rhythm 概日リズム。昼間は覚醒し、夜は睡眠をとるように、1日のリズムを調整する24時間周期のメカニズム。

作業せん妄 occupational delirium 一過性に意識混濁をきたしているにもかかわらず、その人の日常や仕事において習慣となっている動作を行うこと。

索状 funicular 縄のような、太く長い状態。皮下の索状形成、腸内での索状物形成などがある。

サクション suction 吸引。

サクソンテスト Saxon test 唾液量測定試験。

作話 confabulation 虚構の話をつくること。実際には体験していないことを、体験したと間違えて話すこと。

鎖肛（さこう） anal atresia 生まれつき肛門あるいは直腸が閉鎖している状態。

左軸偏位 left axis deviation【LAD】心電図上の所見。心臓の電気軸が左横から上を向いている状態。左心室肥大や刺激伝導系の異常などでみられる。➡右軸偏位

左心不全 left (sided) heart failure【LHF】左心室の機能不全で肺循環が滞った状態。➡右心不全／●左心不全と右心不全 p.190

サース［全身性炎症反応症候群］ systemic inflammatory response syndrome【SIRS】感染などの侵襲が加わり、宿主に全身性の炎症反応が起こり、発熱などの症状を呈した状態。侵襲により産生されたサイトカインによって引き起こされる。

サス［睡眠時無呼吸症候群］ sleep apnea syndrome【SAS】睡眠中に断続的に無呼吸を繰り返し、その結果、日中傾眠などの種々の症状を呈する睡眠呼吸障害の総称。

●左心不全と右心不全

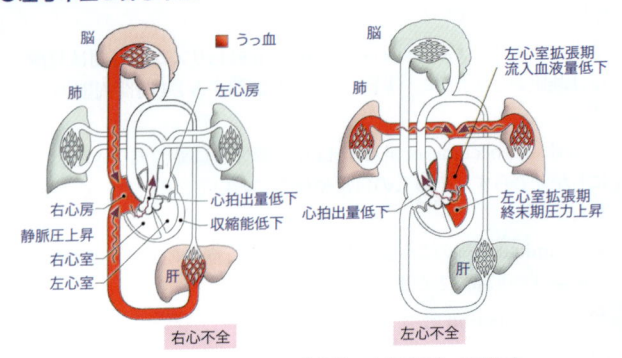

脳／肺／左心房／右心房／静脈圧上昇／右心室／左心室／心拍出量低下／収縮能低下／肝／右心不全

脳／肺／左心室拡張期流入血液量低下／心拍出量低下／左心室拡張期終末期圧力上昇／肝／左心不全

■ うっ血

サーズ［重症急性呼吸器症候群］ severe acute respiratory syndrome【SARS】 新型のコロナウイルス（SARSウイルス）を病原体とする新しい感染症。

嗄声（させい） hoarseness しわがれ声。声がかすれている状態。

させられ体験［作為体験］ experience of influence; influence of thought 精神症状の1つで、自分の行動を他者から操られていると考えること。統合失調症に特有の症状。

挫創（ざそう） contusion 外部から鈍力が加えられたときに生じる内部組織の損傷。体表に傷がつく場合を挫創、つかない場合を挫傷という。

サチュレーション saturation【SAT】 酸素飽和度。血中の酸素と結合したヘモグロビンの割合。パーセントで示す。血液中の酸素量の目安となる。➡動脈血酸素飽和度／SpO_2（経皮的酸素飽和度）

サチリアージス satyriasis 男子色情症。男性において、性欲が過剰に亢進した状態。

サディズム sadism 加虐性愛。

サードスペース third space 第3間隙。手術による血管壁の破壊や、

細胞損傷によって、水分、ナトリウムが細胞外に漏れ、間質に移行して腫脹してできたスペース。サードスペースに貯留した体液は有効な循環血液量としては使用できないが、手術後2〜3日後頃にはリンパ系を介して血管内に戻り、尿として排泄される。術後の輸液管理では、サードスペースの体液を勘案しておくことが重要である。

サドマゾヒズム sadomasochism ひとりの人間がサディズム（加虐性愛）とマゾヒズム（被虐性愛）を併せもつこと。

サドル麻酔［低位脊椎麻酔］ saddle block 脊椎麻酔の1つで、仙骨神経だけに麻酔をかける方法。肛門や会陰部の手術に用いる。

サバラ subarachnoid hemorrhage サバラクノイドヘモリッジの略。クモ膜下出血。スブアラともいう。

詐病（さびょう） malingering 実利を目的として、病気であるように偽ること。その場しのぎに行うことを仮病という。

サブ［選択的肺胞気管支造影］ selective alveolobronchography【SAB】肺亜区域内まで挿入したカテーテルにより造影剤を噴霧し、末梢気管支・肺胞を撮影するX線検査。

サーファクタント surfactant 表面活性物質。表面活性薬。

サブキュート subcutaneous injection【SC】サブキュテイニアスインジェクションの略。皮下注射。➡●注射の種類 p.2

サブクラビアン subclavian 鎖骨下。

サブジェクト subject 主観。主体。SOAPのS。➡● SOAP形式 p.278

サブスタンス P substance P【SP】脳、消化管に存在する神経ペプチドで、知覚伝導作用、消化管の収縮作用、血管拡張作用がある。➡●神経伝達物質の種類と働き p.97

サブドラ subdural hematoma【SDH】サブデュラルヘマトーマの略。硬膜下血腫。硬膜の内側に生じた血腫。

サプリメント supplement 補遺。別刷。付録。栄養補給飲食物。

サプレッサー suppressor 抑圧遺伝子。免疫抑制。

サーベイメータ survey meter 放射線探索器。ガイガーカウンター。

サーベイランス surveillance 調査監視。疾病監視。感染症監視。

サポジトリー［ズッポ］ suppository【supp】座薬。直腸または腔に挿入して用いる固形の薬剤。

サーム［選択的エストロゲン受容体モジュレーター］ selective estrogen receptor modulator【SERM】エストロゲン受容体と結合後、組織によってエストロゲン作用を示したり、抗エストロゲン作用を示したりする薬剤群。骨のエストロゲン受容体に対して選択的に作用する、選択的エストロゲン受容体モジュレーターは、骨粗鬆症治療薬として用いられる。

挫滅（ざめつ） crush injury 外部からの衝撃や圧迫によって、内部の組織が破壊されること。

サーモグラフィ thermography 体表面の温度分布を記録する機械。

サーモスプリント thermosplint 65〜70℃で軟化する熱可塑性材料でつくられた副子。

サラセミア thalassemia 遺伝的なヘモグロビン合成障害により溶血性貧血を起こす疾患。地中海沿岸に多いので地中海貧血と呼ばれる。

サラムス thalamus 視床。視床上部、視床下部とともに間脳を構成する部位。知覚神経を大脳皮質に中継する役割をもつ。

サリドマイド thalidomide 睡眠薬の1種。妊娠初期の妊婦が服用すると胎児の四肢に独特の奇形が生じるため、発売中止となったが、血管新生阻害作用があることから、抗悪性腫瘍薬として注目されている。

サリーン saline 生理食塩液。体液とほぼ等張の塩化ナトリウムの水溶液。

サリン sarin 有毒な有機リン化合物。

サルコイドーシス sarcoidosis 類肉腫症。原因不明の結節が肺、眼、皮膚など全身の臓器にできる疾患。

サルコペニア sarcopenia 加齢により骨格筋の筋肉の量や筋力の低下が生じた状態。

サルコーマ sarcoma 肉腫。骨、軟骨、脂肪、筋肉、血管などの結合組織細胞が腫瘍化したもの。

猿手（さるて） ape hand 外傷などによる正中神経麻痺により、手を握ったときに母指、示指、中指が屈曲できなくなる症状。

●猿手、鷲手、下垂手

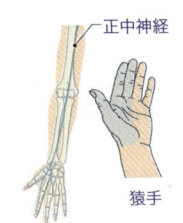

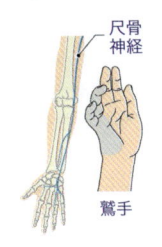

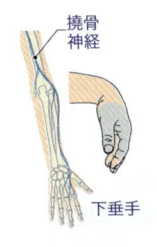

正中神経　猿手
尺骨神経　鷲手
橈骨神経　下垂手

サルファ薬 sulfa drug スルホンアミドを有する合成抗菌薬や化学療法薬の総称。

サルベージ手術 salvage operation 癌治療で化学療法や放射線療法を極量まで行ったにもかかわらず効果が現れなかったり、再発した場合に、癌を根治する目的で最終手段として行う手術の総称。

サロゲートマザー surrogate mother 代理母。不妊カップルの代わりに、カップルの受精卵を人工授精するか、男性の精子を人工授精して妊娠・出産する第三者の女性。

酸塩基平衡 acid base balance【ABB】血液・体液の酸・アルカリ濃度が一定に保たれた状態。pH7.36～7.44に調整されている。

三横指（さんおうし） three finger breadth 指3本分を重ねた横の幅。

産科ショック obstetric shock 分娩周辺期において、主に出血により発生するショック状態。

Ⅲ型アレルギー type Ⅲ hypersensitivity 免疫グロブリン（IgG、IgM）が関与し、免疫複合体反応をきたす過敏症。➡免疫複合体／●アレルギーの種類 p.29

三活（さんかつ） three-way stopcock 三方活栓の略。輸液ラインの注入経路を切り替えるコック。

残語（ざんご） residual speech 言葉をほとんど失った失語症患者が表出できる残された言葉。発言しようとすると必ず口に出る、場面とは無関係に表出されるなどの特徴がある。

3・3・9度〔日本昏睡スケール〕 Japan coma scale【JCS】意識障害レベルの分類法。日本昏睡スケール（JCS）のこと。患者の状態を、3桁（開眼しない）、2桁（刺激を与えると開眼する）、1桁（開眼している）に分類し、さらにそれぞれを3段階に評価することから3・3・9度方式と呼ばれる。

産褥（さんじょく） puerperium 分娩時に産婦が使う寝床。分娩後、

●日本昏睡スケール

I 覚醒している（1桁の点数で表現）	0	意識清明である
	1（I-1）	見当識は保たれているが意識清明ではない
	2（I-2）	見当識障害がある
	3（I-3）	自分の名前、生年月日がいえない
II 刺激に応じて一時的に覚醒する（2桁の点数で表現）	10（II-1）	普通の呼びかけで開眼する
	20（II-2）	大声で呼びかけたり、強く揺すると開眼する
	30（II-3）	痛み刺激を加えつつ、呼びかけを続けるとかろうじて開眼する
III 刺激しても覚醒しない（3桁の点数で表現）	100（III-1）	痛みに対して払いのけるなどの動作をする
	200（III-2）	痛み刺激で手足を動かしたり、顔をしかめたりする
	300（III-3）	痛み刺激に対し全く反応しない

〔注〕R（restlessness）: 不穏状態、I（incontinence）: 失禁、A（akinetic mutism, apallic state）: 無動性無言・自発性喪失。記載例：100-I、20-RI

母体が妊娠前の状態に回復するまでの期間を産褥期という。

産褥うつ病 ポストパータムディプレッション postpartum depression 妊娠前には徴候がなかったにもかかわらず、産後数か月の間に意欲低下、不安、頭痛、摂食障害などのうつ症状を呈する状態。

酸素化 オクシジェネイション oxygenation 呼吸困難や呼吸不全などの呼吸器系障害により、低酸素血症が生じた場合に、気管挿管による人工換気や非侵襲的陽圧換気などによって酸素補給を行い、低酸素を改善すること。

散瞳（さんどう） ミドライアシス mydriasis 瞳孔が5mm以上に開いている状態。動眼神経麻痺、瞳孔散大筋の痙攣によって起こる。一側の散瞳は、脳内出血、脳浮腫が疑われ、両側の散瞳は脳幹障害が疑われる。反対語は「縮瞳」。➡●対光反射と瞳孔の観察 p.224

残尿感 フィーリングオブレジデュアルユリン feeling of residual urine 排尿後も尿意が残っている感覚。

サンプドレーン サンプドレイン sump drain 吸引ドレーン。ドレーン内腔が多重構造（2腔、3腔）になっているドレーン。➡●ドレーンの種類 p.331

サンプバージョン サンプヴァージョン thump-version 徐脈発作時、前胸部を強く叩打し、洞調律に戻す治療法。

残便感 フィーリングオブインコンプリートエヴァキュエイション feeling of incomplete evacuation 排便後も便意が残っている感覚。

酸ホスファターゼ アシッドホスファテイズ acid phosphatase【ACP】リン酸エステルを酸性溶液中で加水分解する酵素。前立腺に大量にあり、前立腺癌などの指標となる。➡アルカリホスファターゼ

残眠感 ドラウジネス drowsiness 覚醒後も眠気が持続する感覚。

産瘤（さんりゅう） カプットサクセデニーアム caput succedaneum 分娩の際に、胎児の頭部などがうっ血して体液がたまってできるやわらかいこぶ。

し

シーアイ（CI）［心係数］ カーディアックインデックス cardiac index 時間当たりの心臓駆出血液量を体表面積で割ったもの。心拍出量の測定に用いる。➡●スワンガン

ツカテーテル（SGC）測定による正常値 p.258

シアリル Tn 抗原 sialyl-Tn antigen【STN】卵巣癌、胃癌などの血中腫瘍マーカー。

シーアール（CR）［完全奏効］ complete response 固形癌の腫瘍縮小効果を判定する用語。腫瘍病変が縮小した状態。

●固形癌の治療効果判定のための基準による表現法

標的病変の効果判定	CR（完全奏効）	腫瘍病変が消失し、4週間持続
	PR（部分奏効）	腫瘍病変が30%縮小し、4週間持続
	SD（安定）	PR基準もPD基準も満たさない
	PD（進行）	腫瘍病変が20%増大
非標的病変の効果判定	CR（完全奏効）	腫瘍病変が消失し、腫瘍マーカーが正常化。4週間持続
	IR（不完全奏効）SD（安定）	腫瘍病変が1か所以上残存かつ、または腫瘍マーカーが正常上限を上回る。4週間持続
	PD（進行）	腫瘍病変があきらかに増悪

シェイエ分類 Scheie classification 高血圧による眼底変化の動脈硬化性変化（高血圧の期間）と高血圧性変化（高血圧の重症度）の二軸による分類法。➡●眼底所見分類 p.119

ジェイシーエス（JCS）［日本昏睡スケール、3・3・9度方式］ Japan coma scale 意識障害レベルの分類法。患者の状態を、3桁（開眼しない）、2桁（刺激を与えると開眼する）、1桁（開眼している）に分類し、さらにそれぞれを3段階に評価する。➡●日本昏睡スケール p.194

ジーエイチ（GH）［成長ホルモン］ growth hormone 下垂体前葉から分泌され、成長を促進するホルモン。➡●主なホルモンとその機能 p.464

ジーエイチアールエイチ（GHRH）[成長ホルモン放出ホルモン] growth hormone-releasing hormone
視床下部から分泌され、成長と代謝を促進する成長ホルモンの分泌を促すホルモン。

シーエイチエフ（CHF）[うっ血性心不全] congestive heart failure
心臓のポンプ機能低下により、体循環、肺循環にうっ血が起こる症候群。

シェイピング shaping
目的とする行動に近い行動を強化しながら目標に近づけていく行動療法。

シェーグレン症候群 Sjogren's syndrome【SjS】
外分泌腺の分泌低下を主徴とする炎症性疾患。

シーエージー（CAG）[冠動脈造影] coronary angiography
冠動脈に造影剤を注入して撮影するX線検査。

シーエスアイアイ（CSII）[持続皮下インスリン注入療法] continuous subcutaneous insulin infusion
皮下にカテーテルを留置し、ポンプを用いて持続的にインスリンを注入する方法。

シーエスエフ（CSF）[脳脊髄液] cerebrospinal fluid
脳室およびクモ膜下腔を満たす無色透明な液体。脳室系の閉塞によって髄液が頭蓋内に貯留すると、頭蓋内圧が上昇して頭痛、嘔吐、麻痺などをきたす。また、骨折などの外傷に伴って髄液瘻が生じ、髄膜への感染をきたすことがある（髄膜炎）。増えすぎると正常圧水頭症、減少すると脳脊髄液減少症が起こる。➡︎●髄液の循環と脳室ドレーン p.350

シーエスティー（CST）[収縮ストレステスト] contraction stress test
子宮収縮ホルモンのオキシトシンを母体に静注して行う胎児心拍数モニタリング。➡︎ノンストレステスト

ジェットネブライザー jet nebulizer
加圧した空気や酸素によって、薬液を霧状にする吸入器。➡︎●ジェットネブライザーと超音波ネブライザー p.198

ジーエヌアールエイチ（GnRH）[性腺刺激ホルモン放出ホルモン] gonadotropin-releasing hormone
視床下部から分泌され、性腺刺激

●ジェットネブライザーと超音波ネブライザー

	ジェットネブライザー	超音波ネブライザー
発生原理	エアコンプレッサー	超音波振動
粒子径	1〜15 μm	1〜5 μm
粒子の特徴	小さい粒子のみ噴出させるが大きさはまちまち	均一な密度の高い粒子を多量に発生させられ、末梢気道・肺胞に届きやすい
噴霧の速度	0.1〜0.2 mL/分	3〜6 mL/分
その他	モーターのため携帯に向かない	薬剤によっては薬理活性が失われることがある
構造		

ホルモンの分泌をコントロールしているホルモン。

ジーエヌシー（GNC）[グラム陰性球菌] gram negative coccus グラム染色で紫色に染まらず、赤色（陰性）になる球菌。淋菌、髄膜炎菌などがある。➡ GNB（グラム陰性桿菌）／GPB（グラム陽性桿菌）／GPC（グラム陽性球菌）／●グラム染色と病原菌 p.142

ジーエヌビー（GNB）[グラム陰性桿菌] gram negative bacillus グラム染色で紫色に染まらず、赤色（陰性）になる桿菌。腸内細菌（大腸菌、赤痢菌など）、緑膿菌、百日咳菌などがある。➡ GPB（グラム陽性桿菌）／GPC（グラム陽性球菌）／GNC（グラム陰性球菌）／●グラム染色と病原菌 p.142

ジェネレーター generator 発生装置。人工ペースメーカーの電気刺激

シーエービージー（CABG）[冠動脈大動脈バイパス移植術] coronary artery bypass graft
急性心筋梗塞など虚血性心疾患の際に、冠動脈の狭窄部に、患者本人の大腿部静脈や内胸動脈を使用したバイパスをつくる手術。 ➡●大動脈冠動脈バイパス術 p.116

シーエーピーディー（CAPD）[持続携行式腹膜透析] continuous ambulatory peritoneal dialysis
自分自身の腹膜を透析膜として使い、患者自身が透析液を交換しながら血液を浄化する方法。透析液の交換を器械が自動的に行う自動腹膜透析もある。

シーエフエス（CFS）[慢性疲労症候群] chronic fatigue syndrome
原因不明の長期的な疲労感が続く疾患。

ジーエフエス（GFS）[胃ファイバースコープ] gastrofiberscope
食道、胃、十二指腸に光ファイバーを直接入れてみる検査。ポリープなどの切除治療も同時に行うこともある。

シーエムブイ（CMV）[持続強制換気] continuous mandatory ventilation
すべての吸気に強制換気を用いた換気方式。間欠的陽圧換気（IPPV）と持続陽圧換気（CPPV）がある。➡●主な換気モード p.60

シェルター[救護施設] shelter
家庭で暴力を受けている人や、ホームレスのための一時的な収容施設。

ジェンダー gender
社会・文化的性。生物学的機能以外に社会的・文化的につくられた性差による役割や行動。

シェーンライン・ヘノッホ紫斑病 Schonlein-Henoch purpura【SHP】
自己免疫反応により引き起こされる、アレルギー性の小血管炎。

シーオー（CO）[心拍出量] cardiac output
左室から毎分駆出される血液量。

シーオスム[浸透圧クリアランス] osmolal clearance【Cosm】
尿濃縮の指標。ナトリウムイオンの排泄量が増加すると上昇。

シーオーツー（CO_2）ナルコーシス CO_2 narcosis
二酸化炭素（CO_2）

の呼吸調節系への麻酔作用。慢性呼吸不全の患者に不用意に高濃度の酸素を投与すると低酸素の呼吸刺激がなくなり、CO_2 排出がなくなるために、呼吸困難、呼吸性アシドーシス、意識消失が起こる。

シーオーピーディー（COPD）[慢性閉塞性肺疾患] chronic obstructive pulmonary disease 喫煙など有毒な粒子やガスの吸入によって生じた肺の炎症により、進行性の気流制限を呈する疾患。肺気腫、慢性気管支炎がこれに属する。

シー（C）型肝炎 hepatitis C【HC】C 型肝炎ウイルス感染で発症する肝炎。血液経由で感染。➡ HC ウイルス（C 型肝炎ウイルス）／●ウイルス肝炎の種類と特徴 p.57

シガレットドレーン cigarette drain ガーゼをゴムでくるんだ紙巻きタバコ状のドレーン。➡●ドレーンの種類 p.331

子癇（しかん） eclampsia 妊娠高血圧症候群（妊娠中毒症）のうち、意識喪失と痙攣を伴う状態。➡●妊娠高血圧症候群の分類 p.345

弛緩性便秘[無緊張性便秘] atonic constipation 食事や食物繊維の摂取不足、運動不足などにより、腸管への刺激が不足し、腸蠕動が低下したことによって生じる便秘。➡●便秘の種類 p.156

弛緩性麻痺 flaccid paralysis 運動麻痺の 1 型。2 次運動ニューロン（前角細胞）の障害で起こる、筋緊張低下を伴う麻痺。1 次運動ニューロンの障害で起こる麻痺を痙性麻痺という。

色素沈着 pigment deposition 色素が細胞や組織に固着すること。本来生理的に存在する内生色素によるものと、体外に由来する外生色素によるものがある。

ジギタリス digitalis 強心配糖体、うっ血性心不全治療薬、不整脈治療薬。

ジギタール digital examination ジギタールエグザミネーションの略。直腸指診。ジギともいう。

ジギタールエグザミネーション digital examination 直腸指診。肛門から指を入れ、肛門周辺や直腸、または直腸の壁越しに虫垂炎や前立腺、

子宮胎盤機能不全 uteroplacental insufficiency【UPI】子宮胎盤の血流障害により胎児への酸素・栄養供給が低下した状態。

糸球体濾過率 glomerular filtration rate【GFR】腎臓の血液濾過を担う糸球体が実際に濾過している量。イヌリンやクレアチニンを用いて測定する。➡腎血漿流量

子宮復古 involution of the uterus 分娩後、子宮が妊娠前の状況に戻るように退縮、収縮すること。

死腔換気率 dead-space gas volume to tidal volume ratio【V_D/V_T】1回換気量中、気道のうちでガス交換に寄与しないスペースが占める割合。

シグモイド sigmoid ギリシア文字のシグマ（S）に似た形。またその形状をした大腸の一部。S状結腸のことをいう。

シクロオキシゲナーゼ［コックス］ cyclooxygenase【COX】プロスタグランジン合成を触媒する酵素。非ステロイド性抗炎症薬は、抗COX作用でプロスタグランジンの生成を抑制し、炎症や痛みを抑える。
➡エヌセーズ（非ステロイド性抗炎症薬）

シクロスポリン cyclosporine【CYA】真菌から抽出した免疫抑制薬で、Tリンパ球に特異的に作用する。臓器移植後の免疫抑制やベーチェット病・皮膚筋炎などの自己免疫疾患に用いられる。

刺激痛 irritated pain 神経が刺激されることに伴う、刺すような強い痛み。

刺激伝導系 impulse conducting system【ICS】心臓の拍動をつかさどる電気シグナルの伝達経路。洞結節から発し、心房、房室結節、ヒス束、（左右）脚、プルキンエ線維、心室の順で伝わる。➡●心臓の刺激伝導系と心電図 p.202

シーケーディー（CKD）［慢性腎臓病］ chronic kidney disease 腎障害を示す所見（とくにタンパク尿）や腎機能低下（糸球体濾過値の低下）が、3か月以上続く状態。

囁語（じご） whispered speech ささやき声。

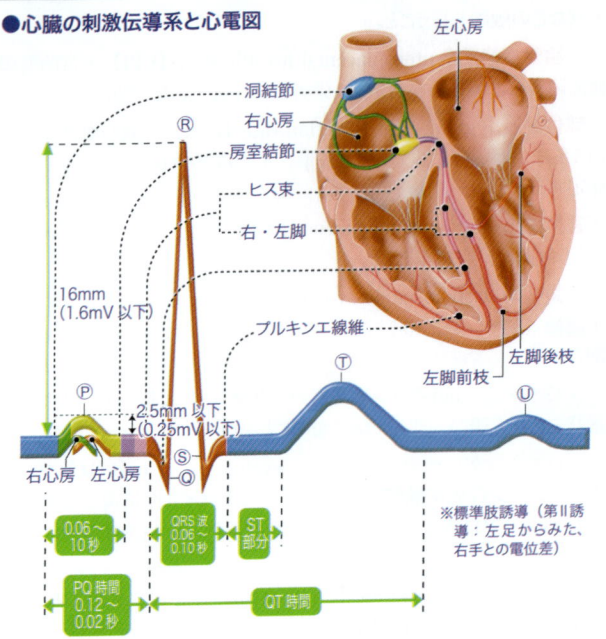

●心臓の刺激伝導系と心電図

左心房
洞結節
右心房
房室結節
ヒス束
右・左脚
プルキンエ線維
左脚前枝
左脚後枝

16mm (1.6mV 以下)
2.5mm 以下 (0.25mV 以下)
右心房 左心房
Ⓟ Ⓡ Ⓢ Ⓠ Ⓣ Ⓤ

0.06〜10秒
QRS波 0.06〜0.10秒
ST部分
PQ時間 0.12〜0.02秒
QT時間

※標準肢誘導（第Ⅱ誘導：左足からみた、右手との電位差）

思考障害 ソートディスオーダー thought disorder 思考の内容あるいは形式の障害。妄想は思考内容の障害であり、思考形式の障害には、観念奔逸、滅裂思考、強迫観念などがある。

自己血輸血 オートロガスブラッドトランスフュージョン autologous blood transfusion; オートトランスフュージョン autotransfusion 術前に患者自身から採血した、あるいは術中に患者自身から回収した血液を、再び本人へと戻すこと。輸血反応が起こりにくい利点がある。

自己効力感[セルフエフィカシー] セルフエフィカシー self-efficacy これから起こそうとする行動を「できる」と思える心の状態。自分に対する信頼感。

自己コントロール感 センスオブコントロール sense of control 自分の心身の働きが自分に帰属し、また自分を取り巻く環境が自分と合理的に関連すると感じられ、

脂質異常症● 203

かつそれらを自分で制御できると感じられること。

自己実現 self-actualization; self-realization 自分が有している可能性を開発、実現すること、またそうできていると感じられ、満たされること。マズローの基本的欲求理論では最上位の欲求。➡●マズローのニード階層 p.261

篩骨（しこつ） ethmoid bone 眼窩と鼻腔を構成する骨。

死後の処置 mortuary care 死亡宣告の後、尿や消化管内容物の排出、身体の清拭などを行って、遺体の外観を整える処置。

自己抜去 self-removal チューブなどを患者自身が引っぱって抜いてしまうこと。固定不良などで不意に抜けてしまう場合は事故抜去という。

自己免疫性甲状腺疾患 autoimmune thyroid disease【AITD】サイログロブリン（Tg）や甲状腺ペルオキシダーゼ（TPO）、甲状腺刺激ホルモン受容体（TSHR）が抗原となり、これに対する自己抗体が自己の甲状腺を刺激して起こる疾患。バセドウ病や橋本病など。

自己免疫性溶血性貧血 autoimmune hemolytic anemia【AIHA】赤血球膜上の抗原と反応する自己抗体により赤血球が破壊されて溶血が生じ、貧血をきたす疾患。抗赤血球自己抗体は、37℃あるいは体温以下の低温状態で、自己赤血球と結合する性質をもつため、赤血球結合の温度により温式と冷式のAIHAに分類される。

自殺企図 suicide attempt【SA】ある程度死の意図を認めながらも、実際に死に至ることがなかった自傷。

自殺念慮［希死念慮］ suicidal thought 自殺を考えること。

支持基底面積 base of support 体重を支える面積。移動や体位交換の際、介護者は両足を適度に開き、支持基底面積を広げることで、動作がしやすくなる。➡●安定性と基底面積・重心の関係 p.204

四肢硬直 limb rigidity 両手・両足の骨格筋が収縮して、硬くなった状態。

脂質異常症［高脂血症］ hyperlipemia【HL】血中の脂質が標準と比べて過剰であるか、または不足している状態。高コレステロール血症、高LDLコレステロール血症、低HDLコレステロール血症、高トリグリセリド血症などに分類される。

●安定性と基底面積・重心の関係

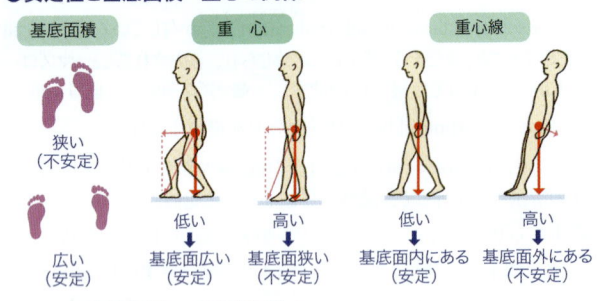

基底面積	重 心	重心線

狭い（不安定）
広い（安定）

低い
基底面広い（安定）

高い
基底面狭い（不安定）

低い
基底面内にある（安定）

高い
基底面外にある（不安定）

四肢麻痺 tetraplegia; quadriplegia（テトラプレジア；クアドリプレジア）両上肢・両下肢に麻痺をきたした状態。頸髄以上の両側錐体路障害や四肢の末梢神経障害、筋疾患による。➡●麻痺の種類 p.444

歯状核赤核淡蒼球ルイ体萎縮症 dentatorubral-pallidoluysian atrophy（デンタトルブラルパリドルイシアン アトロフィー）【DRPLA】常染色体優性遺伝による脊髄小脳変性症。➡●脊髄小脳変性症の分類と特徴 p.262

自傷行為 self mutilation（セルフ ミュティレイション）意識的または無意識的に、死に至るほどではないものの、自らの身体を傷つけること。境界性パーソナリティ障害、統合失調症、発達障害などでみられる。

視床出血 thalamic hemorrhage（サラミック ヘモリッジ）【TH】脳出血の1つで、視床を灌流する視床膝状体動脈などが破綻し、出血をきたすこと。視床には知覚中枢があることから、知覚障害、意識障害、運動障害などを生じる。➡●脳出血の種類 p.351

自傷他害 自らの身体を傷つけたり、他者に危害を加えること。

矢状縫合 sutura sagittalis（ステュラ サジタリス）頭蓋骨の頭蓋冠を分割するように存在する結合組織（縫合線）の1つ。正中線に沿った頭頂骨の間にある縫合線。➡●頭蓋骨の縫合 p.205

自助具 self-help devices（セルフヘルプ ディヴァイシズ）障害者が日常生活動作を自分でできるように工夫した補助具。➡●食事のための自助具 p.205

●頭蓋骨の縫合

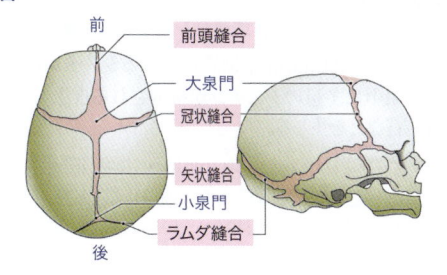

前頭縫合
大泉門
冠状縫合
矢状縫合
小泉門
ラムダ縫合

前
後

●食事のための自助具

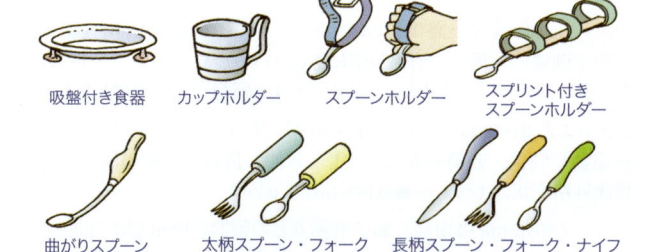

吸盤付き食器　カップホルダー　スプーンホルダー　スプリント付きスプーンホルダー

曲がりスプーン　太柄スプーン・フォーク　長柄スプーン・フォーク・ナイフ

シシリアンガンビット Sicilian Gambit 抗不整脈薬の分類法。

シース sheath ①鞘（さや）。②シースイントロデューサー（カテーテル挿入する際体内への入口となる器具）の略。③整形外科で使う固定具。➡シースイントロデューサー／シースカテーテル

シースイントロデューサー sheath introducer 血管内カテーテルによる検査や治療で、体内への入口となる器具。シースという。

指数弁 counting finger【c.f.】眼前で示された指の数を数えられる程度の視力。➡手動弁／光覚弁

シースカテーテル sheath catheter 鞘状のシースのついたカテーテル。

ジスキネジア dyskinesia 抗精神病薬、抗パーキンソン病薬の副作用

で起こる錐体外路症状の1つ。舌や口をモグモグ、クチャクチャさせるような、ゆっくりとした不随意運動を起こす。 ➡ ●錐体外路症状 p.244

シスチン尿症 cystinuria 尿細管におけるシスチン再吸収が遺伝性に低下し、尿中に多量のシスチンが排泄される疾患。シスチン析出による尿路結石などを生じる。

システマティックレビュー systematic review 体系的レビュー。あるテーマに関して一定の基準を満たした臨床試験論文を、データベース検索や文献リストなどによって収集し、1つの課題に対するエビデンスを系統的に探し出して評価し、一定の手法に従って要約すること。

システムレビュー review of systems【ROS】系統的レビュー。各臓器別に詳しく病歴を聴取すること。

ジスト[消化管間質腫瘍] gastrointestinal stromal tumor【GIST】粘膜下腫瘍の一種で、消化管壁にあるカハール介在細胞(消化管運動のリズムをつくり出したり、調節したりする細胞)が腫瘍化したもの。

ジストニア dystonia 筋肉の緊張の異常によって、ゆっくりとした不随意運動や肢位、姿勢の異常が生じる状態。抗精神病薬の副作用で、錐体外路症状の1つ。 ➡ ●錐体外路症状 p.244

ジストマ distoma 吸虫症。肺や肝臓などの臓器に吸虫類が寄生した疾患。肺吸虫症では咳嗽、血痰などを、肝吸虫症では下痢、肝硬変などをきたす。

シストメトリー cystometry 膀胱内圧測定。排尿障害患者の膀胱機能(膀胱容量、膀胱内圧など)を調べる検査法。膀胱内圧の変化を連続的に記録した膀胱内圧曲線と、尿意や尿量の関係をみることで、膀胱神経や膀胱壁の異常を検索できる。

ジストロフィー dystrophy 異栄養症。栄養障害や代謝障害などにより、骨や筋など、身体のさまざまな部位に変性、萎縮などをきたす症状。

死戦期 agonal stage 生体が死亡に至る期間のうち、死亡が近く、重要な臓器の機能を維持するには不十分な状態の時期。特有の顔貌、死戦期呼吸などの状態をきたす。

シーソー眼振 seesaw nystagmus 片眼が上に上がると、もう一方の片眼が下に下がり、シーソーのように眼球運動が振れる症状。中脳、間脳、あるいは橋、延髄の障害によって生じる。

持続的難治性下痢便ドレナージ 急性期の難治性下痢に対して、専用医療機器を用いて下痢便を閉鎖的・持続的に回収・管理するシステム。接触性皮膚炎、創感染、褥瘡、ルート感染、細菌性院内感染拡大などの合併症予防が期待されている。

シーソー呼吸 seesaw breathing 上気道閉塞のために、胸が上がると腹が下がり、胸が下がると腹が上がる呼吸の状態。➡︎●呼吸の観察 p.136

シゾフレニア[シゾ] schizophrenia 統合失調症。思考や行動、感情を1つの目的に沿ってまとめていく能力（統合能力）が長期間にわたって低下し、その経過中に幻覚や妄想、まとまりのない行動が見られる内因性精神病。旧名は精神分裂病。

肢帯型筋ジストロフィー limb girdle muscular dystrophy【LGMD】常染色体劣性遺伝による進行性筋ジストロフィー。四肢に限定された筋力低下や筋萎縮がみられ、近位筋が主に障害される。➡︎●進行性筋ジストロフィーの病型 p.238

シータス Canadian Triage and Acuity Scale【CTAS】カナダ救急医学会の開発した救急患者の緊急度判定システム。わが国では、Japan Triage and Acuity Scale（JTAS）が作成されている。➡︎● CTAS／JTAS のトリアージレベル分類 p.208

シー（C）チューブ C tube 胆汁ドレナージに使用するチューブ。経胆嚢的ドレナージチューブ。

弛張熱 remittent fever 体温の1日差が1℃以上で、低いときでも平熱にならない熱型。敗血症、化膿性疾患、ウイルス性感染症、悪性腫瘍などにみられる。➡︎●熱型 p.347

刺痛 stabbing pain 部位が限局する鋭い痛み。体動により痛みが増し、体性神経の支配領域の知覚障害などを伴う。

● CTAS/JTAS のトリアージレベル分類

レベル1	蘇生レベル	生命または四肢を失う恐れのある状態であり、積極的な治療がただちに必要な状態
レベル2	緊　急	潜在的に生命や四肢の機能を失う恐れがあるため、迅速な治療が必要な状態
レベル3	準緊急	重篤化し救急処置が必要になる可能性がある状態、あるいは強い不快な症状を伴う場合があり、仕事をする上で支障がある、または日常生活にも支障がある状態
レベル4	低緊急	患者の年齢に関連した症状、苦痛と感じる症状、潜在的に悪化を生じる可能性のある状態で1〜2時間以内の治療や再評価が好ましい状態。
レベル5	非緊急	急性期の状態だが緊急性のないもの、および増悪の有無に関わらず慢性期症状の一部である場合、精査や治療を先延ばしにしたり、院内の他科または、他の医療機関への紹介で対応可能な場合

膝窩（しっか） popliteal fossa ひざの後面。ひかがみ。

膝蓋（しつがい） patella 膝の前面。ひざがしら。

膝蓋腱反射 patellar tendon reflex【PTR】膝蓋腱をゴム製ハンマーで叩き、末梢神経障害をみる腱反射検査。

失外套症候群（しつがいとうしょうこうぐん） apallic syndrome 大脳皮質の機能障害によって、大脳皮質機能が不可逆的に失われた状態。眼は動かすが、無動で無言。睡眠と覚醒の調節は保たれている。

シックデイ sick day 体調不良の日。糖尿病患者が、糖尿病以外の病気にかかり、血糖値が不安定になる場合をいう。

シックハウス症候群 sick house syndrome 塗料などに含まれる有機溶剤や、防腐剤などに含まれる揮発性有機化合物などによって汚染された室内空気を吸入することで発症する、住宅由来の健康被害。倦怠感、めまい、頭痛、湿疹、呼吸器疾患などの症状をきたす。

失見当識 disorientation 日時、場所、人物や周囲の状況について認

失行 アプラクシア apraxia 運動障害や感覚障害がないにもかかわらず、ある特定の動作や行為ができない状態。肢節運動失行、観念運動失行、観念失行などがある。

●失行の分類

観念失行	手で道具を使う動作がうまくできない。マッチ棒を擦って火をつける、歯みがきをするなど
肢節運動失行	単純な動作全般が器用にできない。靴ひもを結ぶなど
観念運動失行	道具を使用しない一連の動作がうまくできない。「バイバイ」と手を左右に振る、歯磨きの動作をまねるなど

失語症 アフェイシア aphasia 脳卒中の後遺症などによる中枢神経系の障害により、言語の理解や発話に障害をきたした状態。障害部位とその特性により、運動性失語、感覚性失語などに分類される。➡●失語症の分類 p.210

実在型看護診断 アクチュアル ナーシング ダイアグノーシス actual nursing diagnosis 現在すでに診断指標の必須データが存在している状態を示す看護診断。診断名、診断指標、関連因子で示される。➡●看護診断の種類 p.109

失算 アナリズミア anarithmia 意識障害がないにもかかわらず、本来計算ができていた人が、計算ができなくなる状態。

実質 パレンキマ parenchyma; サブスタンス substance 組織のなかで固有の機能をもつ組織のこと。実質を支持する組織を間質という。

湿潤 モイストニング moistening 湿っていること。湿潤環境で、創傷を治療する方法を湿潤療法(モイストヒーリング)という。

失書 アグラフィア agraphia 運動機能は保たれているのに、書き取り・自発書字などの書字行為ができなくなる状態。

シッズ[乳児突然死症候群] サドゥン インファント デス シンドローム sudden infant death syndrome【SIDS】健康上の理由もなく乳幼児が死亡し、死後の調査でも原因が判明しないもの。

●失語症の分類

運動性失語	言葉の理解は可能だが、発語が非流暢で復唱が困難な状態
感覚性失語	発語は流暢だが、言葉の理解や復唱が困難な状態
全失語	発語や言葉の理解など、言語機能全般が著しく障害され、復唱もできない状態
健忘失語	失語自体は軽度で復唱も可能だが、換語困難（言いたい言葉が出てこない状態）が目立つ状態
伝導失語	失語自体は軽度だが、錯語（言葉の全体や一部の音が他の音に置き換わってしまう状態）が目立ち、復唱も困難な状態
超皮質性運動失語	発語は非流暢だが、復唱だけがよく保たれている状態
超皮質性感覚失語	言葉の理解は不良だが、復唱だけがよく保たれている状態
超皮質性混合型失語	言葉の理解は不良で発語も非流暢だが、復唱だけがよく保たれている状態

失語症の型分類

（発語：○流暢、×非流暢）

	発 語	言葉の理解	復 唱	その他
運動性失語	×	○〜△	×	
感覚性失語	○〜△	×	×	
全失語	×	×	×	
健忘失語	○	○	○	換語困難主体
伝導失語	○	○	×	錯語主体
超皮質性運動失語	×	○	○	
超皮質性感覚失語	○	×	○	
超皮質性混合型失語	×	×	○	

湿性ラ音［断続性ラ音］ moist rale; bubbling rale 肺の聴診で聞かれる肺雑音で、ブツブツ、プツプツ、バチバチなどの破裂性、断続性の音。➡●呼吸音と肺副雑音 p.112

失調性呼吸 ataxic breathing リズムが不規則で、呼吸数も減少し、無呼吸も混じる異常呼吸。あえぎ呼吸を経て呼吸停止に至る、終末期の呼吸状態。➡●呼吸の観察 p.136

失調性歩行 ataxic gait 大脳・小脳・脊髄性障害でみられる歩行で、筋肉の協調がうまく行われず、不安定でよろめくような歩行。

●失調性歩行

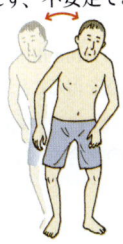

ジッツェン sitzen（独）大学医局の関連病院のこと。医師の世界での学閥。ドイツ語のジッツェン（sitzen＝座る）に由来する言葉。

嫉妬妄想 jealous delusion 自分のパートナーと第三者とが性的関係をもっていることなどを、現実的な状況を顧みることなく疑い、その疑念を執拗に確信すること。

失認 agnosia 知覚障害がないにもかかわらず、対象を認知できない状態。触覚失認、視覚失認、聴覚失認、視空間失認などがある。感覚領野の障害によって起こる。➡●失認の分類 p.212

シップ［チトクローム P450］ cytochrome P450【CYP】肝臓内の薬物代謝酵素。グレープフルーツ果汁は、CYP3A4 の活性を阻害して薬物代謝を遅らせるため、カルシウム拮抗薬を使用している場合、摂取は禁忌である。

ジップ［胃酸分泌抑制ポリペプチド］ gastric inhibitory polypeptide【GIP】十二指腸・空腸の K 細胞によってつくられる消化ホルモン。

●失認の分類

視覚失認	見えてはいるが、それが何かを認知できない状態
聴覚失認	聞こえてはいるが、音楽と雑音の違いなど、音の意味がわからない状態
触覚失認	触覚は保たれてはいるが、何を触っているかわからない状態
身体失認	体の空間像や位置関係が認知できない状態

胃酸分泌を抑制し、インスリン分泌を促す。

疾病利得（しっぺいりとく） gain from illness（ゲイン フロム イルネス）病気であることによって、患者が無意識的に何らかの利益を得ること。

シーティーアール（CTR）[心胸郭比] cardiothoracic ratio（カーディオソラシック レイシオ）胸部X線写真で、胸郭に対する心臓の割合を％で表示したもの。心臓の大きさを比較する指標。

●心胸郭比

正常値は、35〜50％。心胸郭比50％以上の場合、心電図や超音波検査などで心臓肥大の有無を判定する。

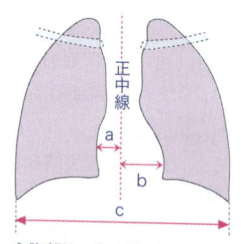

心胸郭比＝(a+b)／c×100％

シーティージー（CTG）[胎児心拍陣痛図] cardiotocograph（カーディオトコグラフ）胎児心拍数モニタリングを用いた、胎児心拍数と子宮収縮圧の経時的記録。胎児心拍数、および胎動や子宮収縮に対する胎児心拍数の変化をみることで、胎児の状態を評価する。

シーディーシー（CDC）[米国疾病管理予防センター] Centers for（センターズ フォア）Disease Control and Prevention（ディジーズ コントロール アンド プリヴェンション）米国の感染症対策総合研究所。

シーティーシーエーイー（CTCAE）[有害事象共通用語規準] common（コモン）

terminology criteria for adverse events 米国の国立がん研究所が公表している、臨床試験（治験を含む）における有害事象を判定する規準。治療における有害事象の判定にも用いられている。

シーティーゼット（CTZ）[化学受容性嘔吐引き金帯] chemoreceptive emetic trigger zone
第四脳室底にある、嘔吐中枢に刺激を伝える部位。➡嘔吐中枢

●嘔吐のメカニズム

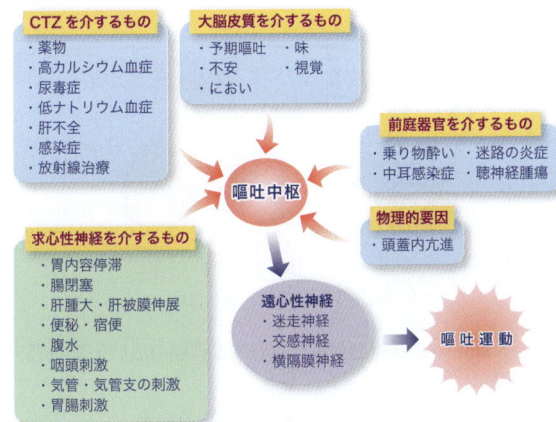

CTZを介するもの
- 薬物
- 高カルシウム血症
- 尿毒症
- 低ナトリウム血症
- 肝不全
- 感染症
- 放射線治療

大脳皮質を介するもの
- 予期嘔吐
- 味
- 不安
- 視覚
- におい

前庭器官を介するもの
- 乗り物酔い
- 迷路の炎症
- 中耳感染症
- 聴神経腫瘍

物理的要因
- 頭蓋内亢進

求心性神経を介するもの
- 胃内容停滞
- 腸閉塞
- 肝腫大・肝被膜伸展
- 便秘・宿便
- 腹水
- 咽頭刺激
- 気管・気管支の刺激
- 胃腸刺激

→ 嘔吐中枢 →

遠心性神経
- 迷走神経
- 交感神経
- 横隔膜神経

→ 嘔吐運動

ジーティーティー（GTT）[ブドウ糖負荷試験] glucose tolerance test
一定量（75g）のブドウ糖水溶液を与え、血糖値の推移をみることでインスリンの働きを調べる検査。➡●糖尿病の診断基準 p.445

シーディーフォー（CD4）cluster of differentiation 4
ヘルパーT細胞膜表面にある抗原の名称。マクロファージから抗原の情報を受け取り、B細胞の抗体生産やキラーT細胞の働きを助ける。

自動運動 autokinetic motion
他人の力や訓練機器ではなく、自分自身の力で動かす運動。反対語は「他動運動」。MMTレベル3が対象になる。

シートグラフト sheetgraft 移植する皮膚を加工せずそのまま使う熱傷の植皮術。

シナプシス synapsis 対合。細胞の第一分裂期において相同染色体が並列に接着すること。

シナプス synapse 神経細胞間、筋線維、神経細胞と他種細胞間にある、神経活動にかかわる接合部位。

●シナプス

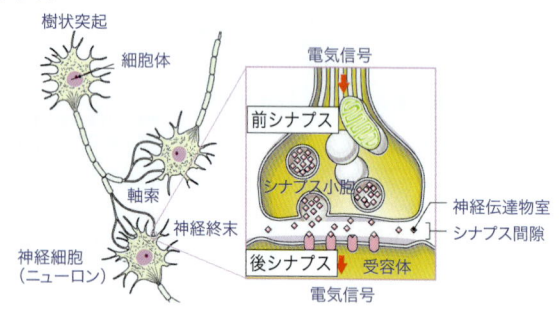

シヌソイド sinusoid 肝細胞板間に存在する管腔の広い毛細血管。洞様毛細血管。

シーネ Schiene（独）副子。患部固定のための副木。

死の受容 acceptance of death 死を予告された人が死を受け入れること。またその過程、キューブラー＝ロスによれば、死の受容には否認、怒り、取引、抑うつ、受容の5段階がある。➡︎●キューブラ・ロスによる死の受容過程 p.215

シーパップ［持続気道内陽圧呼吸］ continuous positive airway pressure【CPAP】患者の自発呼吸下で、陽圧の空気を送気し、気道内圧を持続的に陽圧にする人工呼吸器の換気方式。➡︎●主な換気モード p.60

シバリング shivering 悪寒。

●キューブラ・ロスによる死の受容過程

第1段階	否認	ショック 不信 自分ではない
第2段階	怒り	激しい怒り、嫉妬、恨み、置き換えられたり、投影された怒り 「どうして私が？」
第3段階	取り引き	死を延期するための交渉 「○○するから、生かして」
第4段階	抑うつ	喪失感、生命を失うことへの前置き的な悲しみ 「仕方がない」
第5段階	受容	社会的交流からの必然的・選択的離脱の静かな承認 「もう大丈夫だ」

紫斑 purpura 皮膚組織内の出血によって起こる紫色の斑点。

シーハン症候群 Sheehan's syndrome 出産や分娩の際の大量出血に伴い、下垂体が変性、壊死することで生じる下垂体機能低下症。分娩後の乳汁分泌停止や無月経をきたす。

シー（C）反応性タンパク C-reactive protein【CRP】炎症によって血液中に増加してくるタンパク質。炎症のモニターとして有用。

シーピー（CP）[肺性心] cor pulmonale 肺の疾患により肺血管抵抗が増大したために起こる心疾患。右室圧の上昇から右室機能不全となる。

シーピーアール（CPR）[心肺蘇生] cardiopulmonary resuscitation 呼吸・循環機能を維持し、無酸素による脳へのダメージを予防する救命救急処置。近年では心肺脳蘇生といわれることが多い。 ➡ CPCR（心肺脳蘇生）／心停止の救急処置 p.216

シーピーエー（CPA）[心肺停止] cardiopulmonary arrest 心拍、呼吸ともに停止している状態。

シーピーエーオーエー（CPAOA）[来院時心肺停止] cardiopulmonary arrest on arrival 医療機関への来院時に、心、肺機能のいずれかま

シービーエスシーティー（CBSCT）[臍帯血幹細胞移植] cord blood stem cell transplantation 臍帯血から造血幹細胞を取り出し、移植する治療法。

シービーエフ（CBF）[冠動脈血流量] coronary blood flow 心筋への血流量。

シーピーエム（CPM）[持続的他動運動装置] continuous passive motion apparatus 関節を外部から連続的に動かし、関節拘縮を予防する器械。

ジーピーシー（GPC）[グラム陽性球菌] gram positive coccus グラム染色で紫色に染まる球菌。黄色ブドウ球菌、レンサ球菌、肺炎球菌などがある。➡ GNB（グラム陰性桿菌）／ GPB（グラム陽性桿菌）／ GNC（グラム陰性球菌）／●グラム染色と病原菌 p.142

●心停止の救急処置（BLS：一次救命処置）

①反応の有無の確認	・意識消失（＝声かけに反応しない）かどうか確認するために、まずは患者に声をかける
②呼吸と脈の観察	・死戦期呼吸（＝今にも止まりそうな呼吸）でないか確認するために、呼吸の音がするか、胸部が上下動しているか確認する ・可能なら、頸動脈触知（＝脈の確認）を行う
③CPRの開始	・頸静脈が触知できないほどの徐脈で、死戦期呼吸と判断したら、すみやかに胸骨圧迫を開始する ・胸骨圧迫は「強く（成人は少なくとも5cm）」「速く（少なくとも100回／分）」「絶え間なく（中断を最小にする）」行う ・可能であれば、人工呼吸を「30（胸骨圧迫）：2（人工呼吸）」の割合で実施する
④AEDの装着	・CPRの効果がなければ、AEDによる除細動を実施する
⑤CPRの再開	・除細動を行っても回復しない場合には、すぐさまCPRを再開する

シーピーシーアール（CPCR）[心肺脳蘇生] cardiopulmonary cerebral resuscitation
救命救急処置。心肺蘇生といわれていたが、その目標は心臓・肺だけではなく脳も含むため、最近ではこのように呼ばれる。➡●心停止の救急処置 p.216

シービーティー（CBT）[認知行動療法] cognitive behavioral therapy
クライエント（患者）の否定的な認識（認知の歪み）に焦点を当て、行動によりこれを解決しようとする治療法。

●認知の歪み

全か無か思考	物事を「全か無か」「白か黒か」の二分法で考えようとする
一般化のしすぎ	ごくわずかな事実を取り上げて何事も同様に決めつけてしまう
心のフィルター	自分の関心のあることのみに目を向ける
マイナス化思考	よいことが見えなくなり、何でもないことや、よいことまでも悪いように悪いように考えてしまう
レッテル貼り	ちょっとした失敗体験をもとに、それが自分の本質であるかのように自らにレッテルを貼ってしまう
結論の飛躍	わずかな根拠から、思いつきを信じ込んでしまう
拡大解釈（破滅化）と過小評価	自分の気になることばかりを重要視し、反対にそれ以外のことを小さくみる
感情的決めつけ	自分の感情から現実を判断してしまう
すべき表現	何をするにおいても、「こうすべきだ」「常にこうあらねばならない」などと厳しい基準を作り上げてしまう
個人化	何か悪いことが起きるとすべて自分の責任だと思ってしまう

デビッド・D・バーンズ著、野村総一郎他訳：いやな気分よ、さようなら―自分で学ぶ「抑うつ」克服法．増補改訂第2版，星和書店，2004．などをもとに作成

シーピーディー（CPD）[児頭骨盤不均衡] cephalopelvic disproportion
胎児の頭部に対して母胎の骨盤が小さいこと。帝王切開の適応となる。

ジヒドロテストステロン dihydrotestosterone【DHT】胚形成時、および第2次性徴の発達に必須とされる男性ホルモン。

ジーピービー（GPB）[グラム陽性桿菌] gram positive bacillus グラム染色で紫色に染まる桿菌。破傷風菌、ジフテリア菌、結核菌などがある。➡ GNB（グラム陰性桿菌）／GPC（グラム陽性球菌）／GNC（グラム陰性球菌）／●グラム染色と病原菌 p.142

ジープ[呼気終末平圧換気] zero end expiratory pressure【ZEEP】気道内圧が吸気時に陽圧、呼気終末で平圧となる人工呼吸器の換気方式。

シーブイエー（CVA）[肋骨脊柱角] costovertebral angle 第12肋骨と脊柱の間の部分。腎臓疾患時に叩打痛が現れる。

ジーブイエイチディー（GVHD）[移植片対宿主病] graft-versus-host disease 臓器移植に伴い現れる症状。例えば輸血では、輸血血液中に含まれる供給者のリンパ球が、患者のHLA抗原を認識し急速に増殖し、患者の体組織を攻撃・障害することにより起こる。

シーブイシー（CVC）[中心静脈カテーテル] central venous catheter 鎖骨下静脈などから高カロリー輸液を行うときなどに用いるカテーテル。

シーブイピー（CVP）[中心静脈圧] central venous pressure 内頸静脈や鎖骨下静脈などから大静脈に挿入された心カテーテルにより測定される血圧。心不全の診断などに有効。➡●中心静脈圧の測定 p.219

シフト shift 勤務帯の切り替え。移行。転換。

ジフト[接合子卵管内移植] zygote intrafallopian tube transfer【ZIFT】接合子とは受精卵のこと。受精卵を腹腔鏡下で卵管の先に戻す体外受精法。配偶子（受精前の卵子や精子）を移植する方法は配偶子卵管内移植（GIFT：ギフト）という。➡ギフト（配偶子卵管内移植）

自閉症 autism 広汎性発達障害の1つで、先天性の脳機能障害が原因とされ、他者とのコミュニケーションに極度の困難を生じている状態。➡●発達障害の種類 p.295

●中心静脈圧の測定

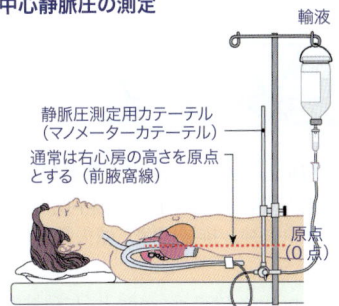

カテーテルを末梢神経静脈から大静脈内に挿入し、0点（右心房の高さ）を基準に圧を測定する。

静脈圧測定用カテーテル（マノメーターカテーテル）
通常は右心房の高さを原点とする（前腋窩線）
輸液
原点（0点）

・正常値：5〜10cmH$_2$O（4〜7 mmHg）
・高値：心不全→利尿薬投与
・低値：抹消循環不全（脱水、出血）→輸液など

死別反応 bereavement reaction 愛する人の死に対する反応。

シーベルト sievert 【Sv】放射線の線量当量の単位。人が放射線を受けたときの影響の程度を表す。吸収線量（単位、グレイ）に放射線の種類ごとに定めた係数を乗じて算出する等価線量、影響する体の部分ごとへの影響に基づいて定めた定数を乗じて算出する実効線量がある。

●放射能と放射線の主要単位

ベクレル (Bq)	放 射 能	放射線を出す能力（放射能）の単位（壊変数）
グレイ (Gy)	吸収線量	照射された放射線を物質がどれだけ吸収したかを表す単位
シーベルト (Sv)	線　量	人体が放射線を受けたことによる影響の度合いを出す単位。吸収線量×線質係数

脂肪便 fatty stool 脂肪の消化吸収が不完全なため、便に脂肪が混じった状態。膵・小腸疾患でみられる。

嗜眠（しみん） lethargy 傾眠と同義。強い刺激があれば覚醒するが、すぐに再び眠ってしまう状態。

シムス位 Sims's position; semiprone position 側臥位前傾、膝関節屈折体位。→●シムス位 p.220

●シムス位

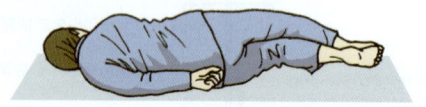

シャイ・ドレーガー症候群 Shy-Drager syndrome 多系統萎縮症の1つ。自律神経系の変性による自律神経障害を生じる原因不明の疾患。起立性低血圧による立ちくらみや失神、排尿困難、尿失禁、便秘、発汗異常などを呈する。

社会的入院 hospitalization for nonmedical reasons とくに精神障害者や高齢者において、自立的な生活を送ることができない、在宅でのケアの担い手がいないといった理由から、もはや治療の必要がないにもかかわらず、医療機関への長期入院を余儀なくされること。

社会的欲求 social want 特定の他者や社会全体から認められたいと欲すること。マズローの基本的欲求理論の「所属と愛の欲求」に相当する。➡●マズローのニード階層 p.261

シャーカステン Schaukasten（独）X線写真をみる光透過式装置。

ジャクソンリース Jackson-Rees 酸素の供給源に接続して用いる用手的人工呼吸用バッグ。酸素を流さないと膨らまない。➡●バッグバルブマスクとジャクソンリース p.368

瀉下（しゃげ） abstersion 下痢を起こすこと。

瀉血（しゃけつ）[放血] blood-letting 体内から血液を人為的にぬくこと。C型肝炎や多血症などで赤血球を減らすために、対症療法として行われることがある。

ジャーゴン失語 jargon aphasia 言語の理解に関する障害で現れる症状の1つ。話し方は流暢であるものの、言い間違い（錯語）や文法的に誤った言い回しを繰り返すこと。

尺屈（しゃっくつ） ulnar flexion 手関節を尺骨側（小指側）に横に傾けること。反対語は「橈屈」。

ジャックナイフ位 jack-knife position 手術体位の1つ。腹臥位になり腰を屈曲した体位。➡●治療などで用いられる主な体位 p.331

尺骨（しゃっこつ） ulna 前腕の小指側にある長い管状骨。親指側の長骨は橈骨（とうこつ）。

シャッテン Schatten（独）X線写真上の陰影。

ジャドキンスカテーテル Judkins catheter 心臓カテーテル検査で用いるカテーテル。右冠動脈用、左冠動脈用がある。

シャトル・ウォーキング試験 shuttle walking test【SWT】定められた間隔を発信音に合わせて一定時間で歩き、最大歩行距離や運動時間で運動能力を評価する試験。1分ごとに速度を増加させる最大歩行距離を測定する漸増負荷法と、一定速度で運動時間を測定する一定負荷法がある。

ジャパン・コーマ・スケール［3・3・9度方式］ Japan Coma Scale【JCS】日本昏睡スケール。意識障害レベルの分類法。患者の状態を、3桁（開眼しない）、2桁（刺激を与えると開眼する）、1桁（開眼している）に分類し、さらにそれぞれを3段階に評価することから、3・3・9度方式ともいう。➡●日本昏睡スケール p.194

シャルコー関節［神経障害性関節症］ Charcot's joint 中枢神経や末梢神経の疾患に伴う神経障害により、高度の関節破壊をきたしても痛みを感じにくくなる症候群。

シャルコー三徴 Charcot's triad 急性胆管炎などの胆道感染症で特徴的にみられる3つの症状：発熱、右季肋部痛、黄疸。

シャルコー・マリー・ツース病 Charcot-Marie-Tooth disease【CMT】下腿・足に始まる四肢遠位筋の萎縮、筋力の低下を主徴とする遺伝性の変性性末梢神経障害。

シャーレ Schale（独）細菌培養などに用いる蓋付きガラス。

シャント shunt 短絡術。起点と終点の間に瘻孔（ろうこう）または器具を設置し、通路をつくること。または迂回すること。

ジーユー（GU）［胃潰瘍］ gastric ulcer 胃の内側にできる潰瘍。酸・

ペプシンの分泌不均衡と、胃粘膜の防御作用によって起こる。

周期性呼吸 ペリオディカル ブリージング periodical breathing ある一定の周期をもって反復する異常呼吸。代表的なものに、チェーンストークス呼吸、ビオー呼吸がある。
➡●呼吸の観察 p.136

周産期死亡 ペリネイタル デス perinatal death 妊娠満 22 週以後の死産と、生後 1 週未満の早期新生児死亡を合計したもの。

重症筋無力症 ミアステニア グラヴィス myasthenia gravis【MG】アセチルコリン受容体に対する自己免疫疾患。複視・眼瞼下垂・嚥下困難・呼吸困難などが起こる。易疲労性により、午後から夕方にかけて悪化する。

●アセチルコリン受容体抗体による神経伝導障害

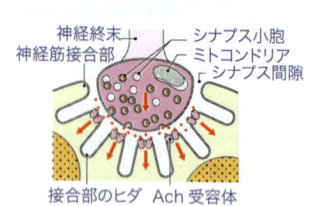

神経終末	シナプス小胞	抗 Ach
神経筋接合部	ミトコンドリア	受容体抗体
	シナプス間隙	
接合部のヒダ	Ach 受容体	
正常		重症筋無力症

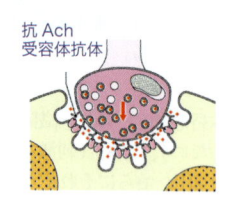

周辺症状 ペリフェラル シンプトン peripheral symptom ある疾患における特徴的かつ中心的な症状（中核症状）に対して、二次的に発症する症状。認知症などでは記憶障害や認知機能障害を生じた後、徘徊、幻覚、妄想などの周辺症状をきたす。➡● BPSD p.401

羞明感（しゅうめいかん） フォトフォビア photophobia 光を見たときに異常にまぶしく感じられる症状。角膜・虹彩・網膜疾患や色覚障害でみられる。

宿主［ホスト］ host 寄生性の動植物や微生物の寄生先の生物。移植の場合は、移植先の生物。

粥状（じゅくじょう）硬化［アテローム性動脈硬化］ アセロスクレロシス atherosclerosis 動脈内壁に脂肪や脂肪酸、コレステロールなどが沈着した状態。最終的には石灰化、線維化を起こす。➡●動脈硬化の分類 p.223

●動脈硬化の分類

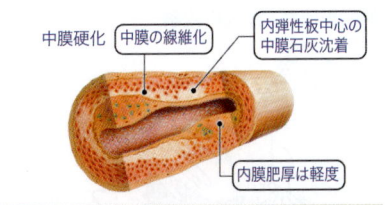

中膜硬化　中膜の線維化　内弾性板中心の中膜石灰沈着

内膜肥厚は軽度

粥状（アテローム）硬化	大動脈、脳動脈、冠動脈など太い動脈の内膜に脂肪や脂肪酸、コレステロールなどが沈着し、血管が硬くなった状態
中膜硬化	動脈の中膜に石灰質が溜まり硬くなった状態
細動脈硬化	細動脈壁の老化などによって血管の弾力性が喪失し、硬化した状態

宿酔（しゅくすい） radiation sickness 放射線宿酔の略。放射線の照射を受けてから数時間後に生じる副作用。頭重・頭痛・倦怠感・上腹部停滞感・嘔吐などの飲酒後の二日酔いに似た症状が出現する。
➡ ●放射線障害の種類 p.452

縮瞳 myosis 瞳孔が 2 mm 以下に縮んでいる状態。交感神経の麻痺、副交感神経の刺激、網膜への光刺激などによって起こる。反対語は「散瞳」。➡ ●対光反射と瞳孔の観察 p.224

宿便 fecal impaction 長時間、排泄されないで腸内に滞留している便。

手根管症候群 carpal tunnel syndrome【CTS】掌側の親指から薬指の半分（中指側）がしびれる疾患。手根骨の空洞（手根管）を通る正中神経が、指の屈筋の腱に圧迫されて起こる。

酒皶（しゅさ） rosacea; copper nose 「あかはな」のこと。鼻の先や頬に赤みが生じ、小さな吹き出物を伴う皮膚疾患。

手指衛生 hand hygiene 手洗いや速乾性消毒薬によって、指、手、腕の清潔を得ること。

手指失認 finger agnosia 指の名前を正確に言えない、あるいは指の名前を言われても正確に選ぶことができない症状。大脳皮質症状の 1

●対光反射と瞳孔の観察

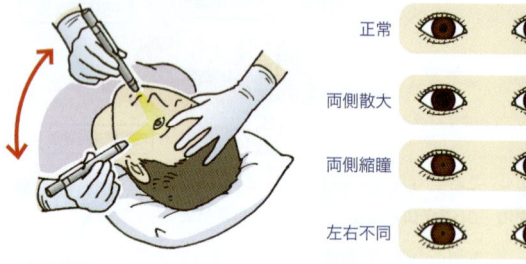

	正常
	両側散大
	両側縮瞳
	左右不同

●対光反射
開眼状態で上眼瞼を開き、視野の外から瞳孔にすばやく光を当てた時、反射的に瞳孔が収縮するか観察する。

●瞳孔径
正常：3～4mm
縮瞳：2mm以下
散瞳：5mm以上

つ。➡●失認の分類 p.212

手掌（しゅしょう） palm てのひら。

腫大 enlargement 腫脹（組織や器官の容積が増え、腫れあがる状態）により大きくなったり、膨らんだりした状態。

手段的日常生活動作 instrumental activities of daily living【IADL】家事（炊事、洗濯、掃除）や買い物など、ADLに関連する生活動作。
➡日常生活動作

腫脹（しゅちょう） bloating; tumentia 炎症に伴う浮腫や浸潤、組織内の出血などが原因で、組織や器官の容積が増え、腫れあがる状態。

術後せん妄 postoperative delirium 外科的手術後、一過性に錯乱、幻覚、妄想などをきたした状態。➡●せん妄の発症因子 p.273

シュテルンベルク巨細胞 Sternberg giant cell ホジキンリンパ腫に特徴的なホジキン細胞のうち、多核の巨細胞。

シュード pseudomonas aeruginosa シュードモナス・エルジノーサの略。緑膿菌。土壌、淡水中など、環境中に広く常在する好気性のグラム陰性桿菌。日和見感染、院内感染の原因となる。

手動弁 hand motion【h.m.】眼前で手を動かし、その動きが識別で

受動免疫 passive immunity 個人がすでに有している抗体が、他者に移動すること。母親から胎児に抗体が移動する場合や、感染症治療における場合などがある。→能動免疫

シュードモナス pseudomonad シュードモナス属の細菌。

シュニッツラー転移 Schnitzler metastasis 癌がダグラス窩または直腸膀胱窩に播種性転移したもの。→●ダグラス窩 p.287

シュニット Schnitt（独）切開線。外科手術において、皮膚などの組織を切り開くための線状の目安。または、切り開いた後の線。

手背（しゅはい） dorsum of the hand 手の甲。

守秘義務 duty of confidentiality 仕事上知り得た秘密を他にもらしてはならないという義務。

腫瘍 tumor 細胞が、異常細胞（腫瘍細胞）に変化し、無秩序に自律性をもって過剰に増殖した病変。悪性の腫瘍は、①細胞の異常増殖、②組織への浸潤・破壊、③遠隔転移、④再発を起こす特徴をもつ。

受容 acceptance 相手の言葉や気持ちを評価を加えずそのまま受け止めること。

受容体［レセプター］ receptor 外界や体内からの刺激を受けとる組織、細胞、分子などの総称。

●薬物受容体の種類

種類	特徴
Gタンパク質共役型	アドレナリン受容体など、多くのものがこれに属する
イオンチャネル内蔵型	特定のイオンを通過させることで活性作用を示す
チロシンキナーゼ型	細胞内に活性を持つ酵素が存在する
核内受容体	薬物が細胞質内の受容体に結合し核内に移動する

受容的態度 accepting attitude ロジャースのカウンセリング実施条件の1つ。対象者の言語や感情などを無条件に肯定すること。

腫瘍熱 tumor fever 腫瘍ができることによって起こる発熱。過敏反応、発熱物質産生、サイトカイン産生などが原因と考えられている。

腫瘍崩壊症候群 tumor lysis syndrome【TLS】抗癌薬や放射線治療によって短時間に大量に死滅した癌細胞の成分が引き起こす症候群。高尿酸血症、腎不全、呼吸不全など重篤な病態が生じる。

腫瘍マーカー tumor marker 癌によって産生される特徴的な物質。

腫瘤（しゅりゅう） tumor mass 組織や臓器にできた異常な塊の総称。腫れもののこと。腫瘍は腫瘤の一種で、細胞が異常増殖するもの。

ジュール joule【J】仕事、エネルギーの単位。1N（ニュートン）の力で1m動かすときの仕事量。

シュルツェ式 Schultze formula 胎盤が胎児面から娩出される、胎盤娩出の様式。➡ダンカン式

シュレム管 Schlemm's canal【SC】房水の排出口。

●胎盤娩出様式

シュルツェ式	・胎児面から娩出される	
ダンカン式	・母体面から娩出される ・シュルツェ式に直しながら娩出するようにする	
混合様式	・シュルツェ様式とダンカン式の混合型 ・シュルツェ様式に直しながら娩出するようにする	

小球性貧血 ● 227

シュワンゲルシャフト Schwangerschaft（独）【SS】妊娠。シュワンゲルと略す。

シュワン細胞 Schwann cell 末梢神経系の支持細胞。

循環気質 cyclothymia クレッチマーによる人間の3気質（循環気質、分裂気質、粘着気質）の1つ。おしゃべりで陽気、物静かで情がある、のんきで享楽的などを特徴とする。➡︎●クレッチマーとシェルドンによる体型と気質の分類 p.149

除圧 depressurization 体圧が特定の部位に集中しないように分散させること。

漿液性 serosity 透明でサラサラした液体の状態。漿液性痰は水様の透明な痰をいう。

昇華 sublimation 現実的に達成することがかなわない欲求がある場合に、代替的であるが、社会的にみるとより高次とされる手段を通じて、その欲求を満たそうとすること。防衛機制の1つ。➡︎●防衛機制 p.450

障害受容 disability acceptance 障害者が自分の障害を受け入れること。否認、怒り、取引、抑うつ、受容などの過程を経るとされ（キューブラー＝ロスの受容理論）、これらを経たうえで、現実との積極的なかかわりが可能になるといわれる。

消化管出血 gastrointestinal hemorrhage 食道から大腸に至る消化管に出血をきたすこと。血便のほか、上部消化管出血では吐血、下部消化管出血では下血を呈する。➡︎●吐血・下血の性状と出血部位 p.155

消化態栄養 digestion nutrition agent タンパク分解物（ジペプチド、トリペプチド）やアミノ酸などを窒素源とし、成分栄養剤に比べると多少消化を必要とするが、残渣がほとんど発生しない経腸栄養剤。脂質はLCT（長鎖脂肪酸）とMCT（中鎖脂肪酸）が配合され、糖質はデキストリンや二糖類が使用されている。➡︎エレメンタルダイエット／半消化態栄養

小球性貧血 microcytic anemia 平均赤血球容積（MCV）が80未満の貧血。赤血球の大きさが正常より小さい。鉄欠乏性貧血、慢性炎

条件づけ[プレコンディショニング] preconditioning 条件反射（特定の刺激が与えられることによって特定の行動が引き起こされる現象）を誘発するために、特定の条件を設定すること。

上行性伝導路[求心性伝導路] ascending conduction route 末梢の受容器の刺激を、中枢神経に伝える伝導路。脊髄視床路、後索路、脊髄小脳路に分類される。

少呼吸 oligopnea 呼吸数も呼吸の深さも減った状態。多呼吸の反対。
➡ ●呼吸の観察 p.136

常在菌 normal inhabitant ヒトの皮膚や粘膜などに一般的に存在し、病原性を示さない細菌。免疫力が抵抗すると、日和見感染の原因となる。

●主な常在菌

部 位	常 在 菌
口腔内	多数の嫌気性菌（主に歯垢に存在）、多種類のレンサ球菌（肺炎球菌、口腔レンサ球菌など）、緑膿菌
皮膚	ブドウ球菌、緑膿菌、プロピオニバクテリウム属菌
消化管内	バクテロイデス属菌、ユウバクテリウム属菌、嫌気性レンサ球菌、ビフィドバクテリウム属菌、大腸菌
腟内	乳酸桿菌
恥垢	恥垢菌（抗酸菌の一種）

晶質液 crystalloid solution ナトリウムやカリウムなどの低分子物質を含む輸液製剤。晶質浸透圧（細胞膜を介して細胞内外を往来する性質）を利用して細胞外液全体を満たす目的で用いられる。➡膠質液

消息子[ブジー、ゾンデ] bougie; sound; Sonde（独）器官内の探索、計測、拡張に用いられるゴム製、あるいは金属製の細い管。

静注 intravenous injection 静脈注射の略。

情動 affect 物事や人間に対して抱く気持ち。一過性の強い感情の動き。

情動中心型コーピング emotion-centered coping ストレスを強いられている状況を、感情的に否認したり無視することで対処する方法。 ➡︎ ●コーピングの種類 p.176

消毒 disinfection; sterilization 細菌やウイルスなどの病原体を殺す、または殺さなくてもその病原性だけをなくすることにより、感染力を失わせること。 ➡︎ ●消毒・滅菌の方法 p.479

小脳出血 cerebellar hemorrhage 脳出血の1つで、小脳に出血をきたすこと。運動機能や平衡機能に障害を生じ、めまいや起立歩行困難などを呈する。 ➡︎ ●脳出血の種類 p.351

上皮化 epithelization 表皮細胞が層状構造になること。創傷の治癒過程では、肉芽組織が形成された後、表皮細胞が遊離・増殖して再生上皮が形成される。再生上皮の基底層以外の細胞が移動して上皮細胞層を形成し、この層の下に創縁から基底層の細胞が移動・増殖して、多層の上皮を形成して上皮化が完了する。

●創傷治癒のプロセス

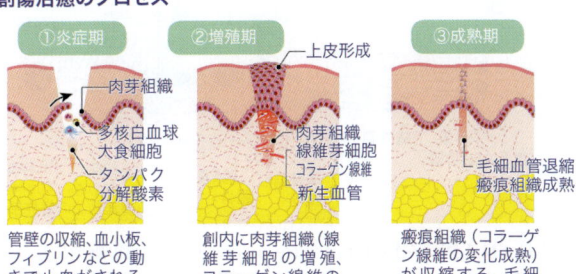

①炎症期	②増殖期	③成熟期
肉芽組織／多核白血球／大食細胞／タンパク分解酵素	上皮形成／肉芽組織／線維芽細胞／コラーゲン線維／新生血管	毛細血管退縮／瘢痕組織成熟
管壁の収縮、血小板、フィブリンなどの動きで止血がされる。創内に多核白血球、大食細胞、リンパ球、タンパク分解酵素などを含んだ滲出液が貯留する。	創内に肉芽組織（線維芽細胞の増殖、コラーゲン線維の産生、新生血管の形成）ができる。	瘢痕組織（コラーゲン線維の変化成熟）が収縮する。毛細血管の退縮により発赤が消失する。

踵部（しょうぶ） calcaneal region 踵（かかと）の部分。

漿膜下層までの癌 subserosa【SS】癌の浸潤が粘膜下層を越えているが、漿膜下組織にとどまるもの。 ➡︎ ●胃癌の深達度分類 p.177

静脈栄養 parenteral nutrition【PN】点滴による静脈からの栄養補給。
➡ ●栄養補給の方法 p.152

睫毛（しょうもう） cilia; eyelashes まつげ。

除外診断［ルールアウト］ rule out【R/O, RO】よく似た別の病気の可能性を該当科の診察や検査で除外すること。

初期計画［イニシャルプラン］ initial plan 情報収集後に立てた最初の計画。

触診 palpation; manipulation 手指や手のひらの触覚を活用して皮膚や身体各部の形態と機能を査定する診察法。

褥瘡（じょくそう） bedsore; decubitus; pressure ulcer 床ずれ。組織への持続性圧迫や摩擦・ずれによる循環障害によって組織が局所的壊死を起した状態。

●**褥瘡の好発部位**

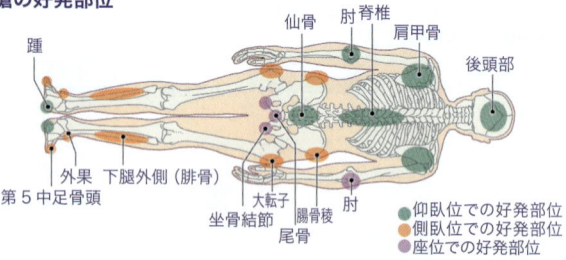

踵、仙骨、肘、脊椎、肩甲骨、後頭部
第5中足骨頭、外果、下腿外側（腓骨）、大転子、坐骨結節、腸骨稜、尾骨、肘

- 仰臥位での好発部位
- 側臥位での好発部位
- 座位での好発部位

褥瘡ハイリスク因子 high pressure ulcer risk factors 褥瘡になりやすい患者の条件。骨突出、関節拘縮、低栄養状態、浮腫など。

触知 palpating 物体を手で触れて、その物体が何か、どのような状態かなどを認知すること。

食道裂孔（れっこう）ヘルニア esophageal hiatal hernia 腹腔内にあるべき胃の一部が、横隔膜の食道裂孔を通って胸腔側へ脱出している状態。

食止め 治療や検査のため食事を停止すること。

食品交換表 ﾌｰﾄﾞ ｲｸｽﾁｪﾝｼﾞ ﾘｽﾄ food exchange list 1単位を80kcalとして、1日に摂取する食物エネルギーを6つの食品群に分類し、各食品群を何単位ずつ摂取するかから、1日のカロリー計算をし、バランスのよい食事を取るために用いる食品リストの表。

● 食品交換表

1日の摂取 エネルギー量	表1	表2	表3	表4	表5	表6	調味料	合計
指示単位の配分								
15単位 (1200 kcal)の場合	6	1	4	1.4	1	1	0.6	15
18単位 (1400 kcal)の場合	9	1	4	1.4	1	1	0.6	18
20単位 (1600 kcal)の場合	11	1	4	1.4	1	1	0.6	20

表1	主に糖質を含む食品　穀類、いも、糖質の多い野菜と種実、豆（大豆を除く）
表2	果物
表3	主にたんぱく質を含む食品　魚介、肉、卵、チーズ、大豆とその製品
表4	主にたんぱく質を含む食品　牛乳と乳製品（チーズを除く）
表5	主に脂肪を含む食品　油脂、多脂性食品、アボカド
表6	主にビタミン、ミネラルを含む食品
調味料	みそ、砂糖、ケチャップなど

植物状態の患者 ﾊﾟｰｿﾝ ｲﾝ ｱ ｳﾞｪｼﾞｪﾀﾃｨｳﾞ ｽﾃｲﾄ person in a vegetative state 大脳の機能の一部または全部を失うことにより、意識を消失した患者。脳幹などの機能が残存し、自発呼吸ができていることも多い。意識が回復することもある。

食物残渣 ﾌｰﾄﾞ ﾚｼﾞﾃﾞｭｰ food residue; ｻﾌﾞﾗ saburra 口腔内に残された食べ物などのかす。

書痙（しょけい） cheirospasm 文字を書こうとするときに手が震えたり硬直したりして書けなくなる状態。

鋤骨（じょこつ） vomer 鼻中隔後下方にある骨。

助産師手位［トルソー徴候］ midwife hand 副甲状腺機能低下症などに伴うテタニーの１つで、上腕をマンシェットで圧迫し血流を遮断すると、手根筋の収縮が生じる現象。逆子を取り出す助産師の手に似ることから命名。

●助産師手位

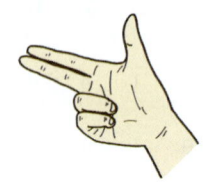

除痛 desensitizing 鎮痛。痛みの軽減。

食介 help with eating 食事介助。

ショック shock 急性全身性循環障害。心臓や脳などの重要臓器や細胞の機能を維持する血液循環が減少した結果起こる重篤な病態。

●ショックの５徴候（5P's）

①顔面蒼白	Pallor
②虚脱	Prostration
③冷汗	Perspiration
④脈拍触知不能	Pulselessness
⑤呼吸不全	Pulmonary deficiency

＊ショック状態の患者の理学所見を表す。この他に、ショックでは低血圧がみられる。

ショック指数 shock index【SI】出血性ショックの出血量予測指数。出血量（L）＝心拍数／収縮期血圧。

●ショック指数

ショック指数	重症度	出血量
0.5～1.0	軽症	約1,000 mLまで
1.5前後	中等度	約1,500 mL
2.0以上	重症	約2,000 mL以上

ショック体位 ショックポジション shock position 貧血や出血性ショックの人に対して、脳血流を維持するための体位。足の下に枕などを入れ、足を15～30cm挙上した仰臥位にする。

●ショック体位

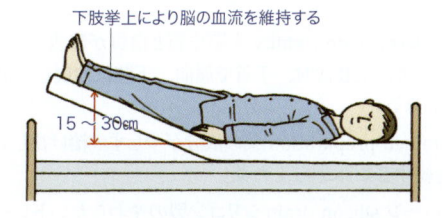

下肢挙上により脳の血流を維持する

15～30cm

ショックパンツ ニューマティック アンティショック ガーメント pneumatic antishock garment【PASG】抗ショックズボン。空気圧で血管を圧迫し下半身への血流を制限することによって血液を環流させ、血圧を保持、上昇させる装置。

ショートステイ ショート ステイ short stay 一時介護。短期入所。一般的には老人保健施設などに数日間入所してリハビリを行ったり、家庭での介護者の負担を軽減すること。

ショートベベル ショート ベベル short bevel【SB】刃面長が短いタイプの注射針、針先の角度はレギュラーベベルより鈍。 ➡レギュラーベベル／●レギュラーベベルとショートベベル p.443

ショートラン ショートラン shortrun 同じ形の上室性期外収縮が数個続いて起こる

不整脈。

除脳硬直 decerebrate rigidity 中脳や橋が障害されたときに生ずる硬直姿勢。四肢の強直性伸展、上肢の内転、下肢の足底屈などの体位となる。

●除脳硬直と除皮質硬直

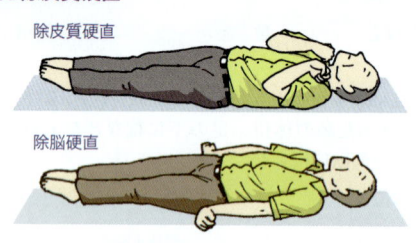

除皮質硬直

除脳硬直

除皮質硬直 decorticate rigidity 大脳皮質と白質が障害されたときに生ずる硬直姿勢。上肢は肘、手首で屈曲、下肢は伸展し、足首は底屈した体位となる。

徐放剤 sustained preparation 薬の成分が少しずつ溶け出して、効果が長時間持続するように加工した薬。

シリコンドレーン silicon drain シリコン製のやわらかいドレーン。毛細管現象を利用して体液を排出する。

シリンジ syringe 注射器。

シリンジポンプ syringe pump シリンジのプランジャー（押し子）をポンプが押し込み送液する方式の輸液ポンプ。

シルエットサイン silhouette sign X線写真の陰影が示すサイン。異なった臓器で同じX線密度の場合、陰影が接すると境界がぼやける。これをシルエットサイン陽性と呼ぶ。

シールド shield 保護物、放射線などの遮蔽（しゃへい）物。

シルバーマンスコア [リトラクションスコア] Silverman retraction score 新生児の呼吸状態の程度を評価する指標。➡●シルバーマンスコア p.235

●シルバーマンスコア

徴候	スコア0	スコア1	スコア2
胸壁と腹壁の動き	同時に上昇	呼吸時に胸部の上昇が遅れる	シーソー運動*
肋間の陥没	なし	軽度	著明
剣状突起下の陥没	なし	軽度	著明
鼻翼呼吸	なし	軽度	著明
呻吟	なし	聴診器で聴取可能	聴診器なしで聴取可能

＊呼吸時に腹壁が上昇し胸壁は下がる

合計点数	0～1点	2～4点	5点以上
判定	正常	呼吸窮迫	重篤

シルビウス裂 シルヴィアンフィッシャー sylvian fissure 脳表面にある大きな溝の1つ。前頭葉、頭頂葉、側頭葉を分ける。外側溝ともいう。

シレジアンバンド［懸垂帯］ シレジアンバンドスリング Silesian band sling 大腿義足を懸垂するために、腰部と義足をつないで用いるベルト。

耳漏（じろう） otorrhea 外耳道から排出される分泌物。外耳道湿疹、外耳道炎、中耳炎などで生じる。

心因反応 サイコジェニックレスポンス psychogenic response 心理的な要因によって、精神症状をきたした状態。拘禁に伴う心理的体験による拘禁精神病、精神障害者の身近にあることに伴う感応精神病などが含まれる。

侵害受容性疼痛 ノシセプティヴペイン nociceptive pain 身体に刺激が加えられた場合に、身体各所に存在する受容器が反応して、電気刺激を中枢へ伝導することで、痛みと感知される疼痛。いわゆる普通の痛み。

心カテ カーディアックカテシターテスト cardiac catheter test 心臓カテーテル検査の略。

心窩部（しんかぶ） epigastric region【ER】みぞおちのこと。

心外閉塞・拘束性ショック extracardiac obstructive shock 心臓が外部から圧迫・拘束されることで、循環血液量が不足して発生するショック状態。肺塞栓、心タンポナーデ、緊張性気胸、収縮性心膜炎などが含まれる。 ➡●ショックの分類 p.15

心気妄想 hypochondriacal delusion 身体の器質的な疾患がある場合に、その疾患を執拗かつ過剰に軽視したり、あるいは疾患がないにもかかわらず、疾患があると執拗かつ過剰に思い込む状態。うつ病患者でよくみられる。 ➡●妄想の形式と内容 p.108

呻吟（しんぎん） moan 苦しみうめくこと。

心筋梗塞 myocardial infarction【MI】冠動脈の塞栓や痙攣により、局所的に心筋が壊死した状態。

心筋マーカー myocardial markers 心筋細胞の壊死によって産生される特徴的な物質。乳酸脱水素酵素、クレアチンキナーゼ、ヒト心臓由来脂肪酸結合タンパク、トロポニン、ミオグロビンなどがある。 ➡●心筋マーカー p.237

真空採血 vacuum blood collection 内部が陰圧になった試験管による採血。

シングルユース器材 single use device【SUD】単回使用医療材料。ディスポーザブル医療材料。

シングルルーメンカテーテル single lumen catheter【SLC】単腔型カテーテル。内部に1つの管腔をもつ、最も一般的なカテーテル。

神経障害性疼痛［ニューロパチックペイン］ neuropathic pain 癌や外傷などが原因となって、末梢神経または中枢神経に障害をきたした結果、関連部位に強い自発痛などをきたす疼痛。難治性のことが多い。

神経性調節 neural regulation 受容器から求心性神経を介して脳幹に達した刺激が、遠心性神経を介して臓器に到達し、血圧や呼吸などの生命維持に不可欠な機能調節を行う機構。

神経脱落症状 neurological deficit 何らかの原因により、身体部位を

●心筋マーカー

検査項目	意義・特徴	正常値
ANP	心房内で合成され、利尿作用、血管拡張作用、血圧降下作用を有する	40 pg/mL 以下
AST	筋肉、赤血球の壊死、破壊の程度を反映する	10〜33 IU/L
BNP	心室で分泌され、利尿作用、血管拡張作用、血圧降下作用を有する	20 pg/mL 以下
CK	心筋や骨格筋、平滑筋、脳細胞に多く含まれる	60〜250 IU/L
hANP	心房筋で分泌される。血管拡張作用、利尿作用を有する	43 pg/mL 以下
TN	横紋筋の筋原線維をなす	0.10 ng/mL 以下
Mb	筋細胞内に多く含まれる。酸素の貯蔵体。発症後早期に上昇する	男　性：28〜72 ng/mL 女　性：25〜58 ng/mL
H-FABP	心筋の細胞質に存在し、遊離脂肪酸の細胞内運搬に関与する	6.2 ng/mL 未満
LDH	ピルビン酸を乳酸に変換する酵素	200〜400 IU/L

支配する神経が障害されたことで生じる症状。支配する神経により、多様な症状がある。

腎血漿流量 renal plasma flow【RPF】腎臓を流れる血漿量。腎臓で濾過される血漿量の測定は、尿中に排出されたパラアミノ馬尿酸（PAH）などを用いる。➡糸球体濾過率

心原性脳塞栓症 cardiogenic embolism 心疾患（非弁膜症性心房細動、僧帽弁狭窄症、急性心筋梗塞、心室瘤、心筋症、人工弁など）によって生じた血栓が脳血管を塞栓することで起こる脳梗塞。➡●脳梗塞の種類 p.350

新興感染症 emerging infection エボラ出血熱や AIDS など、新たに出現した感染症。

人工呼吸器関連肺炎［バップ］ ventilator-associated pneumonia【VAP】人工呼吸を開始して 48 時間以降に、特別な原因がないにもかかわらず発症する肺炎。

人工呼吸器関連肺損傷 ventilator associated lung injury【VALI】陽圧人工呼吸による肺胞の過伸展、虚脱・再膨張の繰り返しにより生じる肺胞上皮などの障害。➡急性肺損傷

進行性筋ジストロフィー［進行性筋異栄養症］ progressive muscular dystrophy【PMD】筋線維の変性・壊死から進行性の筋力低下をみる遺伝性疾患。

●進行性筋ジストロフィーの病型

	デュシェンヌ型	肢帯型	顔面肩甲上腕型
遺　　伝	伴性劣性遺伝	常染色体劣性遺伝	常染色体優性遺伝
発症年齢	小児（2～4歳）	小児～成人（20～30歳）	小児～成人
性　　別	男	男・女	男・女
初発部位	下肢	腰か肩甲	上肢（肩甲）
仮性肥大	あり	弱くあり	なし
関節拘縮	あり	時にあり	まれにあり
進　　行	早い（数年）	中間（数年～10数年）	遅い
生命予後	20歳前後死亡	多くはよい	よい

進行性変化 progressive degeneration 機能の増加、成長・疾患の進展に伴って変化した状態・状況。病理学では、肥大、過形成、再生、化生、創傷治癒を進行性変化という。➡●細胞の傷害と変化 p.282

人字縫合［ラムダ縫合］ lambdoid suture 頭蓋骨において、頭頂骨と後頭骨を連結している縫合。日本語の「人」ギリシャ文字のラムダ（λ）

という字に似ていることから命名された。→●頭蓋骨の縫合 p.205

滲出液 exudate 炎症などにより血管透過性が亢進した結果、組織や細胞からしみ出た液体。→濾出液

●滲出液と濾出液の比較

	滲出液	濾出液
定義	血管壁の透過性亢進によりしみ出た液体	膠質浸透圧の低下、血管内圧上昇により漏れ出た液体
原因	炎症	低タンパク血症、循環障害
成分	タンパク、線維素に富む（血漿成分に同じ）、白血球に富む	タンパクに乏しい（間質液やリンパ液に同じ）、白血球少ない
肉眼性状	淡黄色〜濃黄色、混濁	無色〜淡黄色、透明
リバルタ反応	陽性	陰性

滲出性胸水 exudative pleural effusion 肺や胸膜の炎症、悪性腫瘍などにより、血管透過性が亢進して水分が滲出し、胸腔内に異常な量の液体が貯留した状態。また、その液体。

心神耗弱 diminished capacity 精神障害などにより、事の是非や善悪をわきまえる能力（事理弁識能力）、およびそれに従って行動する能力（行動制御能力）が著しく衰えた状態。心神耗弱と認定されると、刑法上の責任が軽減される。

心神喪失 criminal irresponsibility; insanity 精神障害などにより、事の是非や善悪をわきまえる能力（事理弁識能力）、およびそれに従って行動する能力（行動制御能力）が失われた状態。心神喪失と認定されると、刑法上の責任を追及できない。

心尖拍動 apical beat; pulsus cordis 心収縮期に、心尖部（心臓の左前方の尖端）が前胸壁に突き当たり、その部分が心臓の拍動とともに持ち上がること。通常第5、6肋間の左鎖骨中線のやや内側に視診

または触診できる。

心臓リハビリテーション cardiac rehabilitation 急性心筋梗塞発症後や開心術後の運動耐容能を改善し、社会復帰や再発予防を目指して行われるリハビリテーション。

身体依存 physical dependence 薬物やアルコールを長期服用、長期摂取することに伴い、それらの物質を要求する身体的な変化が生じること。使用を中止すると、振戦や痙攣などの身体的離脱症状が生じる。

身体化障害 somatization disorder 身体表現性障害の1つ。器質的な原因が見当たらないにもかかわらず、疼痛症状、胃腸症状、性的症状など多彩な身体症状を訴える状態。

身体言語［ボディランゲージ］ body language 身振りや表情といった、音声や文字などの言語的手段以外の意思伝達の身体的な手段。

身体拘束 body restraint 自殺企図や他害がみられる精神科入院中の患者に対して、精神保健福祉法に基づいて行われる行動制限。術後の不穏な患者や、徘徊がある高齢者などに対して行われることもある。

身体表現性障害 somatoform disorders 器質的な原因が見当たらないにもかかわらず、痛み、嘔気などの身体症状を訴え、治療に反応せず、日常生活に大きな支障をきたしている状態。身体化障害、転換性障害、疼痛性障害、心気症、身体醜形障害などが含まれる。

身体部位失認 somatotopagnosis 脳卒中後などの脳の器質的障害、とくに後部頭頂皮質の障害により、自分の身体を正しく指し示すことができなくなった状態。身体図式（身体部位とその名称とのマッピング）に異常をきたした状態と考えられている。➡●失認の分類 p.212

心タンポナーデ cardiac tamponade【CT】心嚢内に液体が貯留し、心臓が十分に拡張できない状態。

シンチグラフィー scintigraphy 特定の臓器・組織に親和性のある放射性同位元素を投与し、外部からその体内分布や代謝をカメラで測定する核医学診断法。骨シンチ、甲状腺シンチ、心筋シンチなどがある。
➡●シンチグラフィーの種類 p.241

心的外傷後ストレス障害● 241

●シンチグラフィーの種類

検査名	使用する放射線医薬品名	半減期	投与法	前処置	対象疾患と判定
甲状腺シンチグラフィー	Na^{131}I（ヨウ化ナトリウム） Na^{123}I（ヨウ化ナトリウム）	8日 13.3時間	経口 経口	前7〜14日間、ヨードなど影響のあるものを制限する 例：海藻類、寒天食品、造影剤、甲状腺ホルモン剤、ルゴール、総合ビタミン剤、抗甲状腺剤	・RIの取り込みの割合や形、欠損増をみる ・甲状腺の腫瘍、炎症、機能異常
脳血流スキャン	^{99m}Tc-MAA（テクネチウム、アルブミン、マイクロスフィア）	6.0時間	静注（臥位）		・塞栓症、腫瘍、炎症、高安病、肺高血圧症 ・慢性閉塞性肺疾患の血流障害の有無、部位、範囲をみる
RI血管造影法	^{99m}Tc-HAS（テクネチウム、人血清アルブミン）	6.0時間	急速静注ボーラス注入	心血管造影法の準備	・心の1回拍出量 ・駆出分画の算出
骨シンチグラフィー	^{99m}Tc-MDP	6.0時間	静注	朝、必ず排尿させ、膀胱を空にする	・骨腫瘍、骨髄炎、骨折、骨病変の範囲の診断や治療経過の観察
腫瘍シンチグラフィー	^{97}Ga-クエン酸（クエン酸入りガリウム）	78時間	静注	①前日、下剤投与。朝、浣腸を行って腸を空にする ②当日の朝に絶飲食	・腫瘍あるいは炎症巣の描出 ・治療効果の判定

シンチレーションカウンタ scintillation counter 電離放射線を測定する器機。電離放射線を受けたシンチレータから出た蛍光を測定し、線量に換算する。

心的外傷後ストレス障害 post-traumatic stress disorder【PTSD】生命にかかわるような経験をした後に生じる心的障害。

伸展(イクステンション) extension 関節を伸ばすこと。反対語は「屈曲」。➡屈曲・伸展 p.137

進展(ディヴェロプメント) development 進み広がること。「症状の進展」のように用いる。

心電図モニター(イーシージー モニター) ECG monitor 胸部または手足に電極を装着して心電図波形を連続してモニタ画面に表示する医療機器およびそのシステム。

振盪（しんとう）(シェイキング) shaking ふるい動かしてかき混ぜること。

浸透圧利尿薬(オスモティック ダイユレティック) osmotic diuretic 近位尿細管内の浸透圧を上昇させることで、ナトリウムおよび水の再吸収を抑制し、ナトリウムおよび水の排泄を促進する薬物。➡●利尿薬の作用機序 p.102

心毒性(カーディアック トクシシティ) cardiac toxicity 薬物が有する、心臓に悪影響を与える可能性のある性質。

腎毒性(ネフロトクシシティ) nephrotoxicity 薬物が有する、腎臓に悪影響を与える可能性のある性質。

シンドローム型看護診断(シンドローム) syndrome 一群の症状や症候のクラスターを示す看護診断。診断名で示される。➡●看護診断の種類 p.109

浸軟（しんなん）(マセレイション) maceration 皮膚が滲出液などでふやけること。

塵肺（じんぱい）(ニューモコニオーシス) pneumoconiosis 粉塵の長期間吸引により、肺に蓄積し線維性増殖性変化が起こった状態。

深部腱反射(ディープ テンドン リフレックス) deep tendon reflex【DTR】関節や腱の内部刺激によって起こる脊髄反射。

深部静脈血栓症(ディープ ヴェイン スロンボシス) deep vein thrombosis【DVT】下肢の深部静脈に血栓ができ、血流障害をきたす疾患。肺塞栓、下肢静脈瘤の原因になることもある。➡●静脈血栓塞栓症のリスク因子 p.396

深部痛(ディープ ペイン) deep pain 皮下深部組織（関節・骨格筋・腱・靭帯・血管など）の受容器から伝えられる鈍い深部の痛み。皮膚や粘膜が痛むものを表在痛、内臓に原因があって痛むものを内臓痛という。

シンプトン(シンプトム) symptom 症状。患者の自覚的・主観的な訴え。診察によって得られた他覚的所見を「徴候」（サイン）という。

心マ(カーディアック コンプレッション)(カーディアック マッサージ) cardiac compression; cardiac massage 心マッサージの略。

錐体外路症状● 243

蕁麻疹 urticaria; hives かゆみを伴う真皮上層の一過性・限局性の浮腫。

心マッサージ cardiac massage 心停止した人の心拍と呼吸を、一定の間隔で胸骨部を心臓に向かって手で圧迫し、血液の拍出を促す救命処置。➡●胸骨圧迫心臓マッサージ p.129

シンメルブッシュ Schimmelbusch sterizer 煮沸消毒滅菌器。➡●消毒・滅菌の方法 p.479

信頼性 reliability 同じ集団に同じ試験を何回行っても同一の結果が得られる統計学的性質。再現性。

診療報酬 remuneration for medical services 診療行為や与薬などに応じて医療保険から医療機関に支払われる代金。

す

髄腔内バクロフェン療法 intrathecal baclofen therapy【ITB】重度の痙性麻痺がある患者に中枢性筋弛緩薬のバクロフェンを、腹部皮下に埋入したポンプから、脊髄の周囲（髄腔）に持続的に投与する治療方法。

スイサイド suicide 自殺。

随時尿 spot urine 早朝第1尿や24時間蓄尿のように特定の時間に採尿するのでなく、随時、採取される尿。

スイスチーズモデル Swiss cheese model スライスしたスイスチーズにある多数の孔が重なるように、各防護壁の孔が一直線につながったときに重大事故が発生すると説明するモデル。

錐体外路障害 extrapyramidal disorder 錐体外路（延髄の錐体を通らずに、随意運動の司令を末梢に伝達する神経経路）が障害されたことによる不随意運動障害。振戦、ミオクローヌスなどの不随意運動、筋強剛（固縮）、無動などをきたす。

錐体外路症状 extrapyramidal symptoms【EPS】錐体外路障害による振戦、筋強剛（固縮）、無動などのパーキンソニズム、ジストニア、

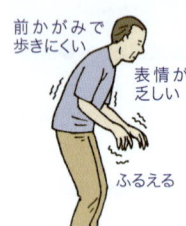

●錐体外路症状

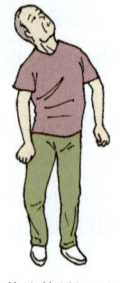

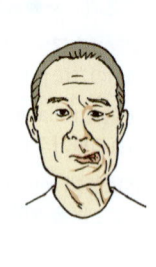

パーキンソニズム
前かがみで歩きにくい
表情が乏しい
ふるえる
体の動きが硬く乏しい。

アカシジア
手足が落ち着かない、ソワソワする、びんぼうゆすり、歩き回る。

ジストニア
体や首がねじれる、ひきつれる、痛い、目が上がる。

ジスキネジア
体がくねくねする、口がもぐもぐする、舌が出る。

錐体路障害 ピラミダル ディスオーダー pyramidal disorder 錐体路（延髄の錐体を通る、随意運動の司令を末梢に伝達する神経経路）が障害されたことによる随意運動障害。筋緊張亢進、病的反射などをきたす。 ➡●病的反射 p.459

垂直感染 ヴァーティカル インフェクション vertical infection 母子感染。母親から胎児への感染様式。垂直感染以外の感染を「水平感染」と呼ぶ。 ➡●水平感染と垂直感染 p.245

水分欠乏性脱水 ウォーター ディフィシット ディハイドレイション water deficit dehydration 高張性脱水。 ➡高張性脱水／●脱水の分類 p.314

水分出納［イン・アウト］ インテイク アンド アウトプット intake and output 体外から体内へと摂取された水分と、体内から体外へと排出された水分のバランス。またそれを記録すること。水・電解質異常による病態を防ぐために重要。 ➡●健常成人の1日のインアウト p.245

水平感染 ホリゾンタル インフェクション horizontal infection 母子という垂直な感染様式でない、同世代間の横の感染様式。 ➡●水平感染と垂直感染 p.245

遂娩（すいべん）手術 エクストラクション extraction 外科的な補助を用いた、児の娩出法。帝王切開術や鉗子分娩などが含まれる。

●健常成人の1日のインアウト

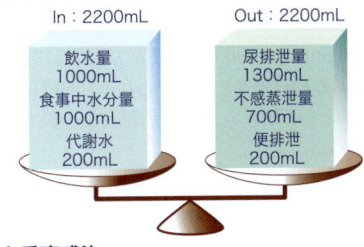

In：2200mL
- 飲水量 1000mL
- 食事中水分量 1000mL
- 代謝水 200mL

Out：2200mL
- 尿排泄量 1300mL
- 不感蒸泄量 700mL
- 便排泄 200mL

●水平感染と垂直感染

	感染の種類	特徴
水平感染	経口感染	病原微生物が、経口的に侵入することによって生じる感染 食中毒、コレラ、細菌性赤痢、A型肝炎など
	飛沫感染	飛沫核5μm以上で、感染者の咳・くしゃみなどによる感染 百日咳、風疹、インフルエンザ、ジフテリアなど
	空気感染	飛沫核5μm以下で、空気媒介性ないし粉塵粒子による感染 結核、麻疹、水痘など
	接触感染	直接または間接に、病原微生物に接触することによる感染 性行為感染症、破傷風、ガス壊疽など
垂直感染	経胎盤感染	胎盤を通じた母体から胎児への感染 梅毒、風疹、サイトメガロウイルス感染症、B型肝炎など
	産道感染	出生時、母体の汚染された産道を通過することによる感染 B群レンサ球菌感染症、ヘルペスウイルス感染症など
	母乳感染	母乳を介する感染 成人T細胞性白血病など

水疱（すいほう）^{ブリスター} blister 発疹の1つ。直径5mm以上で透明な漿液を内容とする皮膚隆起。➡️●原発疹の種類 p.163

水泡音 rale 呼吸運動に伴って聴取される異常呼吸音で、末梢気道や肺胞から聴取される断続性ラ音の1つ。これらの部位に液体が貯留していると、ブツブツという粗い大きな音が聴取される。慢性気管支炎や肺水腫を示唆する。

髄膜刺激症状^{メニンジアル イリテイション} meningeal irritation 脳脊髄液での感染と炎症などにより、髄膜が刺激されることで生じる症状。項部硬直、ケルニッヒ徴候、ブルジンスキー徴候などが含まれる。➡️●項部硬直 p.170／●ケルニッヒ徴候 p.160／●ブルジンスキー徴候 p.428

睡眠^{スリープ} sleep 活動が低下し、外部刺激に対する反応がほとんどなくなるが、刺激によって覚醒できる状態。ノンレム睡眠とレム睡眠がある。➡️ノンレム睡眠／レム睡眠／●レム睡眠とノンレム睡眠 p.247

睡眠時無呼吸症候群［サス］^{スリープ アプニア シンドローム} sleep apnea syndrome【SAS】睡眠中に断続的に無呼吸を繰り返し、その結果、日中傾眠などの種々の症状を呈する睡眠呼吸障害の総称。

睡眠相後退症候群^{ディレイド スリープ フェイズ シンドローム} delayed sleep phase syndrome【DSPS】夜型の生活を続けることなどにより、望ましい時刻に眠りにつくことができず、望ましい時刻に起床できなくなる状態。体内時計のリズムが乱れたことによる睡眠障害（概日リズム睡眠障害）で、体温やホルモンのリズムが遅れている。登校や出社などの社会生活に障害をきたす。

水様便［軟便、泥状便］^{ウォータリー ストゥールズ；ウォータリー ディアレア} watery stools; watery diarrhea 消化不良や食中毒などに伴う消化管機能の異常によって排出される、水分を多く含んだゲル状、液体状の便。➡️●ブリストル便形状スケール p.425／●便の形状と疾病 p.101

水利尿^{ウォーター ダイユレシス} water diuresis 低張性の多尿をきたした状態。原因には、中枢性または腎性尿崩症、病的多飲水、心因性多飲症、低張液の静注などがある。➡️病的多飲水／尿崩症

スカー scar 瘢痕（はんこん）。創傷や潰瘍などによる組織の欠損が、線維や結合組織で埋められ、修復された状態。

●レム睡眠とノンレム睡眠

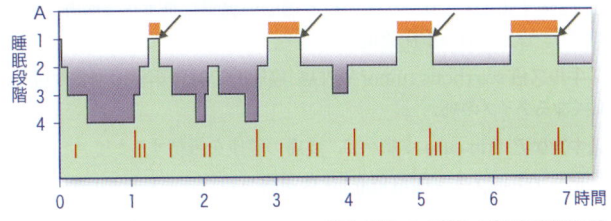

睡眠経過図。睡眠段階A：覚醒、1〜4：ノンレム睡眠、橙帯：レム睡眠、矢印は睡眠周期の終了を示す。下段の縦棒は寝返りなどの粗体動（長）と局所的な体動（短）を示す

	ノンレム睡眠	レ ム 睡 眠
活動	脳の眠り。活動なし	体の眠り。大きな筋の弛緩、指先や顔の筋肉がかすかに動く。
呼吸	規則的で緩やか	不規則
体温	下がる	上がる
眼	動きなし	急速に眼球が動く。
脳波	デルタ波（大きく遅い）	ベータ波（小さく速い）。夢を見る。

頭蓋内圧亢進 インクリースド イントラクレイニアル プレッシャー increased intracranial pressure【IICP】頭蓋内の圧力が高まり、脳内組織が圧迫された状態。

頭蓋内圧モニタリング イントラクレイニアル プレッシャー モニタリング intracranial pressure monitoring 開頭または穿頭手術によって挿入されたカテーテルを通じて頭蓋内圧を測定すること。カテーテルの挿入部位によって、硬膜外腔モニタリング、クモ膜下腔モニタリング、脳室内圧モニタリングに分かれる。脳圧モニタ、ICPモニタとも呼ばれる。

スカプラ スカピュラ scapula 肩甲骨。

スカル スカル skull 頭蓋骨。

スカルプ スカルプ scalp 頭皮。毛髪ケアのことを指す。

スカルペル スカルペル scalpel 外科用メス。円刃刀。

スキッド［重症複合免疫不全］ severe combined immunodeficiency disease【SCID】Tリンパ球の数や機能の異常に低または無ガンマグロブリン血症を伴う重症免疫不全。

スキルス癌 scirrhous tumor 硬性癌。癌周囲の線維組織の増生が強く、硬くなるタイプの癌。

スキンケア skin care 皮膚ケア。皮膚の健康を維持すること。

スキンステープラー skin stapler 皮膚縫合器。

スクイージング squeezing 患者の呼気に同調して気管中枢に向かって両手で圧迫し呼気を介助しながら行う排痰法。

すくみ足 freezing of gait【FOG】パーキンソン病やパーキンソン症候群でみられる歩行障害の1つで、足が地面に貼り付いたようになり、足が出ない状態。

スクラッチテスト scratch test 即時型アレルギーの原因抗原検索のための皮内反応テスト。針で皮膚面に傷をつけ、抗原エキスを滴下して、膨疹と発赤で判定する。

スクラビング法 scrubbing 歯ブラシの毛先を歯の根元に垂直に当てて、小刻みに左右に動かす歯磨法。

●歯磨き法

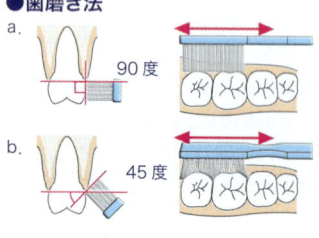

a. スクラビング法：歯ブラシを歯の表面に垂直に当て、左右にこきざみに振動させる。
b. バス法：歯ブラシを45度傾け、歯の歯肉の境目に当てて左右に動かす。
c. ローリング法：歯の境目から歯に沿って歯ブラシを回転させる。

スクラブ scrub 手指の洗浄法。歯を小刻みに磨く方法。

スティル雑音 Still's murmur 幼児や小児に好発する、収縮期に聴取される機能性心雑音。弦をはじくような音を呈する。無害性雑音の１つ。

ステソスコープ［ステソ］ stethoscope 聴診器。

●聴診器

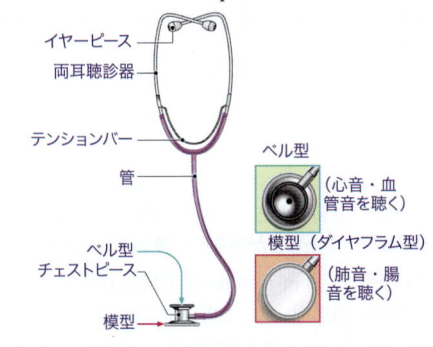

- イヤーピース
- 両耳聴診器部
- テンションバー
- 管
- ベル型チェストピース
- 模型
- ベル型（心音・血管音を聴く）
- 模型（ダイヤフラム型）（肺音・腸音を聴く）

ステノン管 Stenon duct 唾液を耳下腺から口腔に通す耳下腺管。

ステープル staple ホッチキス針、外科用縫合針。皮膚縫合器はスキンステープラーという。

ステルベン sterben（独）死亡すること。

ステレオ stereotactic operation ステレオタクティック手術の略。定位脳手術。脳内の血腫の位置を装置で定め、小さい孔を開けて血腫を吸引除去する手術方法。パーキンソン病、難治性てんかんなどに適応。

ステロイド steroid 分子中にステロイド骨格をもつ有機化合物の総称。性ホルモン、胆汁酸、副腎皮質ホルモンなどがある。

ステロイド系抗炎症薬 steroidal anti-inflammatory drugs ステロイド骨格をもつ抗炎症薬の総称。プレドニゾロン、メチルプレドニゾロン、ベタメタゾン、フルチカゾン、デキサメタゾン、ヒドロコルチゾンなどがある。➡非ステロイド系抗炎症薬

ステロイド糖尿病 steroid diabetes ステロイドの長期間服用により末梢組織におけるインスリン抵抗性が増大して発症する糖尿病。ステロイド治療中に糖尿病が悪化する状態も含む。

ステロイドミオパチー steroid myopathy ステロイド筋症。ステロイド薬服用により、筋の脱力や萎縮を生じた状態。

ステロイド離脱症候群 steroid withdrawal syndrome 副腎皮質ステロイド薬の急激な中止や減量によって、倦怠感、関節痛、吐き気、頭痛、血圧低下などが生じた状態。ステロイド薬の多量・長期投与により、副腎皮質からのホルモン分泌機能低下や副腎萎縮が起きていることが原因。

ステント stent 管状組織の内腔に置き、内腔の開放や拡大のために用いるカテーテルや金属製などのコイル状器具。心臓ステント、気管ステント、大動脈ステントなどがある。 ➡● PCI デバイス p.390

ステント内再狭窄 in stent restenosis 【ISR】血管内に留置したステントが内膜の肥厚・過形成によって再狭窄すること。

ストッキネット stockinet メリヤス編みチューブ包帯。

ストーマ stoma 瘻（ろう）。人工的に腔や管を体外に誘導して造設した開口部。人工肛門、人工膀胱など。

ストーマサイトマーキング stoma site marking ストーマ造設位置を決めること。

ストライカーフレーム Stryker frame 患者を前後2つのマットレスで挟んだベッド枠で、患者を寝たまま回転させる装置。

ストライダー stridor 喘鳴。吸気時に出る大きな振動によるゼーゼーやゼロゼロという呼吸音。 ➡● 呼吸音と肺副雑音 p.112

ストリッピング striping 静脈抜去法。下肢静脈瘤の手術法の1つで、鋼線のストリッパーを大伏在静脈に通し、全長を抜去する。

ストレス stress 侵襲、抵抗力、刺激、圧力。心身の負担になるような刺激や状況によって、個体内部に生じる緊張状態。ストレスを生じさせるような外部からの有害な刺激をストレッサーという。

ストレスコーピング stress coping ストレスの認知の仕方による対処法。→●コーピングの種類 p.176

ストレス潰瘍 stress ulcer ストレスによって消化管にできた潰瘍。

ストレス関連障害 stress-related disorder 強い不安などの心因性による身体的または精神機能異常。神経症と呼ばれていた疾患が不安障害、ストレス関連障害、身体表現性障害に分類されるようになった。動悸やめまいなどの自覚症状が持続し、日常生活に支障をきたす場合が多い。主な疾患にパニック障害がある。

ストレスマネジメント stress management 自分にとってストレスを生じやすい状況を予防したり、生じた場合の対処方法をあらかじめ検討するなどして、効果的にストレスを管理すること。

ストレッサー stressor ストレスを生じさせるような外部からの有害な刺激。寒冷、暑熱、騒音、化学物質、ニコチン、アルコールなどの物理・化学的因子、飢餓、絶食、細菌、筋肉労働、妊娠などの身体的因子、不安、緊張、恐怖、興奮などの心理的因子、母親からの分離、貧困などの社会・環境的因子がある。

ストレッチャー stretcher 患者を臥床したまま移送する輸送車。

ストレッチング stretching 筋肉と関節を伸ばす運動。

ストレートバック症候群 straight-back syndrome 平背症候群。正常な脊椎にみられる彎曲が少ないことにより、循環器系疾患や腰痛などの症状を呈する症候群。

ストレプトコッカス streptococcus レンサ球菌。グラム陽性で通性嫌気性の球菌。細胞壁の抗原性により20種類に、溶血性によりα、β、γの3種類に分類される。ヒトの鼻腔や皮膚などに常在するが、病原性をもつものは、肺炎、敗血症、猩紅熱、扁桃炎などを起こす。

ストレプトリジンO streptolysin O【SLO】A群溶血性レンサ球菌が産生する菌体外毒素。→アスロー（抗ストレプトリジンO）

ストローク stroke 発作、脳卒中。脳の血管に閉塞、狭窄、破裂などが生じることで、脳組織が障害され、片麻痺、言語障害、失調などを

きたした状態。脳梗塞、脳出血、クモ膜下出血などがある。

ストロフルス strophulus 小児でみられる、紅斑や水疱をきたす皮膚疾患。

スニッフィングポジション sniffing position 気管挿管時の体位。喉頭展開するために、仰臥位で薄めの枕を頭の下に入れ、鼻を上向きに頸部を軽く後屈した体位。

スニップス［単一ヌクレオチド多型］ single nucleotide polymorphism【SNPs】ヒトゲノムのDNA塩基（A、T、G、C）の並び方が個人によって違う部分。

スネアポリペクトミー snare polypectomy 内視鏡によるポリープ切除法の1つ。ループ状の針金（スネア）をかけて、ポリープを引っかけ高周波電流を流し焼き切る方法。

スパイク spike【Sp】棘波。てんかんなどにみられる、尖った形の脳波。

スパイナルドレナージ spinal drainage 脊髄ドレナージ。頭蓋内圧亢進患者の髄液を体外に排出する方法。

スパイロメーター spirometer 呼吸曲線測定器、肺活量計。

スパイン spine 脊椎。頸椎（7椎）、胸椎（12椎）、腰椎（5椎）、仙椎（5椎）、尾椎（3～5椎）の32～34個の椎骨から成る。

スパインポジション supine position 仰臥位。➡●治療などで用いられる主な体位 p.331

スーパースプレッダー super spreader 多くの人への感染拡大の感染源となった患者。

スパスム spasm 攣縮。不随意に筋肉が激しく収縮すること。

スパチュラ spatula 軟膏や硬膏をのばすときに使うヘラ。

スーパーバイザー supervisor スーパービジョンを実施する人。スーパービジョンを受ける側をスーパーバイジーという。➡スーパービジョン

スーパービジョン supervision スーパーバイザーが対象者への助言、指導、援助を行うこと。スーパービジョンには、①管理的機能（施設

の理念、方針、目的をスタッフが理解しているかを評価し、指導していく)、②教育的機能(スタッフの専門性向上のため、情報提供や助言を行う)、③支持的機能(スタッフの悩みに対し精神的に支え、励ます)がある。

スパンスール spansules 薬物を含有する顆粒を高分子皮膜でコーティング層の厚さを変え、薬物の放出時間が異なる顆粒をカプセルに充填した製剤。

スパンタブ spantabs 放出性の異なる複数の層からなる錠剤。速溶層と徐放層を重ね合わせた2層からなる錠剤。

スピキュラ spicular 小さな針状のもの。乳癌のX線撮影では、癌は白い星状の形で写るので、これをスピキュラという。

スピーキングチューブ speaking tube 発声ができるようになっている気管チューブ。

スピッツ spitz 試験管。採血管。

スピードトラック牽引 speed track 布にフォームラバーを裏打ちした弾力包帯(スピードトラック)を使った簡易牽引法。

●スピードトラック牽引

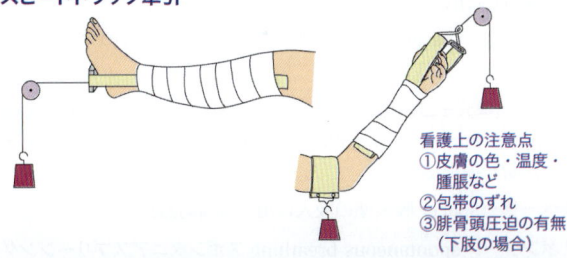

看護上の注意点
①皮膚の色・温度・腫脹など
②包帯のずれ
③腓骨頭圧迫の有無(下肢の場合)

スピリチュアルケア spiritual care 患者の宗教的、実存的な側面を重視したケア。人間の心あるいは魂の健全性を守ること。

スピリチュアルペイン spiritual pain 患者が感じる霊的、宗教的、実存的な痛み。➡全人的苦痛 p.271

スピル spill 液体がこぼれること。抗癌薬の取扱時に注意する。

スピロヘータ Spirochate スピロヘータ目のグラム陰性菌。梅毒トレポネーマ、回帰熱ボレリアなどの病原体が属する。

スプータム sputum 喀痰。

スプラッシュ splash 液体が飛び散ること。抗癌薬の取扱時に注意する。

スプラピュービックカテーテル suprabubic catheter 膀胱からの排尿路を一時的・恒久的に確保するため、恥骨上の皮膚から膀胱へ穿刺・挿入するカテーテル。

スプリーン spleen 脾臓。

スプリント splint 副子。患部固定のための副木。

スプリントカテーテル splint catheter 尿管手術後、排尿と縫合不全防止のために用いるカテーテル。

スプレッダー spreader 広げるもの。感染拡大の感染源となった患者。

スプレッド spread ベッドをおおう布。

スプーン状爪 spoon nail さじ状爪。鉄欠乏性貧血でみられるスプーン状に陥没した爪。

スペイスタブ spacetabs 徐放性の顆粒のコアと速放性のマトリックスからなる錠剤。

スペクト[単光子放射型コンピュータ断層撮影] single-photon emission computed tomography【SPECT】放射性核種から放射される光子を用いた断層撮影法。

スペーサー spacer 吸入薬の吸入に用いる補助器具。

スポンターン spontaneous breathing スポンタニアスブリージングの略。自発呼吸。呼吸を自動的、自発的に行えること。

スメア smear 顕微鏡用の塗抹標本、塗抹試験。スピナーともいう。

スメグマ smegma 恥垢。尿、精液、その他の分泌液が乾燥して、性器周辺に固まった垢。

スモールフォアデイト small-for-dates infant【SFD】妊娠期間に比して身長・体重ともに小さい新生児。

スモン［亜急性脊髄視神経ニューロパチー］subacute myelooptico-neuropathy【SMON】キノホルム剤を原因とする神経障害。腹痛、両下肢のしびれなどを経て下肢麻痺や視覚障害に至る。

スライディングスケール sliding scale 血糖値でインスリン量を加減する目安になる計算尺。

スライディングボード sliding boards ベッドと車椅子間などの移乗時に用いる橋渡し板。

スラップリージョン［上前後関節唇損傷］superior labrum anterior and posterior lesion【SLAP lesion】上方関節唇辺縁の損傷に伴って肩の上方に痛みを生じる状態。野球肩。

スラフ slough 脱落組織、黄色壊死組織。

ずり応力［剪断応力］shear stress 応力の1つで、物体内部のある面の平行方向に、すべらせるように作用する応力。

スリップ slip ヒューマンエラーの1つ。ルール通りに行わなかったことによるエラー。ルールを忘れてしまったことによるエラーをラプスという。

スリル thrill 振戦。①身体の一部または全身の不随意な震え。②心臓や血管内の異常な血流の乱れが体表に伝わって手で触れることができる振動。

スリングシート sling sheet 吊り上げ式リフト型患者移動機器の座面シート。

スリングスケール sling scale 吊り上げ式リフト体重計。

スルホニル尿素 sulfonylurea【SU】ランゲルハンス島を刺激し、インスリン分泌を促す物質。経口糖尿病薬。

スローウイルス slow virus 遅発性ウイルス。潜伏期間がきわめて長い病原ウイルス。

スローチャネル症候群 slow-channel syndrome
アセチルコリン受容体のイオンチャネルの開口時間が異常延長している状態。先天性筋無力症候群の原因の1つ。➡●アセチルコリン受容体抗体による神経伝導障害 p.222

スワブ swab
綿棒、ぬぐい液、ふき取り。綿棒状の検体採取キットをいう場合もある。

スワンガンツカテーテル［肺動脈カテーテル］Swan-Ganz's catheter【SGC】
心臓の状態を調べるために、肺動脈に留置するカテーテル。右心・左心それぞれの圧力、心拍出量、駆出力、容積などのほか、肺動脈圧、肺動脈楔入圧などを測定できる。詳細なモニタリングが必要な心筋梗塞患者などに用いられる。

●スワンガンツカテーテル（SGC）測定による正常値

心拍出量計へ
（サーミスターコネイター）

	平均 (mmHg)	範囲 (mmHg)
右心房圧 (RAP)	5	2〜10
右心室圧 (RVP)	25/5	12〜37/ 0〜5
肺動脈圧 (PAP)	15	10〜20
肺動脈楔入圧 (PCWP)	10	5〜15
左心房圧 (LAP)	8	4〜12
左心室拡張終期圧 (LVEDP)	8	4〜12

その他

心拍出量 (CO)	1回拍出量	心係数 (CI)	1回拍出係数
4.0〜8.0 L/分	60〜130 mL	2.5±4.5 L/分/m^2	35〜70 mL/拍/m^2

スワンネック swanneck deformity
スワンネック変形。中手骨の屈曲、近位指節間関節の過伸展、遠位指節間関節の屈曲。関節リウマチに特徴的な所見。➡●リウマチによる関節変形 p.20

せ

成育医療 child health and development 新生児から小児、青年を経て成人に至るリプロダクション（生殖）サイクルの枠組みを基盤として、患者の抱える疾患や障害に対処する医療。

生活習慣病 life-style related disease 糖尿病、脂質異常症、高血圧症、高尿酸血症など、生活習慣が発症に深く関与していると考えられる疾患の総称。

正球性貧血 normocytic anemia 平均赤血球容積（MCV）が80～100である貧血。赤血球の大きさは正常。急性出血による貧血、溶血性貧血、再生不良性貧血などが含まれる。 ➡ ●貧血の分類 p.16

静菌 bacteriostasis ある一定期間、菌の活動・増殖を抑制すること。細菌を死滅させることは「滅菌」。

生血 fresh blood 保存血でなく、献血者から採血した新鮮血。生血輸血の必要性は現在ほとんどない。

清潔区域 clean area 院内感染を防ぐことを目的に設定された衛生的な区域。手術室や手術室近辺がこれにあたる。

清潔操作［無菌操作］ sterilization technique 滅菌あるいは消毒した物品を細菌に汚染されないように取り扱う手技。

正常眼圧緑内障 normal tension glaucoma【NTG】眼圧は正常だが、視野異常や視神経乳頭陥凹など進行性の機能障害が起こる緑内障。

生食 physiological saline 生理食塩液の略。

精神依存 mental dependence 薬物やアルコールを長期服用・摂取することに伴い、それらの物質の服用または摂取に関して、制御できなくなること。使用を中止すると、強い不安感や探索行動などの精神的離脱症状が生じる。

成人T細胞白血病 adult T-cell leukemia【ATL】ヒトT細胞白血病ウイルス1型（HTLV-1）がTリンパ球を腫瘍化した白血病。

生着 engraftment 移植した臓器・組織などが定着すること。

成長 growth 生物が成熟した形態へと移行すること。生物や物事が大きくなること。発達が質的な増減を意味するのに対して、成長は量的な増減を意味する。

成年後見制度 adult guardianship 認知症、知的障害、精神障害などにより判断能力が不十分な人の保護を目的に、財産管理や介護などのサービス契約について、後見人が支援を行う制度。家庭裁判所が法定代理人を選任する法定後見制度、および任意後見制度がある。

正のフィードバック機構［ポジティヴフィードバック］ positive-feedback system 生体の内部環境調節は、ネガティブフィードバックによっているが、分娩時の子宮収縮、女性の排卵現象の一部、血液凝固のプロセスでは、正のフィードバック機構が働いている。➡負のフィードバック機構

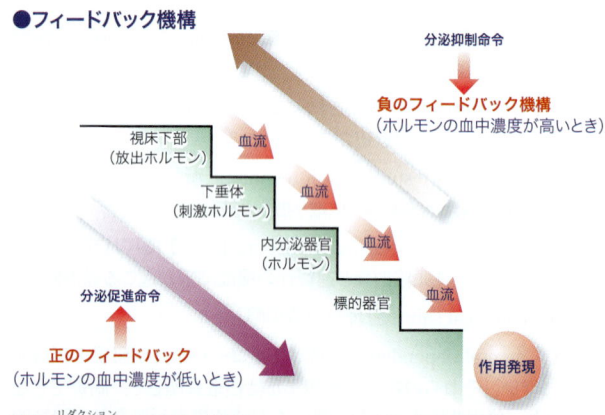

●フィードバック機構

整復 reduction 骨折、脱臼、ヘルニアなどを正しい位置に戻すこと。

生物学的妊娠反応 biological pregnancy test 妊娠中に産生されるヒト絨毛性ゴナドトロピンを含む尿を採取し、ウサギ、カエル、マウスなどに注射して、それらの反応の有無から妊娠の有無を推定する古典的

検査法。

成分輸血 blood component transfusion 血液の全成分ではなく、赤血球、血小板、血漿の成分に分離したうえで、必要な成分のみをレシピエントに供給する方法。

整脈［正常洞調律］ equal pulse 心臓が一定のリズムで拍動することにより、規則正しく脈が触れること。

セイラムサンプチューブ Salem sump tube 2ルーメンの経鼻栄養チューブ。1つのルーメンが青いサンプの口（ブタの尻尾）のためにこの名前がある。このルーメンから胃内に外気が入り、チューブが自由に動き、胃の粘膜に付かないようになる。➡● NGチューブ p.63

生理的欲求 physiological drives 生命を維持するために必要な食欲、睡眠欲などの欲求。マズローが提唱した人間がもっている5つの欲求のうち、最も低次のもの。

●**マズローのニード階層**

自己実現の欲求 ……自分がなりたいものへの欲求

自尊の欲求 ……承認され、自尊感情を保ち、尊敬されることへの欲求

所属と愛の欲求 ……家族のなかに居場所があり、自分が愛されたい欲求

安全の欲求 ……安全・安定・依存・保護・秩序への欲求

生理的欲求 ……空気・水・食物・庇護・睡眠・性への欲求

清涼飲料ケトーシス soft drink ketosis 非定型抗精神病薬のオランザピンなどは、耐糖機能障害を起こしやすいとされているが、これにより耐糖機能障害を起こした患者が、糖分含量の多い清涼飲料水を多量に飲んでケトーシスを起こし、意識障害に至るもの。

セカンドオピニオン second opinion 第二診断、別の医師の意見。

セカンドルック手術 second-look operation【SLO】腫瘍の摘出手術などの後に、腫瘍細胞の残存がないかなど、患部の状況を確認する

赤色悪露（せきしょくおろ）[血性悪露] lochia rubra（ローキア ルブラ） 分娩1～3日に子宮や腟から排出される分泌物。　➡**悪露の変化 p.85**

脊髄小脳変性症 spino-cerebellar degeneration（スパイノセレベラー ディジェネレイション）【SCD】小脳・脳幹から脊髄にかけての神経細胞が破壊されるために起こる運動失調を主徴とする神経変性疾患。

●脊髄小脳変性症の分類と特徴

分類	疾患	変性部位	主要症状
孤発性（非遺伝性）	オリーブ橋小脳萎縮症（OPCA）	小脳・橋	小脳性失調に、錐体路徴候、パーキンソニズム、自律神経障害を伴う
	晩発性皮質性小脳萎縮症	小脳皮質	小脳性失調
遺伝性	マチャドジョセフ病	小脳・橋	小脳性失調に、多くはびっくり眠、ジストニア、筋萎縮を伴う
	フリードライヒ失調症	脊髄後索・小脳	脊髄後索性失調、深部感覚障害、腱反射消失、バビンスキー反射、足変形、脊椎側彎
	歯状核赤核淡蒼球ルイ体萎縮症（DRPLA）	歯状核、赤核、淡蒼球、ルイ体	若年型では、てんかん、ミオクローヌス、認知症、早期成人型では、認知症、小脳失調、舞踏病アテトーゼ、遅発成人型では、小脳失調、舞踏病アテトーゼ

脊損 spinal cord injury（スパイナル コード インジャリー） 脊髄損傷の略。

赤沈[赤血球沈降速度] erythrocyte sedimentation rate（エリスロサイト セディメンテイション レイト）【ESR】赤血球が試業内を沈む速度を測る検査。基準値より速いときは、感染症、膠原病、血液疾患、腫瘍など、遅いときは血漿や血球の異常などを疑う。

セクシュアリティ sexuality（セクシュアリティ） 性別、性特有の傾向。

セクシュアルハラスメント sexual harassment 性的嫌がらせ、セクハラ。

ゼクチオン Sektion（独）死体解剖（剖検）。

セクレチン試験 secretin test【S test】膵外分泌を刺激するセクレチンを静脈注射後、膵液を採取し、その液量、酵素量、重炭酸塩濃度を分析することによって膵外分泌能を評価する検査。➡**パンクレオザイミン・セクレチン試験**

舌圧子 tongue depressor 舌を押し下げるためのへら。

絶安 complete bed rest【CBR】絶対安静の略。

絶飲食 Non Per Os; nothing per os【NPO】治療や検査のために食事摂取を禁止すること。

赤血球円柱 blood cast 尿沈渣でみられる赤血球が円柱形に固まったもの。糸球体腎炎を示唆する。

赤血球指数 red blood cell index Ht、Hb、RBCの値から平均赤血球容積（MCV）、平均赤血球ヘモグロビン量（MCH）、平均赤血球ヘモグロビン濃度（MCHC）を求める指数。➡●**赤血球指数 p.69**

舌根沈下（ぜっこんちんか） glossoptosis 舌がそれ自身の重みで咽頭に落ち込み、気道を塞ぐこと。気道を確保するには、頭部後屈・下顎挙上法を行う。

●**舌根沈下**

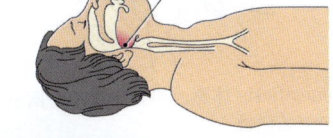

閉塞する

鑷子（せっし） forceps ピンセット。

摂食・嚥下障害 dysphagia 脳血管障害、神経疾患、口腔部の腫瘍、認知症などに伴い、食物の取り込み、咀嚼、食塊形成、食道への送り込みなどができなくなること。

接触感染［直接感染］ direct infection 皮膚や粘膜の直接的な接触、器具などを介した間接的な接触により、病原体が移動し、感染を生じ

ること。性感染症や眼・皮膚疾患でみられる。 ➡ ●感染経路 p.115

切創 incision wound ガラスや刃物など鋭い器物による体表の創傷。

舌苔〔ぜったい〕 tongue coat 舌の粘膜の表面に生じるコケ状の付着物。かびや苔（コケ）がはえ、表面が白または黄色になる。

絶対安静［絶安、完全床上安静］ complete bed rest【CBR】全面的な援助で終日ベッド上仰臥で安静にすること。

セデーション sedation 鎮静。鎮静薬を用いて鎮静状態にすること。人工呼吸管理では、患者の苦痛を軽減し、安静を得るために鎮静薬・鎮痛薬の投与が必要となるが、その使用は、厳正に行われる必要がある。 ➡ ●人工呼吸中の鎮静・鎮痛の目的 p.299

背抜き ギャッチアップをした際、マットレスと身体との接触面に生じている強いずれ力を排除するために、患者を抱き起こし、人為的に前傾姿勢にさせること。

●背抜き

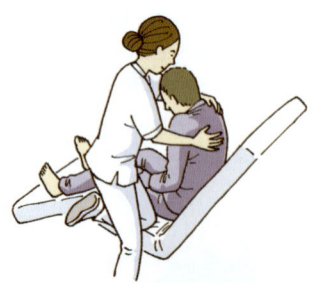

セネステシア cenesthesia 体感。運動感覚や平衡感覚など、身体にかかわって知覚される感覚。

セネストパチー cenesthopathy 体感異常症。器質的な疾患はないにもかかわらず、身体内部に表現しがたく、また耐えがたい不快な感覚を生じる症状。統合失調症、神経症などの患者でみられる。

ゼノグラフト xenograft 異種移植。ヒト以外の動物の組織や器官、あるいは動物の細胞などから培養した組織を用いて、移植を行う方法。移植に伴う免疫学的反応を起こしやすい。 ➡ ●移植の種類 p.28

セファロスポリン cephalosporin ペニシリンに共通の構造をもつ抗生物質の総称（セフェム系）。

ゼプシス sepsis 敗血症。細菌感染が発端となって生じる全身性の炎症反応。発熱、意識障害、多臓器不全などを生じる。

セーフティマネジメント safety management 安全管理。患者に害を及ぼしうるような危険因子を予測し、それが発生しないように策を講じること。

セミクリティカル器具 semi-critical item 高水準の消毒が必要な器具。
➡︎ ●清浄化レベル p.145

セミノーマ seminoma 精上皮腫。精巣癌の1つ。精上皮細胞が腫瘍化したもの。

セミファーラー位 semi-Fowler's position 患者の上半身を15〜30度挙上した体位。➡︎ ●治療などで用いられる主な体位 p.331

セメントレスタイプ cementless 骨セメントを使用しない人工関節置換手術。

セラピューティックタッチ therapeutic touch 治療的タッチ。患者の身体をさすったり手を当てたりすることで、患者の心身の動きを整え、疼痛の軽減やリラクゼーションなどの効果をもたらす技法。

セリック法［輪状軟骨圧迫法］ Sellick's maneuver 人工呼吸時、母指と示指で甲状軟骨の下端の輪状軟骨を後方に圧迫し、食道を頸椎に押しつけることで、胃内容物の逆流や誤嚥を防ぐ方法。

ゼル Zelle（独）精神病棟の保護室。

セルサイクル cell cycle 細胞周期、細胞分裂周期。➡︎ ●細胞周期 p.266

セルディンガー法 Seldinger technique 脈管内に中空針を穿刺し、中空針を介して脈管内にガイドワイヤを挿入した後に、ガイドワイヤをそのまま残して中空針を抜き取り、残したガイドワイヤに沿ってカテーテルを挿入する方法。

セルトーリ細胞 Sertoli's cell 精巣において、精上皮の基底側から管腔側へと伸びる柱状の細胞。精細胞の生存と発育にかかわる。

●細胞周期

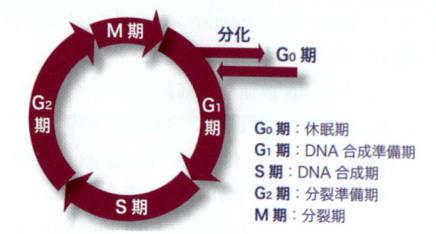

G₀ 期：休眠期
G₁ 期：DNA 合成準備期
S 期：DNA 合成期
G₂ 期：分裂準備期
M 期：分裂期

セルフエスティーム self-esteem 自尊感情。自分自身を肯定し、前向きになれるような感情をもつこと。また、その感情。

セルフエフィカシー self-efficacy 自己効力感。これから起こそうとする行動を「できる」と思える心の状態。自分に対する信頼感。

セルフカテ self-catheterization セルフカシテライゼイションの略。自己導尿。患者自身がカテーテルを用いて導尿する方法。

セルフケア self-care 個人自らが自らの健康に関する問題に対して、主体的に行う活動。

セルフケアエージェンシー self-care agency セルフケアで促進される総合的な能力。➡●オレムのセルフケア理論とその概念 p.267

セルフケアモデル self-care model オレム看護論の「セルフケア理論」「セルケア不足理論」「看護システム理論」から構成された看護モデル。

➡●オレムのセルフケア理論とその概念 p.267

セルフコントロール self-control 自分で自分自身をコントロールすること。

セルフヘルプグループ self-help group 自助グループ。同じ病気や困難を抱える人同士の自発的集まり。当事者集団。

セルフマネジメント self management 自らの健康や病気に関して知識や技術を学び、自分の生活スタイルと折り合いながら、自分の心身の状態に積極的にかかわり、対処していくこと。

セロコンバージョン seroconversion 感染症に感染後、感染前になかった抗原に対する抗体が出現すること。B 型肝炎 e 抗原陽性者では、年

●オレムのセルフケア理論とその概念

主要概念	構成要素
セルフケア要素	①普遍的セルフケア要素、②発達的セルフケア要素、③健康逸脱によるセルフケア要素
治療的セルフケア要求	特定期間の専門家によるケア方策の総和
セルフケアエージェンシー	セルフケアを行うために個人に必要な包括的能力
セルフケア不足	個人の力では、セルフケア要素が満たされなくなった状態
看護エージェンシー	セルフケア支援のための看護者の包括的能力・資質
看護システム	看護援助の一連のプロセス

齢を経るごとに、e抗原がなくなってe抗体が出てくる。

セロトニン serotonin【5HT】必須アミノ酸であるトリプトファンからつくられる、モノアミン神経伝達物質。血小板と消化管に多く存在し、平滑筋収縮作用、痛覚神経末端刺激作用、末梢血管・心筋収縮作用がある。脳内セロトニンは、縫線核など脳幹から大脳・脊髄に広範囲に投射し、脳の活動に関与する。➡セロトニン受容体／●炎症性メディエータの種類と特徴 p.393 ／●神経伝達物質の種類と働き p.97

セロトニン・ノルアドレナリン再取り込み阻害薬 serotonin-noradrenaline reuptake inhibitor【SNRI】神経伝達物質セロトニンとノルアドレナリンの再吸収を阻害して、セロトニンとノルアドレナリンの神経伝達作用を増強させる薬物。うつ病の治療薬。

セロトニン受容体 serotonin receptor 中枢神経系にあるセロトニンの受容体。多くのサブタイプがあり、$5HT_1$受容体は神経抑制、睡眠、摂食、体温調節、不安など、$5HT_2$受容体は神経興奮、平滑筋収縮、血管収縮・拡張、血小板凝集など、$5HT_3$受容体は神経興奮、不安、嘔吐など、$5HT_4$受容体は神経興奮、胃腸運動などに作用する。

セロトニン症候群 serotonin syndrome 選択的セロトニン再取り込み阻害薬（SSRI）などのセロトニン作動薬の投与中に発現する副作用。腱反射亢進・ミオクローヌス・筋強剛などの神経・筋症状、発熱・頻脈・発汗・振戦・下痢などの自律神経症状、不安・焦燥・錯乱などの精神症状を呈する。

セロトニン・ドパミン遮断薬 serotonin/dopamine antagonist【SDA】ドパミン受容体とセロトニン受容体を遮断する抗精神病薬。定型抗精神病薬の副作用である錐体外路症状が生じにくい特徴をもつ。➡●主な抗精神病薬の分類 p.305

セロファンテープ検肛試験 cellophane tape test セロファンテープを肛門に貼り付けて、蟯虫卵の有無を確認する検査法。

ゼロポジション zeroposition 肩がスムーズに動く位置。上腕骨の機能軸が解剖軸に一致する位置、上腕骨が外旋も内旋がない位置。

全介助 total assistance 日常生活のすべてに介助が必要な状態。

全粥（ぜんがゆ） 粥の上澄みの部分（重湯）が0で粥の部分が10の粥。1分粥は重湯が9で粥の部分が1の粥。

ゼングスターケン・ブレークモア管［SBチューブ］ Sengstaken-Blakemore tube【SBT】食道静脈瘤出血の止血に用いる2つのバルーン付チューブ。先端のバルーンを膨張させて、1つは食道内固定、1つは圧迫止血に使用する。

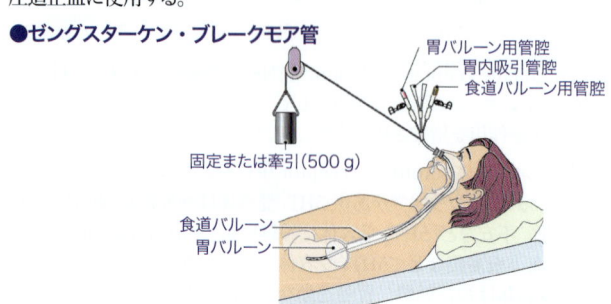

●ゼングスターケン・ブレークモア管

潜血（せんけつ） occult blood; occult bleeding【OB】尿または便の中に存在する肉眼では見えない劣化・分解された血液。

全血球算定［血算］ complete blood count【CBC】赤血球数、白血球数、血小板数、ヘモグロビンの測定。

鮮血便 fresh blood stool 新鮮血がついたり、混じった便。下部結腸からの出血でみられる。

全血輸血［全血］ whole blood transfusion 血液が成分ごとに分離されておらず、すべての成分を含む輸血。血液成分に分けて輸血することを「成分輸血」という。

穿孔（せんこう）［パーフォレーション］ perforation 臓器の一部の病的変化、または外傷により臓器の壁に孔が開くこと。

浅呼吸 shallow breath 呼吸が浅く、かつ速い状態。少ない換気量を伴う速くて浅い呼吸で、短い吸息とやや長く続く呼息からなる。➡●呼吸の観察 p.136

穿刺（せんし）［パンクチュア］ puncture 注射針などを身体に刺し、滲出液や膿を排出させる処置。

全失語 total aphasia 聞く、話す、読む、書くなどのすべての言語機能が重篤に障害されている状態。最も重篤な失語状態であり、左大脳半球のシルビウス裂周囲など、広範な損傷が原因であることが多い。➡●失語症の分類 p.210

センシティビティトレーニング sensitivity training【ST】感受性訓練。集団のなかで他者との人間関係づくりを体験・学習し、自他の感情を客観的に理解し、状況に適合した行動がとれるようになることを目的とした訓練。

前哨リンパ節［センチネルリンパ節］ sentinel lymph-node 乳癌がリンパ節転移する際、癌細胞が最初に到達するリンパ節。

センシング sensing 人工ペースメーカーにおける心臓の刺激伝導を感知する機構。

センシング不全 sensing failure 心臓ペースメーカーにおいて、心臓

の刺激伝導を感知できなくなった状態。

洗浄赤血球 washed red blood cells【WRC】濃厚赤血球を生理食塩液で洗浄後、生理食塩液を加えて浮遊した赤血球製剤。➡●輸血用血液製剤の種類 p. 67

全身性エリテマトーデス systemic lupus erythematosus【SLE】発熱や全身倦怠感などの炎症症状、および関節・皮膚・内臓などの臓器異常を全身性かつ重複性に生じる膠原病。発症は若い女性に多い。

●全身性エリテマトーデスの症状

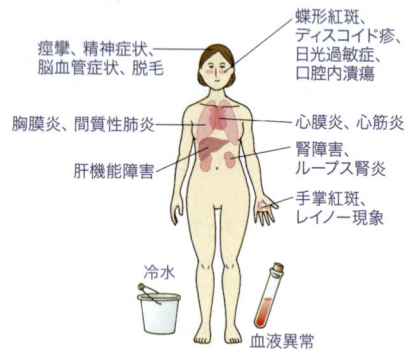

- 痙攣、精神症状、脳血管症状、脱毛
- 蝶形紅斑、ディスコイド疹、日光過敏症、口腔内潰瘍
- 胸膜炎、間質性肺炎
- 心膜炎、心筋炎
- 肝機能障害
- 腎障害、ループス腎炎
- 手掌紅斑、レイノー現象
- 冷水
- 血液異常

全人的苦痛［トータル・ペイン］ total pain 患者の身体的・社会的・精神的・霊的（スピリチュアル）な苦痛。➡●全人的苦痛 p.271

尖刃刀（せんじんとう） sharp pointed scalpel 細かい切開に用いる先の尖ったメス。

全層熱傷［Ⅲ度熱傷］ full thickness burn 皮膚の全層（表皮、真皮、皮下組織）に及ぶ熱傷。受傷面積が10％を超えると、熱傷ショックをきたす。

尖足（せんそく） equinus foot 寝たきりで足首が伸び、足首が底側に屈曲した変形。

選択的セロトニン再取り込み阻害薬 serotonin selective reuptake

●全人的苦痛

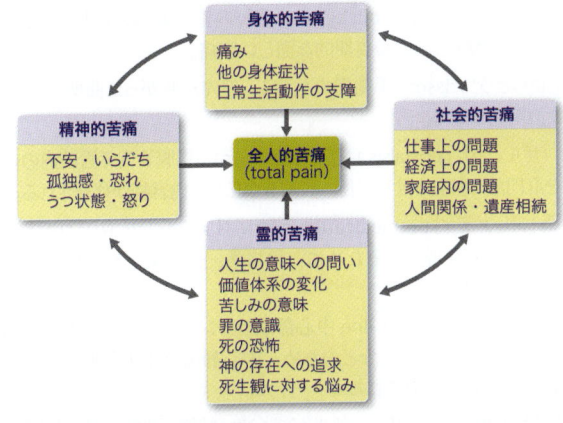

身体的苦痛
痛み
他の身体症状
日常生活動作の支障

精神的苦痛
不安・いらだち
孤独感・恐れ
うつ状態・怒り

社会的苦痛
仕事上の問題
経済上の問題
家庭内の問題
人間関係・遺産相続

全人的苦痛
（total pain）

霊的苦痛
人生の意味への問い
価値体系の変化
苦しみの意味
罪の意識
死の恐怖
神の存在への追求
死生観に対する悩み

inhibitor【SSRI】神経伝達物質セロトニンの再取り込みを選択的に阻害して、セロトニンの神経伝達作用を増強させる薬物。うつ病、強迫性障害、パニック障害の治療薬。

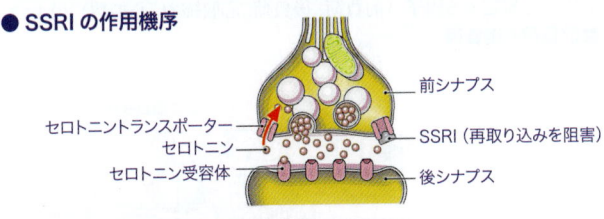

● SSRI の作用機序

- 前シナプス
- セロトニントランスポーター
- セロトニン
- セロトニン受容体
- SSRI（再取り込みを阻害）
- 後シナプス

センチネルイベント sentinel event 警鐘事象。実際に被害を出すには至っていないものの、被害を生じた場合には他の事象と比べて甚大な被害が予想されたり、あるいは医療組織が抱える潜在的かつ重大な問題を反映するような事象。

センチネルリンパ節 sentinel lymph-node 前哨リンパ節。乳癌がリン

疝痛（せんつう） colic; colicky pain 腹腔内管腔臓器の壁となっている平滑筋が痙攣して起こる周期的な激しい腹痛。

剪刀（せんとう） scissors 手術用のハサミ。刃先が曲がった曲剪刀、まっすぐな直剪刀がある。

蠕動（ぜんどう） peristalsis 食道から直腸に至る胃腸管内で管腔内の内容物を肛門部へ移動させる運動。収縮波が伝播し内容物が移送される。

前投薬［プレメディ］ premedication 手術に対する不安を取り除いたり、スムーズに麻酔を導入するために、鎮痛薬、催眠薬、精神安定薬などを投与すること。

セントラルライン central line 中心静脈ライン。薬液や高カロリー輸液の注入、静脈圧の測定などのため、中心静脈（上大静脈または下大静脈）に挿入、留置されたカテーテル。

浅表呼吸 shallow breathing 呼吸が浅く速い状態。粟粒結核、肺水腫、刺激性ガスの吸入、肺炎等にみられる。➡●呼吸の観察 p.136

前負荷 preload 心臓が収縮を開始する直前に、心筋に加わる力。心拍出量を規定する因子（前負荷、後負荷、心収縮力、心拍数）の1つ。

●前負荷と後負荷

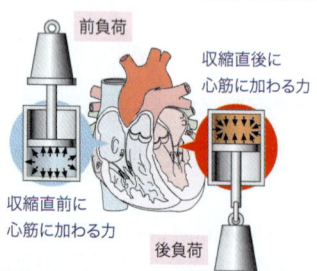

潜伏感染 latent infection 病原体による感染が生じていて、宿主の免疫低下による症状発現を待機している状態。

全麻 general anesthesia【GA】全身麻酔の略。

喘鳴（ぜんめい）[ストライダー] stridor 吸気時に出る大きな振動によるゼーゼーやゼロゼロという呼吸音。→●呼吸音と肺副雑音 p.112

せん妄 delirium 身体的要因や環境要因によって一時的に脳の機能が低下し、意識混濁、異常行動、幻覚、興奮などを呈する症状群。

●せん妄の発症因子

準備因子	・高齢 ・認知症 ・脳血管障害の慢性期　など
直接因子	・薬物中毒 ・代謝性疾患 ・アルコール離脱　など
誘発因子	・心理社会的ストレス ・睡眠障害 ・感覚遮断・感覚過剰 ・身体拘束、骨折の保存的治療時の不動状態　など

専門看護師・認定看護師制度 certified nurse specialist; certified expert nurse 日本看護協会が、専門性をもった看護師に対して、専門看護師または認定看護師の資格を認定する制度。1995年に専門看護師制度が、1996年に認定看護師制度を発足し、1997年から認定が開始された。

戦慄（せんりつ） chill; horror 寒さ、恐怖、発熱などのために四肢が震えること。

前彎（ぜんわん） lordosis 前方への彎曲。

そ

増悪（ぞうあく） exacerbation 病状が悪化すること。「憎悪（ぞうお）」と読み間違えないこと。

造影 contrast X線撮影で目的となる臓器にコントラストをつける方法。

創縁 wound margin 創傷の周りの皮膚の縁。

創感染 wound infection 外科的手術で切開した部位に生じる感染。

早期興奮症候群 proexcitation syndrome 心房から心室への興奮が、本来の房室結節とは異なる副伝導路を通り、本来の機序よりも早く伝達されてしまうこと。副伝導路にはケント束、ジェイムズ束、マハイム束などがあり、ケント束を有する疾患をWPW症候群という。

双極誘導 bipolar lead 心臓に近い部位に近接電極（関電極）を、遠い部位に遠隔電極（不関電極）を置いて記録する心電図の記録方法。左手、右手、左足にそれぞれ電極を置き、これらの電極間の電位差を記録する。第Ⅰ誘導（左室の側壁からみる誘導）、第Ⅱ誘導（心尖部からみる誘導）、第Ⅲ誘導（右室側面と左室下壁からみる誘導）に分類される。

●**標準肢誘導**

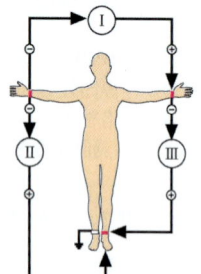

早期離床 early ambulation 手術後、患者ができるだけ早く臥床の状態から離脱すること。

造血幹細胞 hematopoietic stem cell 赤血球、白血球、血小板を含む血液の成分をつくる細胞。

奏効（そうこう） response 治療などの効果が現れること。

創傷 wound 体表組織に損傷をきたした状態。開放性損傷は創、非

開放性損傷は傷という。受傷機転や創の形状により、切創、挫滅創、裂創などに分類される。➡●創傷治癒のプロセス p.229

巣症状 focal symptom 病巣症状。脳の一部に器質的病変（病巣）を生じた結果、失語、失行、失認などをきたした状態。

●巣症状

障害部位		症　状
前頭葉	優位半球	対側の運動麻痺、運動性失語、認知力障害、感情、判断力、想像などの精神活動の変化
	劣位半球	対側の運動麻痺、運動維持不能
側頭葉	優位半球	感覚性失語、健忘性失語、幻聴、幻臭、記銘力障害
	劣位半球	人の顔が見分けられない
頭頂葉	優位半球	対側の感覚障害、手指失認、失算、失書、左右失認、観念失行
	劣位半球	対側の感覚障害、半側空間無視、着衣失行
後頭葉	優位半球	視野異常（半盲）、失読
	劣位半球	視野異常（半盲）

双胎間輸血症候群 twin to twin transfusion syndrome【TTTS】胎盤の血管吻合などにより、胎盤を共有し、血管がつながっている一卵性双胎間で血流バランスがかたよる疾患。

総鉄結合能 total iron binding capacity【TIBC】鉄と結合しているトランスフェリン（血清鉄）と結合していないトランスフェリン（不飽和鉄結合能）の和。鉄代謝をみる指標。➡不飽和鉄結合能

掻爬術（そうはじゅつ）[アウス] Auskratzung（独）; abrasion; curettage 体内の異常組織や胎児などを掻き出すこと。人工妊娠中絶手術。

創部痛 wound pain 手術後に、身体への進入部位に疼痛をきたすこと。

創面切除［デブリードマン］ debridement 創傷より異物や壊死物を取り除くこと。

側管注射［管注、側注］ bypass injection メインの輸液ラインの側管から薬剤を混注すること。

即時型アレルギー［Ⅰ型アレルギー］ immediate-type allergy 免疫グロブリン（IgE）が関与し、アナフィラキシー反応をきたす過敏症。
➡●アレルギーの種類 p.29

塞栓症［エンボリズム］ embolism 血管内やリンパ管内で形成された物質、あるいは外部から入った物質によって血管あるいはリンパ管が塞がれた状態。血栓による塞栓を血栓性塞栓症という。脂肪塞栓症、ガス塞栓症、空気塞栓症、細菌塞栓症などがある。➡●静脈血栓塞栓症のリスク因子 p.398

足背 dorsum pedis 足の甲のこと。

続発疹 secondary eruption 皮膚に二次性、続発性に出現する発疹。表皮剥離、びらん、潰瘍、膿瘍、鱗屑（りんせつ）、瘢痕（はんこん）などがある。➡●続発疹の種類 p.277

側副血行（そくふくけっこう） collateral blood circulation 血管の一部に狭窄や閉塞が生じた際、血流を保つために副血行路によって行われる血液循環。

速脈 rapid pulse 脈拍が急激に大きくなり、続いて急激に小さくなること。大動脈弁閉鎖不全症などでみられる。

鼠径部（そけいぶ） inguinal region 腹部と接する下肢の内側部分。

鼠径ヘルニア［鼠ヘル］ inguinal hernia【IH】腸の一部が腹部の筋膜を抜けて、鼠径部に脱出する疾患。通称、脱腸。

阻血（そけつ） ischemic 組織、臓器に流入する動脈血血流が減少あるいは途絶すること。虚血も同義。

ソシオドラマ sociodrama 社会劇、集団の心理治療に使われる方法。

ソシオパス sociopath 社会病質者。親による虐待などの劣悪な環境で

●続発疹の種類

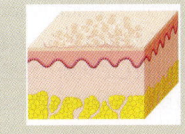

名　称	形　態
鱗屑（りんせつ）	厚くなった角化層で、剥離または剥離しかけているもの
痂皮（かひ）	滲出した血液成分や膿などが固まったもの。俗にいうかさぶた
糜爛（びらん）	表皮の部分的な欠損で、後に瘢痕を残さない
潰瘍（かいよう）	真皮もしくは皮下組織までの欠損で、後に瘢痕を残す
膿瘍（のうよう）	真皮や皮下組織に膿がたまった状態。色は見えない。波動がある
亀裂（きれつ）	真皮まで達する線状の欠損。俗にいうあかぎれ
瘢痕（はんこん）	再生した真皮組織が肉芽組織で置き換えられたもので、光沢がある
萎縮（いしゅく）	皮膚を構成する表皮、真皮、皮下組織の体積の減少

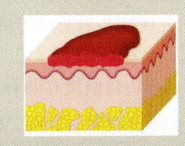

育った結果、反社会的な思考、行動などの傾向性をもつようになった人。

咀嚼（そしゃく） chewing 口腔内で食物を噛み砕き、嚥下しやすくすること。

ソーシャルサポート social support 社会的支援。個人をとりまく重要他者（家族・友人・同僚など）との日常的ネットワークによる支援。

ソーシャルスキルトレーニング social skill training【SST】社会技能訓練。患者が地域で生活をしていくための生活技術を獲得する訓練。

ソーシャルワーカー social worker【SW】社会福祉の専門職。医療ソーシャルワーカー（MSW）、精神科ソーシャルワーカー（PSW）がいる。

措置入院（そちにゅういん） admission by legal control 精神保健福祉法で定められた入院形態の1つ。自傷他害のおそれがあると2名の精神保健指定医が一致して判断した患者を、都道府県知事または政令指定都市の市長が、精神科病院などに入院させる制度。➡●精神科の入院制度 p.39

外回り看護師 circulating nurse 手術室看護で間接介助をする看護師。直接手術にかかわる医師や看護師の補助、記録、環境の調節など手術がスムーズに進行するよう援助する。手術に直接かかわる看護師を器械出し看護師、あるいは直接介助看護師という。

ゾーニング zoning 建物の平面計画で機能や用途に応じてレイアウトを設定すること。病院では患者の治療上の条件別に区域を分けること。

ソープ subjective, objective, assessment, plan【SOAP】問題志向型記録の叙述的経過記録方式。S＝主観的データ、O＝客観的データ、A＝評価、P＝計画で経過を記録すること。

● SOAP形式

S	Subjective Data 主観的データ	患者の訴えや自覚症状など、患者が直接提供する主観的情報。その問題点に関連した患者の発言、それに準じた内容をそのまま記述する
O	Objective Data 客観的データ	その問題に関連する行動、測定値、検査結果、バイタルサインなど、看護師がとり出す客観的情報。判断、解釈は含めず、観察・測定に基づく客観的な事実を記述する
A	Assessment アセスメント	SとOを解釈・分析・統合した判断・評価。看護師の判断や思考過程がわかるように記述する。Pを導く論理的な記述が重要である
P	Plan 計画	Aに基づいた問題解決のための計画。診断計画・観察計画、治療計画・ケア計画、教育計画を具体的に記述する。実施結果の評価日も含める

鼠ヘル inguinal hernia【IH】鼠径ヘルニアの略。

ソマトスタチン somatostatin【SMS】視床下部、自律神経系、胃・腸などに分布し、成長ホルモンや各種消化管ホルモンの分泌抑制作用をもつホルモン。➡●胃酸の分泌機構 p.94

ソマトトロピン［成長ホルモン］ somatotropic hormone 下垂体から分泌されるホルモンの1つ。成長促進や代謝促進にかかわる。

ソラシックカテーテル thoracic catheter 胸部排液用カテーテル。

尊厳死 dying with dignity 生命維持装置などによる延命処置を中止し、人間としての尊厳を保ったまま、命をまっとうすること。

ソーンズカテーテル Sones' catheter ソーンズ法冠動脈造影に用いられるカテーテル。

ゾンデ［ブジー］ Sonde（独）消息子。器官内の探索・計測・拡張に用いられるゴム製、あるいは金属製の細い棒。

た

体圧分散 pressure-reduction 褥瘡発症を防止するために、身体にかかる圧力を分散させること。32mmHg以上の圧力が持続的にかかると、血行不良から周辺組織の壊死をきたし、褥瘡が発生する。定期的な体位変換を行うとともに、エアマットなどの体圧分散用具を使用する。

ダイアフラム diaphragm 横隔膜。隔膜。聴診器などの振動板。

ダイアライザー dialyzer 人工透析器。

胎位 fetal presentation 子宮内における、胎児長軸と子宮縦軸に基づく胎児の位置関係。胎児長軸と子宮縦軸の方向が一致する縦位、一致せず交差する横位、斜位に大別される。➡●胎児の位置 p.280

第1頭位 left occiput transverse position【LOT】胎児が第1胎向（児背あるいは児頭が母体の左側）にある頭位。➡第2頭位

●胎児の位置

胎勢	子宮内における胎児の姿勢。正常は脊椎を前方に軽度屈曲する屈位
胎位	胎児の縦軸と子宮の縦軸との位置関係。頭位（95〜97％）、骨盤位（3〜5％）、横位（0.3％）
胎向	児背または児頭と母体側との位置関係。胎児の背部が母体の左側にあるのが、第1胎向、母体の右側にあるのが、第2胎向

体位ドレナージ ポスチュラル ドレイニッジ postural drainage【PD】体位を変えることで排痰を促す方法。

●体位ドレナージ

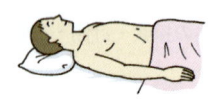

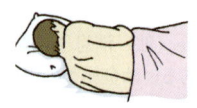

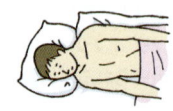

肺尖区、前上葉区、前肺底区 ／ 後上葉区 ／ 中葉・舌区
仰臥位 ／ 45度前方へ傾けた側臥位 ／ 45度後方へ傾けた側臥位

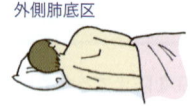

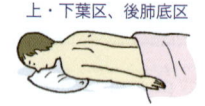

外側肺底区 ／ 上・下葉区、後肺底区
側臥位 ／ 腹臥位

体位変換 ポスチュラル チェンジ postural change 自分で寝返りを打てないような人に対して、褥瘡や拘縮などの発症を防ぐことを目的に、他動的に体位を変えること。

体液性調節［液性調節］ ヒューモラル レギュレイション humoral regulation ホルモンによる生体機能調節機構。ホルモンが体液を介して、別の臓器・組織の機能調節を行うことから、体液性調節と呼ばれる。

体液性免疫［液性免疫］ ヒューモラル イミュニティ humoral immunity 骨髄由来のB細胞から産生される免疫グロブリン（抗体）、あるいは補体などにより、生体内の異物（抗原）の排除を行う機構。抗体が血清中に存在することから、体液性免疫と呼ばれる。➡**細胞性免疫と体液性免疫 p.188**

体液平衡［酸・塩基平衡］ フルイド バランス fluid balance とくに生体中の水分が、酸

代謝拮抗薬● 281

性またはアルカリ性に傾きすぎないように、pH7.4付近に一定に保たれていること。

体幹 body trunk 胸部から殿部に至る四肢以外の部位。

大球性貧血 macrocytic anemia 平均赤血球容積（MCV）が100以上の貧血。赤血球の大きさが正常よりも大きい。巨赤芽球性貧血、再生不良性貧血・溶血性貧血の一部が含まれる。➡●貧血の分類 p.16

帯下（たいげ）[こしけ] vaginal fluor 女性性器からの血液以外のあらゆる分泌物。生理的帯下と病的帯下がある。

体交 position change 体位交換のこと。正しくは体位変換。

退行 regression 何らかの原因により、正常に発達した精神が、以前の未発達の状態に逆戻りすること。➡●防衛機制 p.450

退行性変化 regressive change 機能の低下、成長・疾患の衰弱に伴って変化した状態・状況。病理学では、機能低下、壊死、アポトーシス、萎縮、変性を退行性変化という。➡●細胞の傷害と変化 p.282

胎児機能不全 non-reassuring fetal status【NRFS】妊娠または分娩中に、子宮内の胎児に呼吸や循環の異常が生じていると予測される状態。臨床検査において、正常ではない所見が見出され、胎児の健康に問題がある、またはその可能性が判断される。以前は胎児仮死、胎児ジストレスと呼ばれていた。

胎児心拍数モニタリング fetal heart rate monitoring 分娩前、分娩中の胎児心拍数を監視すること。

代謝 metabolism 生体が成長、生殖、生命維持のために、外部から取り入れた物質を分解してエネルギーを取り出したり（異化）、そのエネルギーを使って生体に必要な物質を合成すること（同化）。

代謝異常 dysbolism 生体内における物質の合成・分解の異常。糖尿病は糖代謝異常の1つである。

代謝拮抗薬 antimetabolic 癌細胞が増殖する際に、生理的物質と構造が類似した物質を生体内に取り込ませることでDNAの合成を妨げ、癌細胞の代謝と増殖を阻害する抗癌薬。➡●抗癌薬の種類 p.25

●細胞の傷害と変化

退行性変化	萎縮	一度、一定の大きさまでに成熟した組織、臓器の容積、細胞数が何らかの原因で減少すること
	低形成	一定レベルまでの分化・成長を行えず、正常の大きさまでに達しないこと
	変性	細胞が傷害されて、可逆性の構造・機能の変化が生じること
	壊死	細胞が高度に傷害されて、組織・細胞が死滅すること
	アポトーシス	細胞周期の中でみられるプログラム化された死
進行性変化	肥大	組織や器官が、標準的な状態に比べて異常に大きくなること
	過形成	細胞が正常な形態や配置を保ったまま、過剰に増殖すること
	化生	成熟した細胞・組織が別の成熟した細胞・組織に置き換わり、異所性に特定の組織ができること

代謝性アシドーシス metabolic acidosis 酸性物質が排泄されなかったり、呼吸によって排出されない酸性物質が過剰に産生されることなどにより、体内の酸塩基平衡(動脈血 pH)が酸性に傾いた状態。➡●アシドーシスとアルカローシス p.10

代謝性アルカローシス metabolic alkalosis 呼吸以外の要因で水素イオンが過剰に排出されることで(嘔吐、循環血液量減少、低カリウム血症など)、体内の酸塩基平衡(動脈血 pH)がアルカリ性に傾いた状態。➡●アシドーシスとアルカローシス p.10

代償(だいしょう) compensation 身体機能の一部が失われた場合に、本来その機能を果たす部位とは別の部位が、その機能を補完するように機能すること。

帯状疱疹 herpes zoster【HZ】神経節などに沿って、帯状に集まって発生する小水疱。初感染後潜伏していた帯状疱疹ウイルス（HZV）が、後年再活性化して起こる。

対症療法 symptomatic therapy 病気そのものではなく、症状だけを抑える治療法。

耐性 tolerance 薬物耐性。治療耐性。有効であった薬物や治療法が効かなくなること。抵抗性ともいい、さまざまな環境条件などに対して抵抗しうる性質。

胎勢 fetal attitude 子宮内における胎児の姿勢。後頭位、頭頂位、前頂位、額位、足位、殿位、膝位、顔面位などに分類される。➡●胎児の位置 p.280

体性痛 somatalgia 痛みの部位が明確で疼くような痛み。皮膚や粘膜などに生じる表面痛、靱帯や骨格筋などに生じる深部痛に分類される。

苔癬（たいせん） lichen 小さな丘疹（きゅうしん）が多数発生し、群集あるいは散在する皮膚病変。なお、発疹の苔癬化は、皮膚が慢性に固くなり皮野の形成が著明になった状態のことで、区別して用いる。

苔癬化（たいせんか） lichenification 皮膚が慢性に固くなり皮野の形成が著明になった状態。

タイター titer 力価。薬物が効果を発揮するために必要な薬液の濃度。

大腿四頭筋セッティング［クアドセッティング］ quadriceps setting 等尺性運動による大腿四頭筋の強化運動。術後などでは、膝窩にクッションや枕を置き、これを押しつぶすように訓練することが多い。

タイダルボリューム tidal volume【TV】1回換気量。1回の呼吸で吸う量。正常では7～9 mL/kg（約500mL）。

大転子 greater trochanter 大腿骨の体部と頸部との結合部の上外側にある大きな隆起。小殿筋、梨状筋、中殿筋が付着する。褥瘡の好発部位の1つ。

大動脈炎症候群［高安病、脈なし病］ aortitis syndrome 大動脈や

大動脈から分岐する大きな血管に炎症が生じ、血管が狭窄、閉塞し、脳、心臓、腎臓などの臓器に傷害を与えたり、手足に易疲労性を生じる原因不明の血管炎。

大動脈内バルーンパンピング法 intraaortic balloon pumping【IABP】心臓が機能不全に陥ったときに、バルーンの力で心臓を補助する治療法。

タイトレーション titration 滴定。化学用語で、酸塩基反応などの化学反応によって化学物質の量を測定すること。鎮痛剤の使用量が痛みを抑えるのに必要十分となるところを探すことや鼻マスク式人工呼吸器の最も適切な吸入圧を設定する場合などに用いられる用語。

ダイナミックスプリント dynamic splint 手の屈筋腱や伸筋腱断裂時に、安静と筋力増強を目的として使用される装具。

第2頭位 right occiput transverse position【ROT】胎児が第2胎向（児背あるいは児頭が母体の右側）にある頭位。➡第1頭位

胎盤機能不全症候群 placental dysfunction syndrome【PDS】胎盤機能低下により胎児が低酸素、栄養不足状態となり、さまざまな症状をきたす症候群。

胎便 meconium 生後2〜3日まで排出される便（黒緑色）。

胎便吸引症候群［マス］ meconium aspiration syndrome【MAS】胎便の排出により混濁した羊水を、出生後の新生児が肺に吸い込むことにより、呼吸障害をきたした状態。仮死などにより、胎児の肛門括約筋が緩んだことが原因。

タイムアウト time out 手術の際、主治医（執刀医）、麻酔医、看護師がいっせいに手を止めて、患者氏名・左右を含む部位・左右を含む術式などを確認すること。

怠薬（たいやく） drug neglect 規定の時間に薬を飲まないこと。

大理論［グランドセオリー］ grand theory 個別化されたさまざまな領域、分野などに対して、共通的に適用できる理論。

ダイレクトPTCA［プライマリPTCA］ direct PTCA 心筋梗塞時、バルーンカテーテルを用いて経皮的に冠動脈を形成し、再灌流を生じる方法。

ダイレーター dilator 拡張具。

ダウン症候群〔21-トリソミー症候群、モンゴリズム〕 Down's syndrome 【DS】23組ある染色体のうち、21番染色体が1本多く、3個存在する染色体異常。特有の顔貌と精神発達遅滞を伴う。

●染色体異常の種類と特徴

	病名	染色体の異常	症状
常染色体異常	ダウン症候群 (21トリソミー)	21番目が3本	特徴的顔貌 知的障害 筋緊張低下 心奇形（約半数） 白血病の合併
	18トリソミー症候群	18番目が3本	手指の屈曲拘縮 特徴的顔貌 心臓、消化器に奇形 知的障害
	13トリソミー症候群	13番目が3本	唇裂　口蓋裂 多指症 心奇形 知的障害
	猫鳴き症候群	5番目の部分欠失	猫様の泣き声 特徴的顔貌（丸顔、幅広く、両眼희離） 知的障害
性染色体異常	ターナー症候群	X染色体欠如 (XO)	低身長 無月経 二次性徴の欠如 翼状頸 外反肘
	クラインフェルター症候群	XXY	無精子症 女性化乳房 長身 軽度知的障害

ダウンレギュレーション down regulation ホルモンや薬物などの受容体が、状況に応じて減少すること。増加することをアップレギュレーションという。

唾液腺マッサージ salivary gland massage 唾液分泌の少ない患者に、食事前などに顎の下や耳のあたりをさすり刺激を加えることにより、耳下腺、顎下腺、舌下腺からの唾液の分泌を促す方法。

● 唾液腺マッサージ

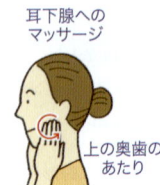

耳下腺へのマッサージ　上の奥歯のあたり

顎下腺へのマッサージ

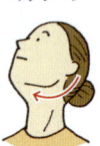

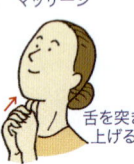

舌下腺へのマッサージ　舌を突き上げる

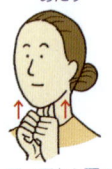

顎の線の内側あたり　耳の下から顎の下まで順番に押す

タキカルディア tachycardia 頻脈。正常より多い脈拍。

● 脈拍の異常

名称	脈の触れ方	代表的疾患・病態
頻脈	・100回/分以上	出血性ショック、発熱、疼痛、興奮、うっ血性心不全、甲状腺機能亢進症、発作性頻拍、貧血
徐脈	・60回/分以下	頭蓋内圧亢進症、神経性ショック、完全房室ブロック
不整脈	・リズム・強さ・間隔が全く不規則。	心房細動
結滞	・脈が1回抜けたようになる。	上室性または心室性期外収縮
奇脈	・呼吸運動に合わせて脈が弱くなったり強くなったりする。	心タンポナーデ

タキサン系抗悪性腫瘍薬 Taxane anticancer 植物（イチイ属）由来の成分を応用した抗癌薬。細胞分裂に必要な細胞内器官、微小管の働きを阻害することで、癌細胞の分裂を抑制する。➡️●抗癌薬の種類 p.25

タキソノミー taxonomy 分類学。系統学。

タキフィラキシー tachyphylaxis 連続耐性。薬物の短時間内反復投与によって薬物の効果が低下すること。

タキプニア tachypnea 頻呼吸。呼吸の深さは変わらないが、呼吸数が正常より増加した状態。1分間に25回以上。徐呼吸の反対。➡️●呼吸の観察 p.136

濁音 dullness 打診で聴取される小さく濁った音。肝臓、心臓などの実質性臓器において聴取される。➡️●打診音の種類と特徴 p.288

ダグラス窩 Douglas pouch 子宮と直腸の間にあるくぼみ。

●ダグラス窩

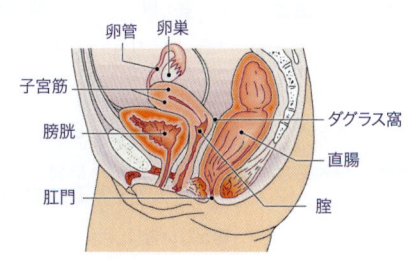

ダグラス窩穿刺 puncture of Douglas pouch ダグラス窩に穿刺して行う腹腔内貯留物の検査。

多系統萎縮症 multiple system atrophy【MSA】錐体路、錐体外路、小脳、自律神経などの経路が障害される疾患の総称。オリーブ橋小脳萎縮症、線条体黒質変性症、シャイドレーガー症候群のこと。

ターゲス Tages 血糖値日内変動。ドイツ語のTag（1日の意味）に由来。毎食前後と就寝前等に血糖の検査をすること。

多幸感 euphoric mood 気分が高揚し幸せな気分になること。

多呼吸[ポリプニア] polypnea 呼吸数も呼吸の深さも増した状態。少呼吸の反対。➡️●呼吸の観察 p.136

多剤耐性菌 multiple-drug-resistant bacteria 複数の抗生物質などを投与しても、薬効が得られない細菌群。元々効果があった抗生物質を投与しても、細菌が耐性を獲得してしまうことが原因。

多剤併用療法 combination therapy 悪性腫瘍、HIV感染症、結核などの治療において、複数の薬物を併用する薬物療法。

打診 percussion 診察法の1つで、手や器具で患者の胸、背、腹、四肢などを叩き、その音で異常などを察知する方法。体表を直接叩く直接打診法と、体表のうえに手などを置き、そのうえを叩く間接打診法がある。

●打診音の種類と特徴

種類	大きさ	音質	観察内容と部位
鼓音	大きい	太鼓のような音	ガスが貯留した胃・腸管
過共鳴音	非常に大きい	轟音	含気量の多い肺(肺気腫)
共鳴音	大きい	反響音、空洞音	正常な肺
濁音(鈍音)	中等度	重く、鈍い音	肝臓、脾臓、心臓など実質臓器の大きさ
無響音	弱い	響かない音	筋、骨

多臓器機能不全症候群[モッズ] multiple organ dysfunction syndrome【MODS】2つ以上の主要臓器(肺、腎、肝など)が同時もしくは連続して機能障害を起こす症候群。重症感染症や外傷、大手術、ショック、膵炎、大量出血、播種性血管内凝固症候群、心不全などによって引き起こされる。

多臓器不全[モフ] multiple organ failure【MOF】肺、心、腎、肝などの7つの主要臓器のうち、2つ以上が同時あるいは短時間のうちに相次いで障害された機能不全状態。

脱感作［減感作］（ディセンシタイゼイション）desensitization 微量の抗原を注射し、次第に増量することによってその抗原に対する過敏性を減弱させる治療。　➡感作

脱肛（だっこう）（プロクトプトーシス）proctoptosis; prolapsed hemorrhoid 直腸・肛門内の粘膜が肛門外に脱出すること。主な原因は、肛門括約筋の弛緩、排便時の過度な腹圧、痔核・直腸ポリープなど。

タッチング（タッチング）touching 意図的に体に触れる技術。　➡セラピューティックタッチ

タッピング（タッピング）tapping 指先を揃え、指先で胸部を軽打して行う排痰法。

タップ［三尖弁輪形成術］（トライカスピッド アニュロプラスティ）tricuspid annuloplasty【TAP】三尖弁の弁輪を小さくする手術。

脱分極（ディポラライゼイション）depolarization 神経細胞が興奮する機序の1つで、神経細胞において、陰性（−）の静止膜電位が減少すること。静止膜電位がある程度まで減少すると、陽性（＋）の活動電位が生じて細胞膜内は陽性となり、再び脱分極（再分極）が生じ、神経細胞が興奮する。

多動（ハイパーキネシス）hyperkinesis 行動に落ち着きがなく、そわそわしているようにみえること。とくに注意欠陥・多動性障害、うつ病、アスペルガー症候群などでみられる症状。

他動運動（パッシヴモーション）passive motion 自分自身の力ではなく、他人の力や訓練機器で動かしてもらう受動的運動。反対語は「自動運動」。MMTレベル1が対象になる。

妥当性（ヴァリディティ）validity 評価を行う際、そこで利用される評価方法が、対象の特性などを判定できる程度。

ターナー症候群（ターナーズシンドローム）Turner's syndrome 女性の性染色体（46, XX）のX染色体が1本しかない性染色体異常（45, X）。第二次性徴が現れず、低身長をはじめとする外見のほか、無月経や先天性心疾患などの異常がみられる。　➡●染色体異常の種類と特徴 p.285

タニケット（タニケット）tourniquet 止血帯。

多尿（ポリウリア）polyuria 1日尿量3,000mL以上の状態。尿崩症、糖尿病でみられる。

ダブリューピーダブリュー（WPW）症候群［ウォルフ・パーキンソン・ホワイト症候群］ Wolff-Parkinson-White syndrome 房室間にケント束と呼ばれる副伝導路が存在することで、興奮が異常に伝達される疾患。心室性頻脈や心室細動を起こし、突然死を招く危険性がある。

ダブルJステント［D-Jステント］ double J catheter/stent 尿管閉塞の治療に用いる、腎臓と膀胱をつなぐ尿管ステントで両端が曲っているもの。片端が曲ってもう一端がまっすぐなものは、シングルJステント（S-Jステント）という。

ダブルチェック double check 再確認。二度あるいは2人で確認すること。

ダブルバインド double bind 二重拘束。相反する2つの選択肢のどちらを選んでも解決が得られない、二重に拘束された状況。

ダブルブラインドテスト double blind test【DBT】二重盲検法。患者と医師の双方に本物かプラセボかわからないように二重に設計された比較試験方法。

ダブルプロダクト pressure rate product【PRP】心筋仕事量で心筋酸素消費量を反映する。心拍数×収縮期血圧値。循環動態、運動負荷強度をみる指標。

ダブルリングサイン double ring sign 頭蓋底骨折でみられる特徴的な血液の状態。ガーゼにしみこませると内側に血液、外側が薄い血液（髄液）を呈する。

ダブルルーメンカテーテル double lumen catheter【DLC】2腔型カテーテル。内部に2つの管腔をもつカテーテル。混和不能の2つの薬物を注入したい場合、排出と注入、脱血と送血などを同時に行いたい場合などに用いられる。

多弁 tachylogia よくしゃべること。言葉数が多いこと。

ターミナルケア terminal care 終末期ケア。疾病などからの回復が望めず、早々の死が避けがたくなった時期に行われる医療的ケア。

ターミネーション termination 産科的早産、妊娠中絶。

ダメージコントロールサージェリー damage control surgery【DCS】 救命を目的とした外傷治療戦略。蘇生目的の初回手術、全身の安定化を図る集中治療、修復・再建手術の3要素からなる。

ダーメンコルセット damen corset キャンバスやナイロンメッシュの素材にステンレス製のバネなどで補強された軟性コルセット。

タール便 tarry stool 下血によって黒色になった便。

ダンカン式 Duncan formula 胎盤が母体面から娩出される、胎盤娩出の様式。➡シュルツェ式／●胎盤娩出様式 p.226

単極胸部誘導［胸部誘導］ unipolar chest lead 前胸部から左胸壁にかけて6個の電極を置いて心臓前面での心筋の状態をとらえる心電図の記録方法。電極の貼付位置、およびそれによって得られる情報の違いにより、V1～6誘導の6つの誘導がある。➡●胸部単極誘導 p.131

単極誘導 unipolar lead 2つの電極を、同程度に心起電力の影響を受ける部位に置いて記録する心電図の記録方法。単極肢誘導（aV$_R$、aV$_L$、aV$_F$誘導）と単極胸部誘導（V1～6誘導）に分類される。

●単極肢誘導

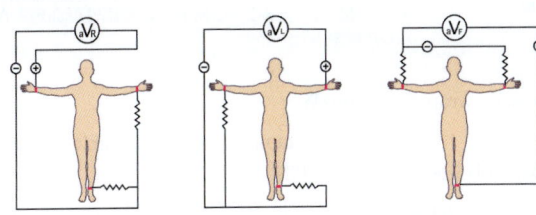

胆汁うっ滞 cholestasis; bile stasis 肝内外の主要胆管の血中に胆汁成分が増加し、肝組織内に停滞した状態。狭窄、閉塞を伴わないのが特徴。黄疸や全身のかゆみが生じる。

担送 litter ストレッチャーや車椅子で移送すること。

断端 margin; stump 手術で切断、切除し切り取った後の断面。

胆摘 cholecystectomy（コレシステクトミー） 胆嚢摘出術の略。

タンデム法 tandem method（タンデム メソッド） 2種類以上の薬液を並列に接続して投与する方法。 ➡●ピギーバック法とタンデム法 p.389

胆道ジスキネジア biliary dyskinesia（ビリアリー ディスキニーシア） 胆道の運動機能が不随意的に亢進または減退した状態。右上腹部痛、右背部痛、嘔気、腹部膨満感などが生じる。

ダンピング症候群 dumping syndrome（ダンピング シンドローム） 胃切除後、食物が急激に小腸に落ちることで、栄養分が急激に吸収されたり、逆に効果的に吸収できなかったりするために起こる症候群。

●**ダンピング症候群の分類**

早期ダンピング症候群	・摂食中または食後 30 分以内に起こる多彩な全身症状（動悸、めまい、熱感、脱力感、頭重など）と腹部症状（下痢、嘔気・嘔吐、腹部膨満など） ・胃貯留機能の低下・消失で、食事内容が急激に小腸に流入することによる循環動態の変化と自律神経機能の失調
後期ダンピング症候群	・食物の急激な腸内流入により、過血糖→インスリン過分泌が起こり、食後2～3時間後に反応性低血糖をきたした状態

弾包 elastic wrap（イラスティック ラップ） 弾性包帯の略。

タンポナーデ［心タンポナーデ］ tamponade（タンポナーデ） 心嚢内に液体が貯留し、静脈環流が圧迫障害されている状態。

単麻痺 monoplegia（モノプレジア） 四肢のうち一肢だけに麻痺をきたした状態。末梢神経障害によるものと中枢神経障害によるものがある。 ➡●麻痺の種類 p.444

短絡術［シャント］ shunt（シャント） 起点と終点の間に瘻孔または器具を設置し、通路をつくる手術。シャント術。

ち

チアノーゼ cyanosis ドイツ語の Zyanose（ツィアノーゼ）に由来。血中の酸素欠乏によって、皮膚や粘膜が紫色になった状態。

チアミン欠損症 thiamine deficiency チアミン（ビタミン B_1）の摂取不足、また需要増加により、体内におけるチアミン量が不足することで、脚気などの末梢神経症状などをきたす疾患。精製米の常食、アルコール中毒などで生じる。 ➡ ●ビタミンの生理作用と欠乏症状 p.394

チェアスケール chair scale 椅子式体重計。

チェスト chest 胸部。

チェストドレーンバック chest drain bag 3連ボトル形式の低圧持続吸引器。

チェストピース chest piece 聴診器の胸に当てる部分。耳に当てる部分はイヤーピース。 ➡ ●聴診器 p.251

遅延型アレルギー［Ⅳ型アレルギー］ delayed allergy T細胞と抗原の反応によって炎症を生じ、リンパ球の集簇・増殖・活性化などを経て、細胞性免疫反応をきたす過敏症。 ➡ ●アレルギーの種類 p.29

チェーンストークス呼吸 Cheyne-Stokes breathing 周期性呼吸の代表的な型。無呼吸と深く速い呼吸が交互に出現する。呼吸中枢の機能低下、特に二酸化炭素に対する感受性が減退したときに起こる。

チキンポックス chickenpox【chpx】水痘。水痘帯状疱疹ウイルスによる感染性疾患。

ちく搦 clonus 筋が不随意・周期的に収縮と弛緩を繰り返す現象。

治験 clinical trial study 医薬品・医療機器の安全性と有効性を検討するための臨床試験。

治験コーディネーター clinical research coordinator【CRC】治験を実施する施設において、その進行をサポートする調整者。

チーズ状帯下（たいげ） cottage cheese like discharge 腟カンジダ症にみられるチーズ状のおりもの。

チック tic 顔面、眼瞼などの筋肉が起こす不随意な攣縮運動。

腟スメア vaginal smear 卵巣ホルモンの分泌状態を調べるために、腟内をこすって細胞を採取して行う細胞診。

腟洗 vaginal lavage 腟洗浄の略。

チトクローム cytochrome 細胞内ヘムタンパク質の総称。脳循環・代謝改善薬として用いられる。

チトクローム P450［シップ］ cytochrome P450【CYP】肝臓内の薬物代謝酵素。グレープフルーツ果汁は、CYP3A4 の活性を阻害して薬物代謝を遅らせるため、カルシウム拮抗薬を使用している場合、摂取は禁忌である。

チネルサイン Tinel's sign 整形外科における徒手検査法の１つ。尺骨神経炎、神経腫、手根管症候群の鑑別テスト。手首を叩くとピリピリする症状。

遅発性ジスキネジア tardive dyskinesia【TD】抗精神病薬、抗パーキンソン病薬の副作用で起こる錐体外路症状の１つ。舌や口をモグモグ、クチャクチャさせるような、ゆっくりとした不随意運動を起こす。➡●錐体外路症状 p.244

チフス typhoid fever 腸チフスとパラチフスの総称。腸チフスはチフス菌（*Salmonella enterica serovar Typhi*）、パラチフスはパラチフス菌（*Salmonella enterica serovar Paratyphi A*）の経口感染によって発症する。感染症法による三類感染症。

チーマンカテーテル Tieman catheter 先端が彎曲しているバルーンカテーテル。尿道狭窄や前立腺肥大症の導尿などに使用。➡●導尿カテーテルの種類 p.348

遅脈 slow pulse ゆっくりと大きくなり、続いてゆっくりと小さくなる脈拍。大動脈弁狭窄症などでみられる。

チームナーシング team nursing チームによる看護提供方式。➡●主

な看護提供方式 p.110

チャイルド法 Child's operation 膵頭十二指腸切除術で行われる消化管再建法。

●膵頭十二指腸切除術後の再建法

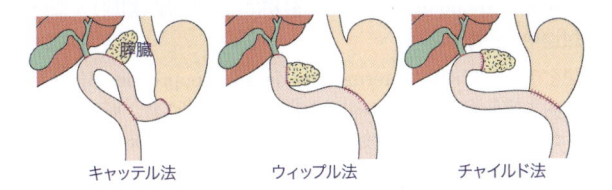

| キャッテル法 | ウィップル法 | チャイルド法 |

チャドウィック徴候 Chadwick's sign 血流増加で外陰部や腟が青くなる、妊娠初期にみられる徴候。

チャンス血尿［無症候性血尿］ chance hematuria いかなる症状も伴わず、検診などの検尿において、偶然に発見される血尿。

チャンスタンパク尿 chance proteinuria いかなる症状も伴わず、検診などの検尿において、偶然に発見されるタンパク尿。

チュアブル chewable 咀嚼錠。歯で嚙み砕き、水なしで服用するようにできている味つきの錠剤。

注意欠陥・多動性障害 attention deficit hyperactivity disorder【ADHD】注意散漫、集中力・持続力の欠如、多動、衝動性などを特徴とする発達障害。

●発達障害の種類

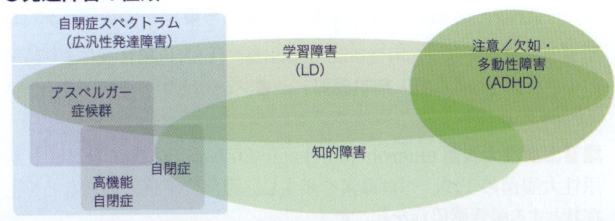

- 自閉症スペクトラム（広汎性発達障害）
- 学習障害（LD）
- 注意/欠如・多動性障害（ADHD）
- アスペルガー症候群
- 自閉症
- 知的障害
- 高機能自閉症

肘窩（ちゅうか） cubital fossa 肘の内側のくぼんだ部分。

中核症状 core symptom ある疾患における特徴的かつ中心的な症状。認知症における記憶障害や認知機能障害を指す。中核症状を生じた後、徘徊、幻覚、妄想などの周辺症状をきたす。➡ ● BPSDp.401

中間尿 midstream urine 排尿時に最初に出てくる尿（初尿）を除いて、排尿途中に採取した尿。

中間密度リポタンパク intermediate-density lipoprotein【IDL】毛細血管内で超低密度リポタンパク（VLDL）よりつくられ、肝臓内で低密度リポタンパク（LDL）に変わるリポタンパク。➡ ● リポタンパク質の種類と特徴 p.504

注察妄想 delusion of observation 妄想の１つで、周囲の人から自分が監視されている、盗聴されているなどと、執拗かつ確信的に考えること。統合失調症患者でみられる。➡ ● 妄想の形式と内容 p.108

中心静脈ライン［セントラルライン］ central line 薬液や高カロリー輸液の注入、静脈圧の測定などを目的として、中心静脈（上大静脈または下大静脈）に挿入、留置する専用のカテーテルによる経路。

中膜硬化 medial sclerosis 内膜・中膜・外膜の３層からなる動脈壁のうちの中膜が、加齢により硬化し、破れやすくなった状態。➡ ● 動脈硬化の分類 p.223

中立的なかかわり neutral relationship 援助者が心的にも現実的にも中立的な立場を維持し、対象者にかかわる態度。

チューブシーラー tube sealer チューブ口を溶着し密封する器具。

チューブドレーン tube drain 管状ドレーン。➡ ● ドレーンの種類 p.331

超音波ネブライザー ultrasonic nebulizer【USN】超音波により粒子の小さな霧をつくる吸入剤噴霧器。➡ ● ジェットネブライザーと超音波ネブライザー p.198

腸管出血性大腸菌 enterohemorrhagic *Escherichia coli*【EHEC】病原性大腸菌の１つ。ベロ毒素を産生し、腹痛、下痢、血便などを主症状とする腸管感染症を起こす。

腸管付着性大腸菌 enteroadherent *Escherichia coli*【EAEC】病原性大腸菌の1つ。腸管内壁の粘膜上皮細胞に強く付着し、毒性物質などで腸絨毛を傷害し、下痢を引き起こす。

蝶形紅斑（ちょうけいこうはん） butterfly rash 顔面で、鼻を中心に頬まで左右対称に生じる鮮紅色ないし暗紫紅色のわずかに隆起した丘疹。蝶が羽を広げたような形に見える、全身性エリテマトーデス（SLE）に特徴的な所見。　➡●全身性エリテマトーデスの症状 p.270

超高密度リポタンパク very high density lipoprotein【VHDL】超高密度のリポタンパク。比重が高いほど脂質の量は少ない。　➡●リポタンパク質の種類と特徴 p.504

超自我 superego フロイトが定義した心を構成する要素の1つ。無意識のエネルギーであるエスを抑制し、自我よりもさらに良心的・道徳的であろうとする心の部分。　➡●フロイトによる人間の精神構造 p.59

聴診 auscultation 聴診器を用いて体内の音を聴き診断する方法。

腸蠕動音（ちょうぜんどうおん） intestinal peristaltic sounds 消化管内を内容物やガスが移動するときに発生する音。聴診によって腸管の状態を知ることができ、正常な場合は5～15秒間ごとに「コポコポ」「キュルキュル」などのやわらかな音が聞こえる。

超低密度リポタンパク very low density lipoprotein【VLDL】超低密度のリポタンパク。肝臓から筋肉などに脂質を運搬する。　➡●リポタンパク質の種類と特徴 p.504

重複障害 multiple handicap 1人の人において、視覚障害、聴覚障害、知的障害などの障害が重複していること。

腸瘻（ちょうろう） enteric fistula 腸管内腔が他の臓器と瘻孔で交通している状態。体表に開口部のある外腸瘻（栄養補給のため）と、体内で他の臓器でつながり、皮膚に開口部のない内腸瘻の2種類がある。　➡●栄養補給の方法 p.152

チョーク choke 窒息。

直介 direct assistance 直接介助の略。

直接介助［直介］ direct assistance 手術または処置中に執刀あるいは処置中の医師を補助すること。

直接訓練［摂食訓練］ direct training 摂食・嚥下訓練のうち、実際に食物を使った訓練法。誤嚥を防ぐための体位、代償的な嚥下法、食形態の工夫などを、実際に食事をしながら訓練する。

直達牽引 direct traction 骨に直接牽引力を働かせて牽引する方法。キルシュナー鋼線による鋼線牽引などがある。皮膚を介して行う牽引を介達牽引という。

直面化への支援 support for confrontation 精神分析療法で用いられる介入の１つ。治療者が、患者にとって受け入れがたいことを指摘し、直面させることで、患者自身の認知、感情、行動の変容を図る方法。

貯留 retention 水分、分泌物などが特定の部位にたまること。胸水貯留、心嚢液貯留などがある。

沈下性（ちんかせい）肺炎 hypostatic pneumonia 喀痰などの分泌物が気道内に降下することによって生じた肺炎。

チンキャップ［オトガイ帽］ chin cap 顎を後上方へ牽引する治療器具。下顎の前方成長を抑制する目的で下顎前突症に対して用いる。

チンク zinc【Zn】亜鉛。

チンクザルベ Zinksalbe（独）【ZS】亜鉛華軟膏。酸化亜鉛配合の皮膚疾患用外用薬。

沈渣（ちんさ） sedimentation 尿沈渣検査。尿を遠心分離して底にたまった成分を分析する検査。

鎮静（ちんせい）［セデーション］ sedation 鎮静薬を用いて鎮静状態にすること。人工呼吸管理では、患者の苦痛を軽減し、安静を得るために鎮静薬・鎮痛薬の投与が必要となるが、その使用は、厳正に行われる必要がある。➡●人工呼吸中の鎮静・鎮痛の目的 p.299

沈着 deposition 細胞内や細胞間隙に物質が量的・質的に異常な状態でたまっていること。

●人工呼吸中の鎮静・鎮痛の目的

1. 患者の快適性・安全の確保	a. 不安の緩和 b. 気管チューブ留置の不快感の減少 c. 動揺・興奮の抑制、安静の促進 d. 睡眠の促進 e. 自己抜去の防止 f. 気管内吸引の苦痛の緩和 g. 処置・治療の際の意識消失（麻酔） h. 筋弛緩薬投与中の記憶消失
2. 酸素消費量・基礎代謝量の減少	
3. 換気の改善と圧外傷の減少	a. 人工呼吸器との同調性の改善 b. 呼吸ドライブの抑制

つ

ツーウェイチューブ［コンビチューブ］ two-way tube 食道閉鎖チューブと気管チューブが一体となった気道確保用チューブ。チューブ近位端のバルーンと遠位端のカフの間に孔があり、その孔より送気が行われる。チューブ遠位端は盲端になっていて食道を閉鎖する。→●コンビチューブ p.183

通過症候群 transitional syndrome 頭部外傷などによる急性期の意識混濁から、慢性期の脳機能低下に至る途上において、意識障害はないものの、健忘、自発性の低下、感情障害、幻覚妄想などの症状をきたす病態。

つきもの妄想［憑依（ひょうい）妄想］ delusion of possession 妄想の1つ。神霊、霊魂、動物などが自分に乗り移っている、憑依していると、執拗かつ確信的に考えること。統合失調症患者でみられる。→●妄想の形式と内容 p.108

ツッカー Zucker（独）糖、ブドウ糖液。

ツベルクリン tuberculin ヒト型結核菌の培養液から分離、精製した結核診断薬。

ツモール Tumor（独）腫瘍。

ツルゴール Turgor（独）皮膚の張り。

て

手足症候群［ハンドフットシンドローム］ hand-foot syndrome【HFS】抗がん薬の副作用で現れる、手足における皮膚感覚過敏、発赤、腫脹などの皮膚症状。

手洗い hand-wash 手指や手掌を擦り合わせて、目に見える汚れや、見えない病原性生物などを水で洗い流すこと。石鹸や消毒液などを併用する場合がある。医療機関では、とくに感染防止のために必要である。

ディーアイ（DI）［医薬品情報］ drug information 効能や用法・用量、副作用などの医薬品情報。通常、医薬品に添付される文書をいう。

ディーアイシー（DIC）［播種性血管内凝固症候群］ disseminated intravascular coagulation 全身の細小血管に微小な血栓が多発し、凝固因子や血小板が消費され、虚血性臓器不全と出血傾向が現れる病態。基礎疾患は多様。ディックという。 ➡ 播種性血管内凝固症候群／● DIC の検査項目 p.301

ディーアイピー（DIP）［遠位指節間関節］ distal interphalangeal joint 末節骨と中節骨の間の関節。 ➡ PIP（近位指節間関節）

●手の関節

末節骨
中節骨
基節骨
中手骨
DIP 関節
PIP 関節
IP 関節
MP 関節
MP 関節
CM 関節
橈骨手根関節
手根骨

● DIC の検査項目

検査項目	基準値	値の変動
D ダイマー	1.0＞μg/mL	上昇
FDP（フィブリン分解産物）	FDP-E0～100 ng/mL	上昇
アンチトロンビンIII	70～150%	下降
フィブリノペプタイド A	0.5～2.0 ng/mL	上昇
TAT（トロンビン・アンチトロンビン複合体）	0.5～1.8 ng/mL	上昇
プラスミノーゲン	7.0～13.0 mg/dL	下降
血小板数	15万～40万/μL	下降
PIC（プラスミンα_2・プラスミンインヒビター複合体）	0.2～0.6 μg/mL	上昇

ティーアールエーエルアイ（TRALI）[輸血関連急性肺障害] transfusion related acute lung injury 輸血後6時間以内に起こる、非心原性の肺水腫を伴った呼吸困難を呈する肺障害。➡️●輸血反応 p.489

ディアレっている ダイアリーア（diarrhea）に由来する慣用語。下痢をしていること。

ティーイーイー（TEE）[必要エネルギー消費量] total energy expenditure 1日に必要なエネルギー量。必要エネルギー消費量（TEE）＝基礎エネルギー消費量（BEE）×活動係数×損傷係数。➡️ BEE（基礎エネルギー消費量）／リー（安静時エネルギー消費量）

ティーエーイー（TAE）[経カテーテル肝動脈塞栓術] transcatheter arterial embolization カテーテルを肝動脈内に挿入し、リピオドールや塞栓物質によって肝動脈を塞栓し癌細胞を壊死させる肝臓癌の治療法。

ティーエイチアール（THR）[人工股関節全置換術] total hip replacement 損傷した股関節を人工股関節に置き換える手術。

ティーエスエイチ（TSH）[甲状腺刺激ホルモン] thyroid stimulating

hormone 下垂体前葉から分泌され、甲状腺に作用し、甲状腺ホルモンの分泌を促進するホルモン。➡●主なホルモンとその機能 p.464

ティーエスエフ（TSF）[上腕三頭筋皮下脂肪厚] triceps skinfold thickness 栄養アセスメントの指標の１つ。上腕三頭筋の皮下脂肪の厚さで栄養状態をみる。➡●主な栄養指標 p.55

ディーエスエム（DSM）[精神疾患の診断・統計マニュアル] Diagnostic and Statistical Manual of Mental Disorders 米国精神医学会による精神疾患の診断・統計マニュアル。疾患の定義と診断と、鑑別のガイドラインを示している。現在 DSM-Ⅳの改訂版が出ている。

ディーエヌアール（DNR）[蘇生適応除外] do not resuscitate 本人または家族の希望で心肺蘇生法（CPR）を行わないこと。

ディーエヌエー（DNA）[デオキシリボ核酸] deoxyribonucleic acid 核酸の１種。糖（D-デオキシリボース）、塩基、リン酸から構成されている。二重らせん構造をもち、生物の遺伝情報を担う物質。➡● DNAとRNAの働き p.22

ディーエヌエー（DNA）ウイルス DNA virus 遺伝情報をDNAの形でもつウイルス。

ティーエヌエフ（TNF）[腫瘍壊死因子] tumor necrosis factor 腫瘍壊死作用をもつ、炎症性サイトカイン。●炎症性メディエータの種類と特徴 p.393 ／サイトカインファミリー p.186

ティーエヌエム（TNM）分類 tumor, node, metastasis classification【TNM】腫瘍、リンパ節、転移を指標とする、癌の国際臨床病期分類。➡● TNM分類 p.303

ディーエム（DM）[糖尿病] diabetes mellitus インスリンの分泌不全または機能不全などにより血糖値が高まり、種々の障害を引き起こす疾患。進行すると神経障害、網膜症、腎症など重篤な合併症を起こす。１型と２型に分類される。➡●糖尿病の病型 p.303

ディーエム（DM）[皮膚筋炎] dermatomyositis 多発性筋炎に特徴的な皮疹が加わった膠原病。

● TNM 分類

原発腫瘍 (T：tumor＝腫瘍)	T0	腫瘍なし（固まりを作っていない）
	T1～T4	癌の大きさ、湿潤の程度により、各臓器別に分類
リンパ節転移 (N：lymph nodes＝リンパ節)	N0	リンパ節転移なし
	N1～N3	リンパ節転移の程度により、各臓器別に分類
遠隔転移 (M：metastasis＝転移)	M0（−）	遠隔転移なし
	M1（＋）	遠隔転移あり

● 糖尿病の病型

	1型糖尿病	2型糖尿病
割合（糖尿病全体に対する）	数％	95％以上
発症形式	急激	ゆっくり
年齢	小児～青年に多い	中年以上に多い
家族歴	2型より少ない	しばしばあり
染色体	異常が見られる（HLA）*	異常なし
自己抗体	あることが多い	ない
インスリン分泌	著しく低下する	やや低下する
ケトアシドーシス	多い	通常なし
体型	正常～やせ型	肥満型
インスリン	絶対的適応	適応の場合もある
経口血糖降下薬	無効	有効
食事・運動療法	食事療法	食事療法、運動療法

*HLA：第6染色体に存在するヒト白血球抗原。HLA2型を持つ人はウイルス感染をきっかけに膵ランゲルハンス島β細胞に対する抗体ができ、1型糖尿病を発症することがある。

ティーエルシー（TLC）[全肺気量] total lung capacity（トータル ラング キャパシティ）最大吸気したとき、肺内にある気体の総量。➡️ ●肺気量分画 p.36

ディーオーエー（DOA）[到着時死亡] dead on arrival 救急隊到着時点で死亡状態にあること。医療施設搬入時点で心肺停止状態にあることは、来院時心肺停止（CPAOA）という。➡ CPAOA（来院時心肺停止）

ディーオーティー（DOT）[直視下服薬監視療法] directly-observed treatment 医療従事者の監視のもとで患者に薬物を確実に服用させる服薬管理法。

低温熱傷 low temperature burn injury 比較的温度の低いものに長時間触れたことによる熱傷。皮膚表面の変化は軽微だが、損傷が真皮深層または皮下に及ぶ。

底屈（ていくつ） plantar flexion 足関節を足底方向に屈曲させる運動。反対語は「背屈」。手関節の場合は、「掌屈」「背屈」という。

●底屈・背屈

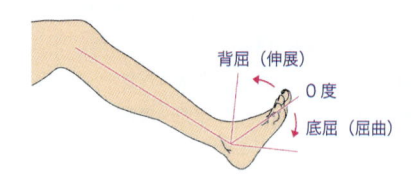

背屈（伸展）
0度
底屈（屈曲）

デイケア day care 昼間治療。日帰り療養。

ティーケーアール（TKR）[人工膝関節全置換術] total knee replacement 損傷した膝関節を人工膝関節に置き換える手術。

定型抗精神病薬 typical antipsychotic 統合失調症の治療に用いられる抗精神病薬のうち、ハロペリドールやスルピリドなど、古くから用いられているもの。双極性障害、非定型精神病などの精神疾患などにも用いられる。➡●主な抗精神病薬の分類 p.305

低血糖[ハイポグリセミア] hypoglycemia 血糖値が 40 〜 50mg/dL 以下の状態。最初、発汗、手の震え、頻脈、動悸、イライラなどの交感神経症状がみられ、次いで、頭痛、複視、傾眠傾向、意識障害などの中枢神経症状をきたし、最後に昏睡に至る。●高血糖と低血糖 p.306

●主な抗精神病薬の分類

分　類		特　徴
定型抗精神病薬	ブチロフェノン誘導体薬	・主にドパミンD_2受容体の遮断作用 ・陽性症状に有効 ・陰性症状の増悪、錐体外路性の副作用、高プロラクチン血症
	フェノチアジン誘導体薬	
	ベンザミド誘導体薬	
非定型抗精神病薬	セロトニン・ドパミン拮抗薬（SDA）	・ドパミンD_2受容体とセロトニン（$5HT_2$）受容体の遮断作用 ・陽性・陰性症状に有効 ・錐体外路性の副作用が少ない
	多元受容体標的化抗精神病薬：クロザピン類似化合物（MARTA）	・ドパミンD_2受容体、セロトニン（$5HT_2$）受容体以外の多くの受容体の遮断作用 ・陽性・陰性症状に有効 ・錐体外路性の副作用が少ない
	ドパミン受容体部分アゴニスト（DPA）	・ドパミンD_2受容体の遮断・刺激作用 ・ドパミン神経伝達が安定化 ・陽性・陰性症状に有効 ・錐体外路性の副作用が少ない

ディコンディショニング deconditioning 長期にわたる不動によって、身体的、精神的、社会的機能が低下した状態。脱調節状態。低下した機能を回復することは、再調節 reconditioning という。

ティー（T）細胞 thymus derived cell 胸腺由来のリンパ球。細胞性免疫を担う細胞。➡ B細胞

デイサージャリー［日帰り手術］ day surgery 手術した当日に帰宅できる手術。

テイ・サックス病 Tay-Sachs disease 代謝異常により脂質が脳内の神経細胞に蓄積され、視力障害、小脳失調などを生じる遺伝性疾患。

●高血糖と低血糖

	低血糖	高血糖
血糖値	40〜50 mg/dL 以下	110 mg/dL 以上
原因	・食事を抜いた ・過剰なインスリン：量を間違えた、勝手に増やした ・空腹時の運動、過激な運動 ・アルコールの飲み過ぎ	・インスリンの不足 ・過剰な食事 ・ストレス、疾患、感染、手術、発作、妊娠 ・ケトアシドーシス
症状	・40〜50 mg/dL：空腹感、軽い頭痛、あくび ・30〜40 mg/dL：あくび、倦怠、脱力感、無表情、会話の停滞、冷汗、頻脈、ふるえ、顔面蒼白または紅潮 ・25〜30 mg/dL：(低血糖性昏睡前期) 奇異な行動、意識喪失 ・25 mg/dL 以下：痙攣、深い昏睡	・空腹感、のどの渇き ・夜間頻尿 ・皮膚の乾燥、またはかゆみ ・疲労感、眠気 ・目のかすみ ・感染症にかかりやすい ・傷の治りが遅い

デイサービス day service 日帰り介護、日帰りサービス、通所介護。

ティーシー（TC）[総コレステロール] total cholesterol 血中のコレステロールの総量。

ディーシー（DC）[直流除細動] direct counter shock 高圧直流電気刺激を用いた除細動。カウンターショック。除細動器には、体外型と植え込み型がある。

ティーシーエー（TCA）[トリカルボン酸回路] tricarboxylic acid cycle ミトコンドリア内の代謝経路。ATP 生成過程。生物体内で、有機物が燃焼して二酸化炭素と水になる代謝回路。 ➡ ● TCA 回路 p.135

ティージーエフ（TGF）[形質転換成長因子] transforming growth factor 組織発生、細胞分化、胚発育作用をもつ成長因子。 ➡ ●炎症

性メディエータの種類と特徴 p.393 ／●サイトカインファミリー p.186

泥状便 muddy stool 泥のような下痢便。➡●ブリストル便形状スケール p.425 ／●便の形状と疾病 p.101

低信号域 low intensity lesion【LIL】MRI において信号強度が弱い部分。➡高信号域

低心拍出量症候群［ロス］ low output syndrome【LOS】心臓のポンプ機能の障害による循環不全。血圧低下や乏尿などからアシドーシスに至る。

ディスコグラフィー discography 椎間板造影。椎間板内に造影剤を注入して撮影する X 線検査。

ディスタール distal gastrectomy ディスタールガストレクトミーの略。幽門側胃切除術。胃の下部に癌が発生した場合に、幽門を含む胃下部 1/2 〜 2/3 を切除する術式。

ディスチャージプランニング discharge planning 退院計画。患者の退院によって生じる治療、療養、生活上の問題を明らかにし、患者の居住地域の医療機関と連携しつつ、それらに対処する具体的な手段を講じるための計画。

ディスプネア dyspnea 呼吸困難。➡●ボルグ CR-10 スケール p.462

ディスポーザブル disposable 使い捨て容器・器具。

ディスユースシンドローム disuse syndrome 廃用症候群。安静状態に置かれることによって心身を使わないために二次的に起こる機能低下状態。逆に過度の運動負荷の繰り返しによって起こる障害をオーバーユースシンドローム（過用症候群）という。

低体温療法 therapeutic hypothermia 心停止などを経て自己心拍を開始した患者や、脳に重大な障害を生じている患者において、体温を 31 〜 33℃程度に下げることで、脳や心臓に生じた障害を止める治療法。

ティー（T）チューブ T-tube 胆管に留置される T 字型のチューブ。ドレナージに用いられる。➡● T チューブ p.308

●**Tチューブ**

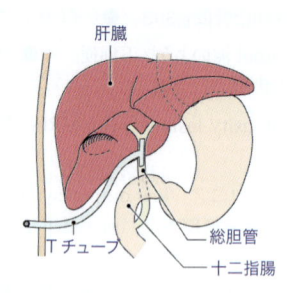

図: 肝臓、Tチューブ、総胆管、十二指腸

低張液 ハイポトニック フルイド hypotonic fluid 細胞内液よりも浸透圧が低い溶液。細胞外から細胞内へと溶媒（物質を溶かしている液体）は移動しやすくなる。

低張性脱水［ナトリウム欠乏性脱水］ ハイポトニック デイハイドレイション hypotonic dehydration 血清ナトリウムが減少して細胞外液が低張性となり、水分が細胞内に移動することによって生じる脱水。下痢、嘔吐などによる体液喪失に対して、水分を過剰摂取することなどにより生じる。➡●脱水の分類 p.314

低張電解質輸液 ハイポトニック エレクトロライト トランスフュージョン hypotonic electrolyte transfusion 電解質の浸透圧が体液よりも低い輸液製剤。輸液は細胞内へと移動しやすく、細胞内液を含む身体全体に水分を補給できる。1～4号液まであり、番号が大きくなるほど電解質濃度は低い。

ディック［播種性血管内凝固症候群］ ディセミネイティッド イントラヴァスキュラー コアギュレイション disseminated intravascular coagulation【DIC】全身の細小血管に微小な血栓が多発し、凝固因子や血小板が消費され、虚血性臓器不全と出血傾向が現れる病態。基礎疾患は多様。➡●DICの検査項目 p.301

ティッシュトッド ティッシュ トート Tisch Tod（独）手術中の死、術中死。Tischは手術台、Todは死の意味。

ティップス［経頸静脈的肝内門脈短絡術］ トランスジャギュラー イントラヘパティック ポートシステミック シャント transjugular intrahepatic portosystemic shunt【TIPS】頸静脈よりカテーテルを挿入し、肝静脈と門脈をつなぎ、門脈圧を下げる手術。

ディーティーアイ（DTI）［深部組織損傷］ ディープ ティシュー インジュリー deep tissue injury 皮膚表

ティーディーエム（TDM）[治療薬物濃度モニタリング] therapeutic drug monitoring
薬物が望ましい有効治療濃度を維持するような用量・用法を決めるために、個々の患者の血中薬物濃度を測定すること。

ディーティーピー（DTP）[3種混合ワクチン] diphtheria-tetanus-pertussis
ジフテリア、破傷風、百日咳の混合予防ワクチン。

ディーディービー（DDB）[深達性Ⅱ度熱傷] deep dermal burn
表皮と毛嚢・汗腺を含む真皮に達した熱傷。

ディービー（DB）[Ⅲ度熱傷] deep burn
熱傷深度が皮下組織にまで及ぶ重度の熱傷。

ティービーアイエル（T-Bil）[総ビリルビン] total bilirubin
直接ビリルビンと間接ビリルビンを合わせたもの。上昇したビリルビンが直接型か間接型かによって病因を明らかにする。 ➡ D-Bil（直接ビリルビン）／I-Bil（間接ビリルビン）

ディービーアイエル（D-Bil）[直接ビリルビン] direct bilirubin
崩壊した赤血球のヘモグロビンから生成されたビリルビンが肝臓に運ばれ、グルクロン酸と抱合した水溶性の抱合型ビリルビン。 ➡ I-Bil（間接ビリルビン）

ティーピーエー（t-PA）[組織プラスミノーゲンアクチベータ] tissue plasminogen activator
フィブリンに結合しているプラスミノーゲンを活性化させ、プラスミンに変換し、血栓を溶解する物質。

ティーピーエヌ（TPN）[完全静脈栄養] total parenteral nutrition
経口摂取・経腸栄養が困難なときの栄養補給に用いられる静脈栄養。ブドウ糖液、電解質などを含む。中心静脈栄養法で用いられる。 ➡●栄養補給の方法 p.152

ティーピーエル（TPL）[切迫早産] threatened premature labor
妊娠22週以降37週未満に、下腹部痛、破水に加え規則的な子宮収縮があり、早産が差し迫っている状態。 ➡●切迫早産の症状・所見 p.310

●切迫早産の症状・所見

時期	妊娠22週以降37週未満
症状	下腹痛(10分に1回以上の陣痛)性器出血 破水
陣痛	外測陣痛計で規則的な子宮収縮
内診	子宮口開大 子宮頸管の展退
経腟超音波検査	内子宮口の開大 頸管長の短縮

切迫早産の管理

未破水の場合	・子宮収縮を抑制して、可能な限り妊娠期間の延長を図る
破水の場合	・児の肺成熟が未熟で感染徴候がなければ、可能な限り待機する ・感染徴候が認められたら、NICUなどの出生後の条件を整えて妊娠中断を考慮する

ティーピーピー（TPP）[血小板減少性紫斑病] thrombocytopenic purpura 血小板の破壊・減少が生じる疾患。原因不明の特発性と自己免疫疾患などに続発する2次性がある。 ➡ ITP（特発性血小板減少性紫斑病）

ディーピービー（DPB）[びまん性汎細気管支炎] diffuse panbronchiolitis 細気管支に原因不明の炎症が起こり、慢性の咳、痰、労作時息切れを呈し、慢性副鼻腔炎を合併する呼吸器疾患。

ティーピーピーブイ（TPPV）[気管切開下陽圧換気] tracheostomy intermittent positive pressure ventilation 気管切開をして行う陽圧換気。気管切開や挿管をしないで行う陽圧換気を非侵襲的陽圧換気（NPPV）という。 ➡ NPPV（非侵襲的陽圧換気）

ディーピー（DP）フラップ[胸三角筋皮弁] deltopectoral flap【DP flap】上顎骨全摘などの再建術で、三角筋・胸筋を血管や神経ごと他へ移植する手術。

ディーブイ（DV）[家庭内暴力] domestic violence 配偶者や親子間で行われる暴力行為。肉体的なものだけでなく、精神的、性的、社会的、経済的なものも含む。

ディプレッション depression うつ病。

ディベロップメンタルケア developmental care 早産未熟児や疾患をもった児が成長発達できるよう、環境を整備するとともに、児の反応に応じたケアを行うこと。

ディーマーズ［疾患修飾性抗リウマチ薬］ disease modifying anti rheumatic drug【DMARDs】リウマチの炎症自体を抑える作用はもたないが、リウマチの免疫異常を修飾することによって、その活動性をコントロールする薬剤。免疫調節薬と免疫抑制薬が用いられる。

低密度リポタンパク low density lipoprotein【LDL】悪玉コレステロール。肝臓から組織に脂質を運搬する。➡●リポタンパク質の種類と特徴 p.504

ディメンチア dementia 認知症。後天的かつ器質的な原因により、正常に発達した脳機能が著しく衰え、自立的な生活を送ることが困難になった状態。記憶障害、認知機能障害など、さまざまな症状が生じる。

低流量システム low flow system 10L/分以下の酸素を供給する酸素投与システム。鼻孔カニューレ、酸素マスク、リザーバー付き酸素マスクなどがある。➡高流量システム／●酸素投与方法の種類と特徴 p.171

ティー（T）リンパ球 T (thymus-derived) lymphocytes 胸腺由来リンパ球。Bリンパ球（骨髄由来リンパ球）が体液性免疫を担うのに対し、Tリンパ球は細胞性免疫をつかさどる。遅延型過敏反応、移植片対宿主拒絶反応などに関与する。➡●細胞性免疫と体液性免疫 p.188

ティルト試験 tilt test 失神を頻発する場合に、その原因を検索するために行う検査。検査台に仰臥位をとり、検査台を動かしながら血圧などを測定する。自律神経による調節異常かどうかがわかる。➡ヘッドアッププティルト試験

デイルーム dayroom 談話室。日中を起床して過ごせるようにしつらえてある入院患者のくつろぎの場。

ティン［尿細管間質性腎炎］ tubulo interstitial nephritis【TIN】間質性腎炎のうち、尿細管や周囲組織にも病変が及んでいるもの。

ディンプリングサイン dimpling sign 乳癌の症状の1つで、皮膚が癌

の中心に向かって引き込まれ、えくぼ状にくぼんだ状態。

デキストラノマー dextranomer 滲出液を吸収する細かい粒子製剤。創傷部位の清浄化、肉芽形成作用により褥瘡の外用剤として用いられている。

テクノストレス technostress コンピュータ業務に従事する人にみられるストレス状態の総称。

テクノ不安症 technoanxiety コンピュータを扱うことが苦手な人が、コンピュータを使うことでストレスを生じ、不安、抑うつ、不眠などの心因性精神症状をきたした状態。

デクビタス decubitus 褥瘡。組織への持続性圧迫や摩擦、ずれによる循環障害によって、組織が局所的壊死を起した状態。

デコンペンセイション decompensation 代償不全。臓器や組織に機能障害を生じた場合に、いったんその機能を補完するように働いていた他の臓器や組織が、時間経過とともにその働きを止めること。また、その補完機能自体が働かないこと。

デザイン（DESIGN） 褥瘡状態評価法 Depth, Exudate, Size, Inflammation/Infection, Granulation tissue, Necrotic tissue【DESIGN】日本褥瘡学会による褥瘡の程度を評価するためのスケール。褥瘡の治癒過程に影響する重要な要素（Depth：深さ、Exudate：滲出液、Size：大きさ、Inflammation/Infection：炎症／感染、Granulation tissue：肉芽組織、Necrotic tissue：壊死組織）から、褥瘡の状態を各要素の頭文字を付して評価する方法。

デジャヴュ deja vu 既視感。ある出来事に際して、その出来事を過去に実際に経験したことはないにもかかわらず、あたかも経験したことがあるかのように感じること。

デス［薬剤溶出性ステント］ drug-eluting stent【DES】ステント留置部の再狭窄を防止するための薬剤が溶出するしくみになっているステント。

デスエデュケーション death education 死の準備教育。

テステープ tes-tape 尿検査用試験紙。

テストステロン testosterone【T】男性ホルモンのアンドロゲンの1つ。男性らしい身体的特徴の形成などにかかわる。➡●主なホルモンとその機能 p.464

テストラング test lung 麻酔器や人工呼吸器に人間の肺の代わりに取りつける器具。始業点検や器械を動作させたままにしておくのに用いる。

テスラ tesla 磁束密度の単位、記号T。MRIの磁場の強さを表すときなどに使う。

デゾー包帯 Desault's bandage 腋窩にパットが入っていて、肘を体側に固定するようにできている鎖骨骨折用包帯。

テタニー tetany 四肢末梢の筋攣縮、喉頭痙攣、痙攣発作を合併する神経症状。副甲状腺機能低下症、過換気、ビタミンD欠乏症などによる血中遊離カルシウムの低下が原因で起こる。➡●痙攣の分類 p.183

テタヌス tetanus 破傷風。強直性痙攣。➡強直性痙攣

鉄欠乏性貧血 iron-deficiency anemia【IDA】血液中の鉄分が不足して起こる貧血。➡●貧血の分類 p.16

デッドスペース dead space【DS】死腔。ガス交換に関与しない肺、または上気道の空間。解剖学的死腔、生理学的死腔がある。

デーデルライン桿菌 Döderlein's bacillus 腟に常在する乳酸を産生する菌。カンジダ菌などの細菌感染を防いでいる。

テニス肘[上腕骨外側上顆炎] tennis elbow 肘の腱が傷害されて、手関節を伸展させたり上腕を動かしたときに肘や前腕に痛みを生じる状態。

テネスムス tenesmus 裏急後重。しぶり腹。頻回に便意を催すのにもかかわらず、便が極少量で、またすぐに便意を催す状態。

デハイドレーション dehydration 脱水。体液量の減少をきたした状態。高張性、低張性、等張性に分類される。➡●脱水の分類 p.314

●脱水の分類

種類	特徴	症候						
		口渇	頭痛	痙攣	頻脈・低血圧	体温	尿量	体重減少
高張性脱水	水分喪失大 細胞外液減少 細胞内液減少	強度	なし	なし	なし	上昇あり	著しく減少	あり
低張性脱水	ナトリウム喪失大 細胞外液著しく減少 細胞内液むしろ増加	軽度	あり	あり	あり	変化なし	減少	あり

テーパリング tapering 先細り。漸減。薬物などを少しずつ減量すること。血管が先細りになっていること。

デヒドロゲナーゼ dehydrogenase 脱水素酵素。有機物から水素を切り離す反応を触媒する酵素。

テフ[気管食道瘻] tracheoesophageal fistula【TEF】気管と食道の間に開いた瘻孔。多くは先天性で食道閉鎖症を伴う。後天性の場合は悪性腫瘍、感染、外傷のほか、喉頭全摘後の代用発声のために形成される。

デフィブリレーター defibrillator【DF】除細動器。電気刺激により、心室・心房細動を除去する治療機械。

デフェンス defense ①腹壁の筋性防御。➡●腹膜刺激症状 p.418 ②不安をコントロールする心理的機制としての防御。➡●防衛機制 p.450

デブリス debris(仏)汚物。壊死組織片。

デブリードマン debridement 創面切除。創傷から異物や壊死物を取り除くこと。

テーベー Tuberkulose(独)【TB】結核。テーベーは「TB」のドイ

ツ語読み。

テベシウス静脈 Thebesian vein 心臓を取り巻く静脈のうち、静脈血を直接、右心房に送る血管。生理的なシャント構造をもつ。

デポー剤 depot drug 1回の注射で薬効が長時間持続する薬剤。

デメンツ Demenz（独）認知症。

デュアルシーツ dual sheet 分娩用高分子吸収マット。

デュークス分類 Dukes classification 大腸癌の進行度の分類法。癌が大腸内にとどまるA型、癌が大腸壁を超えるがリンパ節転移がないB型、リンパ節転移があるC型、腹膜や肺などへの遠隔転移があるD型に分類される。

●デュークス分類

デュークスA（95%）	癌が大腸壁内にとどまるもの
デュークスB（80%）	癌が大腸壁を貫くが、リンパ節転移のないもの
デュークスC（70%）	リンパ節転移のあるもの
デュークスD（25%）	腹膜、肝、肺などへの遠隔転移のあるもの

※（ ）内は5年生存率

デューク法 Duke's method 耳朶に創をつくり、止血までの時間を測定して出血傾向を調べる検査法。

デュシェンヌ型筋ジストロフィー Duchenne's muscular dystrophy【DMD】伴性遺伝による進行性筋萎縮症。骨格筋でのジストロフィン欠損により発病する。➡ ●進行性筋ジストロフィーの病型 p.238

デュピュイトラン拘縮 Dupuytren's contracture 手掌腱膜が経時的に縮小することで、手の硬結と指の屈曲変形を生じる原因不明の症状。重症化すると鉤爪様となる。

デュビン・ジョンソン症候群 Dubin-Johnson syndrome【DJS】体質性黄疸の1つ。直接ビリルビンが優位になり、肝臓が特有の黒色化を示す。予後は良好。

デュープルドレーン duple drain チューブの管壁に多数の毛細管通路のある2重構造の管状ドレーン。➡●ドレーンの種類 p.331

デュラ dural matter デュラルマターの略。硬膜。

デュレーション duration 持続時間、継続時間。

デルタ波 delta wave 脳波の1つ。深い睡眠中や、新生児の覚醒中にみられる徐波。

デルマトーム dermatome 皮膚知覚帯。1つの脊髄根の感覚神経線維が支配している区域。

●デルマトーム

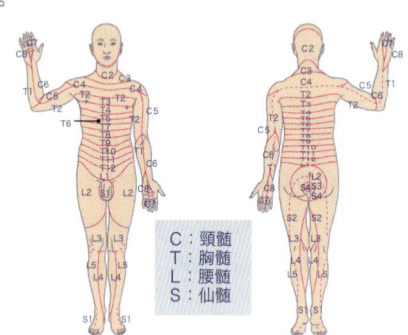

C：頸髄
T：胸髄
L：腰髄
S：仙髄

デルモイド dermoid 類皮腫。胎生3～4か月での外胚葉の迷入によって囊胞となった良性腫瘍。囊胞内部には、毛髪や脂肪などが含まれる。卵巣や眼などに発生する。

テレメータ telemeter 遠隔測定器。ナースステーションなどの患者から離れた場所において、患者の心電図、脈拍、血圧、体温などのデータを取得するための医療機器。

テレメディシン telemedicine 遠隔医療。インターネットや衛星回線などを用いて、医師と患者が遠く離れた環境で診療などを行うこと。

テロメア telomere 染色体の末端部分。

テン［中毒性表皮壊死症、ライエル症候群］ toxic epidermal necrolysis

【TEN】全身の紅斑・水疱・びらんから表皮細胞の全層性壊死へ進行する最重症型薬疹。

転位 dislocation; ectopia 正常な位置からずれること。腫瘍細胞が移動して他の場所に生着・増殖する「転移」とは異なる。

転移［メタスターシス］ metastasis 悪性腫瘍細胞が体液とともに他の場所に移動し、そこに定着して増殖すること。血流による血行性とリンパ流によるリンパ行性がある。

デング出血熱 dengue hemorrhagic fever【DHF】出血、ショック状態を伴う致死率の高い感染症。デング熱から移行する。

電撃痛 lightening pain 電気に触れたような、突然やってくるビリビリした痛み。

テンコフカテーテル Tenckhoff catheter 腹膜透析に用いるカテーテル。腹腔内に植え込み、透析液の出し入れを行う。

デンシティ density 骨の密度、X線写真の濃度。

転写 transcription DNA が RNA を合成する過程。この過程により、DNA に格納された遺伝情報が複製される。

点状出血 dot hemorrhage 出血の広がりの大きさを示したもの。点状の小さな出血（直径 1～3 mm）。点状出血より大きな出血を斑状出血という。➡斑状出血

テンションニューモソラックス tension pneumothorax 緊張性気胸。肺胞が破れて吸気が胸腔に漏れた結果、対側の肺、心臓などを圧迫している状態。胸腔穿刺を行わなければショックをきたし、死に至る。

テンス［経皮的電気神経刺激］ transcutaneous electrical nerve stimulation【TENS】疼痛部に経皮的に電気刺激を与えることで、鎮痛効果を得る治療法。

テンダネス tenderness 圧痛。皮膚に圧を加えたときに感じる痛み。圧痛を感じる感覚点を圧（痛）点といい、疾患と関連しており、ボアス、マックバーネ、小野寺の圧痛点などが有名。それぞれ消化性潰瘍、虫垂炎、胆道疾患の診断に用いられる。➡●ボアス圧痛点と小野寺圧

痛点 p.449 ／●マックバーニー圧痛点とランツ圧痛点 p.468

転倒 fall 物にひっかかる、つまずく、バランスを失う、すべる、ぶつかるなどして、立っている高さより低い位置に身体の一部が接すること。「転落」は高さのあるところ（ベッドなど）から落下することをいう。

テント状T波 tent-shaped T wave 心電図のT波が山なりにテント形になったもの。

テント切痕（せっこん）ヘルニア incisural herniation 脳ヘルニアの1つで、脳腫瘍などでテント上腔の圧が亢進し、側頭葉内側部がテント切痕を越えて嵌入した状態。➡●脳ヘルニア p.352

転落 downfall 高さのあるところ（ベッドなど）から落下すること。「転倒」は同一面上で身体の一部が立っている位置より低い位置につくとをいう。

と

トイレッティング toileting 気管内洗浄。自力で喀痰を排出できない場合に、吸引器によって喀痰を吸引する方法。喀痰の貯留による気道閉塞を防ぐことが目的である。

トイレットトレーニング toilet training 排泄訓練。トイレで排泄する習慣をつけるしつけ。排泄自立訓練。

頭位 vertex position 胎位の1つ。胎児の縦軸が子宮の縦軸と一致し、胎児の頭部が子宮の下方にあるもの。➡●胎児の位置 p.280

頭位性めまい positional vertigo 頭位を動かすことによって生じるめまい。良性発作性頭位めまいとも呼ばれる。

投影 projection 防衛機制の1つで、自分が認めることができない自分自身の悪い属性を、他者のうちに見出すこと。➡●防衛機制 p.450

盗汗（とうかん） nocturnal sweating 寝汗。

橈屈 radial flexion 手関節を橈骨側（親指側）に横に傾けること。反

対語は「尺屈」。

統合失調症［シゾフレニア、シゾ］ schizophrenia 思考や行動、感情を1つの目的に沿ってまとめていく能力（統合能力）が長期間にわたって低下し、その経過中に幻覚や妄想、まとまりのない行動がみられる内因性精神病。旧名は精神分裂病。

橈骨 radius 前腕の親指側にある長い管状骨。小指側の長骨は尺骨（しゃっこつ）。

等尺性運動 isometric exercise 関節を動かさない運動。筋が長さを変えなくても、力を発揮する特性を利用した運動。

盗食 他人の食事やおやつを食べる行為。

透析アミロイドーシス dialysis amyloidosis アミロイドが細胞外に沈着するアミロイドーシスの1つで、長期の透析歴の後、骨や軟骨などの骨関節組織に沈着を生じ、骨関節障害をきたすもの。

動注 arterial injection 動脈注射の略。抗癌薬など、薬物を標的組織に限局的に投与したい場合に用いられる。

等張液 isotonic fluid 細胞内液と浸透圧が等しい溶液。生理食塩液は、細胞内液と浸透圧が等しい食塩液で、重量パーセント濃度は約0.9％である。

等張性運動 isotonic exercise 関節を動かす運動。筋が長さを変えながら、力を発揮する特性を利用した運動。

等張性脱水［混合性脱水］ isotonic dehydration 水分と血清ナトリウムの欠乏がほぼ同程度に起こることによって生じる脱水。➡︎●脱水の分類 p.314

等張電解質輸液 isotonic electrolyte transfusion 電解質の浸透圧が体液とほぼ同じである輸液製剤。輸液は細胞内へと移動せずに細胞外に分布し、血管内や組織間に水分や電解質を補給する。生理食塩液、リンゲル液、乳酸リンゲル液などがある。

糖尿病性ケトアシドーシス diabetic ketoacidosis【DKA】糖尿病による脂肪代謝の亢進によってケトン体の増加が生じ、これによって起こる

アシドーシス。高血糖に起因する著明な脱水をきたし、重症例では意識障害を呈する。インスリン治療の中断や感染の併発などで起こる。　➡●糖尿病性昏睡の症状と所見 p.167

頭部後屈あご先挙上法 head-tilt/chin-lift technique 救命救急における気道確保のために、頭を後方に倒しつつ、顎先を持ち上げる方法。頸部の損傷が疑われる場合は禁忌となる。　➡●気道確保 p.91

頭部後屈項部挙上法 head-tilt/neck-lift technique 救命救急における気道確保のために、頭を後方に倒しつつ、頸部を持ち上げる方法。頸部の損傷が疑われる場合は禁忌となる。　➡●気道確保 p.91

洞房結節 sinoatrial node【SAN】心臓の興奮が始まり、心筋収縮が最初に起こる右心房の部位。　➡●心臓の刺激伝導系と心電図 p.202

動脈血酸素飽和度 arterial O$_2$ saturation【SaO$_2$】動脈血中のヘモグロビン分子のうち、酸素と結合した割合を％で示したもの。経皮的に測定したものは、SpO$_2$ で表示する。　➡SpO$_2$（経皮的酸素飽和度）／●主な呼吸管理用語一覧 p.385

動揺性歩行［アヒル歩行、トレンデレンブルグ歩行］ waddling gait 進行性筋ジストロフィーや多発筋炎などでみられる歩行。傍脊柱筋の筋力低下により、脊柱の前彎を伴い、腰を左右に揺すって歩く。

●動揺性歩行

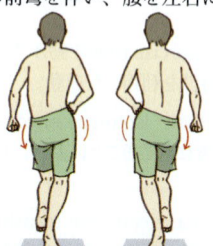

ドゥーラ doula 自らの経験をもとに、出産時や出産後の母親にアドバイスやサポートを行う女性。

ドゥルック Blutdruck（独）ブルートドリュックの略。血圧。

トゥレット症候群 Tourette syndrome 汚言症などの音声チックや、ま

ばたきなどの運動チックを特徴とする症候群。小児期に発症し、軽快と増悪を繰り返しながら慢性に経過する。

トキソイド toxoid 類毒素。→●ワクチンの種類 p.523

吐逆（とぎゃく） regurgitation 飲み込んだ食物が、胃から逆流する現象。悪心、嘔吐は伴わない。

ドーク［デオキシコルチコステロン］ 11-deoxycorticosterone【DOC】副腎皮質ステロイドが合成される過程で産生される鉱質コルチコイド。腎におけるナトリウムの再吸収、カリウムと水素の排泄促進作用がある。

特異度 specificity 陰性と判定されるべきものを陰性と判定する確率。反対語は「感度」で、一般に特異度が上がれば感度は下がり、特異度が下がれば感度は上がる。

読影 interpretation of radiogram X線写真を解析すること。

独語 monology 一人言を言うこと。

特食 special diet 特別食。病院食のうち、特定の疾患に応じて栄養管理され、診療報酬上、特別食加算されている食事。

ドクターコール doctor on call 医師を呼ぶこと。医師を呼ぶ場合は、状況の正確な報告が必要であり、報告の手法に、Situation（状況）→ Background（背景）→ Assessment（評価）→ Recommendation（提案と依頼）の順に系統立てて報告するSBAR（エスバー）がある。

ドクターショッピング doctor shopping 患者が次から次へと医師を渡り歩くこと。

ドクターヘリ helicopter emergency medical service 救急用の医療器具を装備し、医師と看護師が同乗して救急現場などに向かうヘリコプター。またその体制。

特定疾患 specific intractable diseases 厚生労働省が実施する、難治性疾患克服研究事業・臨床調査研究分野の対象に指定された難病。130疾患が指定されている。

特定疾病 specific diseases 医療保険および介護保険において、それ

ぞれ他の疾病と異なる扱いをする疾病。介護保険法では16の疾病が定められ、これらの疾病により第2号被保険者が介護を要する状態になった場合には、介護保険の給付を受けられる。医療保険では3の疾病が定められ、1か月の医療費の自己負担額は原則として1万円までとなる。

特養 スペシャル ナーシング ホーム special nursing home 特別養護老人ホームの略。

吐血［ヘマタメージス］ ヘマトエメシス hematemesis 食道、胃、十二指腸などの上部消化管から出血した血液を吐出すること。➡●吐血・下血の性状と出血部位 p.155

トコ トコロジー tocology トコロジーの略。産科学。

ドコサヘキサエン酸 ドコサヘキサエノイック アシッド docosahexaenoic acid【DHA】多価不飽和脂肪酸の一種。イワシやマグロなどに多く含まれる。コレステロールを下げ、ニューロンの生成を促すなどの効果があるとされる。

徒手筋力テスト マニュアル マッスル テスト manual muscle test【MMT】筋力がどの程度あるかを手で負荷を与えて調べる検査。➡●徒手筋力テスト p.323

ドーズ ドース ドージ dose; dosage【dos.】用量。薬剤の定められた使用量。

努責 ベアリング ダウン bearing down いきむこと。

トータル トータル エクスターペイション total extirpation トータルエクスタペイションの略。全摘出術。病変のある組織全体を、外科的に切除、摘出すること。

トータルフェイスマスク［フルフェイスマスク］ トータル フェイス マスク total face mask 顔のほぼ全体をおおう非侵襲的人工呼吸（NPPV）用マスク。➡●NPPVマスク p.429

トータルプロテイン トータル プロテイン total protein【TP】総タンパク。血清中の総タンパク量。肝機能障害、腎機能障害で減少。

トータルペイン トータル ペイン total pain 全人的苦痛。患者の身体的・社会的・精神的・霊的（スピリチュアル）な苦痛。➡●全人的苦痛 p.271

トータルヘルスプロモーション トータル ヘルス プロモーション プログラム total health promotion program【THP】すべての働く人を対象とした心と体の健康づくり運動。

●徒手筋力テスト

→徒手的に抵抗を加える方向

上腕三頭筋	上腕二頭筋	股関節外転筋
肘伸展位	上腕は体幹に密着させる。	骨盤を固定する。
股関節内転筋	大腿四頭筋	下腿三頭筋
上方の足を支えて下方の足を持ち上げてもらう。	膝の下に腕をくぐらせ、膝関節を伸展位に固定する。	片足つま先立ちしてもらう。5回以上できればgrade 5
腸腰筋		内外側ハムストリング
座位で45度以上、挙上しない臥床患者に行う場合		腹臥位で股関節を固定し、内側と外側をそれぞれ検査する。

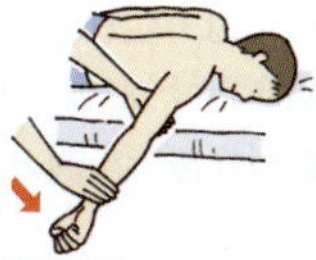

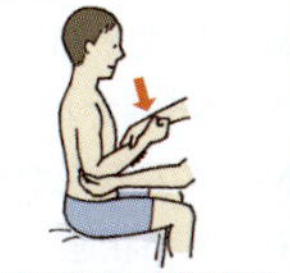

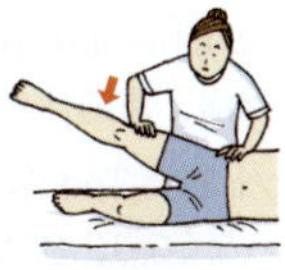

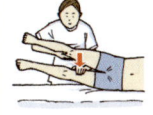

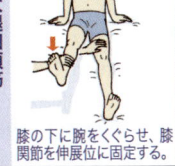

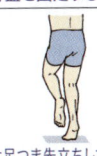

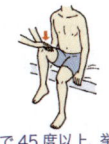

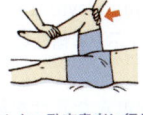

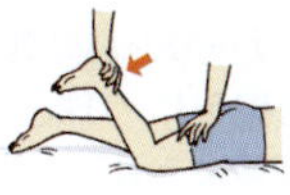

●徒手筋力テストの評価法

表示法		意　味
5	Normal (N)	強い抵抗を加えても正常範囲まで動く
4	Good (G)	いくらか抵抗を加えてもなお正常範囲まで動く
3	Fair (F)	抵抗を加えなければ、重力に打ちかって正常範囲まで動く
2	Poor (P)	重力による抵抗が加わらない肢位では、正常範囲までの運動ができる
1	Trace (T)	関節は動かないが、筋の収縮が認められる
0	Zero (活動なし)	筋の収縮も全く認められない（筋力1と筋力0との判断は困難で、正確には筋電図を用いる必要がある）

それぞれの段階の中間を表現するために、4＋や4－と細かく分類する方法もある。

怒張（どちょう） engagement 血管などが腫れ膨れること。

突出痛 breakthrough pain 体動や鎮痛薬の過小により生じる突発的な疼痛。速効性の薬物（レスキュードーズ）で鎮痛を行う必要がある。

トッド麻痺 Todd's paralysis てんかんなどの痙攣発作後、片側の力が入らなくなり、脱力感が持続する状態。

独歩(どっぽ) independent gait 一人で移動できる患者。

ドナー donor 臓器提供者、供血者、寄与体。

ドーナツ型円座 doughnut cushion 中央部分の圧を軽減するドーナツ状の円座。褥瘡予防のために使用されてきたが、輪状の圧迫がかかること、皮膚が引っ張られ接触部位が虚血することから、逆効果となるので、褥瘡患者には使用しないことが推奨されている。

ドナーリンパ球輸注 donor lymphocyte transfusion【DLT】免疫力を担うリンパ球を、ドナーからホストに輸注し、白血病細胞に対して免疫効果を働かせようとするもの。

吐乳 vomiting of milk 乳児が飲んだ乳汁を勢いよく吐き出す現象。病的なもの（巨大結腸症、噴門狭窄症、腸閉塞など）と病的でないもの（飲み過ぎなど）がある。乳汁を口角からよだれのように出すことを溢乳（いつにゅう）といい、区別して用いる。

トーヌス tonus 緊張。筋肉や血管の持続的な活動や緊張の程度。

トノメータ tonometer 眼圧計。眼球内を満たしている房水の圧力を測定する装置。緑内障、網膜剥離などをスクリーニングするために用いられる。

ドパミン dopamine【DA】カテコラミン系神経伝達物質。アドレナリン、ノルアドレナリンの前駆体で、運動調節、多幸感、ホルモン調節、意欲などにかかわる。➡●神経伝達物質の種類と働き p.97

ドパミン受容体 dopamine receptor ドパミンに結合するタンパク質。ドパミン結合により、ドパミン D_1 および D_5 受容体は神経興奮性に働き、ドパミン D_2〜D_4 受容体は神経抑制性に働く。

ドパミン部分アゴニスト ドパミン パーシャル アゴニスト dopamine partial agonist【DPA】ドパミン作動性神経伝達が過剰活動状態の場合には、ドパミン D_2 受容体のアンタゴニストとして作用し、ドパミン作動性神経伝達が低下している場合には、ドパミン D_2 受容体のアゴニストとして作用する抗精神病薬。
➡ ●主な抗精神病薬の分類 p.305

トフ［ファロー四徴症］ テトラロジー オブ ファロー tetralogy of Fallot【TOF】肺動脈狭窄、心室中隔欠損、大動脈騎乗、右心室肥大の4つが起こる先天性心疾患。

ドプラー心エコー ドップラー エコーカーディオグラフィー Doppler echocardiography ドプラー効果により、反射した音波の周波数が変化することを利用して、心臓の拡張能および血行動態を評価する心エコー法。

ドベーキー分類 ドベーキーズ クラシフィケイション DeBakey's classification 大動脈解離の分類法。上行大動脈から腹部大動脈まで解離が及ぶⅠ型、上行大動脈のみ解離するⅡ型、下行大動脈のみ解離するⅢa型、横隔膜を超えて腹部大動脈まで解離が及ぶⅢb型に分類される。

●大動脈解離の分類

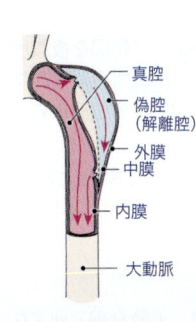

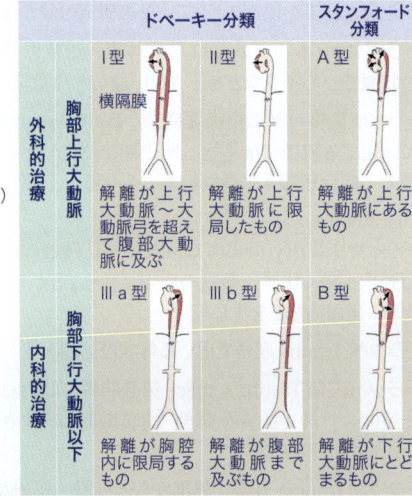

		ドベーキー分類		スタンフォード分類
外科的治療	胸部上行大動脈	Ⅰ型 横隔膜 解離が上行大動脈～大動脈弓を超えて腹部大動脈に及ぶ	Ⅱ型 解離が上行大動脈に限局したもの	A型 解離が上行大動脈にあるもの
内科的治療	胸部下行大動脈以下	Ⅲa型 解離が胸腔内に限局するもの	Ⅲb型 解離が腹部大動脈まで及ぶもの	B型 解離が下行大動脈にとどまるもの

（図中ラベル：真腔、偽腔（解離腔）、外膜、中膜、内膜、大動脈）

トポイソメラーゼ阻害薬 topoisomerase inhibitor 細胞増殖の際、DNAの切断と再合成を行うトポイソメラーゼを阻害し、細胞増殖を抑制する薬物。

ドミノ移植 domino transplantation 移植を受けた患者から取り出した臓器をさらに別の患者に移植する手術。

ドメスティックバイオレンス domestic violence【DV】家庭内暴力。配偶者や親子間で行われる暴力行為。肉体的なものだけでなく、精神的、性的、社会的、経済的なものも含む。

ドライアイ dry eye 眼乾燥症。角膜や角膜上の涙液が少なくなることなどにより眼が乾燥し、不快感や視覚異常などをきたす状態。コンピュータなどの画面の凝視、コンタクトレンズ装着などによって起こりやすい。

トライアンギュレーション triangulation ある研究に関して、これまでとは異なる手法や異なる調査者によって調査を行ったり、異なる参加者から調査結果を得るなどして、その研究の確からしさを高めること。

ドライウェイト dry weight 乾燥体重。透析患者が適切な体内水分量の状態で、心不全などを示さない適切な体重量。

トライツ靭帯 [十二指腸堤靭帯] Treitz ligament 十二指腸を後腹膜に固定する靭帯様構造物。胎生期に消失した十二指腸間膜の残存組織で、結合組織と平滑筋線維からなる。上部消化管と下部消化管を分ける部位。

ドライマウス dry mouth 口腔乾燥症。唾液の分泌が低下することで、口腔内が乾く状態。薬物の服用に伴うことが多く、口腔内の不快感、う蝕、歯周病などを生じる。

トラウベ Traube 産科で用いる杆状聴診器。

トラウベ三角 Traube's space 第6肋骨、肋骨弓、前腋窩線で囲まれた範囲。打診で鼓音を聞き、実質臓器の大きさや肝腫大の有無などを知ることができる。

トラウマ trauma 外傷。外部からの打撃、圧迫などにより、組織や臓

器が損傷すること。

トラケオストミー［トラヘオ、トラキオ］ tracheostomy 気管切開。気管を切開してチューブを挿入する処置。

ドラッグチャレンジテスト drug challenge test【DCT】薬理学的疼痛機序判別試験。鎮痛作用をもつ薬物を少量静注して、疼痛の消長を観察し、その機序を推察する検査法。適切な治療法を選択するために行う。

ドラッグデリバリーシステム drug delivery system【DDS】薬物送達システム。薬物の体内における放出、標的部位への送達、薬物の吸収を制御することによって治療効果を高め、さらに有害反応の出現を抑える薬物の投与システム。

ドラッグラグ drug lag 欧米で新薬が発売されてから日本で発売されるまでの時間差。医療機器の場合は、デバイスラグという。

トラッピング trapping 脳動脈瘤に対して脳を栄養する動脈ごと止めて、破裂を予防する手術。➡●脳動脈瘤の手術 p.145

トランキライザー tranquilizer 精神安定薬。

トランスアミナーゼ transaminase アミノ転移酵素。アミノ酸からアミノ基を除去してαケト酸を生成するなど、アミノ酸とαケト酸の間に起こる反応を媒介する酵素。肝臓が障害を受けると血中に流出するアラニントランスアミナーゼ（ALT）、アスパラギン酸トランスアミナーゼ（AST）などがある。

トランスデューサー transducer 変換器。エネルギーを他の形に変換する装置で、医療機械では圧トランスデューサーなどがある。また、細胞内情報の伝達器のことをいう。

トランスファー transfer 移動、転院。

トランスフェリン transferrin【Tf】鉄結合性グロブリン。肝で合成され、鉄の貯蔵、運搬を行う糖タンパク。トランスフェリンと結合している鉄を血清鉄、結合していない鉄を不飽和鉄という。鉄代謝をみる指標。
➡総鉄結合能／不飽和鉄結合能

トランスロケーション translocation 転座、転位。生体では、細菌や菌体毒素が腸管壁を通過して体内へ移行するバクテリアルトランスロケーションが起こることがある。➡バクテリアルトランスロケーション

トリアージ triage 緊急度で患者をふるい分けること。

トリアージタグ triage tag トリアージを効率的に進めるために緊急度で色別になったもぎり式の識別カード。患者の手首などにつける。

●トリアージタグの色

色	カテゴリー	状態
黒	0（死亡群）	死亡、または、生命徴候がなく救命の見込みがないもの
赤	Ⅰ（最優先治療群）	生命に関わる重篤な状態で一刻も早い処置をすべきもの
黄	Ⅱ（待機的治療群）	赤ほどではないが、早期に処置をすべきもの
緑	Ⅲ（保留群）	今すぐの処置や搬送の必要ないもの。完全に治療が不要なものも含む

トリガー trigger 引き金。人工呼吸器が感知する患者の呼気努力のサイン。

トリカルボン酸回路 tricarboxylic acid cycle【TCA】ミトコンドリア内の代謝経路。ATP生成過程。生物体内で、有機物が燃焼して二酸化炭素と水になる代謝回路。➡● TCA回路 p.135

トリグリセリド triglyceride【TG】脂肪酸がグリセリンと結合したもの。モノグリセリド、ジグリセリド、トリグリセリドがあるが、脂肪のほとんどはトリグリセリドであるため、中性脂肪はトリグリセリドと同義とすることが多い。

トリコチロマニー trichotilomania 抜毛癖。自覚的または無自覚的に、自分の髪の毛を引き抜いてしまう性癖。

トリコモナス *Trichomonas* トリコモナス属の原虫。腟トリコモナス症の病原体。

トリスムス trismus 開口障害。口腔内の炎症や腫瘍、顎関節の異常、破傷風、中枢神経系の障害、心因性などの原因により、口が十分に開かなくなった状態。

トリソミー trisomy 三染色体性。相同染色体の正常な対にさらに1個の染色体が加わった状態。21-トリソミーがダウン症候群の原因である。➡モノソミー／●染色体異常の種類と特徴 p.285

ドリップチャンバー drip chamber 滴下チャンバー、点滴筒。点滴数を観察する目的でつくられている、輸液セットに組み込まれている透明な筒。

トリプルルーメンカテーテル triple lumen catheter 3腔型カテーテル。

努力呼吸 effort respiration 呼吸困難時の呼吸方法の1つ。必要量の酸素を吸入するために呼吸補助筋を使って胸郭を大きく動かす呼吸。➡●呼吸の観察 p.136

トリヨードサイロニン triiodothyronine 【T_3】 3個のヨードからなる甲状腺ホルモン。甲状腺で分泌されたサイロキシン（T_4）が肝臓や腎臓で T_3 に変換され、強力な生理活性を示し、体温、成長、心拍数など体内のほぼすべての過程に関与している。血中ではサイロキシン結合グロブリン（TBG）と結合して遊離 T_3 として存在する。

トール Torr 圧力の単位。イタリアの生理学者 Evangelista Torricelli より派生。mmHg（水銀柱ミリメートル）と同値。

トルコ鞍 sella turcica 頭蓋底部にあり、脳下垂体が収まっている鞍状の骨性部位。

トルサード・ド・ポアンツ Torsades de Pointes（仏）【TDP】多形性心室頻拍。QRSは多形で基線を軸としてねじれ回転するように周期的に変化する不整脈。

トルソー現象［助産師手位］ Trousseau's phenomenon 副甲状腺機能低下症などに伴うテタニーの1つで、上腕をマンシェットで圧迫し血流を遮断すると、手根筋の収縮が生じる現象。➡●助産師手位 p.232

ドレッシング dressing 包帯法、創傷被覆材、更衣動作。➡●主な創

●主な創傷被覆材（ドレッシング材）の種類と特徴

分 類	特 徴	使用材料	主な商品名
創を閉鎖し湿潤環境を形成するドレッシング材	粘着性のドレッシング材が創周囲の皮膚に密着し、創面を閉鎖環境のもとに湿潤環境とする	ポリウレタンフィルム	オプサイトウンド
		ハイドロコロイド	アブソキュア-ウンド、テガダーム ハイドロコロイド ライト、デュオアクティブ
乾燥した創を湿潤させるドレッシング材	乾燥した壊死組織に覆われた乾燥創に使用すると、ドレッシング材に含まれた水分が創を軟化させ、壊死組織の自己融解を促す	ハイドロジェル	ビューゲル、ニュージェル、グラニュゲル、イントラサイトジェル システム
過剰な滲出液を吸収し、保持して湿潤させるドレッシング材	創に余分な水分を貯留させないように創面の滲出液を吸収する。吸水力に優れ、滲出液を保持し、湿潤環境を保つ	アルギン酸塩	ソーブサン、カルトスタット、アルゴダーム、アクティブヒール
		ポリウレタンフォーム	ハイドロサイトプラス、ハイドロサイト AD プラス
		ハイドロファイバー	アクアセル、アクアセルAg
		ハイドロポリマー	ティエール

傷被覆材（ドレッシング材）の種類と特徴 p.330

トレッドミル treadmill 歩行やランニングに負荷をかけて生理機能を測定する機器。運動負荷をかける訓練機械としても用いる。

ドレナージ drainage ドレーンやチューブ、カテーテルなどを用いて、血液、膿、滲出液、消化液などを体外に誘導し、排出すること。

ドレープ drape おおい布。

トレムナー反射 Tromner's reflex 手の病的反射の1つ。手関節軽度背屈位で、中指先端を背側に強くはじく。母指が内転屈曲すれば陽性。錐体路障害が疑われる。 ➡ ●病的反射 p.459

ドレーン drain ドレーンチューブ。排液用のチューブ。

●ドレーンの種類

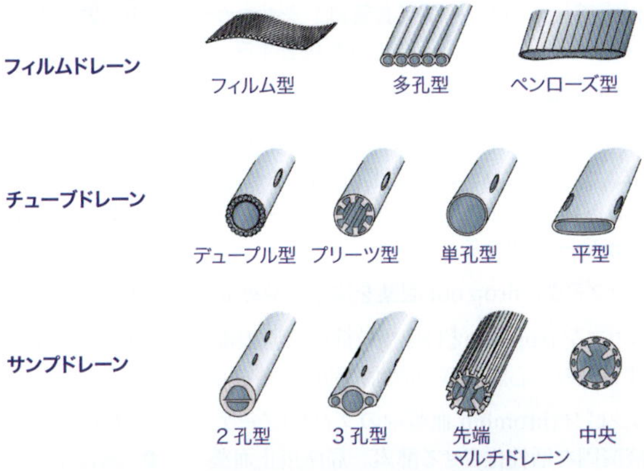

フィルムドレーン — フィルム型、多孔型、ペンローズ型

チューブドレーン — デュープル型、プリーツ型、単孔型、平型

サンプドレーン — 2孔型、3孔型、先端マルチドレーン、中央

トレンデレンブルグ位 Trendelenburg's position 骨盤高位。

●治療などで用いられる主な体位

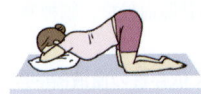

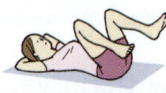

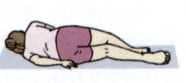

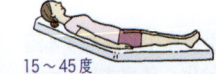

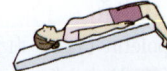

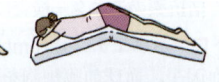

膝胸位、截石位、シムス位

半座位（15〜45度）、トレンデレンブルグ位、ジャックナイフ位

トレンデレンブルク徴候 Trendelenburg's symptom 中殿筋麻痺でみられる、患足で立つと健足側の骨盤が下がる現象。

トレンデレンブルグ歩行[動揺性歩行、アヒル歩行] Trendelenburg gait 進行性筋ジストロフィーや多発筋炎などでみられる歩行。傍脊柱筋の筋力低下により、脊柱の前彎を伴い、腰を左右に揺すって歩く。
➡●動揺性歩行 p.320

トロカールカテーテル trocar catheter 外套管の内側に針または金属棒が密着したトロカール（套管針）をもつカテーテル。針でカテーテル挿入を誘導し、その後針のみを抜去する。

トロッカー trocar 套管針。外套管の内側に針または金属棒が入った針。

ドロッピングテスト head dropping test 頭落下試験。パーキンソン症候群、ウィルソン病などの診断で用いられる検査。頭部を支え、手を離すと健康な人は自重で落ちるが、パーキンソン症候群などでは頭の落下がゆっくりとなる。

ドロップアウト drop out 服薬を途中でやめるなど、治療の中途脱落者。

トロポニン troponin【TN】横紋筋の筋原線維をなす球状タンパク。C、I、Tがあり、心筋梗塞の診断に利用。➡●心筋マーカー p.237

トロンビン thrombin 血漿中のフィブリノーゲンをフィブリンに変換し、血液凝固を活性化させる酵素。局所用止血薬。➡●血液凝固の仕組み p.411

トロンボシス thrombosis 血栓症。血栓により血管が閉塞する状態。深部静脈血栓症、肺血栓塞栓症、アテローム性動脈血栓症、脳梗塞、心筋梗塞などがある。

トロンボテスト thrombo test【TBT】ビタミンK依存性の血液凝固因子を調べる検査。ビタミンK欠乏症診断やワルファリンなどのビタミンK拮抗薬のモニター検査に行われる。

トロンボポエチン thrombopoietin【TPO】血小板産生を促進する造血因子。血球前駆細胞を巨核球と血小板へと分化、誘導する。➡●血液細胞の分化過程 p.72

トロンボモジュリン thrombomodulin【TM】血管内凝固で生じたトロンビンと結合し、トロンビンの凝固活性を阻害する、血管内皮細胞表

内旋●333

面にある物質。

ドワイヤー法 Dwyer instrumentation【DI】脊柱側彎症に対する観血的治療法。側彎椎体の凸側にフックとワイヤーと締結し、椎体を互いに引き寄せて矯正する。

鈍針 dull needle 先端が少し丸みを帯びている針。反対語は「鋭針」。

鈍痛 dull pain 重苦しく、にぶい痛み。

ドーンフェノメノン［暁現象］ dawn phenomenon 就寝時の血糖値よりも朝の起床時の血糖値が高い現象。1日の活動に備えて、自律神経系の活動亢進、成長ホルモンやコルチゾールなどのホルモン分泌亢進により、インスリン抵抗性が生じるために起こる。

トンプソン試験［2杯分尿法］ Thompson's test 血尿がある場合に、疾患部位を簡易的に検索する方法。はじめの尿と終わりの尿を別々のコップに分けて採取し、それぞれの色調を比較することで疾患部位を評価する。例えばはじめの尿の色調が濃く、終わりの尿では薄い場合、尿道前部からの出血が推定される。

トンボ針 butterfly needle 翼状針。針の後ろに固定用の羽がついている、チューブつきの注射針。

な

ナイアシン niacin ニコチン酸。ビタミン B_3。補酵素として糖質、アミノ酸、脂質の代謝に重要な役割を果たす。➡●ビタミンの生理作用と欠乏症状 p.394

内果 medial malleolus 内側のくるぶし。反対語は「外果」。

内呼吸 internal respiration 組織の細胞レベルにおけるガス交換。➡●内呼吸と外呼吸 p.334

内診 internal examination 女性生殖器の内部を診察すること。

内旋 internal rotation 身体の前面が正中面に近づく運動。肩関節の

●**内呼吸と外呼吸**

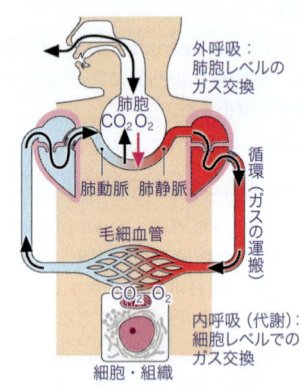

[図：外呼吸（肺胞レベルのガス交換）、循環（ガスの運搬）、内呼吸（代謝）：細胞レベルでのガス交換、肺胞 CO_2 O_2、肺動脈、肺静脈、毛細血管、細胞・組織]

場合では、腕を直角に曲げて内側にねじる運動を内旋、外側にねじる運動を外旋という。 ➡●外旋、内旋 p.87

内臓痛 visceral pain 痛みの部位が明確でなく、締めつけるような痛み。内臓が原因で生じる痛み。

内転 adduction【add】身体長軸に向かう運動。 ➡外転／●内転と外転 p.88

ナイトガード night guard 歯ぎしり防止のためのバイトブロック。

ナイトメア nightmare 悪夢。不快な気分になったり恐怖を覚えるような夢。

内部障害 internal impediment 身体障害者福祉法によって定められた、肢体不自由以外の身体の内部の障害。心臓機能障害、腎臓機能障害、呼吸器機能障害、肝機能障害などが含まれる。 ➡●内部障害の種類 p.335

内分泌［エンドクリン］ endocrine 内分泌。ホルモンなどの化学伝達物質が、内分泌腺から血管内へと放出されること。

内瘻（ないろう） internal fistula 外傷や疾患のために胃が隣接する臓器とつながっている瘻孔。

●内部障害の種類

障害の種類	該当する者
心臓機能障害	心不全症状や狭心症症状があって継続的に治療を受けている者。人工ペースメーカーを装着しいる者、人工弁移植や弁置換術を受けた者など
腎臓機能障害	腎機能が低下しており、人工透析治療を受けている者など
呼吸機能障害	呼吸機能が低下し、呼吸困難、息切れなどがある者。在宅酸素療法を行っている者など
膀胱・直腸機能障害	腸管または尿路変更のストーマをもつ者、治癒困難な腸瘻がある者、高度の排尿・排便機能障害がある者など
小腸機能障害	小腸を切除した者、小腸疾患があって小腸機能が低下している者、経口による栄養摂取では栄養維持が困難な者など
ヒト免疫不全ウイルスによる免疫機能障害	ヒト免疫不全ウイルス（HIV）に感染していて免疫力が低下している者感染症や脳・神経障害の合併症を引き起こしている者など
肝機能障害	治療を実施したにもかかわらずChild-Pugh分類による肝機能重症度評価でグレードC状態に一定期間あって回復が困難な者など

ナーシングインターベンション nursing intervention 看護介入。看護者が看護の対象者に明確な意図をもって行う問題解決や回復への援助。看護行為。

ナーシングオーディット nursing audit 看護監査。患者に行ったケアを記載した看護記録を、後日、特定の視点や尺度に基づいて見直し、ケアや記録の妥当性を評価すること。

ナーシングホーム ［特別養護老人ホーム、特養］ nursing home 身体的または精神的な著しい障害があり、介護保険制度で「要介護」判定が出た人が利用できる老人福祉施設の1つ。老人福祉法に基づい

て設置されているが、介護保険法では介護老人福祉施設と呼ばれる。

ナースコール nurse call 看護師の呼び出し。ナースステーションを呼び出すボタン。

ナースプラクティショナー nurse practitioner【NP】米国における高度実践看護師の1つ。米国看護師協会の定めた教育機関（大学院）で専門の教育とトレーニングを受け、資格を得て、診断、治療を看護判断に基づいて行うことのできる看護師。

ナーゼン Nase（独）鼻の。経鼻的に。

ナチュラル natural death 積極的延命処置を行わない方針、自然死。

ナックルパッド knuckle pad 指趾背関節に生じる角化性隆起。正常色から褐色で直径1～2cm大の隆起が多発する。

ナックルベンダー knuckle bender 指関節屈曲補助装具。

ナップ[好中球アルカリホスファターゼ] neutrophil alkaline phosphatase【NAP】好中球系異常の指標の1つ。慢性骨髄性白血病で異常低値を、リンパ性白血病、再生不良性貧血などでは高値を示す。

ナート Naht（独）縫合。切断された患部を外科的に縫い合わせること。

ナトリウムカリウムポンプ sodium-potassium pump ATPからエネルギー（リン酸）をもらって細胞質から細胞外へナトリウムイオンを3分子汲み出し、細胞外から細胞質へカリウムイオンを2分子取り込む機構。➡●ナトリウム・カリウムポンプ p.101

ナトリウム欠乏性脱水[低張性脱水] hyponatremic dehydration 血清ナトリウムが減少して、細胞外液が低張性になり、水分が細胞内に移動することによって生じる脱水。下痢、嘔吐などによる体液喪失に対して、水分を過剰摂取することなどにより生じる。➡●脱水の分類 p.314

ナトリウムチャネル sodium channel ナトリウムの通路となるタンパク分子。

ナトリウムチャネル遮断薬 sodium channel blocker 細胞膜に存在するイオンチャネルの1つ、ナトリウムチャネルの働きを阻害する薬物。

ナトリウムイオンの流入を抑制することで脱分極速度を低下させ、抗不整脈効果を示す。

ナトリウムポンプ sodium pump ATPのエネルギーを使って、細胞質から細胞外へナトリウムイオンを汲み出す機構。➡**ナトリウムカリウムポンプ**／●ナトリウム・カリウムポンプ p.101

ナラティブ narrative 語り、物語。臨床で看護師などが経験したストーリーを記述すること。

ナラティブセラピー narrative therapy クライエントの経験を「物語」として把握し、治療者はクライエントとの対話によって新しい物語を創造することが治療であるという考え方と実践方法。

ナルコレプシー narcolepsy 眠りの発作、居眠り病。

ナルベ Narbe（独）瘢痕（はんこん）。創傷や潰瘍などによる組織の欠損は、線維や結合組織で埋められ治癒するが、この修復された状態を瘢痕という。

喃語（なんご） babbling 乳児のまだ言葉にならない音声。

ナンダ［北米看護診断協会］ North American Nursing Diagnosis Association【NANDA】看護診断の分類、定義、開発を始めた米国の学術団体。NANDAと略称されたが、現在は国際的な団体となり、組織名をNANDA-I（ナンダアイ）と改称している。

難病 incurable disease 原因が不明で、治療法も確立していない疾患。医療費の助成対象である特定疾患治療研究事業の対象疾患（56疾患）を指す場合もある。

軟便 loose stool 有形だがやわらかい便。反対語は「硬便」。➡●ブリストル便形状スケール p.425／●便の形状と疾病 p.101

に

ニー knee 膝。

II型アレルギー type II hypersensitivity 免疫グロブリン（IgG、IgM）が関与し、細胞溶解性反応をきたす過敏症。➡︎●アレルギーの種類 p.29

肉芽（にくげ） granulation tissue 外傷や炎症による組織欠損部分が修復する際にできる新生組織。赤くやわらかい粒状の結合組織で、線維化し、収縮、瘢痕化して創傷治癒のプロセスを進む。➡︎●創傷治癒のプロセス p.229

ニコチン置換療法 nicotine replacement therapy【NRT】ガムやパッチでニコチンを摂取し、ニコチン摂取量を漸減しながら離脱症状の発現を抑えつつ最終的にタバコから離脱させる治療。

二次治癒（にじちゆ） secondary healing 創傷治癒形式。欠損が大きい、または感染による壊死がある創の治癒。縫合閉鎖せず、開放創のまま治癒過程を進めた場合、創の収縮、肉芽組織の生成などを介して治癒に至る。➡︎一次治癒／●創傷治癒のプロセス p.229

二重盲検法［ダブルブラインドテスト］ double blind test【DBT】患者と医師の双方に本物かプラセボかわからないように二重に設計された比較試験方法。

二助（にすけ） 手術の第二助手。

ニスタグムス nystagmus【Nx】眼球振盪。眼球の不随意で周期的な運動。水平、垂直、回転性があり、中枢神経障害によるものと、視力や内耳障害によるものがある。眼振と略す。

日常生活動作 activities of daily living【ADL】起臥、食事、更衣、排泄、入浴、歩行など、人間が日常生活を行うための基本的動作。

日常的手洗い social hand washing 日常生活と同様、配膳やトイレ後など手指や手掌を擦り合わせて、目に見える汚れや、見えない病原性生物などを水で洗い流すこと。

日内変動 diurnal variation 体内に備わった時計機構（体内時計）によって、体温や血圧などのバイタルサイン、精神症状などが1日のなかで変動すること。

ニーチャム混乱錯乱スケール Neecham confusion scale 患者の混乱

や錯乱状態をアセスメントする指標。とくに術後のせん妄のアセスメントに用いる。

ニック［看護介入分類］Nursing Interventions Classification【NIC】看護介入の分類、用語の標準化をめざす系統的分類体系。ミネソタ大学を中心に開発が進められている。

ニッシェ niche X線写真にみられる組織欠損部の陰影。

ニート not in employment, education or training【NEET】就業、就学、職業訓練のいずれもしていない人。

ニーハ［ニューヨーク心臓協会心疾患機能分類］ New York Heart Association Classification of Cardiac Patients【NYHA】ニューヨーク心臓協会（NYHA）が定めた心不全の重症度の分類。

● NYHA の心機能分類

Ⅰ度	心疾患があるが、身体活動には特に制約がなく、日常生活（歩行、階段を昇る）において呼吸困難、疲労、動悸、狭心痛などの愁訴が生じないもの
Ⅱ度	心疾患があり、身体活動が軽度に制約されるもの安静時には障害がないが、日常労作（早歩き、2ブロック以上歩く、階段を2階分昇る、感情的ストレス）によって、呼吸困難、疲労、動悸、狭心痛の愁訴が発現するもの
Ⅲ度	心疾患があり、身体活動が著しく制約されるもの安静時には愁訴はないが、比較的軽い日常労作（1～2ブロック歩く、階段を1階分昇る）でも、呼吸困難、疲労、動悸、狭心痛の愁訴が発現するもの
Ⅳ度	心疾患があり、いかなる程度の身体労作の際にも呼吸困難、疲労、動悸、狭心痛の愁訴が発現するもの。また、心不全症状、または、狭心症症候群が安静時においてもみられ、労作によりそれらが増強するもの

ニープ［呼気終末陰圧呼吸］negative end-expiratory pressure【NEEP】呼気終末が陰圧に解放される人工呼吸器の換気方式。

ニーブレース knee brace 膝関節固定用装具。

ニボー niveau（仏）鏡面像。X線画像検査における所見の1つ。肺や腹部に水分が貯留している場合、立位での画像にて気体成分と液体成分が上下に分離し、境界線が鏡面のようになめらかに水平となった像。

●ニボー像

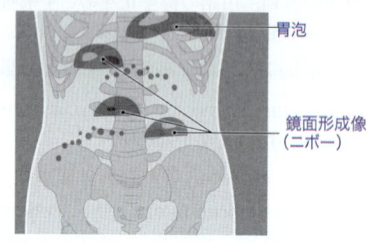

胃泡
鏡面形成像（ニボー）

ニーマン・ピック病 Niemann-Pick disease 脂質の代謝異常をきたす遺伝性疾患。代謝されないコレステロールなどが肝臓、脾臓、肺、中枢神経などへ蓄積する。

乳酸アシドーシス lactic acidosis 血中乳酸値が上昇することで、体内の酸塩基平衡（動脈血pH）が酸性に傾いた状態。

乳児呼吸窮迫症候群 infant respiratory distress syndrome【IRDS】肺の未熟性により、肺胞の安定性にかかわる内因性物質である肺サーファクタントが欠乏することで無気肺を生じ、多呼吸、チアノーゼなどをきたした状態。肺サーファクタントは在胎32週以後に分泌が促進されるため、早期産低出生体重児に発症しやすい。

乳汁うっ滞［うつ乳］ galactostasis 乳管が詰まり、乳腺内に乳汁が貯留すること。硬結、疼痛、発熱などをきたすほか、細菌などによる感染により乳腺炎に発展する。

乳糜（にゅうび） chyle 血液や尿に脂肪成分が溶け、乳白色に濁ったもの。

乳糜胸（にゅうびきょう） chylothorax 乳糜が胸管から漏出し、胸腔内に貯留した状態。手術時、外傷、咳嗽などによる胸管の破裂、肺癌や縦隔腫瘍による胸膜からリンパ液の滲出などで起こる。

乳糜尿（にゅうびにょう） chyluria 脂肪およびタンパクが混じって牛乳様に混濁した尿。糖尿病、腎炎、ネフローゼ症候群、フィラリア症などでみられる。

乳房トラブル breast problems 妊娠期、育児期において、女性が乳房に関して何らかの問題をもつこと。

乳房マッサージ breast massage 出産後の母乳分泌を促すために、乳房に用手的に刺激を与えること。

● 乳房マッサージ

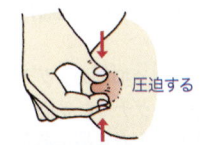

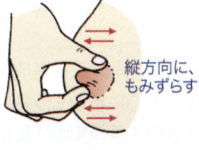

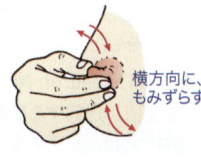

圧迫する　縦方向に、もみずらす　横方向に、もみずらす

ニューモシスティスカリニ肺炎 pneumocystis carinii pneumonia【PCP】ニューモシスチスカリニ原虫による間質性形質細胞性肺炎。AIDS など免疫低下の患者に発病しやすい。

ニューモソラックス pneumothorax【PX】気胸。胸膜に孔が開いてしまい、胸膜腔内に空気がたまった状態。空気以外に膿がある場合を膿気胸、血液がある場合を血気胸という。

ニューモニア pneumonia 肺炎。細菌やウイルスなどの病原体の侵入、あるいは薬物の副作用などによって、肺に急性の炎症をきたした状態。発熱、呼吸困難などを生じる。

ニューラルネットワーク neural network 人間の脳細胞の働きを模倣したネットワークの総称。

ニューロ neurology ニューロロジーの略。神経内科。

ニューロキニン neurokinin【NK-1】痛みの伝達、催吐、炎症反応の促進などさまざまな生理作用をもつ神経ペプチドの 1 種。

ニューロトランスミッター neurotransmitter 神経伝達物質。神経細胞の終末（シナプス）から放出され、隣接する神経細胞、筋肉細胞など

に興奮や抑制のシグナルを送る化学物質の総称。➡●神経伝達物質の種類と働き p.97

ニューロパチー neuropathy 末梢神経障害の総称。筋力低下、筋萎縮、感覚鈍麻、感覚脱失などが現れる。

ニューロパチックペイン neuropathic pain 神経障害性疼痛。癌や外傷などが原因となって、末梢神経または中枢神経に障害をきたした結果、関連部位に強い自発痛などをきたす疼痛。難治性のことが多い。

ニューロレプト麻酔 neurolept-analgesia; neurolept-anesthesia【NLA】強力な神経遮断薬と鎮痛薬とを併用して意識を残して鎮痛作用だけをもたらす麻酔法。

ニューロン neuron 神経細胞。神経系を構成し、興奮や抑制のシグナルを受信、送信する細胞。中心に核をもつ細胞体、シグナルを受信する樹状突起、シグナルを送信する長く延びた軸索と、その先端にあるシナプスからなる。

●ニューロンの構造

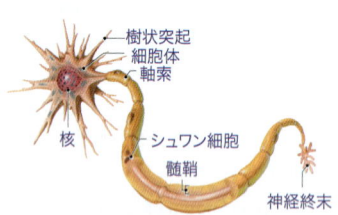

（図：樹状突起、細胞体、軸索、核、シュワン細胞、髄鞘、神経終末）

尿失禁〔インコンチネンス、遺尿症〕 urinary incontinence 尿意を感じられない、あるいは尿意があっても排尿の準備ができないなどの理由で、自分の意志とは無関係に尿を漏らしてしまうこと。尿排泄にかかわる筋群、神経群の能力低下などが原因。➡●尿失禁の分類 p.343

尿勢 尿の勢い。

尿線 urinary stream 排尿時に、尿道口から尿が中断することなく勢いよく飛ぶ際に描く線のこと。病的な状態では正常な尿線が形成されず、途切れたり、弱々しく細くなったり、滴状になったりする。

尿測 尿量測定の略。

●尿失禁の分類

分類	特徴	原因	膀胱尿道の異常
腹圧性尿失禁	・運動、笑い、咳で腹圧が上昇すると起こる突然の尿漏れ ・主に中年以降の女性	・加齢 ・出産 ・骨盤底筋群の低下 ・尿道括約筋の低下	・尿道緊張性の低下
溢流性尿失禁	・膀胱内の尿が溢れ出して漏れる ・残尿感、排尿困難を伴う ・腹圧を上昇させる動作がなくても失禁する	・骨盤内手術 ・糖尿病 ・前立腺肥大症 ・神経因性膀胱 ・薬剤	・尿道の閉鎖・狭窄 ・膀胱の収縮力の低下
切迫性尿失禁	・制御しきれない強い尿意と同時に漏れる	・脊椎・脳の手術 ・前立腺肥大症 ・膀胱結石 ・膀胱炎・前立腺炎	・膀胱の無抑制の収縮
反射性尿失禁	・尿意がなく、ある程度の尿がたまると漏れる	・腰髄以上の脊髄疾患 ・脊髄損傷・腫瘍 ・脊柱管狭窄症	・膀胱の無抑制の収縮 ・尿道の不随意の弛緩
完全尿失禁	・膀胱に尿をためることができずダラダラと漏れる	・先天奇形 ・外傷・手術損傷	・尿道の損傷
機能性尿失禁	・排尿したくてもトイレまですばやく到達できないため、失禁してしまう	・認知症 ・関節疾患 ・コミュニケーション問題	・膀胱尿道の排尿機構は正常

尿沈渣 urinary sediment 尿を遠心分離機にかけ、沈澱した固形成分（赤血球、白血球、尿酸結晶、細胞、細菌など）の量と種類を調べ

尿培養検査 [尿培] urine culture 中間尿を採取して培養し、病原菌の有無、特定を行う検査法。10^5/mL 個以上の細菌が存在する場合、尿路感染の起炎菌と判定される。

尿閉 urinary retention 尿が膀胱内に貯留しているのに排尿ができない状態。カテーテルによって導尿する。

尿崩症 diabetes insipidus【DI】抗利尿ホルモン（バソプレシン）の分泌低下により多尿、脱水症状を起こす疾患。

任意入院 voluntary hospitalization 精神保健福祉法で定められた入院形態の1つ。精神障害者を本人の同意のもとで、精神科病院などに入院させる制度。➡●精神科の入院制度 p.39

人形の目現象 [頭位変換眼球反射] doll's eye phenomenon 頭を回転させると、回転させた反対の方向に眼球が動く正常の眼球運動。頭部とともに眼球が動けば、脳幹の障害が示唆される。

妊娠高血圧症候群 pregnancy-induced hypertension【PIH】妊娠後期（妊娠20週以降、分娩後12週まで）に高血圧やタンパク尿を生じる疾患群。旧名は妊娠中毒症。➡●妊娠高血圧症候群の分類 p.345

妊娠高血圧腎症 preeclampsia 妊娠高血圧症候群の病型の1つ。妊娠20週以降に初めて高血圧症およびタンパク尿をきたし、分娩後12週までに正常に戻るもの。➡●妊娠高血圧症候群の分類 p.345

認知症 [ディメンチア] dementia 後天的かつ器質的な原因により、正常に発達した脳機能が著しく衰え、自立的な生活を送ることが困難になった状態。記憶障害、認知機能障害など、さまざまな症状が生じる。

ニンフォマニア nymphomania 女子色情狂。女子の性欲が著しく亢進した状態。

妊孕性（にんようせい） fertility 妊娠のしやすさ。妊娠する能力。

ぬ

●妊娠高血圧症候群の分類

妊娠高血圧腎症	妊娠 20 週以降に初めて高血圧が発症し、かつタンパク尿を伴うもので分娩後 12 週までに正常に復する場合
妊娠高血圧	妊娠 20 週以降に初めて高血圧が発症し、分娩後 12 週までに正常に復する場合
加重型妊娠高血圧腎症	①高血圧症が妊娠前あるいは妊娠 20 週までに存在し妊娠 20 週以降タンパク尿を伴う場合 ②高血圧とタンパク尿が妊娠前あるいは妊娠 20 週までに存在し、妊娠 20 週以降、いずれか、または両症状が増悪する場合 ③タンパク尿のみを呈する腎疾患が妊娠前あるいは妊娠 20 週までに存在し、妊娠 20 週以降に高血圧が発症する場合
子癇	妊娠 20 週以降に初めてけいれん発作を起こし、てんかんや二次性けいれんが否定されるもの。けいれん発作の起こった時期により、妊娠子癇・分娩子癇・産褥子癇に分類される

ヌベクラ nebecula 尿中の雲状浮遊物。

ね

ネガティブフィードバック negative feedback 負のフィードバック機構。生理活性物質（ホルモンなど）が、その物質産生を促す別の物質に働きかけることで、作用を抑制する機構。 ➡●フィードバック機構 p.260

ネクる ネクローシス（necrosis）に由来。壊死状になること。

ネグレクト neglect 無視、否定。虐待の 1 つ。

ネクローシス necrosis 壊死。生体の一部の組織や細胞が死ぬこと。

ネクロトミー necrotomy 腐骨摘出術、壊死組織除去術、死体解剖。

ネーゲレ概算法 Naegele method 最後の月経の日から出産予定日を概算で出す方法。 ➡●ネーゲレ概算法 p.346

●ネーゲレ概算法

最終月経3月以前：最終月経の月に9を足して、日に7を足す
最終月経4月以降：最終月経の月から3を引いて、日に7を足す

最終月経の初日	月	日	例：最終月経	例：分娩予定日
3月以前	+9	+7	2013年1月10日	2013年10月17日
4月以降	-3	+7	2013年4月10日	2014年1月17日

ネーゲレ鉗子 Naegele forceps 産科鉗子の1つ。自然分娩が不可能な場合に、会陰部に挿入して、児頭を挟んで娩出するための鉗子。

ネーザルシーパップ[鼻マスク式持続気道内陽圧呼吸] nasal continuous positive airway pressure【nasal CPAP】鼻マスクによる陽圧呼吸補助装置。睡眠時無呼吸症候群の治療法。

ネーザルマスク nasal mask 鼻だけをおおう人工呼吸器用マスク。➡ ● NPPVマスク p.429

ネック[壊死性腸炎] necrotizing enterocolitis【NEC】早産による血流不足によって腸の内側が損傷される新生児疾患。

ネッククリッピング neck clipping 動脈瘤などをクリップで挟み血液が流れないようにする方法。➡ ●脳動脈瘤の手術 p.145

熱型 fever type 疾患特有の発熱パターン。稽留熱、弛張熱、間欠熱などがある。➡ ●熱型 p.347

熱傷 burn 高温の液体や固体、火炎、熱線などに接触することによって生ずる皮膚、粘膜の損傷。熱源、深さ、範囲、部位、年齢などにより、症状、経過、予後は異なる。

熱傷ショック burn shock 熱傷によって血漿成分が血管外に移動して発生するショック状態。

熱中症 heat illness 長時間、高温多湿環境にさらされることによって発生する全身性の温熱障害。熱性痙攣、熱虚脱、熱射病（日射病）が含まれる。

ネット[神経興奮性検査] nerve excitability test【NET】顔面神経

●熱型

熱型	稽留熱	弛張熱	間欠熱	波状熱
	(°C) 39/38/37/36	(°C) 39/38/37/36	(°C) 39/38/37/36	(°C) 39/38/37/36
定義	日内変動が1℃以内の高熱が持続する	日内変動が1℃以上で、37℃以下にならない	日内変動が1℃以上で、37℃以下になる時期がある	有熱期と無熱期を交互に繰り返す
疾患	重症肺炎、粟粒結核、腸チフスの極期、髄膜炎	敗血症、多くのウイルス性感染症、化膿性疾患、悪性腫瘍、膠原病	マラリア、胆道感染症	ブルセラ症、マラリア、ホジキンリンパ腫、胆道閉鎖症、多発性神経炎、脊髄障害

異常な発熱パターンを示す疾患・状態：感染症、癌、アレルギー反応、ホルモン異常（褐色細胞腫や甲状腺機能亢進症など）、自己免疫疾患（関節リウマチなど）、熱中症、薬剤（麻酔薬、抗精神病薬など）、脳外傷、脳腫瘍

に刺激を与えて、表情筋の収縮を起こす最小値を測定する検査法。顔面神経麻痺の診断などに用いられる。

ネットワークセラピー network therapy（ネットワーク セラピー） あらゆる人、機関がネットワークを組み、あらゆる角度から話し合い、情報を寄せ合って治療すること。薬物依存者の治療などで行われている。

熱疲弊［熱疲労］ heat prostration（ヒート プロストレイション） 外気の高温などにより大量の発汗を生じ、水分、塩分などのミネラルが過剰に排泄されて、めまい、頭痛、嘔気、痙攣などをきたした状態。中等度の熱中症に相当する。

熱布清拭 蒸しタオルによる清拭。

ネーファ［非エステル型脂肪酸］ non esterified fatty acid（ノンエステリファイド ファティ アシッド）【NEFA】体内に摂取した脂肪が加水分解されてできた物質。遊離脂肪酸。脂肪酸代謝に重要な意味をもつ。

ネブライザー nebulizer 噴霧器。薬剤を噴霧させて口腔あるいは鼻孔から吸収させる装置。●ジェットネブライザーと超音波ネブライザー p.198

ネフローゼ nephrosis 腎症。

ネフローゼ症候群 nephrotic syndrome【NS】糸球体の主に基底膜での濾過障害により高度のタンパク尿と低タンパク血症、浮腫を生じる疾患群。

ネフロン nephron 腎単位。

ネーベル Nabel（独）臍（へそ）。

ネーベン neben（独）研修医、下位の医師、当直。原義は「〜のそばに」。➡オーベン／ノイエ

ネラトンカテーテル Nelaton's catheter 硬ゴム製の尿道カテーテル。導尿に用いる管。

●**導尿カテーテルの種類**

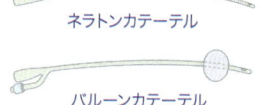

ネラトンカテーテル
チーマンカテーテル
バルーンカテーテル

粘液便 mucoid stools 腸液や脱落した腸上皮などに由来する粘液が混じった便。

粘着気質 viscosity temperament クレッチマーによる人間の気質の分類の1つ。几帳面、努力家、粘り強さ、保守性などを特徴とする。➡●クレッチマーとシェルドンによる体型と気質の分類 p.149

捻転（ねんてん）ジストニー torsion dystonia 筋緊張の亢進による異常姿勢、不随意運動などをきたす錐体外路系変性疾患。

粘膜下層までの癌 submucosa【SM】癌の浸潤が粘膜下層にとどまるもの。➡●胃癌の深達度分類 p.177

粘膜層の癌 mucosa【M】癌の浸潤が粘膜にとどまるもの。➡●胃癌の深達度分類 p.177

の

ノイエ Neue（独）新人。新説。

ノイズ［アーチファクト］ noise 雑音、夾雑物。機械的な修飾因子。心電図に筋電図が入ったり、皮膚と電極の接触が悪く基線が揺れるようなことを指す。

ノイラミニダーゼ阻害薬 neuraminidase inhibitor インフルエンザに感染した細胞からウイルスが放出される際に必要となる物質であるノイラミニダーゼを阻害することで、インフルエンザウイルスの増殖を抑制する薬物。

ノイローゼ Neurose（独）神経症、神経衰弱。

膿痂疹（のうかしん） impetigo 化膿球菌の感染によって起こる、表皮内に膿疱と痂皮（かひ）の混在した皮疹。

脳機能マッピング brain mapping 脳の各部位がどのような機能を果しているかを、脳を地図に見立てて図示する方法。

膿胸（のうきょう） pyothorax 胸膜腔内に膿性の滲出液がたまった状態。

脳血管性認知症 cerebrovascular dementia 脳出血、脳梗塞によって生じた認知症。

脳血流シンチグラフィー cerebral blood flow scintigraphy テクネチウムやヨードなどが脳血流に集まる性質を利用して、脳の各部位における血流や機能を調べる核医学検査法。➡ シンチグラフィーの種類 p.241

脳梗塞 cerebral infarction 血栓や血液凝固塊により脳血管が詰まり、血流が滞ることによって脳組織が壊死する、代表的な脳血管障害。➡ ●脳梗塞の種類 p.350

脳室ドレナージ external ventricular drainage【EVD】脳室内出血や水頭症などにより、脳室内に貯留した脳脊髄液や血液を排液する手術。➡ ●髄液の循環と脳室ドレーン p.350／●頭蓋内ドレーンの留置部位 p.351

●脳梗塞の種類

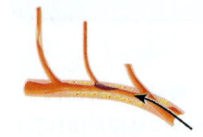

ラクナ梗塞
枝分かれした脳の細い血管が狭くなって詰まる。

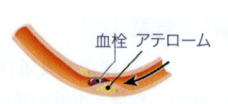

アテローム血栓性脳梗塞
脳の太い血管に血栓ができて詰まる。

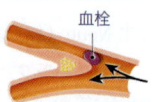

心原性脳梗塞
心臓でできた血栓が流れてきて脳の太い血管が詰まる。

●髄液の循環と脳室ドレーン

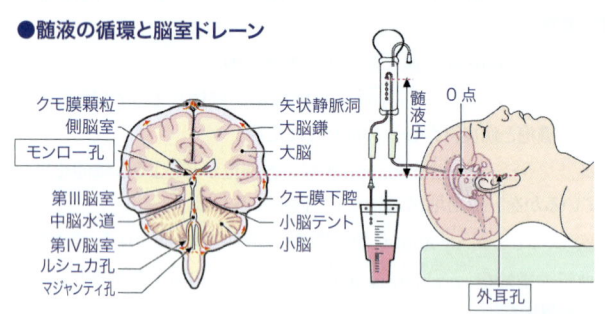

クモ膜顆粒
側脳室
モンロー孔
第Ⅲ脳室
中脳水道
第Ⅳ脳室
ルシュカ孔
マジャンディ孔

矢状静脈洞
大脳鎌
大脳
クモ膜下腔
小脳テント
小脳

髄液圧
0点
外耳孔

髄液は、側脳室→モンロー孔→第Ⅲ脳室→中脳水道→第Ⅳ脳室→マジャンディ孔・ルシュカ孔→クモ膜下腔へと流れる。

脳出血 セレブラル ヘモリッジ cerebral hemorrhage; エンセファロレイジア encephalorrhagia 頭蓋内の血管が破綻し、脳の組織に出血をきたすこと。➡●脳出血の種類 p.351

膿性 ピュルレント purulent 体液や排液、痰などに白血球などの炎症細胞が混じった状態。

脳槽ドレナージ シスターナル ドレイニッジ cisternal drainage クモ膜下腔の脳槽に留置したドレーンより排液すること。脳動脈瘤の破裂によるクモ膜下出血がある場合に、血性髄液を排除して、頭蓋内圧の低下を図るために行われる。
➡●頭蓋内ドレーンの留置部位 p.351

ノーウッド手術 ノーウッド オペレイション Norwood operation 心低形成症候群に対する一期的

●脳出血の種類

出血部位	主な症状	頻度
被殻出血	片麻痺、感覚障害、病巣をにらむ共同偏視、意識障害、左半球で失語症、右半球で空間無視	40%
視床出血	片麻痺、感覚障害、鼻尖をにらむ共同偏視、意識障害	30%
皮質下出血	前頭葉で麻痺、左半球で失語症、右半球で空間無視、頭頂葉で感覚障害、失認、失行	10%
橋・延髄出血	縮瞳（ピンポイント）、昏睡、四肢麻痺、呼吸障害	10%
小脳出血	回転性めまい、嘔吐、運動失調、病巣と反対側をにらむ共同偏視	10%

●頭蓋内ドレーンの留置部位

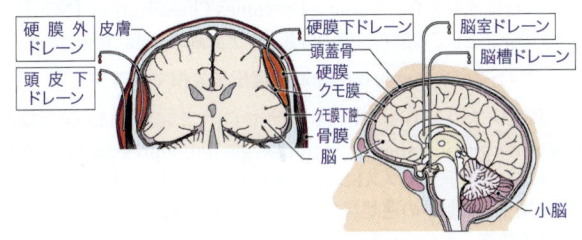

手術法。細い大動脈の代わりに肺動脈を新しい大動脈として形成し、新たな肺血流路を作成する方法。

能動免疫 アクティヴイミュニティ active immunity ヒトが生存するなかで、免疫機能を獲得していくこと。Tリンパ球のT細胞やB細胞などによる免疫応答や、ワクチン接種などによる免疫応答が含まれる。➡受動免疫

脳ヘルニア［脳嵌頓］ セレブラルハーニエイション cerebral herniation 頭部外傷などに伴う脳の浮腫や血腫によって頭蓋内圧が亢進した結果、脳組織が隣接腔に押し出されること。生命維持にかかわる脳の部位に影響を及ぼし、意識障害、瞳孔異常などをきたす。➡●脳ヘルニア p.352

●脳ヘルニア

①テント切痕ヘルニア
（鉤ヘルニア）
②大後頭孔ヘルニア
（扁桃ヘルニア）
③大脳鎌下ヘルニア
（帯状回ヘルニア）
④占拠性病変

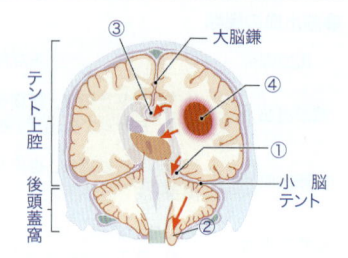

大脳鎌
テント上腔
後頭蓋窩
小脳テント

膿疱（のうほう） blain; pustule 皮膚にできた水疱で、内部に膿性の滲出液がたまったもの。➡●原発疹の種類 p.163

脳メタ brain metastasis 脳メタスターシスの略。脳転移。癌の脳への転移。

ノック［看護成果分類］ Nursing Outcomes Classification【NOC】看護介入の結果としての患者目標の分類。ケア計画の評価に使用される。

ノックアウトマウス knock out mouse 遺伝子欠損マウス。

ノルアドレナリン作動性/特異的セロトニン作動性抗うつ薬 noradrenergic and specific serotonergic antidepressant【NaSSA】抗うつ薬の１つ。シナプスにおけるセロトニン、ノルアドレナリンの放出量を増やして血中の遊離量を高く維持することにより、うつ症状の改善を図る薬物。ナッサと呼ぶ。

ノロウイルス *Norovirus* 感染性急性胃腸炎を起こす小型球形ウイルス。手指や食品などを介する経口感染、吐瀉物からの空気感染で伝播する。小児や高齢者では重症化しやすい。

ノンクリティカル器具 non-critical item リネン類や食器など低水準の消毒または洗浄を行う器具。➡●清浄化レベル p.145

ノンコンプライアンス noncompliance 患者が治療・看護上の指示に従った行動がとれないこと。近年は、ノンコンプライアンスに代わって、患者が積極的に治療方針の決定に参加し、その決定に従って自ら行

ノンストレステスト non-stress test【NST】陣痛のストレスがない状態で行う胎児心拍数モニタリング。 ➡ CST（収縮ストレステスト）

ノンネ・アペルト反応 Nonne-Apelt reaction 髄液内のグロブリン量を推定するための古典的検査法。

ノンバーバルコミュニケーション nonverbal communication 非言語的コミュニケーション。身振り、眼の動きなど、言葉によらないコミュニケーション。

ノンパラメトリック nonparametric method データの分布に依存しない検定法。 ➡ パラメトリック

ノンレム睡眠［徐波睡眠］ nonrapid eye movement sleep【NREM】眼球運動が止まった睡眠。脳の睡眠と考えられている。健康な成人の場合、一晩にノンレム睡眠とレム睡眠を 90 ～ 100 分のサイクルで交互に繰り返している。 ➡ ●レム睡眠とノンレム睡眠 p.247

は

把握反射 grasp reflex 新生児の原始反射の 1 つ。手掌を指で手前にこすると、指が屈曲する現象。重篤な脳障害時、足においては脊髄障害時に消滅する。 ➡ ●新生児の反射 p.127

バイアス bias かたより、偏位、偏見。

バイアル vial 注射薬の入った小瓶。ゴム製の蓋で密封されており、蓋を開かずに注射針を挿入し、必要量を吸引できる。

パイエル板 Peyer's patch 結腸などに存在するリンパ小節が集合した組織。腸管内物質に対する免疫にかかわる。

バイオアッセイ bioassay 生物学的検定法。薬物などの生体活性を生物を使って定量的に測定する方法。

バイオアベイラビリティ bioavailability【BA】薬物の生体内利用率。

バイオエシックス bioethics 生命倫理。医療や生命科学に関する倫理的・哲学的・社会的問題やその周辺の問題を学際的に研究する学問。

バイオクリーンルーム bioclean room 無菌病室。細菌などの微生物や、微生物が付着する可能性がある粉塵などを、フィルターやエアシャワーなどによって除去して、無菌状態を確保した部屋。

バイオセラミックス bioceramics 人工歯根、人工骨、人工関節などに用いられる生体機能性セラミックス。

バイオテロ bioterrorism 細菌などの生物を使ったテロリズム。

バイオハザード biohazard 生物災害、生物による危害。

バイオハザードマーク biohazard mark 生物災害マーク。医療廃棄物のうち、感染性廃棄物を識別するために貼付されるマーク。血液などの液状物は赤色、ガーゼなどの固形物は橙色、注射針などの鋭利なものは黄色に色分けすることが推奨されている。

●**バイオハザードマーク**

色	廃棄物の種類
赤色	液状または泥状のもの（血液など）
橙色	固形状のもの（血液が付着したガーゼなど）
黄色	鋭利なもの（注射針など）

バイオフィジカルプロファイルスコアリング biophysical profile scoring 【BPS】胎児の健康状態を評価するスケール。超音波検査による呼吸様運動、胎動、筋緊張、ノンストレステストによる一過性頻脈をスコアリングし、点数によって経過観察、分娩を決定する方法。

バイオフィードバック biofeedback 生体フィードバック。通常は意識できない身体に関する情報を、脳波計や心電図などの工学的な手段を介して知覚、フィードバックすることによって、身体を意識的に調節する技法。

バイオフィルム biofilm 細菌が凝集し菌体をおおうようにフィルム状の

肺コンプライアンス● 355

ものを形成し、その中の細菌を抗菌薬から守る働きをしている状態。難治性感染症となる。

バイオプシー biopsy【Bx】生検、生体組織採取検査。身体の組織の一部を切除して、顕微鏡で病理組織学的に検査すること。

バイオリズム biorhythm 生体の活動をつかさどるリズム。多くの場合、約24時間周期のサーカディアンリズム（概日リズム）のことを指す。

バイオロジカルインディケーター biological indicator 滅菌工程を品質管理する生物学的指標。

パイカ〔後下小脳動脈〕 posterior inferior cerebellar artery【PICA】椎骨動脈から小脳下面に至る動脈。➡アイカ（前下小脳動脈）

徘徊（はいかい） wandering はっきりとした動機や目的もなく歩き回ること。

肺癌 lung cancer【LC】肺の悪性腫瘍。喫煙者の発症率が高く、咳、血痰、呼吸困難などを生じる。組織型から小細胞癌と非小細胞癌（扁平上皮癌、腺癌、大細胞癌）に分けられる。➡●肺癌の病理分類 p.356

肺換気血流シンチグラフィー ventilation-perfusion scintigraphy 放射性同位体であるクリプトン（^{81m}Kr）が肺胞に集まる性質を利用し、そのガスを吸引して、肺内から放出される放射線を検出、画像化する核医学検査法。肺塞栓や慢性閉塞性肺疾患の鑑別診断、左右の肺換気能の診断などに用いられる。➡●シンチグラフィーの種類 p.241

背屈（はいくつ） dorsiflexion 足関節を足背方向に伸展させる運動と、手関節を手背方向に伸展させる運動の両者をいう。反対語は足関節の場合は「底屈」、手関節の場合は「掌屈」。➡底屈・背屈 p.304

敗血症〔ゼプシス〕 sepsis 細菌感染が発端となって生じる全身性の炎症反応。発熱、意識障害、多臓器不全などを生じる。

敗血症性ショック septic shock 細菌感染が発端となって生じた全身性の炎症反応によるショック状態。➡●ショックの分類 p.15

肺コンプライアンス lung compliance【LC】肺、肺胞の膨らみやすさの程度を示す指標。静肺コンプライアンスと動肺コンプライアンスがある。

●肺癌の病理分類

	中心型肺癌（気管から比較的太めの気管支にできる）		末梢型肺癌（細い気管支と、その先の肺胞にできる）	
組織型	扁平上皮癌	小細胞癌	腺癌	大細胞癌
好発部位	肺門	肺門・縦隔	末梢・肺野	肺野
喫煙との関係	大きい	大きい	少ない	比較的少ない
転移	遅い	非常に速い	やや速い	速い
性別	男性に多い	やや男性に多い	女性の肺癌において多く見られる	やや男性に多い
発生率	全肺癌の30%	全肺癌の15%	全肺癌の50%超	全肺癌の5%
特徴的な症候	気道閉鎖、咳嗽、血痰	胸痛、咳嗽、喀血、呼吸困難、喘鳴、肺炎、筋力低下、顔面浮腫、低カリウム血症、高血糖、高血圧、異所性ホルモン分泌による症候	胸水	咳嗽、喀血、胸壁痛、胸水、喀痰、肺炎

肺雑音 pulmonary sound（パルモナリー サウンド）胸部の聴診で聞かれる異常呼吸音。断続性ラ音（捻髪音、水泡音）、連続性ラ音（笛音、いびき音）がある。
➡ ●呼吸音と肺副雑音 p.112

バイジェミニ bigemini 二段脈。不整脈の一種。1個の正常収縮に1個の期外収縮が続く。

肺循環 pulmonic circulation 右心室から出た静脈血が肺動脈を経て肺に入り、肺胞で酸素と二酸化炭素の交換を行った後、動脈血となって肺静脈から左心房に戻ること。

胚性幹細胞［ヒト胚性幹細胞、ES細胞］ embryonic stem cell【ES cell】初期の胚細胞を培養して得られる細胞で、血液、神経、肝臓、膵臓などさまざま細胞をつくり出すことができ、将来の医療に応用が期待されている細胞。

バイタルサイン vital sign【VS】生命徴候。体温、脈拍、血圧、呼吸数。

●バイタルサインの基準値

項目		基準値	項目		基準値
体温	腋窩温	36.5～37.5℃	血圧	新生児	60～80／50 mmHg
	直腸温	腋窩温より0.5～1℃高い		乳児	80～90／60 mmHg
	口腔温	腋窩温より0.4～0.5℃高い		幼児	90～100／60～65 mmHg
脈拍	新生児	120～140回／分		学童	100～120／60～70 mmHg
	乳児	120～130回／分		成人	110～130／60～80 mmHg
	幼児	100～110回／分	呼吸数	新生児	40～50回／分
	学童	80～90回／分		乳児	30～40回／分
	成人	70回／分		幼児	20～30回／分
				学童	20回／分
				成人	16回／分

バイタルチェック measure of vital signs バイタルサインを測ること。

ハイデンシティ high density area【HDA】高吸収域。X線の吸収が大きいところ。骨や脳出血、炎症などは、CTで白く写る。➡ローデンシティ

肺毒性 pulmonary toxicity 薬物が有する、肺に悪影響を与える可能

性のある性質。

バイトスプリント bite sprint 顎関節症治療時などに用いるマウスピース。

バイトブロック bite block 気管挿管中に用いる咬合阻止のためのマウスピース。

ハイドロゲルカテーテル hydrogel catheter 親水性の高いハイドロゲルで表面をコーティングしたカテーテル。

ハイドロコロイドドレッシング hydrocolloid dressing シート状の親水性コロイドを薄いポリウレタンフィルムでおおったドレッシング材。親水性コロイド層が皮膚に密着し、滲出液を吸収してゲル化し、湿潤環境のなかで創傷治癒を促進する。➡●主な創傷被覆材（ドレッシング材）の種類と特徴 p.330

ハイドロジェルドレッシング hydrogel dressing 多量に水を含む親水性ポリマーを含有するジェル状のドレッシング材。➡●主な創傷被覆材（ドレッシング材）の種類と特徴 p.330

ハイドロファイバードレッシング hydrofiber dressing ハイドロファイバー（カルボキシメチルセルロースナトリウム）からなる高吸収性不織布製のドレッシング材。➡●主な創傷被覆材（ドレッシング材）の種類と特徴 p.330

ハイドロポリマードレッシング hydropolymer dressing 吸水性にすぐれたハイドロポリマーのパッドと不織布の吸収シート、ポリウレタン粘着材とポリウレタンフォーム外層の4層構造からなっているドレッシング材。➡●主な創傷被覆材（ドレッシング材）の種類と特徴 p.330

ハイパーグリセミア hyperglycemia 高血糖。血中のグルコース濃度が標準よりも高い状態。糖尿病では、空腹時の高血糖が持続、慢性化し（慢性高血糖症）、腎障害、神経損傷、糖尿病性網膜症などをきたす。➡●高血糖と低血糖 p.306

ハイパーサーミア hyperthermia 高体温。過温症。

バイパス［シャント］ bypass 短絡路。短絡術。

バイパップ bi-levels positive airway pressure【BiPAP】非侵襲的二

相式呼吸器。吸気と呼気で陽圧が変化する。
ハイパーテンション hypertension 高血圧。
ハイパープニア hyperpnea 過呼吸。呼吸数は変わらないが、呼吸の深さが増した状態。酸素不足や二酸化炭素の蓄積により起こる。➡●呼吸の観察 p.136

ハイパーベンチレーション hyperventilation 過換気。換気が亢進した状態。血中二酸化炭素濃度の増加または血液pHの低下により呼吸中枢が刺激され、呼吸促進作用が働いて起こる。➡過換気症候群

ハイブリッド人工臓器 hybrid artificial organ 生体細胞と人工物とを合わせてつくられた人工臓器。

ハイブリドーマ hybridoma 癌細胞と抗体産生リンパ球を融合させた雑種細胞。

ハイポ hypo- 接頭語 hypo- は「低い、不足」の意味。①ハイポダーモクリシス・サブクテイニアス・インジェクション（hypodermoclysis subcutaneous injection）。皮下注射。②ハイポボレミア（hypovolemia）。循環血液量減少。③消毒薬ハイポアルコール、などがある。

肺胞低換気症候群 alveolar hypoventilation syndrome 肺は正常であるにもかかわらず、肺胞換気量が低下し、肺胞二酸化炭素分圧が高くなって、さらに肺胞換気量が低下する疾患。動脈血中の二酸化炭素または酸素を調節する呼吸調節系の異常が原因と考えられている。

ハイポキシア hypoxia 低酸素症。組織中の酸素が欠乏している状態。
ハイポキセミア hypoxemia 低酸素血症。循環血液中の酸素濃度が低下している状態。

ハイポグリセミア hypoglycemia 低血糖。血糖値が40〜50mg/dL以下の状態。最初、発汗、手の震え、頻脈、動悸、いらいらなどの交感神経症状がみられ、次いで、頭痛、複視、傾眠傾向、意識障害などの中枢神経症状をきたし、最後に昏睡に至る。

ハイポプニア hypopnea 減呼吸。浅い呼吸。➡●呼吸の観察 p.136

ハイポボレミア hypovolemia 循環血液量減少。

ハイポボレミックショック hypovolemic shock 循環血液量減少性ショック。何らかの原因により血液が減少し、循環の維持に必要な血液量が不足して発生するショック状態。➡︎●ショックの分類 p.15

バイポーラ bipolar 双極性。凝固モードをもつ双極式電気メス。

バイポーラーディスオーダー bipolar disorder 双極性障害。躁うつ病と同義。躁状態とうつ状態を交互に繰り返す。セロトニンなど神経伝達物質への過敏性が原因。

ハイムリック法 Heimlich method 気道異物を除去する応急処置法。患者の後方から組み合わせた両手を使って強く胃部を内上方に圧迫する方法。妊婦・乳幼児は禁忌。

●ハイムリック法

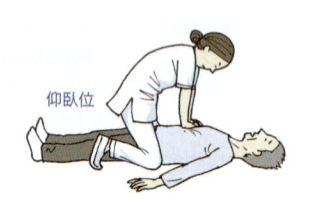

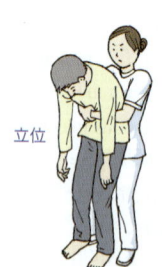

仰臥位　　立位

廃用症候群［ディスユースシンドローム］ disuse syndrome 安静状態に置かれることによって心身を使わないために二次的に起こる機能低下状態。逆に過度の運動負荷の繰り返しによって起こる障害を過用症候群という。

廃用性萎縮 disuse atrophy 長期臥床や不活動状態が続くことにより、とくに四肢の機能が衰えること。

排卵 ovulation 卵胞が卵子を放出すること。またその時期。➡︎●排卵・受精・着床 p.361

ハイリスク high-risk 危険性が高いこと。

●排卵・受精・着床

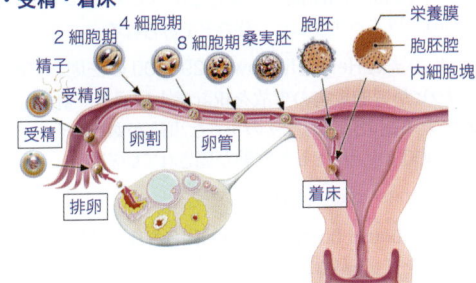

図：排卵・受精・着床
ラベル：精子、受精卵、2細胞期、4細胞期、8細胞期、桑実胚、胞胚、栄養膜、胞胚腔、内細胞塊、受精、卵割、卵管、排卵、着床

ハイリスクインファント high-risk infant 体重や大きさにかかわらず、何らかの原因により、生後28日以内に死亡する可能性が高い新生児。

ハイリスク妊娠 high-risk pregnancy 母体や胎児における重篤な疾病の発症、および死亡が、通常の妊娠よりも高い確率で起こる可能性がある妊娠。

ハイリスクパーソン high-risk person 繰り返しエラーをおかす人。疾病などへの罹患の確率の高い人。

排臨（はいりん） appearing 陣痛に対するいきみとともに、児頭が腟口から見えたり隠れたりする状態。排臨後に、児頭の最大部位が腟口を通過することを発露（はつろ）という。

バイル bile 胆汁。

バイルダクト bile duct 胆管。

パイロジェン pyrogen 発熱を引き起こす物質の総称。エンドトキシン、各種サイトカインなどが含まれる。

パイロットスタディ pilot study 先行的研究。

パイロットドレナージ pilot drainage 試験的に行うドレナージ法。➡●ドレナージの目的 p.45

ハイローベッド highlow bed 電動または手動で高さが調整できるベッド。

ハインツ小体 Heinz body 酸化、変性したヘモグロビンが赤血球内で凝集したもの。異常ヘモグロビン症などでみられる。

ハインリッヒの法則 Heinrich's law 1:29:300の法則。アメリカの技師ハインリッヒが労働災害の事故を統計学上に調べ、計算した結果出した法則。大事故の前には29の小さな事故があり。その29の事故の前には、300のヒヤリとした経験が隠されている。

ハウスダスト house dust【HD】室内塵。

ハウスバウンド house bound 家の外に出られない状態。ベッドから出られない状態をベットバウンドという。

パウダーフリー手袋 powder-free glove 主にアレルギーを防止するために、一般的に着脱しやすいように付着させているタンパク質粒子を除去した使い捨て手袋。

パウチ pouch 人工肛門（ストーマ）に用いる、便・尿を貯めるための袋。ストーマ袋。

パウチング pouching 開放創や人工肛門（ストーマ）にパウチを貼って、排泄物（液）をためるドレッシング法。

バウフ Bauch（独）腹部。腹部X線写真。

バウムテスト Baum test 画用紙に1本の木を描かせ性格をみる心理テスト。

バーキットリンパ腫 Burkitt's lymphoma 悪性リンパ腫の1つ。リンパ球のB細胞から発生する非ホジキンリンパ腫。

バキューム vacuum 真空。陰圧による吸引。吸引器具自体を指す場合も多い。

パーキンソニズム［パーキンソン症候群］ parkinsonism【PKN】パーキンソン病および、二次性に振戦、筋固縮、無動などのパーキンソン病症状を呈する疾患の総称。パーキンソン病を本態性パーキンソニズムといい、パーキンソン症状の原因がパーキンソン病以外の要因で起こるパーキンソン症候を症候性パーキンソニズムという。症候性パー

キンソニズムの原因には、抗精神病薬の副作用などの薬剤性、ラクナ梗塞後に起こる脳血管障害性などがある。

●パーキンソニズムをきたす主な疾患

薬剤性	抗精神病薬（ハロペリドール、リスペリドン、スルピリド）、制吐薬（メトクロプラミド、プロクロルペラジン）で生じやすいが、抗うつ薬などでも生じることがある
血管性	多発性のラクナ梗塞が大脳基底核（線条体）に生じることによる。しばしば症状の左右差が見られる
変性疾患	進行性核上性麻痺、皮質基底核変性症、線条体黒質変性症、シャイ・ドレーガー症候群、レビー小体型認知症など
その他	正常圧水頭症、脳炎、中毒、脳腫瘍など

パーキンソン病 Parkinson's disease【PD】脳のドパミン欠乏により、錐体外路症状を呈する神経変性疾患。振戦・筋固縮・無動を3主徴とする。重症度を5段階に分けたホーエン・ヤールの分類が広く用いられている。

パーキンソン歩行 parkinsonian gait パーキンソン病にみられる歩行で、小刻み歩行、すくみ足歩行、突進歩行、加速歩行などの特徴がある。

●パーキンソン病のメカニズム　　●パーキンソン歩行

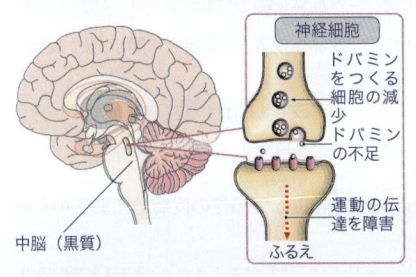

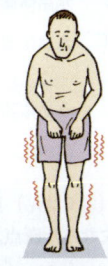

白衣高血圧 white coat hypertension 病院の診察室や検査室などで、医療従事者によって測定される血圧が、通常よりも高い値を示す現象。

白色悪露 lochia alba 分娩 14 日以降に子宮や腟から排出される分泌物。 ➡ ●悪露の変化 p.85

白癬（はくせん） tinea; trichophytia 糸状菌による伝染性皮膚疾患。頭部白癬（しらくも）、顔面白癬（はたけ）、頑癬（がんせん）（いんきんたむし）、汗疱状白癬（みずむし）などがある。

バクテリアルトランスロケーション bacterial translocation【BT】腸粘膜を通過して細菌や菌体毒素が体内に侵入すること。

バクテリオファージ bacteriophage 細菌ウイルス。細菌を宿主とするウイルス。

バクテロイデス bacteroides グラム陰性桿菌の1属。日和見感染症の原因となる。

拍動痛 pulsatile pain 脈拍に伴って起こるずきずきした痛み。

白内障［カタラクト］ cataract【Cat】眼球内の水晶体が白く濁る疾患。先天性と後天性があり、後者には老人性、糖尿病性、外傷性などがある。

●白内障手術の種類

略　語	日本語	手術内容
ICCE	水晶体嚢内摘出術	水晶体を嚢ごと摘出
ECCE	水晶体嚢外摘出術	水晶体前嚢、強角膜を切開し、核、皮質を摘出
PEA	水晶体乳化吸引術	超音波で乳化させ、核、皮質を摘出
IOL	眼内レンズ（挿入術）	水晶体摘出後に人工レンズを移植

白斑（はくはん） leukoderma; vitiligo 限局性の皮膚色素脱失のため白色になった斑点。

跛行（はこう） claudication 片足を引きずるような正常歩行でない歩行の総称。麻痺性跛行、痙性跛行、失調性跛行など、原因によりいくつかのタイプに分かれる。

パジェット病 Paget's disease 陰部の皮膚癌。女性の乳房にできる乳房パジェット病、骨破壊が生じる骨パジェット病もある。

バジオン basion 基底点。大後頭孔前縁と頭蓋正中線の交点。

バージャー体操 Buerger's exercise 下肢血行をよくする体操。

バージャー病［閉塞性血栓性血管炎］ Buerger's disease 四肢末梢、とくに下肢の中小動脈が閉塞する疾患。

播種性血管内凝固症候群（はしゅせいけっかんないぎょうこしょうぐん）［ディック］ disseminated intravascular coagulation【DIC】全身の細小血管に微小な血栓が多発し、凝固因子や血小板が消費され、虚血性臓器不全と出血傾向が現れる病態。基礎疾患は多様。➡ ● DIC の検査項目 p.301

波状熱 undulant fever 有熱期と無熱期を交互に繰り返す熱型。ブルセラ症、マラリアなどでみられる。➡ ●熱型 p.347

パージング purging 瀉下（しゃげ）、浄化。①摂食障害患者が自己嘔吐や、下剤・利尿剤を使って食物を徹底的に排出すること。②骨髄移植の際、ドナー骨髄中に残っている癌細胞を取り除く処理のこと。

パス pus 膿（うみ）。

破水（はすい） rupture of membranes 卵膜が破れて羊水が流出すること。正常な分娩の際は子宮口全開大の状態で破水し、これを適時破水という。非適時破水には、陣痛開始前に卵膜がさけて破水が起こる前期破水、陣痛開始後、子宮口全開大前に破水が起こる早期破水、子宮口全開大後も破水が遅れる遅滞破水がある。

バスキュラーアクセス［ブラッドアクセス］ vascular access 人工透析において体内の血液を体外に出し入れするための出入り口。➡ ●内シャントと外シャント p.424

バスケットカテーテル basket catheter 腎臓や尿管内の結石等を摘出する際に用いられるカテーテル。ワイヤー製のバスケットで結石等を捕捉する。

バス法 Bass method 歯ブラシを歯軸に対し 45 度の角度で当て、歯と

歯ぐきの間に毛先を入れ1mm程度のストロークで前後に細かく歯ブラシを動かす歯磨き法。➡︎●歯磨き法 p.248

長谷川式認知症スケール Hasegawa dementia scale【HDS】見当識、記銘、計算能力、記憶・想起、常識からなる認知症の質問票。スクリーニングに用いられる。

バセドウ病 Basedow disease 甲状腺自己抗体によって甲状腺の機能が亢進し、過剰に甲状腺ホルモンを産生する疾患。➡︎甲状腺機能亢進症

バーセルインデックス Barthel index【BI】日常生活活動作（ADL）を10項目に分け、日常生活の自立度を評価するスケール。

パーセント肺活量 percent vital capacity【%VC】最も多く吸って多く吐いた時の最大空気量（肺活量）の測定値を、年齢や身長を考慮した標準値で割った値。➡︎●肺気量分画 p.36

パーソナリティ personality 人格、性格。個人や集団に既得的に備わっている特質（気質）から形成される、個人の性質。

パーソナリティ障害 personality disorder 人格障害。性格の著しい偏りが長期間持続した結果、通常の社会生活に適応できなくなった状態。性格の傾向により、妄想性、演技性、反社会性などに分類される。

バソプレシン vasopressin 下垂体後葉から分泌されるホルモン。血管を収縮させて血圧を上昇させるとともに、抗利尿作用をもつ。

バソプレシン試験 vasopressin test バソプレシン（抗利尿ホルモン）に対する腎尿細管細胞の反応を調べ、尿崩症を鑑別する検査。バソプレシン投与後の尿浸透圧の変化で、中枢性か腎性かを鑑別する。

パターナリズム paternalism 父権主義。聖職者や父親など、権威者の言うがままに行動すること。医療の現場では、患者は治療のすべてを医師に委ねる医療パターナリズムがある。

パタニティブルー paternity blue 父親版のマタニティブルー。子どもが生まれてから3か月くらいの間に、その子どもの父親に起こる一過性の抑うつ症候群。➡︎マタニティブルー

ばち状指 finger clubbing 指趾の先端が広くなった状態。肺癌、間質

性肺炎などの慢性肺疾患、チアノーゼ性心疾患、肝硬変、クローン病、潰瘍性大腸炎などでみられる。指趾の血行異常が原因とされる。

●ばち状指

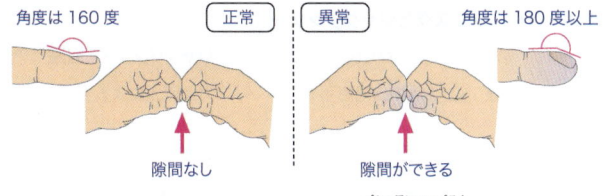

角度は160度　　正常　　異常　　角度は180度以上

隙間なし　　隙間ができる

パチニ小体［ファター・パッチーニ小体］Pacinian corpuscle 圧覚や振動を感知する、主に皮膚にある受容体。

波長合わせ wavelength tuning of social work クライエントとの話し合いの前に、クライエントの生活状況、感情、現在や将来ののニーズなどについて、あらかじめ援助者や援助者グループが理解しておくこと。

ハーツー［ヒト上皮成長因子受容体2型］human epidermal growth factor receptor type 2【HER2】上皮成長因子（EGF）などと結合して細胞の増殖・分化を促し、発癌遺伝子ともなるEGF受容体。乳癌の腫瘍マーカーであり、HER2抗体は治療薬として用いられる。➡●サイトカインファミリー p.186

バッカル錠 buccal tablets 口内錠。歯と頬の間に挟み、唾液でゆっくりと成分を溶解させ口腔粘膜から吸収させる剤型。

バッキング bucking 機械的あるいは化学的な刺激によって咳を引き起こす反射。とくに人工呼吸中に咳き込み、ファイティングを起こしている状態をいう。

パックジー［原発性閉塞隅角緑内障］primary angle-closure glaucoma【PACG】隅角が閉塞し、房水の流出障害により眼圧が上昇して起こる緑内障。

バック（VAC）セラピー［陰圧閉鎖療法］VAC therapy 創面に専用の機械を用いて持続的に陰圧をかけ、肉芽組織の増加、創の収縮、

感染のコントロールなどを行う褥瘡の治療法。

バッグバルブマスク bag valve mask【BVM】マスクに加圧用の袋が付いて送気する換気マスク。

●バッグバルブマスクとジャクソンリース

	バッグバルブマスク	ジャクソンリース回路
バッグの拡張	自動（自己膨張式）	ガス流入による（自己非膨張式）
ガス源	不要	必要
ガス酸素流量	0～10 L/分	分時換気量の2～3倍（10～15 L/分）
CO_2 再呼吸	なし	あり、ガス流入量に依存
高濃度酸素吸入	リザーバーを要する	容易
中濃度酸素吸入	酸素流量による	不可
肺の状態把握	わかりにくい	感じ取りやすい
加圧圧力	わかりにくい（圧力計付きもある）	感じ取りやすい
構造	換気バッグ マスク リザーバー	酸素取り入れチューブ コネクター 蛇管 マスク 換気バッグ 排気口調節バルブ

バックボード backboard 頸部や背部、腰部の損傷時、心肺蘇生時、体をまっすぐに固定するための板。

白血球 leukocyte; white blood cell 病原体や腫瘍細胞などの排除などを行う細胞。造血幹細胞由来の細胞で、好中球、好酸球、好塩基球、リンパ球、単球の5つの成分がある。 ➡●白血球の成分と働き p.369

白血球除去療法 leukocytapheresis【LCAP】炎症抑制などのため、異常をきたした活性化白血球を除去する血液浄化法。 ➡リンパ球除去療法

●白血球の成分と働き

顆粒球(顆粒がある)	好中球	40〜70%(殺菌作用。細菌感染症などで増加)
	好酸球	0〜6%(アレルギーに関与。アレルギー疾患、寄生虫感染などで増加)
	好塩基球	0〜3%(即時性アレルギー反応を誘発)
単球		0〜6%(殺菌作用。マクロファージの一種)
リンパ球 (B細胞、T細胞、NK細胞)		10〜50%(免疫制御。ウイルス感染症などで増加)

白血病 リューケミア leukemia 血球をつくる造血幹細胞の分化の過程で異常を生じ、未成熟の白血球の増殖、その他血球の異常増殖をきたし、正常な血液を作れなくなる疾患。急性骨髄性白血病、急性リンパ性白血病、慢性骨髄性白血病、慢性リンパ性白血病に分類される。

バッタードチャイルド バタードチャイルド battered child 打擲(ちょうちゃく)児、被虐待児。親または世話をすべき人によって、暴力をふるわれる、無視される、世話されないなどの虐待行為を、日常的に経験した子ども。

パッチグラフト パッチグラフト patchgraft 小片にして植皮すること。

パッチテスト パッチテスト patch test 貼付試験。アレルギー原因と推測される物質を皮膚に貼り、反応をみる検査。

パット[発作性心房頻拍] パロクシズマル アトリアル タキカーディア paroxysmal atrial tachycardia【PAT】突然起こる心房起源の頻拍。 ➡**重要な不整脈 p.21**

バッド・キアリ症候群 バッドキアリ シンドローム Budd-Chiari syndrome【BCS】肝静脈または肝部下大静脈の閉塞により、肝臓からの血流が低下して門脈圧が上昇し、門脈圧亢進に伴う脾腫、食道・胃静脈瘤、腹水などの症状を呈する疾患。

バッハマン束 バッハマンズ バンドル Bachmann's bundle 右房と左房の間にある心筋。

バップ［人工呼吸器関連肺炎］ ventilator associated pneumonia【VAP】人工呼吸を開始して48時間以降に、特別な原因がないにもかかわらず発症する肺炎。

パップ［肺動脈絞扼術］ pulmonary artery banding【PAB】乳児期肺高血圧症に対して肺動脈を絞扼し、肺血流量を制限する手術。

ハッフィング huffing 一気に呼息して、呼気に合わせて行う排痰法。

パップスメア［パパニコロースメア］ Papanicolaou smear【PAP smear】子宮頸部の細胞診。子宮頸癌を見つけるために行う。

パップ分類［パパニコロー分類］ Papanicolaou class【Pap】子宮頸癌細胞診検査の分類方法。

●パップ分類

クラス	細胞診分類	推定組織	判定
I	異型細胞なし	正常組織	陰性
II	異型細胞はあるが、悪性所見なし	良性異型性組織	陰性
III	悪性を疑わせる細胞を見るが、確定できない	良性組織軽度～高度異型性組織	擬陽性
IV	悪性がきわめて濃厚な異型細胞	高度異型性微小浸潤がん	陽性
V	悪性と診断可能な異型細胞	がん組織	陽性

発露（はつろ） crowning 分娩時、児頭の最大部位が腟口を通過すること。

ハーディー手術［経蝶形骨洞手術］ Hardy operation 鼻腔の奥からアプローチして腺腫を除去する、下垂体腺腫の手術法。

ハートサウンド heart sound【HS】心音。心臓での弁の開閉、心筋の振動、血液の流動などで生じる音。➡●心音の分類 p.371

ハードベッド hard bed 整形外科用ベッド。

ハドマー Hadomar 波動形空圧マッサージ器。上肢や下肢全体を筒状

●心音の分類

分類	心音		特徴、原因
正常音	I音 (S1：first sound)		僧房弁・三尖弁の閉鎖音
	II音 (S2：second sound)		大動脈弁・肺動脈弁の閉鎖音
異常心音	I音	亢進	収縮初期に出現。僧帽弁狭窄、発熱
		減弱	収縮初期に出現。僧帽弁逆流、僧帽弁・三尖弁閉鎖不全、心ブロック
	II音	亢進	収縮後期に出現。全身・肺高血圧
		減弱	収縮後期に出現。大動脈狭窄・肺動脈狭窄
	ギャロップ音	III音 (S3：third sound)	拡張早期に出現する心室性低調音。拡張期の急速充満期での心室拡張過剰による。心室不全、僧帽弁閉鎖不全
		IV音 (S4：fourth sound)	拡張後期（前収縮期）に出現する心房性低調音。心室への血液流入に対する抵抗増大による心房の強い収縮が原因。肺動脈・大動脈狭窄、冠動脈疾患、左室肥大など

に包んで空気の圧迫で浮腫を改善する機械。

ハートマーマー heart murmur【HM】心雑音。心室または血管に血液が流れる際、正常血流が障害されて生じる渦によって起こる濁った音。弁膜の閉鎖不全・狭窄・先天性異常などによる。

パドル paddle 除細動器の電極。

バトルサイン Battle's sign 頭蓋底骨折でみられる、耳介後部の出血。
➡ブラックアイ

ハーニエーション herniation ヘルニア形成。組織や臓器が、本来あるべき場所から隣接組織などへと脱出した状態。

バニオン bunion 母趾球が滑液包の炎症により腫脹した状態。外反母趾に多くみられる。

バニシングラング ［進行性気腫性嚢胞］ vanishing lung 消える肺。X線写真で正常な肺の部分が次第に消えるように見える像。進行性気腫性嚢胞において、肺胞組織由来の小嚢胞が肺尖部から拡大し、正常な肺を圧迫している状態。

パニック panic 恐慌。急激かつ突発的な恐怖に直面して、あるいは過去に遭遇した恐怖に再び襲われるかもしれないという予期的不安にかられて、混乱をきたすこと。動悸、呼吸困難、痙攣などをきたすことがある。

パニックコントロール panic control 呼吸不全患者が、ADL や運動中に息切れが生じた際に、息切れ状態から回復できるように呼吸を調節すること。

パニックディスオーダー panic disorder【PD】パニック障害。予期しないパニック発作を繰り返し、予期不安から外出なども制限される不安障害。かつて不安神経症と言われていたもの。心臓神経症や過呼吸症候群などと呼ばれているものも含まれる。

パニック発作 panic attack【PA】動悸、息苦しさ、めまい等の身体症状と、「自分がコントロールできない」「死ぬんじゃないか」という恐怖感を伴う不安発作。

バニリルマンデル酸 vanillylmandelic acid【VMA】カテコラミンの最終代謝産物。副腎髄質機能検査薬。

ハーネス harness 機能的義肢をコントロールするための肩にかけるベルト。

パネート細胞 Paneth cell 微生物に対する防御因子をもつ小腸内の細胞。小腸における自然免疫にかかわる。

ばね指［弾発指］ trigger finger; snapping finger 指を曲げる腱が炎症を起こし、腱の鞘が狭くなって 腱が引っかかり、痛みなどを生じた状態。

ハバードタンク浴 Hubbard tank ひょうたん型の浴槽で、水の中で四肢の運動を行う物理療法。

バーバルコミュニケーション verbal communication 言語的コミュニケーション。言葉によるコミュニケーション。

バビンスキー反射 Babinski reflex【B's】病的反射の1つ。足底の外縁近くを鍵の先端やハンマーの柄などでこすると、正常なら足底側に屈曲する母指が、背屈する反射。錐体路障害が疑われる。➡️●病的反射 p.459

ハブ［A 型肝炎ウイルス］ hepatitis A virus【HAV】A 型肝炎の病原体。糞口感染し、貝類を介することが多い。➡ A 型肝炎／●ウイルス肝炎の種類と特徴 p.57

ハーフウェイハウス halfway house 中間施設。病院などでの治療が終わった患者、身体障害者、高齢者などが、在宅での日常生活、社会生活を送れるように、予備的に訓練するための施設。

パフォーマンスステータス performance status【PS】歩行や労働、社会活動などの全身一般状態の程度を 5 段階で評価する指標。➡️●PS 指標 p.374

パーフォレーション perforation 穿孔。臓器の一部の病的変化、または外傷により臓器の壁に孔が開くこと。

バーホール burr hole 冠状鋸穴。開頭術において頭蓋骨に開けた穴。

パーマネントシャント permanent shunt 血液透析における恒久的シャント。内シャントのことをいう。➡️●内シャントと外シャント p.424

バーマンカテーテル Berman catheter 心臓カテーテル検査に用いる先端にバルーンの付いた測定用カテーテル。

●PS 指標

グレード0	無症状で社会活動ができ、制限を受けることなく、発症前と同様に振舞える
グレード1	軽度の症状があり、肉体労働は制限を受けるが、歩行、軽労働、座業はできる。例えば軽い家事、事務など
グレード2	歩行や身の回りのことはできるが、時に少し介助がいることもある。軽労働はできないが、日中の50％以上は起居している
グレード3	身の回りのある程度のことはできるが、しばしば介助がいり、日中の50％以上は就床している
グレード4	身の回りのこともできず、常に介助がいり、終日就床を必要としている

ハム [ヒトT細胞白血病ウイルス1型関連脊髄症] human T-cell leukemia virus type 1 associated myelopathy【HAM】成人T細胞性白血病ウィルス（HTLV-I）が引き起こす慢性進行性脊髄障害。

ハム雑音 hum noise 医療機器の動作に伴って生じる低周波の雑音。交流電源の振幅によって発生する電磁波が原因で、心電図に混入するとデータのエラーやゆがみを生じる。

ハム症候群 [副甲状腺機能低下・アジソン・モニリア症候群] hypoparathyroidism, Addison Monilia syndrome【HAM syndrome】自己免疫機序によって起こる副腎皮質機能低下症であるアジソン病に、特発性副甲状腺機能低下症と、モニリア症（カンジダ症）が合併したもの。

ハムストリング hamstring muscle 膝屈曲筋。

バラ疹 [バラ色粃糠疹] roseola 淡いバラ色の斑点に落屑が付着する特徴をもつ皮疹。

パラ睡眠 [逆説睡眠、レム睡眠] paradoxical sleep【PS】睡眠相の1つで、深い睡眠でありながら、脳が活発に活動している状態。急速眼球運動（REM：rapid eye movement）を伴う。➡️●レム睡眠とノンレム睡眠 p.247

ハラスメント harassment いやがらせ、悩ませること。

パラセン paracentasis パラセンタシスの略。腹腔穿刺。腹腔内に多量の液体（腹水）が貯留している場合に、腹腔に管を刺して、液体を抜くこと。

パラソムニア parasomnia 睡眠時随伴症。睡眠中に起こる望ましくない異常行動の総称。睡眠時遊行症、夢遊病、睡眠時驚愕症（夜驚症）、悪夢、レム睡眠行動障害がある。

パラダイム paradigm 模範。一時代の支配的考え方を規定する体系。方法論の枠組み。

パラノイア paranoia 妄想症。

パラフィン浴 paraffin baths【PB】関節の可動域訓練などを行うために、液状の熱したパラフィンに手や足などを出し入れし、パラフィンを手袋状に固め、その後、バスタオルなどにくるんで保温する方法。

パラプレジア［パラ］ paraplegia 対麻痺。左右両側対称的に麻痺をきたした状態。通常は両下肢の麻痺を指す。脳性、脊髄性、末梢性の障害によるものがある。➡片麻痺／●麻痺の種類 p.444

パラフレニア paraphrenia 器質性障害や思考障害はないが、幻覚や妄想をきたしている心的状態。

パラミクソウイルス Paramyxovirus パラミクソウイルス科のウイルス。流行性耳下腺炎ウイルスなどが含まれる。

パラメトリック parametric method 連続変数で正規分布しているデータを検定する方法。➡ノンパラメトリック

パラリズム pararrhythmia 副調律。洞結節、およびそれ以外の異所性中枢（副調律中枢）により、心房が二重に支配されている状態。

パラレル parallel（パラレル）平行。相似。対比的。並列。

バランスサスペンション牽引 balance-suspension traction トーマス副子とピアソンのアタッチメントを用いた牽引。股関節、膝関節の自動・他動運動をある程度可能にする牽引。

バランスベッド balance bed 体重測定ができるベッド。

パリアティブケア palliative care 緩和ケア。生存を脅かすような疾患に罹患している患者、またその家族に対して、身体的、心理的、社会的、スピリチュアルな側面などを考慮した包括的なアプローチにより、QOLを改善するケア方法。

バリアフリー barrier-free 障害者や高齢者にとっての障害（バリア）を取り除き（フリー）、暮らしやすい環境を実現していこうという考え方。

バリアプリコーション barrier-precaution 感染防止のための遮断防御策。

バリアンス variance クリニカルパスからの変化、逸脱、例外。

針刺し事故 needle-stick accident 医療従事者が業務中に、患者血液が付着した器具（注射針、メスなど）によって皮膚を損傷する事故。B型肝炎ウイルス、ヒト免疫不全ウイルス、C型肝炎ウイルスなどの感染が問題となる。

ハリス・ベネディクトの式 Harris-Benedict equation 基礎代謝量を計算する式。

●ハリス-ベネディクトの式

男性	66.47＋13.75×W＋5.00×H－6.78×A
女性	655.10＋9.56×W＋1.85×H－4.68×A

W：体重 (kg)、H：伸長 (cm)、A：年齢

バリズム ballism 舞踏病痙攣様運動。上肢あるいは下肢を強く投げ出すような特異な不随意運動。

バリックス varix 静脈瘤。食道静脈瘤、下肢静脈瘤を指す。

バリデーション validation 認知症の高齢者との尊敬と共感を基本にしたコミュニケーション方法。一般用語としては、検証、妥当性確認の意味。

バル［気管支肺胞洗浄］ bronchoalveolar lavage【BAL】内視鏡を用いて肺胞に生理食塩液を注入し、気管支分泌物を回収する方法。

バルサルバ洞［大動脈洞］ Valsalva sinus 上行大動脈起始部の内腔。冠動脈が起始する。

バルサルバ法［耳管通気法］ Valsalva maneuver 鼻をつまんで口を閉じた状態で息を吐き、口腔・鼻腔内の圧力を上げ、耳管を開通させる方法。耳管の開通性検査、心疾患の検査、発作性上室頻拍の治療に用いられる。

パルシー palsy 麻痺。中枢神経または末梢神経の何らかの障害により、身体に感覚鈍麻や随意運動の喪失などが生じた状態。➡●麻痺の種類 p.444

ハルシネーション hallucination 幻覚。実際に存在しないにもかかわらず存在すると知覚すること（幻覚）が、継発的または同時的に生じている状態。

パルス pulse【P】脈拍。心室の収縮により大動脈に血液が流れ込む末梢血管の拍動。

パルスオキシメータ pulseoximeter 経皮的酸素飽和度モニター。皮膚の表面から、動脈血の酸素飽和度を測定する器械。

●パルスオキシメータの原理

パルス療法 pulse therapy 薬物を服用する期間と服用しない期間を、周期的に反復する薬物療法。

ハルトナップ病 Hartnup disease 腸でのトリプトファンなどのアミノ酸の吸収障害、および腎臓での再吸収障害を生じる遺伝性疾患。

ハルトマン手術 Hartmann's operation 人工肛門を造設する手術。

バルトリン腺 Bartholin's gland 女性の腟口に存在する分泌腺。バルトリン液を分泌し、性交時の潤滑を促す。

バルビツレート barbiturate 中枢神経抑制作用を有する薬物の1つ。鎮静薬、麻酔薬、抗痙攣薬などがある。

パルピテーション palpitation 動悸、心悸亢進。心臓の鼓動が強く速くなり、心拍動を自覚する状態。

ハルン Harn（独）尿。

バルーンカテーテル balloon catheter カテーテルのバルーン部を膨張させることにより、管状臓器を拡張するのに用いるカテーテル。膀胱留置カテーテルを指す場合が多い。

バルーンタンポナーデ balloon tamponade バルーンカテーテルを用いた止血法。食道静脈瘤をバルーンで内側から圧迫する食道バルーンタンポナーデなどがある。

バルーンパンピング balloon pumping 大動脈内バルーンパンピング法（IABP）。心臓が機能不全に陥ったときに、バルーンの力で心臓のポンプ機能を補助する治療法。

パレステジア paresthesia 異常感覚。とくに刺激が与えられていないが、チクチク感や熱感などを自発的に感じること。

バレー徴候 Barre's sign 上肢や下肢に軽度の運動麻痺がある場合に現れる徴候。両腕を、手掌を上にして肘を伸ばしたまま前方に挙上し閉眼させると、麻痺側上肢は回内し、次第に下りてくる。腹臥位で膝関節を床面からもち上げさせて135度で維持させると、麻痺側の下肢は次第に下りてくる。

●バレー徴候

バレット潰瘍 Barrett ulcer バレット食道に発生した潰瘍。胃に近い食道の下部で見つかりやすく、逆流性食道炎が原因とされている。バレット潰瘍は食道癌へ移行しやすい。

バレット食道 Barrett esophagus 慢性的な胃酸逆流により炎症を繰り返した食道粘膜が、胃粘膜に近い円柱上皮に置き換わった状態。

ハロー牽引 halo traction 直達牽引法の1つで、頭部と頸部を装具で固定する方法。

バロットマン ballottement 浮球感。妊娠、遊走腎、腹部可動性腫瘍、関節水腫などで、患部を指で押した際に触知できる、水に球状の物体が浮いているような感覚。

バロトラウマ barotrauma 圧負荷肺損傷。人工呼吸器による陽圧換気における、過度の気道内圧の上昇や、肺の過膨張による肺実質の損傷。
➡ボルトラウマ

ハローベスト halo vest 脊椎障害患者の直達牽引に用いる装具。ハロー肩付プラスティックジャケット（ハローベスト）を着用し頭蓋骨で固定する方法。

バーン burn 熱傷。

バーンアウト burn out 燃え尽き症候群。対人専門職の人（看護職、医師、介護者、福祉関係者、教師など）が長期間、人を援助する過程で、心的エネルギーが過度に要求された結果、極度の心身の疲労と感情の枯渇を生じた状態。希望に燃え、意欲的な人に生じやすいとされる。

パンエンドスコープ panendoscope 上部消化管内視鏡。

ハンカチーフサイン handkerchief sign ツルゴール（皮膚の緊張）が低下し、つまみあげた皮膚のシワの戻りが遅くなっている状態。

ハンギングキャスト hanging cast 上腕骨骨折に使われる牽引法。

パンクチュア puncture 穿刺。注射針などを身体に刺し、滲出液や膿を排出させる処置。

ハングマン骨折 hangman fracture 軸椎（第二頸椎）の関節突起間骨折。交通事故などによる頸部過伸展によって生じる。絞首刑者に認められたことから、ハングマン（絞首刑執行人）骨折と呼ばれた。

パンクレアス pancreas 膵臓。

パンクレオザイミン・セクレチン試験 pancreozymin-secretin test【PS test】膵液の分泌を促進するホルモンであるパンクレオザイミンおよびセクレチンを静注して十二指腸液を採取、測定する膵外分泌機能検査。➡セクレチン試験

パンコースト型肺癌 Pancoast tumor 肺尖部に発生した肺癌が胸壁に浸潤したもの。胸壁には腕神経叢があり、肩から腕にかけて疼痛が発生する。

バンコマイシン耐性黄色ブドウ球菌 vancomycin resistant Staphylococcus aureus【VRSA】MRSAを殺菌できる抗生物質のバンコマイシンに耐性をもつ黄色ブドウ球菌。

瘢痕（はんこん）[スカー] scar 創傷や潰瘍などによる組織の欠損が、線維や結合組織で埋められ、修復された状態。➡●続発疹の種類 p.277／●創傷治癒のプロセス p.229

バンサンアンギナ Vincent's angina ワンサン口峡炎。扁桃腺、咽頭・口腔の粘膜に起こる急性の炎症。

反社会性パーソナリティ障害 antisocial personality disorder 社会的な通念に著しく反する考え方をかたくなにもち、またその考え方に基づいた行動をとることで、通常の社会生活に適応できなくなったパーソナリティ障害。

半消化態栄養 semi-digestion nutrition agent 天然食品を人工的に処理した素材を使用し、ある程度消化された状態で調合された経腸栄養剤。窒素源は、大豆タンパクや乳タンパク水解物、糖質はデキストリンや二糖類で、脂質は中性脂肪で構成されている。➡エレメンタルダイエット／消化態栄養

板状硬（ばんじょうこう） board-like induration 腹膜刺激症状の1つ。筋性防御が進行し、腹壁が板のように硬く緊張した状態。➡筋性防御／●腹膜刺激症状 p.418

斑状出血（はんじょうしゅっけつ） ecchymotic hemorrhage 出血の広がりが、点状出血より大きい直径3mm以上の出血。➡点状出血

ハンセン病［らい病］ Hansen's disease マイコバクテリウム属のらい菌による感染症。

反跳痛（はんちょうつう） rebound tenderness 指で腹部をゆっくり押し付け、急に放すとその部分に痛みを訴える現象（ブルンベルグ徴候）。腹膜刺激症状で腹部の炎症を示す。➡●腹膜刺激症状 p.418

反跳脈（はんちょうみゃく） bounding pulse 動脈管開存、総動脈幹、大動脈肺動脈窓などで、大血管に短絡があるとき、脈圧が増大し大きく触知される脈拍。

ハンチントン病 Huntington's disease 常染色体優性遺伝によって発病する遺伝性の神経変性疾患。反復的な不随意運動（舞踏様運動）、認知力の低下、情動障害などをきたす。

ハンディキャップ［社会的不利］ handicap 精神または身体における何らかの機能障害または能力障害により、多くの人には生じえないような、社会生活上の不利益が生じること。

パンデミック pandemic 流行病。感染症の大規模な拡大。

ハンド・シュラー・クリスチャン病［ランゲルハンス細胞組織球増加症］ Hand-Schuller-Christian disease ランゲルハンス細胞組織球の増加により、臓器への局所性またはびまん性の浸潤を伴う樹状単核球が増殖する疾患。肺浸潤、骨病変などの症状をきたす。

ハント症候群 Hunt syndrome 帯状疱疹ウイルスの感染により、耳介とその周辺、外耳道に水疱などを生じ、耳痛、顔面神経麻痺、難聴、耳鳴、眩暈などをきたした状態。

ハンドフットシンドローム hand-foot syndrome【HFS】手足症候群。抗癌薬の副作用で現れる、手足における皮膚感覚過敏、発赤、腫脹などの皮膚症状。

パンヌス pannus 血管新生を伴う肉芽組織が角膜表層に増殖した状態。

万能ツボ アルコール綿などを入れる、金属製の蓋付き容器。

反応便 reaction feces 浣腸や下剤などで人工的に排出された便。

バンパー bumper PEG（胃瘻）カテーテルの先端にあるドーム型部分。胃壁側でカテーテルを固定する。➡● PEG カテーテルの種類 p.439

バンパー埋没症候群 buried bumper syndrome PEG カテーテルの内部ストッパー（内部バンパー）が、瘻孔部位粘膜と強く接触することにより胃壁瘻孔内に迷入・埋没をきたし、カテーテルからの血性逆流、皮膚の発赤・腫脹などを生じる状態。➡● PEG カテーテルの種類 p.439

ハンプ[ヒト心房性ナトリウム利尿ペプチド] human atrioventricular natriuretic peptide【hANP】心房筋で分泌される心臓ホルモン。血管拡張作用、利尿作用をもつ。➡心房由来ナトリウム利尿ペプチド／心筋マーカー p.237

パンペリ panperitonitis パンペリトニティスの略。汎発性腹膜炎。腹膜全体に炎症が広がった状態。

ハンマートウ hammer toe 足の指（とくに親指以外の指）の屈曲変形によって、伸展不能の状態。先天性の他に、足のサイズに合っていない靴、不自然な歩き方、糖尿病による運動神経障害などによって起こる。

ハンマー指 hammer finger 槌指。遠位指節間関節の屈曲変形によって、伸展不能の状態。伸筋腱断裂または末節骨の剥離骨折によって起こる。

ひ

悲哀の仕事 mourning work 愛する対象を失ったことから生じる打撃や混乱の状態から、対象喪失の現実を受け入れていくまでの心理過程。

ピーアイピー（PIP）[近位指節間関節] proximal interphalangeal joint 中節骨と基節骨の間の関節。➡ DIP（遠位指節間関節）／●手の関節 p.300

ピアカウンセリング peer counseling 何らかの問題をもった当事者が集まり、当事者同士で話し合い、助言、相談し合うこと。

ピアサポート peer support 何らかの問題をもった当事者が集まり、当事者同士で話し合い、支援し合うこと。

ピアスーパービジョン peer supervision 特定の指導者の支援を得ずに、上下関係の生じない仲間や同僚間で行われるスーパービジョン。スーパービジョンには、①管理的機能（施設の理念、方針、目的をスタッフが理解しているかを評価し、指導していく）、②教育的機能（スタッフの専門性向上のため、情報提供や助言を行う）、③支持的機能（スタッフの悩みに対し精神的に支え、励ます）がある。

ヒアリン変性［硝子質変性］ hyalin degeneration 間質内タンパク質沈着の1つで、タンパク質の一種であるヒアリンが、本来その部位には存在しない形態に不可逆的に変化し、沈着すること。小動脈内皮に沈着すると、細動脈硬化症を起こす。

ヒアリン膜症［肺胞硝子膜症］ hyaline membrane disease【HMD】肺胞上を薄い硝子膜がおおうことで内呼吸が不能となり、呼吸困難、チアノーゼなどをきたす状態。新生児死亡の原因として多くみられる。

ピーアール（PR）［部分奏効］ partial response 固形癌の腫瘍縮小効果を判定する用語。腫瘍病変が部分的に縮小した状態。→●固形癌の治療効果判定のための基準による表現法 p.196

ピアレビュー peer review 同僚との相互批評。研究論文の信頼性や行った治療などについて、他の専門家がきちんとした検討や批評を行うこと。

ピーイー（PE）［肺気腫］ pulmonary emphysema 肺胞壁と末梢肺胞腔の破壊による慢性肺疾患。

ビーイー（BE）アンプ below elbow amputation【BE-AMP】前腕切断。

ビーイーイー（BEE）［基礎エネルギー消費量］ basal energy expenditure 生命維持に必要な最小限のエネルギー量。ハリス-ベネディクトの式を用いて推定できる。→ TEE（必要エネルギー消費量）

ピーイーエー（PEA）［脈なし電気活性］ pulseless electrical activity 心電図モニター上、波形はみられるが脈が触れないもの。VF、VT、

アシストール以外の心停止。

ピーイーマックス[最大呼気圧] maximum expiratory pressure 【PEmax】できる限り深く吸って速く吐いたときの呼吸筋の圧力。COPD、神経筋障害があると減少。

ピーエイチ（PH）[肺高血圧症] pulmonary hypertension 肺動脈平均圧が25mmHg以上の病態。心肺疾患から肺高血圧状態をきたす二次性と、明らかな原因がなく、肺血管抵抗が増大する一次性（原発性）がある。

ピーエイチティー（PHT）[門脈圧亢進症] portal hypertension 門脈の狭窄・閉塞、肝硬変などの肝疾患、下大静脈閉塞などで門脈圧が上昇する状態。

●門脈圧亢進症

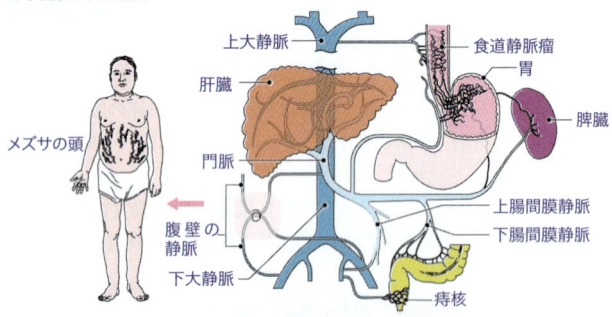

上大静脈／肝臓／メズサの頭／門脈／腹壁の静脈／下大静脈／食道静脈瘤／胃／脾臓／上腸間膜静脈／下腸間膜静脈／痔核

ピーエーエフ（PAF）[血小板活性化因子] platelet-activating factor メディエータの放出、血管拡張・透過性の亢進に関与する炎症性メディエータ。血小板を凝集させ、血管を拡張させる作用をもつ。➡●炎症性メディエータの種類と特徴 p.393

ピーエーオーツー（P$_A$O$_2$）[肺胞気酸素分圧] partial pressure of O$_2$ in alveoli 肺胞内の酸素量を分圧で示したもの。

ピーエーオーツー（PaO$_2$）[動脈血酸素分圧] arterial O$_2$ pressure

肺の血液酸素化能力を示す。PaO_2と$PaCO_2$が両方低下すれば拘束性換気障害、前者が低下、後者が上昇なら閉塞性換気障害を疑う。

●主な呼吸管理用語一覧

第一次記号	略語	意味
C (concentration of gas in blood:血中ガス濃度)	CaO_2	動脈血酸素含量
	$Cc'O_2$	肺胞終末毛細血管血酸素含量
	$C\bar{v}O_2$	混合静脈血酸素含量
F (fractional concentration:乾燥ガス内での各ガス濃度)	F_IO_2	吸気酸素濃度
	F_EO_2	呼気酸素濃度
P (gas-pressure:圧、分圧)	P_AO_2	肺胞気酸素分圧
	PaO_2	動脈血酸素分圧
	P_ACO_2	肺胞気二酸化炭素分圧
	$PaCO_2$	動脈血二酸化炭素分圧
	PB	大気圧
P (gas-pressure:圧、分圧)	PCO_2	二酸化炭素分圧
	PcO_2	肺胞毛細血管内酸素分圧
	P_IO_2	吸気ガスの酸素分圧
	P_ICO_2	吸気ガスの二酸化炭素分圧
	PO_2	酸素分圧
	$P\bar{v}O_2$	混合静脈血酸素分圧
	$P\bar{v}CO_2$	混合静脈血二酸化炭素分圧
S (% saturation of Hb with O_2:ヘモグロビン酸素飽和度)	SaO_2	動脈血酸素飽和度
	$S\bar{v}O_2$	混合静脈血酸素飽和度

*呼吸管理用語は第一次記号（略語の頭文字）と第二次記号（略語の2番目の文字）の組み合わせにより成り立っている。上記に使われている第二次記号は以下の通り。気相関連の第二次記号：A（肺胞）、B（大気圧）、E（呼気）、I（吸気）、血液相関連の第二次記号：a（動脈）、c（毛細管）、c（終末毛細管）、v（静脈性）、$\bar{v}$（混合静脈性）

ピーエーシーオーツー（PaCO$_2$）[動脈血二酸化炭素分圧] arterial CO$_2$ pressure 動脈血中の二酸化炭素量を分圧で示したもの。PaO$_2$とともに、肺の換気機能の指標となる。 ➡ ●主な呼吸管理用語一覧 p.385

ビーエスイー（BSE）[狂牛病] bovine spongiform encephalopathy プリオンタンパク蓄積による海綿状脳症。

ピーエスエー（PSA）[前立腺特異抗原] prostatic specific antigen 前立腺抗体と特異的に結びつく前立腺組織固有の糖タンパク質。前立腺癌の腫瘍マーカー。

ピーエスダブリュー（PSW）[精神科ソーシャルワーカー] psychiatric social worker 精神障害者と家族が抱える問題を解決し、社会復帰を援助する専門職。精神保健福祉士（国家資格）のこと。

ビーエス（BS）チェック[血糖測定] blood sugar measurement 血液内のグルコース濃度（血糖値）を測定すること。糖尿病のコントロールでは、血糖測定器を使用して血糖値を定期的に測定する血糖自己測定（SMBG）が重要。 ➡ SMBG(血糖自己測定)

ピーエスピー（PSP）[進行性核上性麻痺] progressive supranuclear paralysis 脳の特定の部位の神経細胞が障害されて減少するために、易転倒性、眼球運動障害、錐体外路症状、歩行異常や姿勢異常などを起こす疾患。パーキンソン病との鑑別が難しいことがある。

ピーエスブイ（PSV）[圧支持換気] pressure support ventilation 患者の呼気努力に合わせて、設定した圧まで吸気圧を維持する換気方式。1回換気量は患者の状態により変化する。 ➡ ●主な換気モード p.60

ピーエスブイティー（PSVT）[発作性上室頻拍] paroxysmal supraventricular tachycardia 突然発生し、突然停止する上室性頻拍。リエントリー回路によるものと、自動能亢進によるものがある。

ピーエーダブリューピー（PAWP）[肺動脈楔入圧（はいどうみゃくせつにゅうあつ）] pulmonary arterial wedge pressure 心臓カテーテル（スワンガンツカテーテル）を用いて、右心室からの圧を遮断して測定された、肺動脈毛細血管の静水圧。この値は左心房圧を示唆する。

➡●スワンガンツカテーテル（SGC）測定による正常値 p.258

ピーエーディーピー（PADP）[肺動脈拡張期圧] pulmonary arterial diastolic pressure
心臓の拡張期における肺動脈圧。心臓カテーテル（スワンガンツカテーテル）を用いて測定し、肺血流量増加、肺血管抵抗上昇などで高値となる。➡●スワンガンツカテーテル（SGC）測定による正常値 p.258

ピーエヌ（PN）[結節性多発動脈炎] polyarteritis nodosa
全身の中型の動脈に炎症が多発する、原因不明の疾患。男性に多く発症する。重篤な症状として腎不全、腸出血、脳出血などをきたす。

ピーエヌアイ（PNI）[予後栄養指数] prognostic nutritional index
術前の栄養状態を評価し、術後合併症の発生率、術後の回復過程を推測する指数。

ピーエヌエイチ（PNH）[発作性夜間血色素尿症] paroxysmal nocturnal hemoglobinuria
夜間血管内で溶血が起こり貧血が進行する疾患。

ピーエヌエフ（PNF）[固有受容性神経筋促通法] proprioceptive neuromuscular facilitation
固有受容器（関節包や靱帯など、位置、動き、力の受容器）を、筋の伸展、関節の圧縮・牽引、運動抵抗などによって刺激し、神経筋機構の反応を促進するリハビリテーションの手技。

ピーエーピー（PAP）[肺動脈圧] pulmonary arterial pressure
➡●スワンガンツカテーテル（SGC）測定による正常値 p.258

ビーエフジーエフ（bFGF）[ヒト塩基性線維芽細胞増殖因子] human basic fibroblast growth factor
線維芽細胞、血管内皮細胞、表皮細胞の増殖を促す活性物質。創傷部位の肉芽形成と上皮化を促進する。➡●サイトカインファミリー p.186

ビーエムアイ（BMI）[体格指数] body mass index
体重(kg)を身長(m)の2乗で割った値。標準体重は、22となる。➡●肥満の判定基準 p.457／主な栄養指標 p.55

ビーエムアール（BMR）[基礎代謝率] basal metabolic rate
生命維

持に必要な最小限のエネルギー量。

ビーエムティー（BMT）[骨髄移植] bone marrow transplantation 白血病や再生不良性貧血などによる造血機能障害を改善するために、健康な骨髄幹細胞を移植する治療法。

ピーエムディーアイ（pMDI）[加圧式定量噴霧器] pressure metered-dose inhaler 一定量の薬物を霧状に噴霧するスプレー式吸入装置。
➡ MDI（定量噴霧吸入器）

ビーエルエス（BLS）[一次救命処置] basic life support 心・呼吸停止の際に、蘇生器具がなくても行える処置。 ➡ ALS（二次救命処置）

ピーエルティー（PLT）[血小板] platelet 血液の止血、凝固に重要な働きをする血球。 ➡●血液の成分 p.157

ピエログラフィ pyelography 腎盂造影。腎盂、尿管、膀胱などに造影剤を投与してX線写真を撮影し、これらの部位の形態的、機能的異常を調べる検査法。

ピーオーエヌブイ（PONV）[術後悪心・嘔吐] postoperative nausea and vomiting 手術後に生じる悪心・嘔吐。リスク因子として、女性、動揺病または過去の術後悪心・嘔吐の既往、非喫煙者、術後オピオイド使用があげられている。

ビオー呼吸 Biot's respiration 周期性呼吸の代表的な型。呼吸の振り幅は変化せず、同じ深さの呼吸と無呼吸が交互に出現する。主に髄膜炎・脳疾患にみられる。 ➡●呼吸の観察 p.136

ピオジェン pyogen 化膿菌。緑膿菌を指す場合が多い。

被害妄想 persecution complex 自分が他者から危害を加えられていると、執拗かつ確信的に思考すること。統合失調症患者でみられる。 ➡●妄想の形式と内容 p.108

皮下気腫 subcutaneous emphysema 肺、気管、気管支などの損傷により空気が皮下組織に漏れ、貯留した状態。弾性、握雪感（あくせつかん）があり、手指で圧迫するとギュッギュッという捻髪音を生じる。

被殻出血 putaminal hemorrhage【PH】脳出血の中で最も多くみら

れるもので、大脳基底核を灌流するレンズ核線条体動脈が破綻し、出血をきたすこと。知覚障害、意識障害、運動障害などを生じる。➡●脳出血の種類 p.351

皮下血腫 subcutaneous hematoma 打撲などの外傷、採血や動脈穿刺などの医療処置に伴う、皮下の毛細管損傷により、血液が滲出して皮下に貯留し、血腫を生じた状態。

ビー（B）型肝炎 hepatitis B【HB】B型肝炎ウイルスによる肝炎。主に輸血や注射により感染する。➡ HBウイルス（B型肝炎ウイルス）／●ウイルス肝炎の種類と特徴 p.57

ピギーバック法 piggyback method 輸液セットの側注管に別の輸液セットを用いて薬液を接続注入する方法。➡タンデム法

●ピギーバック法とタンデム法

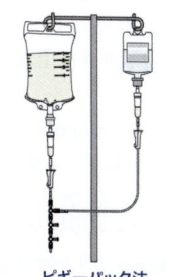

ピギーバック法
主なる輸液セットにもう１つの輸液セットを接続する。

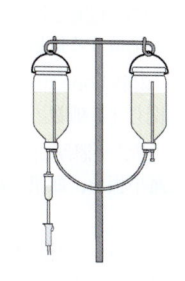

タンデム法
２種類の輸液を並列に接続し混注する。

ビグアナイド薬 biguanide 糖尿病治療薬の１つ。肝臓に作用して糖新生を阻害する。

鼻腔栄養 nasal feeding 食物を経口摂取できない場合に、鼻から胃や腸へチューブを通して、栄養物を摂取する方法。➡●栄養補給の方法 p.152

ピクシー［粒子誘発X線放射］ particle induced X-ray emission【PIXE】イオンビームの物質照射で物質中の微量元素を分析する方法。

ピークフロー peak flow【PF】呼気流量。強制肺活量検査での最大

流量。喘息発作の重症度や改善度のモニターに用いる。 ➡メフ（最大呼気流量）

ピークフローメーター peak flow meter 呼気流量測定器。

ピークボーンマス peak bone mass 最大骨量。成長期を経て、成人期に最大量になった骨量。

ビーケー（BK）アンプ below knee amputation【BK-AMP】下腿切断。
➡ AKアンプ

非ケトン性高浸透圧性昏睡［ノンケトハイパー］ nonketotic hyperosmolar coma 高血糖により体内の水分が奪われ、昏睡を生じるもの。 ➡糖尿病性昏睡の症状と所見 p.167

ピーコム［後交通動脈］ posterior communicating artery【Pcom】内頸動脈から分岐して後大脳動脈へと合流し、大脳動脈輪（ウィリス動脈輪）を形成する動脈。 ➡エーコム（前交通動脈）

ビー（B）細胞 bone marrow derived cell 骨髄由来のリンパ球。抗体産生に関与する細胞。 ➡ T細胞

ピーシー（PC）［濃厚血小板］ platelet concentrate 血液成分採血で採取した血小板を、血漿に浮遊した血液製剤。 ➡●輸血用血液製剤の種類 p.67

ピーシーアイ（PCI）［経皮的冠動脈インターベンション］ percutaneous coronary intervention 経皮的に冠動脈にカテーテルを挿入して行う冠動脈手術の総称。 ➡ PTCA（経皮的経管冠動脈形成術）／PTCR（経皮的経管冠動脈再疎通術）／ロータブレーター

● **PCIデバイス**

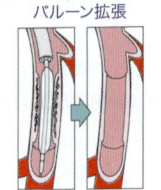

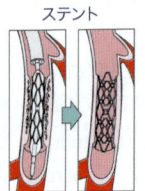

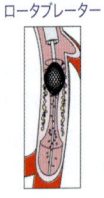

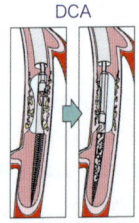

バルーン拡張　　ステント　　ロータブレーター　　DCA

ピーシーエー（PCA）[患者制御鎮痛法] patient control analgesia 患者が痛みを感じたときに、自分で専用の輸液ポンプ（PCAポンプ）を操作して、医師の処方した範囲内で鎮痛薬を投与する方法。

ピージェイカテーテル[膵－空腸吻合カテーテル] pancreato-jejunostomy catheter【P-J catheter】膵臓癌摘出術後に、主膵管に留置したカテーテルから膵液を排出する方法。

皮質下出血 subcortical hemorrhage 脳出血の1つで、頭頂葉、側頭葉、前頭葉などの皮質下に出血をきたすこと。片麻痺などを生じる。
➡●脳出血の種類 p.351

ピーシーピーエス（PCPS）[経皮的心肺補助装置] percutaneous cardio pulmonary support 大腿動静脈から送脱血を行う機械的循環補助法。開心術後急性心不全、急性心筋梗塞後心原性ショックなどで適応。

ピーシーブイ（PCV）[圧調節換気] pressure control ventilation 吸気圧・時間を設定し、気道内圧が吸気圧を上回らないように送気する人工呼吸器の換気方式。➡●主な換気モード p.60

ピーシーユー（PCU）[緩和ケア病棟] palliative care unit 癌患者の症状緩和や精神的ケアなど、緩和医療を専門的に提供する病棟。また、診療報酬における緩和ケア病棟入院料の算定が認可された病院の施設。

ビジュアルアナログスケール[ヴァス] visual analog scale【VAS】主観的な痛みの強さを10cmの長さの線の中に表したもの。➡●ペインスケール p.438

鼻汁（びじゅう） nasal discharge 鼻水のこと。

糜粥（びじゅく）[キームス] chyme 消化の過程で、食物と分泌物が混じり合ったもの。

ビショップスコア Bishop score 子宮頸管成熟度。分娩準備状態・分娩切迫状態を数量化し、判定する方法。➡●ビショップスコア p.392

皮疹 exanthem; eruption 皮膚病変の総称。発疹と同義。近年は発疹に代わって皮疹のほうが使われる。

●ビショップスコア

項目 \ 点数	0	1	2	3
開大度（cm）	0	1～2	3～4	5～6
展退（%）	0～30	40～50	60～70	80～
ステーション	−3	−2	−1～0	+1
頸管硬度	硬	中	軟	―
子宮口位置	後方	中央	前方	―

胎児先進部の下降度（ステーション）から子宮頸管の成熟度を判定する。13点中9点以上で子宮頸管の成熟

ヒス束 bundle of His 房室束。心房―心室間の筋線維。➡●心臓の刺激伝導系と心電図 p.202

ヒスタミン histamine 肥満細胞で生成されるオータコイド。抗原抗体反応によるアレルギーやアナフィラキシー症状に関与。➡●炎症性メディエータの種類と特徴 p.393

ヒスタミン試験 histamine test アレルギーが発生した場合に、抗原の特定を行うための検査。白血球の好塩基球を特定の抗体（IgE抗体）と反応させて、遊離されたヒスタミン量を測定することで評価する。

ヒステリー弓［反弓緊張、弓なり緊張］ hysterical arc ヒステリー性痙攣の1つで、背中が弓形に反り返った状態。

ヒステレクトミー hysterectomy 子宮摘出術。子宮癌や子宮筋腫などの治療のため、子宮を外科的に切除、除去すること。

非ステロイド系抗炎症薬［エヌセーズ］ non-steroidal anti-inflammatory drugs【NSAIDs】化学構造的にステロイド骨格をもたない抗炎症薬の総称。プロスタグランジンの合成酵素であるシクロオキシゲナーゼ（COX）を阻害し、発痛物質を抑制して抗炎症作用や鎮痛作用、解熱作用、抗血栓作用をもたらす。➡シクロオキシゲナーゼ／ステロイド系抗炎症薬

ヒステロスコピー hysteroscopy 子宮鏡検査法。子宮内に内視鏡を挿

●炎症性メディエータの種類と特徴

名　　称	主な産生組織	主な特徴と効果
アラキドン酸代謝物（プロスタグランジン、ロイコトリエン）	細胞膜（とくにマスト細胞の細胞膜）のリン脂質	炎症後期（発症から6時間以上）で産生、血管拡張・透過性の亢進、気管支収縮、アナフィラキシー
インターロイキン1（IL-1）	マクロファージ、B細胞、樹状細胞	メディエータ・食細胞などの活動や産生の亢進、発熱の原因
インターロイキン8（IL-8）	Tリンパ球、モノサイト	好中球やT細胞の誘導
血小板活性化因子（PAF）	血小板	メディエータの放出、血管拡張・透過性の亢進
腫瘍壊死因子α（TNFα）	活性化マクロファージ、リンパ球	メディエータの放出・活性亢進、新生血管の形成、発熱・悪液質の原因
形質転換成長因子β（TGFβ）	活性化マクロファージ、Tリンパ球	好中球・単球の誘導、結合組織の成長促進
ヒスタミン、セロトニン	マスト細胞、好塩基球	炎症初期（発症から30分以内）で産生、細静脈拡張・透過性の亢進、気管支収縮、プロスタグランジン産生
ブラジキニン	血漿タンパク質のキニン系	長引く炎症（発症から1時間以上）で産生、血管拡張・透過性の亢進、痛みの発生、ロイコトリエンの産生
補体タンパク質	マクロファージ、肝臓内皮細胞	血管拡張・透過性の増進、好中球の誘導

入し、子宮内腔や子宮内膜を観察して病巣を確認する方法。子宮内膜症、子宮内膜ポリープなどの内視鏡的治療にも用いられる。

●ビタミンの生理作用と欠乏症状

種類	生理作用	欠乏症状	備考
ビタミンA	成長促進、視紅形成、上皮細胞角化抑制、ムコ多糖形成	夜盲症、角膜乾燥、毛囊角化症、粘膜上皮異常角化	レバー・ウナギ・魚肝油などに多く含まれる。緑黄色野菜中のβカロチンは体内でビタミンAに変換される
ビタミンB_1（チアミン）	糖質代謝の補酵素（アルデヒド基転移）	脚気（疲労感・食欲不振・腱反射消失・知覚鈍麻・心肥大など）	米ぬか・小麦胚芽・豚肉などに多く含まれる
ビタミンB_2（リボフラビン）	酸化還元反応の補酵素、成長促進因子	口角炎、口内炎脂漏性湿疹	牛乳・肉類・乾燥酵母・レバー・卵などに多く含まれる
ビタミンB_6（ピリドキシン）	アミノ酸代謝の補酵素	皮膚炎・痙攣	腸内細菌により供給される
ニコチン酸（ナイアシン）	酸化還元反応の補酵素	ペラグラ（皮膚炎・下痢・神経症状）	米ぬか・カツオ・シイタケ・レバー・葉菜類などに多く含まれる。必須アミノ酸のトリプトファンから合成される
葉酸	核酸合成の補酵素	巨赤芽球性貧血、神経障害	腸内細菌により供給される
ビタミンB_{12}（シアノコバラミン）	核酸合成の補酵素	悪性貧血	腸内細菌により供給される。腸管からの吸収に、胃粘膜で分泌される内因子を必要とする
ビタミンC	還元作用、コラーゲン・ステロイドホルモンやカテコラミンの生成	壊血病	新鮮野菜・果物・レバーなどに多く含まれる。酸化されやすく、熱でこわれやすい

ビタミンD	骨形成、カルシウムとリンの代謝調節	くる病（小児）骨軟化症（成人）	レバー・卵黄・魚油・バターなどに多く含まれる。肝臓でコレステロールから合成される。ビタミンDの生成には紫外線が必要 過剰摂取により高カルシウム血症、腎・血管石灰沈着、便秘を生じる
ビタミンE（トコフェロール）	抗酸化作用、抗不妊作用	神経障害、筋肉障害	植物油・アーモンド・牛乳などに多く含まれる。活性酸素などのフリーラジカル除去作用（スカベンジャー作用）により生体膜の脂質酸化を防ぐ
ビタミンK	プロトロンビン合成	出血傾向、血液凝固遅延	トマト・納豆・海草などに多く含まれる。腸内細菌により供給される。新生児に過剰投与により溶血性貧血、高ビリルビン血症、核黄疸

ヒス・プルキンエ系 His-Purkinje system 心臓の刺激伝導系の1つで、房室結節より遠位部の刺激伝導系。➡️●心臓の刺激伝導系と心電図 p.202

ビスホスホネート bisphosphonate 骨粗鬆症など骨疾患治療薬。癌の骨溶解性骨転移の治療薬。

ビスマス薬 bismuth drug 止瀉薬の1つ。腸粘膜表面のタンパク質と結合して被膜形成し、粘膜の保護作用、炎症抑制作用を示す。

皮切（ひせつ） skin incision 皮膚切開の略。

肥大 hypertrophy 組織や器官が、標準的な状態に比べて異常に大きくなること。生活や環境に適応するために肥大を生じる生理的肥大と、何らかの疾患や症状に伴う病的肥大に分けられる。➡️●細胞の傷害と変化 p.282

ビタミン vitamin 【Vit】新陳代謝に不可欠な一群の有機化合物。体

内で生合成できないため、食物から摂取される。➡●ビタミンの生理作用と欠乏症状 p.394

ビタミンK欠乏症 vitamin K deficiency 肝臓における血液凝固因子の生成に関与するビタミンKの欠乏により、凝固因子の濃度が低下し、出血しやすくなる状態。母乳栄養の乳児、経管栄養や経静脈栄養を長期間続ける患者、吸収不良症候群、胆道系疾患、ワーファリン治療で起こる可能性がある。➡●ビタミンの生理作用と欠乏症状 p.394

悲嘆作業［グリーフワーク］ grief work 喪の仕事（作業）、悲哀の仕事（作業）。喪失を体験した人が、その深い悲しみを乗り越えるために行う心の作業。

非チアノーゼ性先天性心疾患 non-cyanotic congenital heart disease【NCCHD】心房中隔欠損症、心室中隔欠損症、房室中隔欠損症、動脈管開存症などチアノーゼのない先天性心疾患の総称。

鼻注 nasal injection 鼻腔注入の略。経鼻胃管や経鼻腸管から薬物や栄養剤などを注入すること。

ピックウィック症候群 Pickwickian syndrome 肥満、低換気、昼間の眠気の症状を示す症候群。昼間の眠気を伴う肥満体質が、ディケンズの小説『ピクウィック・クラブ』に記載されたことに由来。

ピックカテーテル［末梢挿入中心静脈カテーテル］ peripherally inserted central catheter【PICC】正中肘静脈を穿刺し、鎖骨下静脈経由で中心静脈まで進め、中心静脈栄養を行うカテーテル。

ピッグテールカテーテル pigtail catheter 豚の尻尾のように先端が反転している側孔のあるカテーテル。胆汁ドレナージ、心室造影などに用いる。

ピック病 Pick disease【PD】認知症の1類型で、前頭葉の変性疾患。人格変化、情緒障害などが初発症状で現れる。前頭葉や側頭葉を侵す変性疾患（認知症）をまとめて前頭側頭葉変性症（frontotemporal lobar degeneration：FTLD）という。

ヒックマンカテーテル Hickman catheter 皮下トンネルで設置する、

先端が開放された中心静脈カテーテル。長期間の中心静脈ルートに使用。

ピット［血漿鉄交代率］ plasma iron turnover rate【PIT】血漿中の鉄が造血組織あるいは網内系に取り込まれる1日当たりの量。赤血球産生能全体を表す指標として用いられる。

ピッド［血漿鉄消失率］ plasma iron disappearance【PID】骨髄の造血能をみる鉄代謝の指標の1つ。アイソトープで標識した鉄を静脈注射し、血漿中の放射活性が1/2になるまでの時間を求める。

ピップ［最大吸気圧］ peak inspiratory pressure【PIP】人工呼吸中気道内にかかる最も高い圧。

ヒッププロテクター hip protector 転倒による大腿骨頸部骨折を防ぐ器具。

ピーディー（PD）［進行］ progressive disease 固形癌の腫瘍縮小効果を判定する用語。腫瘍病変が増大あるいは増悪している状態。➡●固形癌の治療効果判定のための基準による表現法 p.196

ピーディー（PD）［腹膜透析］ peritoneal dialysis 腹膜を介して老廃物を除去する透析方法。血液透析より簡便で生理的だが、所要時間が長く、感染に注意を要する。

ピーティーイー（PTE）［肺血栓塞栓症］ pulmonary thromboembolism 下肢静脈などでできた血栓が肺動脈に流れ込み、肺動脈の閉塞を起こす疾患。➡静脈血栓塞栓症のリスク因子 p.398

ピーティーエイチ（PTH）［副甲状腺ホルモン］ parathyroid hormone 甲状腺の上皮小体から分泌されるホルモン。血中のカルシウム濃度やリン酸濃度の調整にかかわる。➡●主なホルモンとその機能 p.464

ピーディーエス（PDS）［食後愁訴症候群］ postprandial distress syndrome 食後のもたれ感や摂取開始後すぐに満腹感を覚える早期飽満感を主訴とする症状群。消化管症状を訴えるが器質的な病変が同定できない機能性ディスペプシアの1つ。➡機能性ディスペプシア

ピーティーエスディー（PTSD）［心的外傷後ストレス障害］ post traumatic

●静脈血栓塞栓症のリスク因子（Virchow's triad）

【凝固能亢進】
- アンチトロンビン欠乏症
- プロテインC欠乏症
- プロテインS欠乏症
- 高ホモシステイン血症
- 異常フィブリノゲン血症
- 異常プラスミノゲン血症
- 低プラスミノゲン血症
- 活性化プロテインC抵抗性 (Factor V Leiden)
- プロトロンビン遺伝子変異 (G20210A)
- 抗リン脂質抗体症候群
- 悪性疾患、ネフローゼ症候群
- 経口避妊薬、エストロゲン製剤服用
- 手術、妊娠
- 多血症、脱水　等

【静脈血うっ滞】
- 長期臥床
- 長距離旅行（エコノミークラス症候群）
- 肥満、妊娠
- うっ血性心不全
- 脳血管障害　等

【静脈壁損傷】
- 手術による損傷 （整形外科、産婦人科、一般外科、他）
- 各種カテーテル検査、処置
- 静脈炎　等

stress disorder（ストレスディスオーダー） 生命にかかわるような経験をした後に生じる心的障害。

非定型抗精神病薬 atypical antipsychotic（アティピカル アンティサイコティック） 統合失調症の治療に用いられる抗精神病薬のうち、セロトニン・ドパミン拮抗薬、多元受容体標的化抗精神病薬、ドパミン部分アゴニストなどの新しいタイプのもの。定型抗精神病薬に比べ錐体外路系の副作用が少ないため、現在、統合失調症治療薬の第一選択となっている。●→主な抗精神病薬の分類 p.305

ピーティーシーアール（PTCR）[経皮的経管冠動脈再通術] percutaneous transluminal coronary recanalization（パーキュテイニアス トランスルミナル コロナリー リカナライゼイション） 経皮的に冠動脈にカテーテルを挿入し、血栓溶解薬を注入する治療法。

ピーティーシーエー（PTCA）[経皮的経管冠動脈形成術] percutaneous transluminal coronary angioplasty（パーキュテイニアス トランスルミナル コロナリー アンジオプラスティ） 経皮的に冠動脈にカテーテルを挿入し、バルーンまたはステントで冠動脈の狭窄・閉塞部分を拡張し、血流を回復させる手術。●→ PCI デバイス p.390

ピーディージーエフ（PDGF）[血小板由来成長因子] platelet-derived growth factor（プレイトリットディライヴド グロウスファクター） 血小板に存在する細胞増殖を担うポリペプチド。●

ヒドロセファラス● 399

サイトカインファミリー p.186

ピーティーシーディー（PTCD）[経皮的経肝胆道ドレナージ] percutaneous transhepatic cholangio drainage 経皮経肝的にドレナージチューブを胆管に挿入し、胆汁を排液する手術。

●経皮的経肝胆道ドレナージ

肝臓
カテーテル
胆嚢
肝内胆管
拡張した総胆管

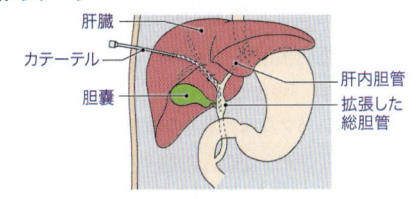

ピーティービーディー（PTBD）[経皮的経肝胆汁ドレナージ] percutaneous transhepatic biliary drainage 経皮経肝的にドレナージチューブを胆管に挿入し、胆汁を排液する手術。

ヒーティングアブレーション heating ablation 熱を使って組織を焼き、切除、固着する方法。

ヒトゲノム human genome ヒトの全遺伝子地図。

ヒートシーリング heat sealing 医療器材の外装を熱で密着させたもの。

ヒトパピローマウイルス[ヒト乳頭腫ウイルス] human *Papilloma virus*【HPV】皮膚、腟、口腔などに乳頭腫（いぼ）をつくるウイルス。性行為などで感染し、ウイルスの型によっては子宮頸癌を引き起こす。

ヒト免疫不全ウイルス human immunodeficiency virus【HIV】後天性免疫不全症候群（AIDS）の原因となるウイルス。➡エイズ（後天性免疫不全症候群）

ヒドロセファラス[ヒドロ] hydrocephalus 水頭症。髄液の通過障害、産生過剰、吸収障害によって、脳室内・クモ膜下腔に髄液が過剰に貯留した状態。水頭症には脳室とクモ膜下腔とが交通していない非交通性水頭症と、交通している交通性水頭症（産生過剰と吸収障害）がある。

否認 ディナイアル denial 受け入れ難い状況を否定し認めようとしないこと。防衛機制の1つ。➡ ●防衛機制 p.450

ピーネット[原始神経外胚葉腫瘍] プリミティヴ ニューロエクトダーマル テューマー primitive neuroectodermal tumor【PNET】中枢神経系や消化管などに現れ、組織学的に神経上皮への分化を認める腫瘍。

被曝（ひばく） イクスポージャー exposure 放射線や化学物質にさらされること。「被爆」とは、爆弾（原子爆弾や水素爆弾など）の被害を受けることをいう。

ビービー（BB）[緩衝塩基] バッファー ベイス buffer base 重炭酸イオン、リン酸1水素イオン、タンパク質など体内の塩基総量。

ピーピーイー（PPE）[個人防護具] パーソナル プロテクティヴ エクィップメント personal protective equipment 感染防止のために個人が着用するマスク、エプロン、手袋などの防護具。

●個人防護具

キャップ
ゴーグル・フェイスシールド
マスク
ガウン・エプロン
手袋
シューズカバー

ビーピーエスディー（BPSD）[行動心理学的症状] ビヘイヴィラル アンド サイコロジカル シンプトンズ オブ ディメンシア behavioral and psychological symptoms of dementia 認知症患者にみられる知覚、思考内容、気分または行動の障害による症状。「周辺症状」「行動障害」「対処困難行動」に相当。➡ ●BPSD p.401

ピープ[呼気終末陽圧換気] ポジティヴ エンド イクスパイラトリー プレッシャー ヴェンティレイション positive end expiratory pressure ventilation【PEEP】呼気終末に陽圧をかけること。➡ ●主な換気モード p.60

● BPSD（行動心理学的症状）

周辺症状
- 不眠、昼夜逆転
- 妄想
- 多動、常同行為、強迫反復
- 乱買、収集癖
- 不潔
- 幻覚
- せん妄
- うつ
- 徘徊
- 攻撃
- 火の不始末
- 性的異常行動
- 不安、焦燥
- 過食、異食

中核症状
- 物忘れ
- 理解判断能力の低下

BPSD

行動の症状 behavioral symptoms
徘徊、焦燥、破局反応、不平の表明、脱抑制拒絶・介護への抵抗、食行動の異常、火の不始末　など

精神の症状 psychological symptoms
妄想、幻覚、誤認、抑うつ状態、アパシー、不安、睡眠障害　など

ピーブイシー（PVC）[心室期外収縮] premature ventricular contraction 心室が原因となり、基本調律の心周期よりも早く出現した心拍。結滞の原因となる頻度の高い不整脈。→●重要な不整脈 p.21

ピーブイシー（PVC）フリー PVC free ポリ塩化ビニル（PVC）を使用していない製品。PVC 使用のカテーテルは脂溶性薬剤に触れると、その可塑剤である DEHP（フタル酸ジ-2-エチルヘキシル）が溶出する危険性がある。

ピーブイ（P-V）シャント[腹腔静脈シャント] peritoneo-venous shunt 【P-V shunt】腹水のたまる腹腔と鎖骨下静脈などをシャントし、腹水を大静脈系に排出する難治性腹水の治療法。

ピーブイティー（PVT）[発作性心室頻拍] paroxysmal ventricular tachycardia 突然起こる心室起源の頻拍。→●重要な不整脈 p.21

ピブカツー[ビタミン K 欠乏誘導タンパク -II] protein induced by vitamin K absence or antagonist【PIVKA-II】二次止血の凝固因子のうち、ビタミン K に依存する第Ⅱ、第Ⅲ、第Ⅳ、第Ⅴの前駆物質。肝細胞癌の腫瘍マーカー。

皮弁 skin flap 植皮術に用いる移植片。

ヒポクラテス顔貌 Hippocratic face 癌末期などの瀕死状態に特徴的な顔貌。眼が落ち込む、頬がくぼむ、無気力な表情などを呈する。

ヒポコンドリー hypochondria 心気症。憂うつ症。

非ホジキンリンパ腫 non-Hodgkin's lymphoma【NHL】ホジキンリンパ腫以外の悪性リンパ腫。B細胞型とT細胞型があり、進行度の違いから低悪性度、中悪性度、高悪性度に分類される。➡悪性リンパ腫／●ホジキンリンパ腫と非ホジキンリンパ腫 p.454

ピーホット［経皮的熱湯注入療法］ percutaneous hot saline injection therapy【PHOT】経皮経肝的に肝癌を穿刺して沸騰させた生理食塩液を局注し、癌を壊死させる治療法。

飛沫感染 droplet infection 感染者の咳嗽などにより空気中に飛散した病原体（飛沫核）が、他者の粘膜に付着して起こる感染。浮遊している飛沫核を吸入して起こる感染を飛沫核感染という。➡●感染経路 p.115

ヒヤリハット［インシデント］ incident ヒヤリとしたり、ハッとした出来事。付随的出来事、事故につながる可能性のあった出来事。

ヒューバー針 Huber-pointed needle 埋め込み式ポートに薬液を注入する注射針。➡●皮下注入ポートの仕組み p.458

ヒューマンウェア humanware 使いこなし技術。人間的な意識・意欲。「ハードウェア」「ソフトウェア」と対をなす言葉。

ヒューマンエラー human error うっかりミスや思い違いといった、人が本来の目的と異なる動作をしてしまったことに起因するエラー。

ヒューマンカウンター human counter 放射能の全身計測装置。

ヒューマンファクター human factor 人間や機械等で構成されるシステムが、安全かつ効率よく目的を達成するために、考慮しなければならない人間側の要因。

ヒューリスティックス heuristics 発見法。直感的思考方法。試行錯誤的方法。

ヒュールブリンゲル法 Furbringer method 手術時などのブラシを用い

病原性大腸菌 pathogenic coli 消化管に侵入後、毒素を産生して、腹痛、下痢などをきたす大腸菌。急激な症状を引き起こすものにO-157やO-111などの腸管出血性大腸菌があり、ベロ毒素産生により溶血性尿毒症症候群などを引き起こす。

表在痛 superficial pain 皮膚や粘膜で感じる痛み。皮下深部組織（関節、骨格筋、腱、靱帯、血管など）の受容器から伝えられる痛みは深部痛という。

病識 consciousness of disease 自分の症状や疾病、とくに精神障害者が自分の病的行動や状態について理解し、これを改善するための努力を惜しまないこと。1つ1つの症状を理解し、病的であるかそうでないかを見分けられる能力をもっている場合を、病感があるという。

病者役割 sick role 病気にかかった人は治療に専念することが許され、それに伴って通常の社会的な責任は免除されるという考え方。

標準12誘導 12-lead 12個の電極を用いる標準的な心電図の記録方法。誘導法は、単極誘導と双極誘導に分けられるが、12誘導は、単極誘導として単極肢誘導（aV_R、aV_L、aV_F誘導）と単極胸部誘導（V1-6誘導）、双極誘導として標準肢誘導（第Ⅰ〜Ⅲ誘導）を用いる。

● **12誘導**

病態失認 anosognosia 脳の器質的障害により、自分の陥っている病状（例：片麻痺）を否定、または無視する状態。 ➡ ●失認の分類 p.212

氷枕（ひょうちん） ice pack 氷まくら。

病的骨突出 pathologically protruding bone 栄養失調や長期臥床、運動不足などにより、筋や皮膚などの軟部組織が萎縮することで、骨が皮膚から突き出たようになること。褥瘡が発生した患者のほとんどで、病的骨突出がみられる。

病的多飲水 psychiatric polydipsia 精神症状の1つで、水を飲むことが止められなくなる状態。統合失調症の患者にしばしばみられる症状で、水中毒に進展すると低ナトリウム血症をきたす。➡水中毒

病的悲嘆 pathologic grief 親しい人と死別して極度の悲しみに陥るものの、やがて悲しみから立ち直るという悲嘆のプロセスが、著しく長期化すること。

表皮化 epidermalization 表皮形成のこと。創傷の治癒過程で、表皮細胞が増殖していく状態。➡●創傷治癒のプロセス p.229

日和見感染 opportunistic infection 本来ならば感染しないような弱い微生物によって生じる感染。免疫力の低下した患者に起こる。

ヒラメ筋 soleus muscle 下腿三頭筋の1つで、脛骨後面にあり、足関節の底屈にかかわる筋肉。

ビリルビン [胆汁色素] bilirubin【Bil】赤血球が崩壊してヘモグロビンが分解された後にできる色素。直接ビリルビンと間接ビリルビンがある。黄疸の指標。➡ D-Bil（直接ビリルビン）／I-Bil（間接ビリルビン）／●黄疸のメカニズム p.78

ビリルビン血症 bilirubinemia ヘモグロビンの代謝産物であるビリルビンの血中濃度が上昇または低下した状態。高値では肝疾患が疑われる。また、新生児における高ビリルビン血症では、感染症、溶血などが疑われる。

ビリルビン尿 bilirubinuria 直接ビリルビンが尿中に排泄された状態の尿（黄褐色）。黄疸でみられる。

ヒーリング healing 癒し。

ビー（B）リンパ球 B (bone marrow derived) lymphocyte 骨髄由来

リンパ球。Tリンパ球（胸腺由来リンパ球）が細胞性免疫を担うのに対し、Bリンパ球は体液性免疫をつかさどる。各種の免疫グロブリンを産生し、体液免疫、Ⅰ型、Ⅱ型、Ⅲ型アレルギー反応に関与する。
➡ Tリンパ球／●細胞性免疫と体液性免疫 p.188

ヒルシュスプルング病 Hirschsprung disease【HSCR】先天的な直腸の神経節細胞の欠如により排便困難になる疾患。

ピルビン酸 pyruvate 生体において炭水化物やタンパク質が代謝される過程で生じる中間産物。

ビルレンス virulence 病原体の菌力、毒力。病原体がもつ感染症を引き起こす能力や重症化させる能力の強さを示す概念。

ビルロートⅠ法 Billroth-Ⅰ method【B-Ⅰ】幽門側胃切除後、残った胃と十二指腸を端々吻合する再建術式。

●ビルロート法とルーワイ法

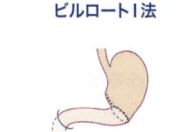

ビルロートⅠ法
胃部分切除術で、十二指腸断端と残胃を吻合する。

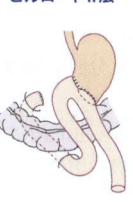

ビルロートⅡ法
十二指腸の断端は閉鎖して、残胃と空腸を吻合する。

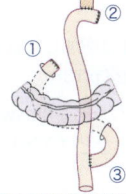

ルーワイ法
①十二指腸断端を閉鎖する。
②空腸と食道を吻合する。
③空腸と空腸を吻合する。

ビルロートⅡ法 Billroth-Ⅱ method【B-Ⅱ】幽門側胃切除後、十二指腸断端を閉鎖し、残った胃と空腸を端側吻合する再建術式。

ヒルン Hirn（独）脳。

鼻漏（びろう） rhinorrhea 鼻みず。鼻汁。

疲労骨折 fatigue fracture; stress fracture 骨の同じ部位に反復的に力が加わることによって生じる骨折。脛骨や中足骨などの下肢骨に生

ピロカルピン試験 pilocarpine test コリン作動性薬物であるピロカルピンを濃度を薄くして投与し、縮瞳の状態を観察し、動眼神経異常を診断する検査法。

ピロステ pyloric stenosis ピロリックステノーシスの略。幽門狭窄症。幽門部筋層が肥厚化し、胃の通過障害をきたす疾患。

ピロリ菌 *Helicobacter pylori* ➡ヘリコバクターピロリ

ピンインデックスシステム pin index safety system 酸素や笑気の配管などで、コネクタの形状を違え、異なるものの供給口に接続できないようにしてあるシステム。

ビンカアルカロイド vinca alkaloid 植物から抽出された抗悪性腫瘍薬。➡●抗癌薬の種類 p.25

ピンク針 注射器への接続部がピンクの注射針。注射針で最も太い針（18G）。混注などに用いる。➡カテーテル・注射針の太さ p.432

頻呼吸［タキプニア］ tachypnea 呼吸の深さは変わらないが、呼吸数が正常より増加した状態。1分間に25回以上。徐呼吸の反対。➡●呼吸の観察 p.136

ビンスワンガー病 Binswanger's disease 脳血管性認知症の1つ。脳動脈の硬化などにより大脳白質の壊死などを生じ、認知症症状を呈する。

頻尿 pollakiuria 排尿の回数が1日9回以上の状態。

ピンニング pinning 経皮的ピンニング。骨折手術の1つで、キルシュナー鋼線を2～3本刺入し、骨折部を固定し、ギプス固定を追加する方法。

ふ

ファイティング fighting 人工呼吸と自発呼吸が合わない状態。

ファイバースコープ fiber-scope 光ファイバーを使った内視鏡。

ファグ[蛍光眼底造影] fluorescent fundus angiography【FAG】フルオレセイン染料で網膜の血管を染色して行う血管撮影。

ファザーリング fathering 父親や保育者からの愛情のある接触。

ファシリテーションテクニック facilitation technique 神経筋促通法。
➡ PNF（固有受容性神経筋促通法）

ファースト[緊急超音波検査] focused assessment with sonographic for trauma【FAST】外傷患者の臓器損傷を調べるための緊急検査。心嚢、右胸腔、左胸腔、モリソン窩、脾臓周囲、ダグラス窩の6か所で超音波検査を行い、腹部液体貯留、心嚢液、胸水の有無を調べる。

● FASTの見方

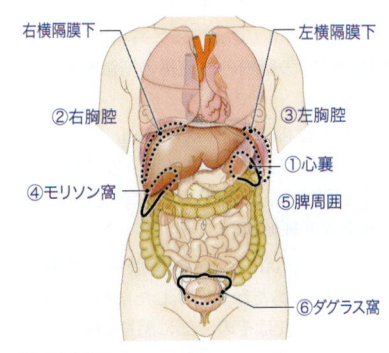

右横隔膜下 / 左横隔膜下
②右胸腔 / ③左胸腔
①心嚢
④モリソン窩 / ⑤脾周囲
⑥ダグラス窩

ファーストチョイス first choice 第一選択。

ファースト（FAST）テスト[顔上肢言語テスト] 脳卒中発見のための簡易テスト。F（face）：顔面麻痺、A（arm）：上肢の筋力低下（麻痺）、S（speech）：言語障害、T（time）：発症時間を把握することで、早期の治療開始に用いる。

ファーター乳頭 Vater's papilla 十二指腸乳頭。胆管と主膵管が開口し、胆汁と膵液を受ける部位。

ファブ[仏・米・英白血病分類] French American British cooperation

group classification【FAB】 白血病（血液腫瘍）の分類方法。

ファーラー位 Fowler's position 骨盤底位、半座位。

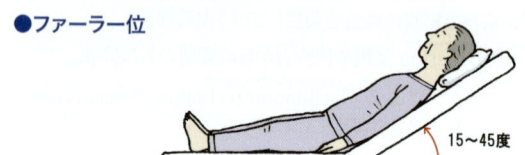

●ファーラー位

15〜45度

プアリスク poor risk 病弱でリスクが高い状態。予後不良。

ファロー四徴症［トフ］ tetralogy of Fallot【TOF】肺動脈狭窄、心室中隔欠損、大動脈騎乗、右心室肥大の4つが起こる先天性心疾患。

ファンクショナル MRI［機能的磁気共鳴撮影］ functional MRI【fMRI】磁気共鳴装置により脳内の血流量の増減をもとに、脳機能を画像化する装置。

ファンコニ症候群 Fanconi's syndrome 近位尿細管における再吸収の障害により、糖、リン酸、アミノ酸、重炭酸イオンなどが再吸収されずに尿中に排泄され、小児では発育不全やくる病など、成人では骨軟化症などをきたす症候群。

ファントムペイン phantom pain 幻肢痛。外傷や疾患によって四肢を切断した場合に、あたかも切断した部位が存在しているかのように、当該部位全体、またはその一部に感じる痛み。

ファンネリング funneling 子宮口が漏斗状になっていること。陣痛で内側から押されたとき、ファンネリング部分にとくに強く羊水圧がかかるため、漏斗状に狭まっていると破水しやすくなる。

ブイイー（VE）［嚥下内視鏡検査］ videoendoscopy 鼻咽頭喉頭ファイバースコープを用いて嚥下諸器官、食塊の動態などを観察する検査。

ブイイージーエフ（VEGF）［血管内皮増殖因子］ vascular endothelial growth factor 血管新生および血管内皮細胞層を増殖・促進するポリペプチド。 ●サイトカインファミリー p.186

ブイエー（VA）シャント［脳室心房シャント］ventriculoatrial shunt【V-A shunt】脳から心臓へとシャントをつなぎ、脳室内の異常な貯留髄液を心房に排出させる水頭症の手術。

ブイエスディー（VSD）［心室中隔欠損］ventricular septal defect 心室中隔の一部が欠損し、左室と右室の間が交通している先天性心疾患。

●心室中隔欠損

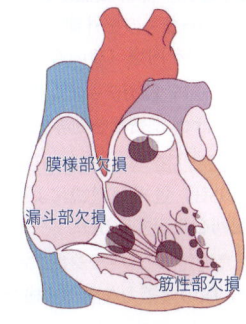

膜様部欠損
漏斗部欠損
筋性部欠損

ブイエスブイ（VSV）［量支持換気］volume support ventilation 患者の呼気努力に合わせて、設定した換気量を送る人工呼吸器の換気方式。吸気圧は自動的に調節される。➡ ●主な換気モード p.60

ブイエフ（VF）［嚥下造影ビデオ］videofluorography 造影剤入りの食塊を嚥下してもらい、X 線透視下に嚥下状態を観察する検査。

ブイエフ（Vf）［心室細動］ventricular fibrillation 心電図上、細かく震えている波形が出ている状態。心室各部が無秩序に興奮していることを示し、心臓からの血液拍出が停止する致死的不整脈。

ブイエルビーダブリュー（VLBW）［極低出生体重児］very low birth weight infant 1,500g 未満の出生時体重児。➡ LBW（低出生体重児）／●出生体重による新生児の分類 p.73

ブイオーディー（VOD）［静脈閉塞性疾患］venooclusive disease 血栓や損傷などにより、静脈が閉塞する疾患。

フィジカルアセスメント physical assessment 全身の状態を的確に系

統的に把握するために、問診（健康歴など）、視診、触診、打診、聴診などの技術を用いて身体を査定すること。

フィジカルイグザミネーション physical examination【PE】身体検査。全身を系統的に調べる検査。

フィステル fistula 瘻孔。深部臓器が体外や他の臓器と交通している状態。体表とつながったものを外瘻（がいろう）、内部器官または腔相互がつながったものを内瘻（ないろう）という。

フィック法 Fick method 心臓カテーテル検査における心拍出量の計算方法の1つ。心拍出量はO_2消費量を動静脈のO_2差で除した値に比例する。

フィッシュ［蛍光原位置ハイブリッド形成法］ fluorescent in situ hybridization【FISH】蛍光顕微鏡により、DNAクローンのゲノム上におけるDNA配列を決定する方法。

フィッシュバーグ濃縮試験［フィッシュコンク］ Fishberg concentration test【Fish conc】尿の濃縮力を調べる検査。

フィッシュボーンダイアグラム［特性要因図］ fish bone diagram 問題化している特性およびそれに影響を及ぼす諸要因の関係を明確にして、魚の骨の形に体系化した図。

ブイティー（VT）［心室頻拍］ ventricular tachycardia 心室でつくられる頻拍。➡●重要な不整脈 p. 21

フィーディングチューブ feeding tube 経鼻経管栄養チューブ。胃管。➡● NGチューブ p.63

ブイドットエー alveolar ventilation per minute【$\dot{V}_A$】肺胞換気量。

ブイドットオーツー［酸素消費量］ O_2 consumption【$\dot{V}O_2$】1分間当たり代謝で消費される酸素量。運動持久力を示す指標。

ブイドットシーオーツー［二酸化炭素排出量］ CO_2 production【$\dot{V}CO_2$】酸素消費量と並んで、肺のガス交換効率を知る指標。

ブイピー（V-P）シャント［脳室腹腔シャント］ ventriculoperitoneal shunt【V-P shunt】体内にシャントを埋め込み、脳室内の異常な貯

ブイブイアール（VVR）[血管迷走神経反応] vasovagal reaction 採血時、心理的な不安や針を刺すことなどによって迷走神経が緊張状態になり、血圧低下や脳血流の低下を引き起こす病態。気分不良や嘔吐、重症の場合は痙攣や意識喪失などが起こる。

フィブリノイド変性 fibrinoid degeneration フィブリンに似た物質（免疫複合体）が血中にでき各種の組織に沈着し壊死を起こす病態。

フィブリノゲン fibrinogen【Fbg】血漿にある血液凝固因子。線維素原。

フィブリン fibrin【Fb】線維素。血液凝固の中心的な役割を果たす血中タンパク。フィブリノゲンにトロンビンが作用してフィブリンとなり、血漿中で他の血液凝固因子の作用によってフィブリン網が形成され、血液を凝固させる。

●血液凝固の仕組み

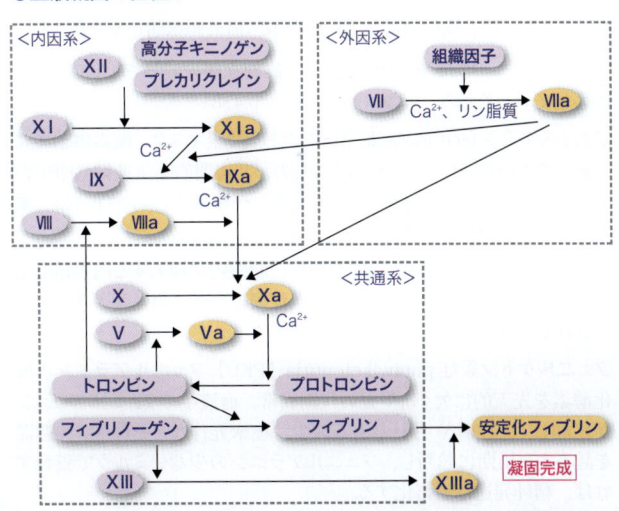

<内因系>
XII → 高分子キニノゲン、プレカリクレイン
XI → XIa (Ca^{2+})
IX → IXa (Ca^{2+})
VIII → VIIIa

<外因系>
組織因子
VII → VIIa (Ca^{2+}、リン脂質)

<共通系>
X → Xa (Ca^{2+})
V → Va
トロンビン ← プロトロンビン
フィブリノーゲン → フィブリン → 安定化フィブリン（凝固完成）
XIII → XIIIa

フィム［機能的自立度評価法］ functional independence measure【FIM】ADL（日常生活動作）を評価するツール。食事、排泄、移動などの運動項目（13項目）と、コミュニケーションなどの認知項目（5項目）から構成され、1〜7点の点数で採点、合計する。

ブイ（V）ライン V line 末梢静脈、中心静脈に入っている輸液ライン。

フィルムドレッシング film dressing 耐水性のある透明フィルム状シートによる創傷被覆法。➡● 主な創傷被覆材（ドレッシング材）の種類と特徴 p.330

フィルムドレーン film drain 薄型膜状のシリコン製ドレーン。➡● ドレーンの種類 p.331

フィルムバッジ film badge【FB】フィルム線量計。放射線被曝線量・線質を測定するX線フィルムの入ったバッジ。

フィンガーブジー finger bougie 人工肛門の狭窄防止のために、人工肛門に指を入れて広げる方法。

フェイスシールド face shield 顔全体を覆う血液曝露防止マスク。

フェイススケール face scale【FS】主観的な痛みの強さを顔のつらさの表情で表したもの。➡● ペインスケール p.438

フェイスマスク face mask 顔全体をおおう酸素マスク。酸素供給源に接続して用いる。リザーバー付きのもの、非侵襲的陽圧換気（NPPV）に用いる陽圧換気フェイスマスクがある。➡● NPPVマスク p.429 ／酸素投与方法の種類と特徴 p.171

フェトスコピー fetoscopy 胎児鏡検査。胎盤内に挿入する内視鏡を用いた胎児の出生前診断。双胎間輸血症候群などの胎児鏡下手術も開発されている。

フェニルケトン尿症 phenylketonuria【PKU】フェニルアラニン水酸化酵素を先天的に欠く新生児の代謝異常。血液中のフェニルアラニンが増加して、皮膚や毛髪の色素減少、痙攣発作などを伴う精神遅滞を起こす。早期に診断し、フェニルアラニンの少ないミルクで養育すれば、精神発達は正常化する。

フェノチアジン系 phenothiazine series クロルプロマジンなどを含む

定型抗精神病薬。➡︎●主な抗精神病薬の分類 p.305

フェブ［努力性肺活量］ forced expiratory volume【FEV】最大吸気位から努力性に呼出される呼気量。➡︎●肺気量分画 p.36

フェブワン［1秒量］ forced expiratory volume in one second【FEV_1】努力性肺活量のうち、最大吸気位から最初の1秒間で急速に呼出される量。その割合が1秒率（FEV_1/FVC）。

フェリチン ferritin 鉄分を含有するタンパク。体内貯蔵鉄の状態を反映することから鉄欠乏症貧血、白血病、再生不良性貧血の診断や癌のスクリーニング検査に用いられる。

フェレーシス pheresis 成分除去。患者の血液から血小板や白血球などの血液の一部を分離した後、残った血液を再び患者に輸注する治療法。アフェレーシス（apheresis）ともいう。

フェンタニルパッチ fentanyl patch オピオイドのフェンタニルをパッチ製剤にしたもの。皮膚に貼付して用いる鎮痛薬。

フォーカスチャーティング focus charting フォーカスごとに記述する経過記録の様式。

● DAR方式

F：Focus フォーカス			DAR
患者の現在のトピックスを短い言葉で記述する。患者が抱えている問題や関心、患者の症状、看護師による指導や治療、処置など、看護上の問題で、解決に向けて計画、立案する事柄である。	D	Data データ	フォーカスを支持する主観的・客観的情報。ケア、介入が必要な状況を詳しく記述する。
	A	Action 行為／介入	状況に対して、医療従事者が実際に行った行為、治療、処置を記述する。
	R	Response 反応	行為／介入に対する患者の結果（アウトカム）／反応を記述する。

フォーカスドクエスチョン focused question 特定のテーマに焦点を

絞った質問の仕方。閉じられた質問よりは自由で、開かれた質問よりは自由度の低い質問。

フォガティーカテーテル Fogarty catheter 血栓摘除用バルーンカテーテル。

フォビア phobia 恐怖症。不安障害の１つで、特定の事柄を極端におそれるあまり、付随的に心理的、身体的症状をきたした状態。

フォーマルサービス formal service 医療、介護、福祉のニーズをもつ人が得られるさまざまなサービスのうち、自治体などの公的機関が、法律や制度に基づいて提供するサービス。

フォームラバー牽引 foam rubber traction スポンジを用いた弾性包帯（スピードトラック）による牽引。介達牽引法の１つ。

フォール fall 転倒。物にひっかかる、つまずく、バランスを失う、すべる、ぶつかるなどして、立っている高さより低い位置に身体の一部が接すること。

フォルクマン拘縮［阻血性拘縮］ Volkmann contracture 上腕骨顆上骨折などで前腕の屈筋部の血行障害から起きる拘縮。

フォルクマン副子 Volkmann's splint 下肢を支持するための医療器具。足部から膝部の両側を支える構造をもつ。

フォーレイカテーテル Folley catheter 膀胱留置カテーテル。先端にバルーンがあり、これが膨張して膀胱内にカテーテルを固定する。他端にはバルーン膨張用の空気注入口と導尿口の２つの注入口がある。
➡︎ ●導尿カテーテルの種類 p.348

フォレスター分類 Forrester's subset 心不全の分類法。心臓カテーテルを挿入して肺動脈楔入圧と心係数を測定し、肺動脈楔入圧18mmHg、心係数2.2を基準として、Ⅰ～Ⅳ群に分類する。➡︎ ●フォレスター分類 p.415

フォローアップミルク follow-up milk 離乳用粉乳。

不穏 disquiet 患者が穏やかな状態でないこと、あるいは興奮することが予測できる状態にあること。

●フォレスター分類

心係数（L/分/m²）

	I群 肺うっ血（－） 末梢循環不全（－） 正常範囲	II群 肺うっ血（＋） 末梢循環不全（－） 循環血液量過剰 心不全
2.2	III群 肺うっ血（－） 末梢循環不全（＋） 循環血液量不足 脱水 出血	IV群 心原性ショック（＋） 末梢循環不全（＋） 肺うっ血（＋）

0　　　　　　　　　　　18　　肺動脈楔入圧（mmHg）

フォン・ヴィレブラント因子 von Willebrand factor【vWF】血漿、血小板などにある止血因子。

フォーンズ法 Fone's method 円を描くように行う歯磨き法。➡●歯磨き法 p.248

フォンタン手術[両大静脈肺動脈吻合術] Fontan operation 肺動脈弁閉鎖や単心室など先天性心疾患に対して、上大静脈と下大静脈を直接、肺動脈につなぎ、体循環と肺循環を完全に分離することを目的に行われる手術。

フォンテイン分類 Fontaine classification 閉塞性動脈硬化症の重症度の分類法。下肢の冷感、跛行、疼痛、皮膚潰瘍、壊死の有無などにより、1～5度に分類される。

フォン・レックリングハウゼン病[神経線維腫症] von Recklinghausen's disease 皮膚への褐色色素斑（カフェオレ斑）、および神経線維腫のほか、脊椎側彎症などを併発する、常染色体の遺伝子異常による先天性疾患。

不感蒸泄（ふかんじょうせつ） insensitive sweat 身体から発散する水

分のうち、発散していることが自分で感知できない水分。発汗による皮膚からの水分の発散は感知できるので、発汗以外のもの、および呼吸気道からの水分の蒸泄をいう。

不規則抗体 イレギュラー アンティボディズ irregular antibodies 赤血球に対する抗A抗体、抗B抗体以外の抗体。例えば、同じA型でも輸血した他人のA型赤血球を破壊してしまう抗体。輸血をきっかけに後天的につくられる可能性がある。➡●輸血反応 p.489

浮球感 バロットメント ballottement 妊娠、遊走腎、腹部可動性腫瘍、関節水腫などで、患部を指で押した際に触知できる、水に球状の物体が浮いているような感覚。

腹圧 アブドミナル プレッシャー abdominal pressure 腹腔内の圧力。腹直筋などの体幹を構成する筋肉、および横隔膜などの弛緩と収縮により、圧力は変化する。腹圧上昇は、排尿、排便、また分娩を助ける役割をもつ。

復温 リウォーミング rewarming 深部体温が35℃以下になった低体温状態に対して、通常の体温に戻るよう、加温などを行うこと。毛布などによる受動的復温、加温パッドなどによる能動的復温などがある。

腹腔ドレナージ アブドミナル カヴィティ ドレイニッジ abdominal cavity drainage 診断または治療のため、横隔膜下、モリソン窩、ダグラス窩などにドレーンを留置して、貯留した液性成分を排除する処置。

●腹腔ドレーンの留置部位

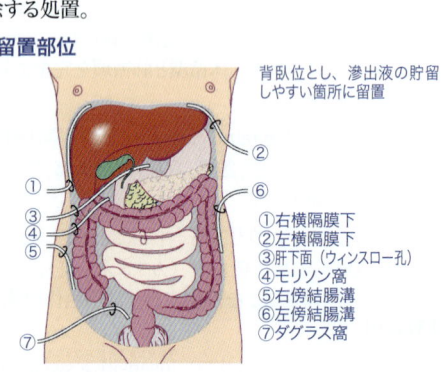

背臥位とし、滲出液の貯留しやすい箇所に留置

①右横隔膜下
②左横隔膜下
③肝下面（ウィンスロー孔）
④モリソン窩
⑤右傍結腸溝
⑥左傍結腸溝
⑦ダグラス窩

複合性局所疼痛症候群 complex regional pain syndrome【CRPS】
外傷や神経損傷後に疼痛が遷延する慢性疼痛症候群。

副作用 adverse reaction; side-effect 治療的効果を期待する主作用とは異なる作用。副作用には治療上好ましい作用が含まれる場合もあり、最近では人体に有害な作用を有害作用（反応）と呼ぶことが多くなってきている。

複視 diplopia ものが二重に見える症状。

副腎クリーゼ adrenal crisis 副腎皮質ホルモンが急激に不足し、精神症状や消化器症状などをきたした状態。

輻輳（ふくそう） convergence 両眼の視線を眼前の1点に集中し、同一のものを同時にみること。一般的には、複数のものが1か所に集まること。

腹単 plain X-ray photography of the abdomen 腹部単純X線撮影の略。

腹部膨満［腹満］ abdominal distension お腹が張ること。腹水、鼓腸、宿便、妊娠などによって発生する。

●腹部膨満の原因：5F+T

fat	肥満
fluid	腹水
flatus	鼓腸
feces	宿便
fetus	妊娠
tumor	腫瘍

腹壁緊張 abdominal wall strain 腹膜刺激症状の1つ。炎症により腹壁が緊張し硬くなった状態。➡●腹膜刺激症状 p.418

腹壁反射 abdominal reflex 体性反射の1つ。腹壁の片側を、外から

中央に向かって鈍い針などでこすると、臍が刺激された側に動く反応。
腹膜刺激症状 peritoneal irritation symptom 腹膜での感染、炎症などにより、腹膜が刺激されることで生じる症状。反跳痛（ブルンベルグ徴候）、筋性防御などが含まれる。

●腹膜刺激症状

筋性防御	デファンスともいう。腹腔内の炎症（虫垂炎、腹膜炎など）で、炎症部分を圧迫すると腹壁筋が反射的に緊張し固くなる
板状硬	筋性防衛が進行し、腹壁が板のように硬く緊張した状態
反跳痛	腹壁をゆっくり圧迫し、急に放すと病変部に疼痛が出現する
ブルンベルグ徴候	急性虫垂炎による腹膜炎でマックバーニー点に起きる反跳痛
腹壁緊張	炎症により腹壁が緊張し硬くなった状態

腹鳴 gargling sound グル音（腸雑音）のこと。腸管内で蠕動運動によってガスや液状の内容物が動くときに生じる音。
服薬スキル compliance capability 患者が自分で服薬を管理する技能。
不顕性感染 inapparent infection 病原体による感染が生じているが、それに伴う症状が現れていない状態。
不顕性誤嚥[サイレントアスピレーション] silent aspiration 睡眠中や口腔周辺の麻痺、加齢に伴う反射や神経系の衰えなどにより、本人の無意識のうちに、唾液や食物に混じって細菌類が気管に入ってしまうこと。
腐骨（ふこつ） sequestrum 骨に化膿性の炎症（骨髄炎）を生じ、周囲から血流が阻害された結果、骨の一部が壊死して分離した状態。
ブジー bougie ①器官内の探索、計測、拡張に用いられるゴム製、あ

るいは金属製の細い管。②肛門からカテーテルを挿入し、ガスを抜く処置。

プシ［プシコ］ Psychologie（独）プシコロギーの略。精神科。

ブジー拡張術 bougienage ブジーを細いものから太いものへ順次交換していくことによって、狭窄部を拡張する治療法。

不消化便 lienteric stool 消化しきれていない食物残渣の残った便。

ブジールング Bougierung（独）食道や尿道に狭窄がある場合に、ブジー（消息子）を挿入して内径を拡張すること。

プチマル petit mal（仏）てんかん小発作。突然生じる短時間の意識消失で、欠神発作という。 ➡●てんかんの分類 p.143

ブチロフェノン系 butyrophenone drug ハロペリドールなどを含む定型抗精神病薬。 ➡●主な抗精神薬の分類 p.305

フッキングテクニック hooking technique 肝臓の触診法で、被検者の右肩部あたりに立ち、上から肋骨縁に指をかける方法。深い吸気と同時に指先で腹部を内側または外側方向に圧迫し、両手指で肝臓を感じとる。

●肝臓の触診とフッキングテクニック

肝臓の触診　　　　　　　　フッキングテクニック

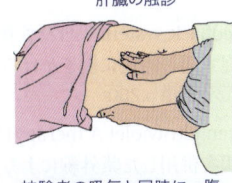

被験者の吸気と同時に、腹部を静かに圧迫する。　　両手指で肝臓を感じとる。

プッシュアップ push-up ①腕立て伏せ運動。②車椅子生活者が椅子上で行う体圧分散法、腕で車椅子の肘掛けを押し上体を浮かす運動。

フットケア foot care 足の手入れに関連するケア。糖尿病性足病変や下腿潰瘍に対するケア。

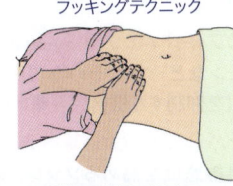

フットバス foot bath【FB】足浴。足を湯に浸して洗うこと。

フットボード foot board 足底板。外反母趾、膝痛などにより、歩行に障害をきたしている人を支援するために用いられる靴の中敷き。

不定愁訴（ふていしゅうそ） indefinite complaint 患者の訴えや自覚症状のうち、特定の疾患や臓器障害が推定できないもの。

不適合輸血［血液型不適合輸血］ incompatible blood transfusion 患者の血液型に適合しない血液を供給してしまうこと。とくにABO型の不一致であり、原因の多くは、患者または輸血製剤の確認ミスである。
➡●輸血反応 p.489

ブドウ球菌［スタヒロコッカス］ *Staphylococcus* グラム陽性球菌。ヒトの鼻腔などにもいる常在菌。➡●細菌の形態 p.108

浮動性めまい dizziness 足がふらついたり、身体がフラフラし、宙に浮いたような感じのするめまい。➡回転性めまい／●めまいの分類 p.88

フードガード pusher edges and plate buffers 皿の周囲に取り付け、皿の中の食物がすくうときに外にこぼれないようにする器具。

フードテスト food test【FT】食物テスト。茶さじ1杯のプリンを摂食してもらい、口腔での食塊形成能、咽頭への送り込みを評価する嚥下検査。

負のフィードバック機構 negative-feedback system 生理活性物質（ホルモンなど）が、その物質産生を促す別の物質に働きかけることで、作用を抑制する機構。➡●フィードバック機構 p.260

プーバ［ソラレン紫外線療法］ psolaren ultraviolet A therapy【PUVA】紫外線感度を高めるソラレンの内服を併用した紫外線による光線療法。紫外線照射量を抑え、皮膚癌のリスクを軽減する。

フーバー徴候 Hoover's sign 呼気時に下部胸郭（肋間腔）が正中側に牽引され、内側に陥没する現象。慢性閉塞性肺疾患や無気肺、気道分泌物の貯留により吸気抵抗が上昇している場合に現れる。

部分浴 partial bath 上肢や下肢などの一部を湯に浸して洗うこと。手浴、足浴がある。

不飽和鉄結合能 unsaturated iron binding capacity【UIBC】鉄と結合していないトランスフェリンの量。鉄代謝をみる指標。 ➡総鉄結合能

不明熱 fever of unknown origin【FUO】原因不明のまま発熱が続く状態。

浮遊感 floating feeling 身体が重力に反して、ふわふわと浮いている感じ。血圧上昇やめまいに伴って生じることが多い。

ブラ bulla 気胸の原因となる気腫性肺囊胞。肺胞が破壊融合してできた囊胞。

●**ブラとブレブ**

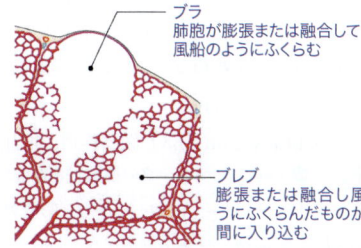

ブラ
肺胞が膨張または融合して風船のようにふくらむ

ブレブ
膨張または融合し風船のようにふくらんだものが胸膜の間に入り込む

プライマリケア primary care【PC】一次医療。一般医療。

プライマリーナーシング primary nursing 受け持ち看護方式。個別看護方式。 ➡●主な看護提供方式 p.110

プライマリーナース primary nurse 受け持ち看護方式における担当看護師。 ➡●主な看護提供方式 p.110

プライマリヘルスケア primary health care【PHC】人々が第一次的に利用する保健サービス。

プライミング priming 始動に備えて準備的な作業をすること。空気混入を防ぐために輸液ラインにいったん薬液を満たしてから薬液を流し去ることをいう。

ブラウン架台 Browne splint 下肢牽引用の台。

ブラキシズム bruxism 歯ぎしりや歯のくいしばりなどの悪い咬み癖。

ブラキセラピー brachytherapy 小線源療法。小さな金属製の密封容

器に入れた放射性物質（シード線源）を患部に挿入して行う放射線治療。口腔、舌、乳房、前立腺、食道癌、子宮頸癌、肺癌などに対して行われる。

プラーク plaque 斑、溶菌斑。とくに歯の表面に付着する黄白色の有機性粘着物である歯垢を指すことが多い。歯垢の主成分は水分、および口腔常在菌とその代謝物であり、う歯の原因となる。

プラークインデックス plaque index 歯垢指数。歯周病を評価するための指標。歯垢（プラーク）の付着状態を百分率で評価する。

プラークコントロール plaque control 歯垢除去。プラーク（歯垢）を、歯磨き、食生活、う歯治療などを行うことにより、減少させること。

フラクチャー fracture 骨折。

ブラジキニン bradykinin【BK】鎮痛作用、血圧下降作用をもつ活性ペプチド。➡炎症性メディエータの種類と特徴 p.393

プラスチックサージェリー plastic surgery 形成外科。

プラスマ plasma 血漿。➡血液の成分 p.157

プラスマフェレーシス plasmapheresis【PE】血漿交換。血漿中の病因関連物質などを取り除くため、血液から血漿を分離して、代わりに新鮮凍結血漿やアルブミン製剤を補う治療法。

プラスミド plasmid 細胞質性の遺伝因子。染色体 DNA 以外の細胞質 DNA をいう。

プラスミン plasmin【PL】線維素溶解酵素。フィブリンやフィブリノゲンを分解し、血栓溶解作用をもつタンパク質分解酵素。

プラスランギプス Phasrun-gyps 湯にひたすとギブスとして使用できるように加工してある包帯。

プラセボ placebo 偽薬。本物の薬物と同じ外見をしているが、薬効はまったくない物質。ほとんどの場合で、薬物の治療効果を確かめるための比較対照試験において用いられる。

プラセ効果 placebo effect 偽薬を投与した場合でも、被験者が本当

ブラゼルトン新生児行動評価尺度 Brazelton neonatal behavioral assessment scale【BNBAS】新生児の神経行動発達の評価方法の1つ。新生児の行動システムを自律神経系（生理系）、状態系、運動系、注意／相互作用系の4つの行動系に分類し、それぞれを評価する。

ブラックアイ black eye 頭蓋底骨折の際、眼瞼下の出血により結膜や眼瞼に出血斑がみられる徴候。➡バトルサイン

フラッシュ flush 血管内留置カテーテルに行われる手技。血栓形成の防止、カテーテルの開通性の維持、注入薬剤の配合変化の防止のために、生理食塩液、ヘパリン加生理食塩液などをカテーテル内に注入すること。

フラッシュバック flushback 症状の再燃。覚醒剤などの薬物使用歴がある場合、薬物使用していなくても薬物使用時の異常体験に似た症状が再燃したり、心的外傷後ストレス障害（PTSD）においては、過去の出来事をリアルに想起することをいう。

フラッシュバーン flush burn 爆発による熱傷。

フラッター atrial flutter【AF】アトリアルフラッターの略。心房粗動。心房細動が高度になった危険な状態。➡●重要な不整脈 p.21

ブラッディストール bloody stool 血便。血液が混じった便。下部大腸からの出血でみられる。

ブラッドアクセス blood access 血液透析における患者の血液の出入り口。内シャント、外シャント、人工血管、カテーテル法、動脈穿刺法などの種類がある。➡●内シャントと外シャント p.424

フラッピング flapping tremor フラッピングトレモールの略。羽ばたき振戦。腕を伸展させた場合などに生じる緩慢かつ不規則な震え。手を下げた後、元の位置にゆっくりと戻る動きが鳥の羽ばたきのように見える。肝不全で生じることが多い。

ブラディカーディア bradycardia【brady】徐脈。脈が正常より少ないこと。➡●脈拍の異常 p.286

●内シャントと外シャント

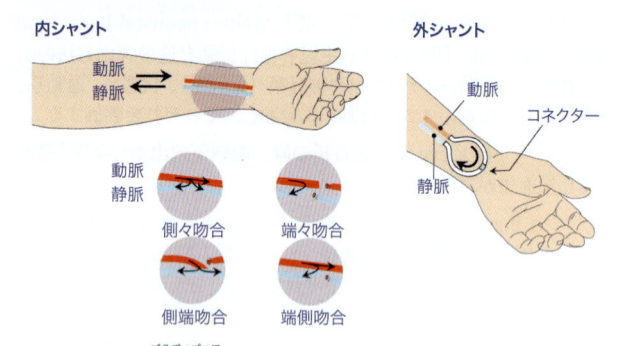

内シャント

動脈
静脈

側々吻合　端々吻合
側端吻合　端側吻合

外シャント

動脈
コネクター
静脈

ブラディプニア bradypnea 徐呼吸。呼吸の深さは変わらないが、呼吸数が正常より減少した状態。1分間に12回以下。頻呼吸の反対。
➡●呼吸の観察 p.136

プラトー plateau 定常状態、水平状態、平坦域、停滞期。

プラン plan 計画。アセスメントに基づいた計画。SOAPのP。➡● SOAP形式 p.278

プランジャー plunger シリンダー内で往復運動をするピストン部分。注射器の内筒（押し子）。

ブランチテスト［リフィリングタイム］ blanch test 指爪を指で5秒間圧迫し、開放後に色調が回復するのに要する時間を測り、循環状態を評価する方法。毛細血管再充満時間（CRT）という。

フリーエア free air 遊離ガス。腸管穿孔や破裂による腹腔内遊離ガスを指すことが多い。

プリオン prion 感染性をもつタンパク質粒子。➡クロイツフェルト・ヤコブ病

プリシード・プロシードモデル PRECEDE-PROCEED model 国際的なヘルスプロモーションや保健プログラムの実践において用いられる、企画・行動・評価モデル。

ブリストルスケール Bristol stool form scale 便の形状を、コロコロ便、硬い便、やや硬い便、普通便、やややわらかい便、泥状便、水様便に分類するスケール。

●ブリストル便形状スケール

1. コロコロ便	硬くてコロコロのウサギの糞状の排便困難な便	
2. 硬い便	ソーセージ状の硬い便	
3. やや硬い便	表面にひび割れのあるソーセージ状の便	
4. 普通便	表面がなめらかで軟らかいソーセージ状、あるいは蛇状のようなとぐろを巻いた便	
5. やや軟らかい便	水分が多く、やや軟らかい便	
6. 泥状便	境界がほぐれて、ふにゃふにゃの不定形の小片便、泥のような便	
7. 水様便	水様で、固形物を含まない液体状の便	

プリセプター preceptor プリセプターシップにおいて指導する担当者、教師。

プリセプティ preceptee プリセプターシップにおいて指導を受ける者。

プリックテスト skin prick test【SPT】即時型アレルギーの原因を検索する皮膚テストの1種。皮膚に抗原液をつけた後、その部分をプリック針で軽く傷つけ、抗原を皮内に吸収させて反応をみる。

プリーツドレーン pleats drain チューブ型ドレーンで、管腔にひだの入ったもの。→●ドレーンの種類 p.331

フリードマン曲線[陣痛曲線] Friedman's curve 分娩第1期から分娩第2期（破水）までの分娩経過をグラフ化したもの。子宮口開大度

と胎児の下降度を縦軸に、分娩開始からの時間を横軸に表されている。大量の正常分娩のデータから作成されており、個々の症例の分娩経過に問題ないかを判断できる。

●フリードマン曲線

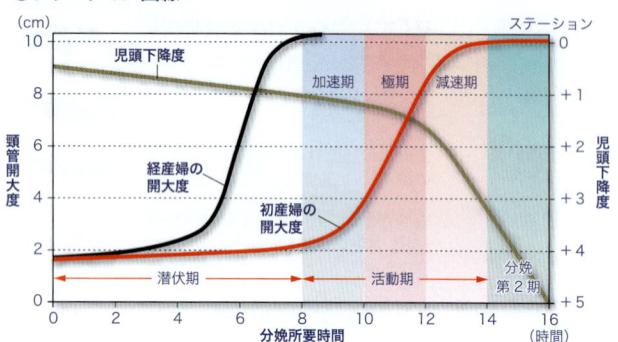

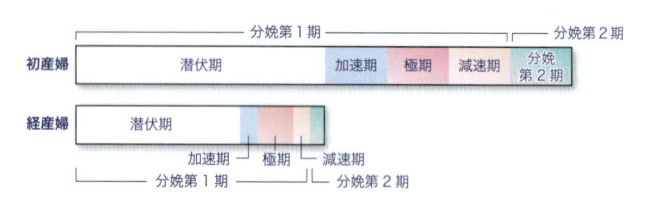

フリードライヒ失調症 Friedreich's ataxia（フリードライヒズ アタクシア） 脊髄小脳変性症の１つ。10歳頃から脊髄後索などの変性により深部感覚障害、腱反射消失、筋緊張低下などをきたし、心筋症、足変形、脊柱側彎などが高率にみられる。➡●脊髄小脳変性症の分類と特徴 p.262

ブリーフセラピー brief therapy（ブリーフ セラピー） 短期療法。「なぜ問題が起きたか」よりも「この問題の解決に、今が使えるか」を重視するカウンセリング方法。

フリーフロー free flow（フリー フロー） 薬液が設定以上の大流量で落ちてしまうこと。輸液セットのクレンメまたは三方活栓を閉じないままポンプのパネルを

開けたり、ポンプから輸液セットを外したときに起こる。

ブリミアネルボーザ bulimia nervosa 神経性大食症、過食症。摂食障害の1つで、多量の飲食物を摂取すること。摂取後に自発的な嘔吐、下剤の服用などの代償行為を伴うこともある。 ➡アノレキシアネルボーザ

プリミパラ［プリミ］ Primipara（独）初産婦。

不良肢位 wrong position 拘縮などが起こり、日常生活動作において機能的に効率が悪い、あるいは動作が困難な肢位。 ➡機能肢位／●基本肢位と良肢位 p.506

不良肉芽 infected granulation 外科的あるいは化学的デブリードマンが必要となる、創傷治癒につながらない肉芽組織。 ➡グラニュレーション／肉芽／●創傷治癒のプロセス p.229

ブリンクマン指数 Brinkman index 喫煙の健康への影響を示す指数。1日の喫煙本数×喫煙年数。400を超えると発癌の危険性が高くなるとされる。

プリン体 purine【Pur】豆、牛レバー、イワシ、鶏肉などに多く含まれる複素環式化合物。肝臓で最終代謝物の尿酸となるが、高尿酸血症では結晶化し、痛風、腎機能障害、尿管結石などを起こす。

フル［フルコース］ full course 積極的延命処置を指す。

プル［歯髄炎］ pulpitis【Pul】歯髄の炎症。う歯（虫歯）、外傷による歯髄腔の破損、歯周病で起こる。

ブルガダ症候群 Brugada syndrome 明らかな器質的疾患はないものの、特発性の心室細動を起こしやすい病態の総称。心電図では右脚ブロック、右側胸部誘導（V1-3）でのST上昇、正常QT間隔などの所見が特徴。遺伝子異常が一因とも考えられている。

プルキンエ線維 Purkinje's fiber 心筋（特殊心筋）を構成する線維の1つ。房室結節から発信される刺激を、心室心筋に伝導する組織。

ブルジンスキー徴候 Brudzinski's sign 髄膜刺激症状の1つ。首を屈曲させると膝と腰が屈曲する反射。 ➡●ブルジンスキー徴候 p.428

●ブルジンスキー徴候

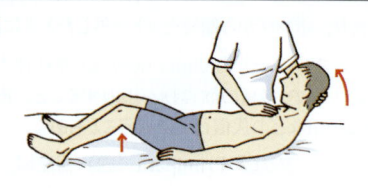

フルストマック full stomach 胃が充満した状態。全身麻酔を行うと誤嚥や誤嚥性肺炎を起こす危険性があるため、手術患者は絶食、絶飲にする。

ブルート Blut（独）血液。

プール熱［咽頭結膜熱］ pharyngoconjunctival fever【PCF】発熱、結膜炎などを主症状とするアデノウイルス感染症。プールで感染することが多い。

プルブ pulvis【pulv.】散剤、粉剤。粉末状の製剤。散剤、細粒剤、顆粒剤の順で粒が大きくなる。

フルフェイスマスク full-face mask 非侵襲的陽圧呼吸（NPPV）で用いる顔全体をおおうマスク。➡● NPPV マスク p.429

フルンクル furuncle せつ。1つの毛包および毛包周囲に黄色ブドウ球菌などが感染して生じる皮膚感染症。隣接する複数の毛包などに細菌が感染した場合が癰（よう）である。

ブルンストロームの回復ステージ Brunnstrom recovery stage 片麻痺のある人の重症度、回復度を6段階で示した概念。

ブルンナー腺［十二指腸腺］ Brunner's gland 十二指腸にある外分泌腺。アルカリ性の粘液を内腔に向かって分泌する。

ブルンベルグ徴候［反跳痛］ Blumberg sign 腹膜炎に特徴的な症状で（腹膜刺激症状）、腹壁を静かに圧迫した後、急に圧迫を解いたときに、強い疼痛を感じる。➡●腹膜刺激症状 p.418

フレア flare 発赤。皮膚発赤。

フレア［反転回復撮影法］ fluid attenuated inversion recovery

● NPPVマスク

マスク	適応	特徴		
ネーザル	・長期使用患者（脱急性期だが加圧が必要な場合、COPDなど） ・鼻呼吸が可能な患者	・マウスリークが多いが、死腔が少ない ・装着したまま水が飲める（誤嚥に注意が必要）	鼻を覆う 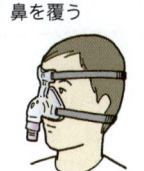	
フルフェイス	・鼻マスクになじめない患者 ・口呼吸している急性期患者	・発声できない ・装着部位（鼻梁、額など）に皮膚トラブルが起こりやすい ・飲水、吸引時にはマスクを外す必要がある	鼻と口を覆う 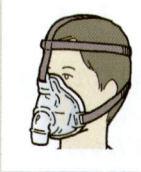	
トータルフェイス	・他のマスクではリークが発生する患者 ・過去に、皮膚トラブル・閉所恐怖の経験がある患者 ・救急時	・顔面にフィットしやすい ・粘膜の乾燥に注意 ・顔の小さい患者では使えない場合がある	鼻と口を含め、顔のほぼ全面を覆う 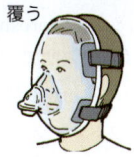	

【FLAIR】 MRIの撮像法の1つで、水抑制T_2強調画像を得る方法。

フレアアップ flare-up 急激な再燃。突然の再発。

プレイセラピー play therapy 遊戯療法。自閉症、学習障害などの子どもを対象とした心理療法の1つで、言語能力が未発達な子どもに、さまざまな遊びを通して、感情や思考を表現させる方法。

フレイルチェスト flail chest 隣同士にある3本以上の肋骨が2か所以上で骨折した場合にみられる胸壁動揺。吸気時には骨折部が陥凹し、呼気時には膨隆する。

ブレインデス brain death【BD】脳死。脳の不可逆的機能停止。①深昏睡、②両側瞳孔の散大・固定、③脳幹反射の消失、④平坦脳波、⑤自発呼吸の消失、で判定する。

プレグナンシー pregnancy 妊娠。

プレグナンジオール pregnanediol【P_2】プロゲステロンの代謝産物。肝臓で代謝され、尿中に排泄される。プロゲステロンは卵巣、胎盤、副腎皮質、睾丸などで産生されるので、尿中プレグナンジオールを測定することで、これら器官の機能状態を調べることができる。➡●主なホルモンとその機能 p.464

フレグモーネ phlegmon 蜂巣炎。黄色ブドウ球菌やレンサ球菌などが創、骨髄などから侵入することにより、皮下組織から皮膚にかけて生じる化膿性の炎症。発赤、腫脹、潰瘍などをきたす。

プレコンディショニング preconditioning 条件づけ。条件反射(特定の刺激が与えられることによって特定の行動が引き起こされる現象)を誘発するために、特定の条件を設定すること。

プレジー plegia 麻痺。➡●麻痺の種類 p.444

プレショック preshock ショックに陥る前に、交感神経が過度に亢進して(心拍数増加、血圧上昇など)、恒常性を維持している状態。

ブレース brace 装具。

ブレストキャンサー breast cancer 乳癌。

ブレストケア breast care 乳癌など乳腺疾患治療における心身両面にわたるケア。

プレチスモグラフィー plethysmography 容積変動記録法。生体のさまざまな要素の電気的変化を用いて、血液量や呼吸量などを測定する検査。

プレッシャートリガー pressure trigger 人工呼吸器の患者呼吸の感知方式で、吸気の圧変化を感知する形式。

ブレーデンスケール Braden scale 褥瘡発生リスクを測定するスケール

の1つ。

ブレード［喉頭鏡］ blade 気管内挿管時に使用する器具。→●マッキントッシュの挿入 p.468

プレート platelet【PLT】血小板。血液の止血、凝固に重要な働きをする血球。

プレート固定［内固定］ plate fixation 観血的整復術の1つで、骨折部位を外科的に展開した後、金属製プレートやピンなどを使って骨折部位を固定する方法。

フレドリクソン分類 Fredrickson classification 高脂血症の分類法。どのリポタンパク質が増加するかによって、1～5型に分類される。

プレパレーション preparation 子どもが医療を受ける際に、不安や恐怖感を減らすことを目的に子どもが納得できるような方法で説明を行ったり、対処能力を引き出す環境を整えたりすること。

ブレブ bleb 気胸の原因となる気腫性肺嚢胞。肺胞がやぶれ胸膜下に空気がたまってできた嚢胞。→●ブラとブレブ p.421

プレフィルドシリンジ prefilled syringe プラスチック製のシリンジ型薬剤容器で、薬剤と注射器が一体となった製剤。

プレホスピタルケア prehospital care 病院前救護。救急患者を現場で、また病院などに搬送する間に行う医療処置。医学的管理（メディカルコントロール）のもと、救急救命士が担っている。

フレム［音声振盪］ fremitus vocalis【frem】被検者に低音で長く発声させ、その間背部に手のひらを当て、胸壁の振動を触知する診察法。肺炎などの浸潤性病変や無気肺では増強し、気胸や胸水、肺気腫などでは減弱する。

フレームバーン flame burn 火炎による熱傷。

フレームベッド frame bed 牽引療法に使う枠付きベッド。

プレメディケーション［プレメディ］ premedication 前投薬。手術に対する不安を取り除いたり、スムーズに麻酔を導入するために、鎮痛薬、

催眠薬、精神安定薬などを投与すること。

プレーン plain 造影していない単純X線撮影。

フレンチ French【Fr】フレンチ式カテーテルのサイズ。

●カテーテル・注射針の太さ

フレンチ（Fr）とミリ（mm）との対応表（カテーテル）

Fr	3.5	5	6	8	10	12	14	16	18	20	22	24	26	28	32	36
mm	1.2	1.7	2.0	2.7	3.3	4.0	4.7	5.3	6.0	6.7	7.3	8.0	8.7	9.3	10.7	12.0

ゲージ（G）とミリ（mm）との対応表（注射針・採血針など）

G	27	26	25	24	23	22	21	20	19	18
mm	0.40	0.45	0.50	0.55	0.65	0.70	0.80	0.90	1.10	1.20
色	medium gray	brown	orange	medium purple	deep blue	black	deep green	yellow	cream	pink

プロ Prozent（独）プロツェントの略。パーセント。百分率。記号％。

ブロイラーの基本症状 Bleuler's basic symptoms of schizophrenia 統合失調症に典型的な4つの症状。思考障害（連合弛緩）、感情障害（感情鈍麻）、自閉、両価性（両価感情）をいう。

ブローイング訓練 blowing exercise 嚥下訓練の1つ。ストローでコップの水をブクブク泡が立つように吹く、あるいはろうそくや細く裂いたティッシュペーパーを吹く動作により、鼻咽腔閉鎖に関連する神経・筋群の機能を改善させる方法。➡●嚥下障害の間接訓練 p.114

ブローカ指数 Broca index 肥満の判定などに用いられる標準体重の値。わが国では変法が用いられてきた。（身長（cm）－100）に0.9をかけて求める。

ブローカ失語［運動性失語］Broca aphasia 相手の話している内容を理解できるが、話すことができない状態。➡●失語症の分類 p.210

プログレスノート progress note 経過記録。特定の患者に対して実施

プロドラッグ● 433

したケアを、時系列に沿って記載する記録方法。

プロゲステロン[黄体ホルモン] progesterone 胎盤から分泌されるホルモン。胎児や胎盤の成長、妊娠継続などにかかわる。

プロスタグランジン prostaglandin【PG】ヒトの精液、子宮内膜、甲状腺などに分布する脂溶性・酸性物質。血管拡張作用、血流増加作用、血管透過性増強作用などの生理活性をもつ。　➡︎ ●炎症性メディエータの種類と特徴 p.393

プロスタグランジン I₂ prostaglandin I₂【PGI₂】血管拡張作用、抗血小板作用をもつ、プロスタグランジン I₂ 誘導体。　➡︎ プロスタグランジン

プロセスレコード process record 患者の言動、看護者の言動・考察を経時的に記録したもの。

ブロッカー blocker 遮断薬。生理的過程や経路を遮断することによって薬理効果を発揮する薬剤。H₂ ブロッカー、α ブロッカー、カルシウムチャンネルブロッカーなど。

ブロック block 遮断。閉塞。心電図上の伝導障害の所見。

フロッピーインファント floppy infant ぐにゃぐにゃ乳児。先天性ミオパチーの良性先天型の症状の1つ。全身の筋力低下と筋緊張低下のため、寝返りができない、支えなしに座ることができない状態。

プロテアーゼ阻害薬 protease inhibitor HIV 感染や C 型肝炎において、ウイルス感染の拡大に必要となる物質であるプロテアーゼを阻害することで、ウイルスの増殖を抑制する薬物。

プロテインスコア protein score タンパク価。国際連合食糧農業機関(FAO)が設定した、食品中のタンパク質の品質を評価するための指標。

プロテーゼ prosthesis 義肢、義歯、義眼、人工補装具など、失われた身体部分の人工的補充物。

プロトコール protocol 規約。実験計画書。

プロトタイプ prototype 原型。試作品。

プロドラッグ prodrug 生体内の代謝反応を利用して生体内利用率を

高めた薬剤。

フロートリガー flow trigger 人工呼吸器の患者吸気の感知方式で、吸気の流量変化を感知する形式。

プロトロンビン時間 prothrombin time【PT】プロトロンビンの凝固時間を測定して凝固能を調べる検査。外因系凝固能の評価指標。播種性血管内凝固症（DIC）の診断、肝機能の診断などに用いられる。
➡活性化部分トロンボプラスチン時間

プロトロンビン時間国際標準化比 prothrombin time: international normalized ratio【PT-INR】国際感度指数（International sensitivity Index：ISI）が付与された組織トロンボプラスチン試薬で測定したプロトロンビン時間。➡ INR（国際正常化指数）

プロトンポンプ阻害薬 proton pump inhibitor【PPI】プロトンポンプを阻害し、胃酸分泌を阻害する薬物。プロトンポンプとは、細胞内から水素イオンを汲み出し、細胞外のカリウムを取り込む機構で、胃酸分泌の最終機能にあたる。

ブロビアックカテーテル Broviac catheter 皮下トンネルで設置する中心静脈カテーテル、先端が開放されている。

プローブ probe ①エコーなどの探査用の先端部分。②試験的な手術・標本採取。

プロブレムオリエンティッドシステム problem oriented system【POS】米国の Dr.Weed によって開発された患者問題を中心においた医療方式。患者問題をアセスメントし、問題ごとに診療・ケア計画を立て、問題解決を図る方法。➡● SOAP 形式 p.278

フローボリューム曲線 flow-volume curve【FV curve】流量・容量曲線。最大努力呼出を行ったときの息を吐くスピードと容量の変化を記録した曲線で、末梢気道の状態を評価する。➡●フローボリューム曲線 p.435

プロム［前期破水］ premature rupture of membranes【PROM】陣痛発生前に起きる破水。➡ EROM（早期破水）

プロモーター promoter 発癌補助物質。促進者。促進物。

●フローボリューム曲線

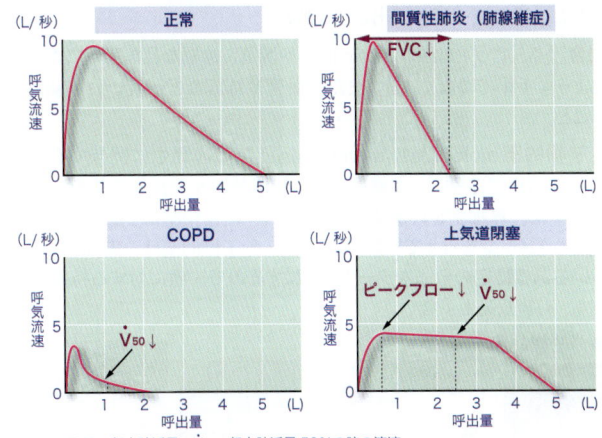

正常 / **間質性肺炎（肺線維症）** FVC↓

COPD $\dot{V}_{50}$↓ / **上気道閉塞** ピークフロー↓ $\dot{V}_{50}$↓

FVC：努力肺活量、$\dot{V}_{50}$：努力肺活量50％の時の流速

フローラ flora 生物相。細菌叢。

プロラクチン［乳汁分泌ホルモン、黄体刺激ホルモン］prolactin【PL】下垂体前葉から分泌され、黄体に作用して乳汁分泌を促進するホルモン。➡●主なホルモンとその機能 p.464

プローン prone position プローンポジションの略。腹臥位。身体の前面を下にして寝そべった姿勢。うつぶせ姿勢。

ブロンコ bronchoscopy【BRO】ブロンコスコピーの略。気管支鏡検査。経口的に挿入した気管支鏡で肺疾患を診断する検査。

プロンプティング prompting 行動療法の技法の１つ。望ましい行動がより生起されやすくするために、手がかり刺激（プロンプト）を与える方法。

フンガス fungus 真菌。糸状の微生物。かび、酵母、きのこなどの総称。

分化度 degree of differentiation 細胞が分化、成熟する度合い。未分化、低分化、中分化、高分化に分類される。分化度が高いほど正常細胞に近い。

プンク Punktion（独）プンクツィオンの略。穿刺。注射針などを身体に刺し、滲出液や膿を排出させる処置。

吻合（ふんごう） anastomotic 血管や腸管、神経などを互いに連絡するように手術でつなぐこと。また、血管や神経などが互いに連絡をもつこと。

分子標的薬 molecularly-targeted drug 疾患の発生に関与する特定の原因遺伝子やタンパク質に働き、治療効果を発揮する薬剤。化学療法薬は、癌細胞を攻撃するだけでなく、正常細胞にも働き、正常細胞にもダメージを与えてしまうのに対し、分子標的薬は、癌細胞がもっているある特定の分子をターゲットにするので、癌に対する特異性が高く、有害反応も少ない。

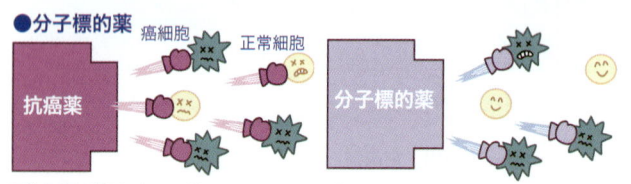

●分子標的薬

正常細胞も攻撃を受け、副作用の原因になる　　癌細胞のみを標的とし、副作用は少ない

噴門（ふんもん） cardia 胃の入口部分。食道から胃への移行部。出口部分は幽門（ゆうもん）。

●胃の区分

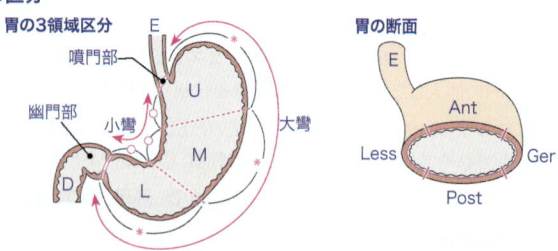

U：胃上部、M：胃中部、L：胃下部、E：食道、D：十二指腸。小彎：小 (Less)、大彎：大 (Gre)、前壁：前 (Ant)、後壁：後 (Post)。全周は周 (Circ) で表す。

ペインスケール● 437

分裂気質 シゾサイミア schizothymia クレッチマーによる人間の3気質（循環気質、分裂気質、粘着気質）の1つ。非社交的、生真面目、内向的、孤立しやすいが苦にしないなどを特徴とする。 ➡️●クレッチマーとシェルドンによる体型と気質の分類 p.149

へ

ペアレンティング ペアレンティング parenting 親業。親が子どもに最適な成長発達を促進する環境をつくり出したり、その環境を維持あるいは回復させること。

ペアン鉗子 [動脈止血鉗子] ペアンズ フォーセプス Pean's forceps 止血鉗子のうち、無鉤のもの。直型と曲型がある、把持力は弱いが、組織損傷が少ない。

閉塞隅角緑内障（へいそくぐうかくりょくないしょう） クローズドアングル グラウコーマ closed-angle glaucoma 房水の排出口である隅角が閉塞することで、房水の流れが悪くなって眼圧上昇をきたし、眼の痛み、頭痛、失明などを生じるタイプの緑内障。 ➡️開放隅角緑内障

閉塞性イレウス [単純性イレウス] オクルーシヴ イリアス occlusive ileus 腸管内の異物の存在や外部からの圧迫によって生じた腸管閉塞。 ➡️●イレウスの分類 p.40

閉塞性換気障害 オブストラクティヴ ヴェンティラトリー インペアメント obstructive ventilatory impairment 上気道、または下気道の狭窄による通過障害により、酸素と二酸化炭素の交換が妨げられること。1秒量（FEV_1）、1秒率（FEV_1/FVC）の低下がみられる。 ➡️拘束性換気障害／●換気障害の分類 p.106

ペイト [経皮的エタノール注入療法、エタ注] パーキュテイニアス エタノール インフュージョン セラピー percutaneous ethanol infusion therapy【PEIT】経皮的に肝臓を穿刺してエタノールを局注し、癌を壊死させる治療法。

ペインコントロール ペイン コントロール pain control 疼痛コントロール。癌性疼痛などをさまざまな鎮痛薬や補助薬、あるいは神経ブロックなどを用いて制御する治療法。

ペインスケール ペイン スケール pain scale 主観的な痛みの強さを客観的に表すツール。ビジュアルアナログスケール（VAS）、数字評定尺度（0-10 スケー

●ペインスケール

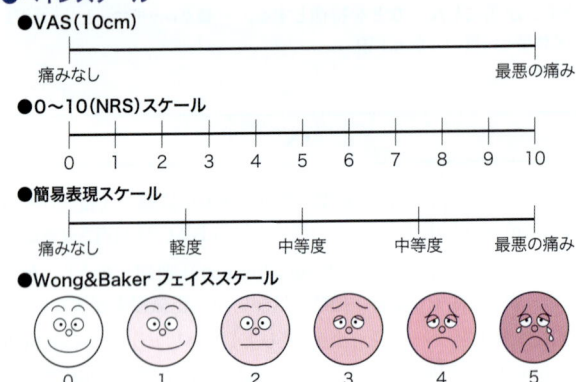

●VAS(10cm)

痛みなし ——————————————————— 最悪の痛み

●0〜10(NRS)スケール

0 1 2 3 4 5 6 7 8 9 10

●簡易表現スケール

痛みなし　軽度　中等度　中等度　最悪の痛み

●Wong&Baker フェイススケール

0　1　2　3　4　5

ヘガール拡張器 Hegar's dilator 子宮頸管を拡張する器具。

ヘガール徴候 Hegar's sign 子宮の体部が頸部より早く発育、軟化する状態。

ペグ[経皮的内視鏡胃瘻造設術] percutaneous endoscopic gastrostomy【PEG】内視鏡を用いて、胃の内腔と腹壁の皮膚の間に瘻孔を造設する手術。 ➡● PEG カテーテルの種類 p.439

ペグインターフェロン polyethylene glycol-interferon【PEG-IFN】PEG（ポリエチレングリコール）を結合させ、血液中の寿命を長くしたインターフェロン。C 型肝炎治療薬。 ➡インターフェロン

ベクレル becquerel【Bq】放射線量の単位。1 秒間に放射線を出す回数。 ➡●放射能と放射線の主要単位 p.219

ベジ 植物状態。植物状態になることを「ベジる」という。

ベーシックヒューマンニーズ[基本的生活要求] basic human needs【BHN】人間が生きていくうえで、最も基本的なニード。衣食住、初等教育、医療衛生、生活基盤分野。

● **PEG カテーテルの種類**

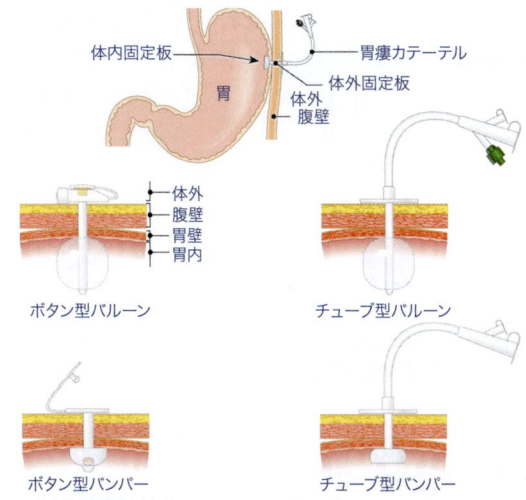

体内固定板　胃瘻カテーテル
胃　体外固定板
体外腹壁

体外
腹壁
胃壁
胃内

ボタン型バルーン　　チューブ型バルーン

ボタン型バンパー　　チューブ型バンパー

ペーシング pacing 歩調とり。人工ペースメーカーにおける心臓への電気刺激による歩調とり機構。

ペーシング不全 pacing failure 心臓ペースメーカーにおいて、ペーシングをしているにもかかわらず、心筋が興奮しない状態。

ペーシングモード pacing mode 人工ペースメーカーのペーシング方式を示すアルファベットのコード(ICHD コード)。電極の位置、ペースメーカーの作動方式などを表す。➡●ペーシングモード p.440

ヘス [好酸球増多症候群] hypereosinophilic syndrome【HES】好酸球が原因不明に異常に増加し、臓器障害を起こす症候群。紅斑・丘疹や蕁麻疹などの皮膚症状や心筋の壊死を呈することが多い。

ベースイクセス [ベースエクセス] [過剰塩基、余剰塩基] base excess【BE】アルカリ予備能を示す。アシドーシスが呼吸性のものか代謝性のものかを見分ける指標。➡●アシドーシスとアルカローシス p.10

●ペーシングモード

第1文字		第2文字		第3文字	
刺激（ペーシング）部位		感知（センシング）部位		反応様式	
A	心房	A	心房	I	抑制型*
V	心室	V	心室	T	同期型**
D	心房と心室	D	心房と心室	D	両機能
		O	機能無し	O	機能無し

* 自己心拍がある時は刺激が抑制される。　** センシングにより自己心拍を感知し刺激を出す。
（表現の仕方）AAI：心房抑制型心房ペーシング、VVI：心室抑制型心室ペーシング

ヘススクリーン Hess screen 眼球運動検査に使う赤と緑のスクリーン。

ペスト pest ペスト菌（*Yersinia pestis*）による感染症。菌を保有するネズミの血を吸ったノミの刺し口からの感染が多い。感染症法による一類感染症。

ベストプラクティス best practice 最も効果的、効率的な臨床実践の方法、または最優良の実践例。

ヘスパンダー hespander【HES】代用血漿・体外循環希釈液。

ペースメーカー pacemaker【PM】①心臓の歩調とり機能。②体外から電気刺激を与えて洞調律を保つ装置。

ペースメーカー機能不全 failure of pacemaker system function 心臓の刺激伝導が発生する洞房結節（ペースメーカー部）が、何らかの原因によって機能しなくなった状態。洞房結節が機能不全を生じると、その機能は房室結節などの部位によって代償される。

ペースメーカーチャネル pacemaker channel 心臓のペースメーカー細胞に特異的に存在するイオンチャネル。

ベースン basin たらい。洗面器。ボウル。

β-細胞 beta cell 膵臓のランゲルハンス島に存在する、血糖値を感知してインスリンを分泌する細胞。

β-刺激薬 beta-adrenergic 交感神経のアドレナリン受容体のうち、

β-受容体を刺激する薬物。主に$β_1$-刺激薬は、心筋収縮力を増大させる作用から強心薬として用いられ、$β_2$-刺激薬は、気管支平滑筋を拡張させる作用から気管支喘息治療薬として用いられる。

β-遮断薬 beta blocker 交感神経のアドレナリン受容体のうち、β-受容体を遮断する薬物。心筋収縮の抑制、平滑筋弛緩の抑制の作用をもつことから、降圧薬や狭心症状予防、不整脈治療などに用いられる。

β-受容体 beta receptor 神経伝達物質であるアドレナリンを受容するタンパク質の1つで、主に心筋に存在する$β_1$-受容体と、気管支や血管の平滑筋に存在する$β_2$-受容体に大別される。前者は、心筋の収縮に関与し、後者は、気管支や血管の平滑筋の拡張、子宮の平滑筋などの弛緩に関与する。 ➡●交感神経受容体のα作用とβ作用 p.27

β-線 beta rays 放射線の1つ。原子核(中性子)がβ崩壊する際に高速で放出される電子または陽電子。

ベータトロン betatron 電子(β粒子)を、電磁誘導を利用して加速させる装置。

ベーチェット病 Behcet's disease 口腔内の再発性アフタ、外陰部潰瘍、皮膚症状、眼症状を主症状とする慢性再発性の全身性炎症性疾患。

ベッケン[骨盤位] Beckenendlage(独)ベッケンエントラーゲの略。ベッケン位。逆子のこと。胎児の骨盤端が母体の骨盤入口に向かう胎位。 ➡●骨盤位の種類 p.175

ペット[ポジトロンエミッション断層撮影] positron emission tomography【PET】陽電子放出核種から放射される陽電子を用いた断層撮影法。

ヘッドアップティルト試験 head up tilt test【HUT】失神が自律神経の調節異常によるものかどうかを調べる試験。患者に傾斜台に乗ってもらい、傾斜をつけることで自律神経の働きを検査する方法。

ベッドスケール bed scale ベッドの脚下に計量部をセットし、患者の体重の変化量をリアルタイムに測定する体重計。

ヘッド帯 Head's zone 内臓疾患時の皮膚疼痛帯。デルマトームに沿っ

て現れ、横隔膜の疾患では背中や肩、心臓の疾患では胸部や背部、胃の疾患では腹部や背部、肝臓・胆囊の疾患では肩や背中に痛みが生じる。➡●デルマトーム p.316

ヘテロ接合体［異型接合体］heterozygote 1つの染色体を構成する2つの遺伝子が、異なっている状態（Aa、Bbなど）。一方、同じ状態（AA、BBなど）をホモ接合体という。➡ホモ接合体

ペニシリン耐性肺炎球菌 penicillin resistant *Streptococcus pneumoniae*【PRSP】ペニシリンに対して、耐性を獲得した肺炎球菌。肺炎、慢性気道感染症、中耳炎、副鼻腔炎、敗血症、心内膜炎、髄膜炎などの感染症をきたす。

ベニューラ venular needle 静脈留置用の細いテフロン針。

ペーハー［水素イオン指数、ピーエイチ］pondus hydrogenii【pH】酸性・アルカリ性の指標。

ヘパ生 heparinized saline solution ヘパリン加生理食塩液の略。ヘパリンロックを行うためのヘパリンと生理食塩液の混合液。

ヘバーデン結節 Heberden's node 変形性関節症の1つで、示指から小指にかけての第1関節に変形が現れるもの。更年期以降の女性にみられることが多い。

●ヘバーデン結節

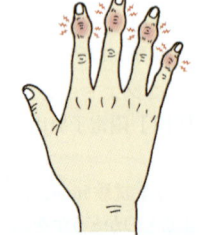

ヘパトーマ hepatoma 肝細胞癌。肝細胞が癌化し発生する肝臓癌。多くが肝炎ウイルス感染による慢性肝炎や肝硬変に起因する。

ペーパーバッグ呼吸 paper bag breathing 紙袋呼吸法。過換気症候群の発作が生じた場合に用いられる、紙袋で口と鼻をおおって呼吸する方

法。過換気症候群では、血中の二酸化炭素濃度が低下して、血液はアルカリ性に傾いている。自分の呼気を再び吸気することで、血中の二酸化炭素濃度を上昇させ、アルカリ性に傾いた血液を補正できる。

●紙袋呼吸法

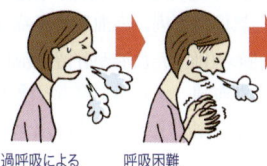

過呼吸による過換気

呼吸困難 指先・口唇のしびれ

紙袋で口を押さえて呼気を吸う

ヘパフィルター[高性能微粒子エアフィルター] high efficiency particulate air filter【HEPA filter】微細な粒子も濾過するエアフィルター。

ヘパリン heparin 血液凝固因子の作用を阻害し、血液凝固を抑制する抗凝固薬。

ヘパリンロック heparin rock 血液によって輸液ルートが閉鎖しないようにヘパリン加生理食塩液をルート内に満たすこと。

ヘビーフォアデイト heavy-for-dates infant【HFD】妊娠期間に比して出生体重の重い新生児。

ペプシン pepsin 胃のタンパク分解酵素。➡●食物の消化吸収と消化酵素 p.19

ペプチド peptide 2個以上のアミノ酸がペプチド結合した化合物の総称。

ベベル bevel 注射針の針先の斜めになった刃面。レギュラーとショートがある。

●レギュラーベベルとショートベベル

RB（レギュラーベベル）
刃面長
12度
針先角度は12度と鋭角で、刃面長い。鋭利なため皮下・筋肉内注射に向く。

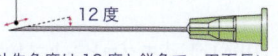

SB（ショートベベル）
18度
針先角度は18度で、刃面長が短い。鈍角のほうが血管を突き破りにくいという理由から静脈内注射に向く。また皮内注射も刃面長の短いSBが向く。

ヘマチュリア hematuria 血尿。血液が混じった尿。

ヘマトクリット[ヘマト] hematocrit【Ht】血球容量。血液の血球成分中、赤血球が占める比率を％で表したもの。貧血、出血、骨髄の機能不全などで減少し、脱水、熱傷、下痢、赤血球増多症などで増加する。

ヘマトーマ hematoma 血腫。出血した血液が貯留・凝固して腫瘤状になったもの。動脈血腫、硬膜外血腫、子宮後血腫など種々の場所で起こる。

ヘミバリズム hemiballism 一側の上下肢を投げ出すような激しい不随意運動。

ヘミプレジア[ヘミ] hemiplegia【Hemi.】片麻痺。身体の左右いずれかの半分が麻痺のある状態。➡パラプレジア

●麻痺の種類

片麻痺	交代性片麻痺	交叉性片麻痺	単麻痺	対麻痺	四肢麻痺
身体の一側の、上下肢の麻痺。大脳皮質の障害、内包の障害	一側の片麻痺と、他側の脳神経麻痺。一側の脳幹の部の障害	一側の上肢の麻痺に対側の下肢の麻痺。一側の延髄錐体交叉部の障害	上下肢のうち一肢だけの麻痺。大脳皮質の障害、片側脊髄部の障害、末梢神経	両下肢の麻痺。脊髄（胸髄以下）の障害	上下肢の両側の麻痺。脳幹部、高位頸髄、神経筋接合部の障害

ヘモグロビン hemoglobin【Hb】血色素。赤血球の成分。酸素を運ぶ鉄タンパク複合体で、ヘモグロビン1分子は酸素4分子と結合する。➡ヘモグロビン

ヘモグロビン A1c hemoglobin A1c【HbA1c】ヘモグロビンとブドウ糖が結びついたもの。糖尿病患者の直近1～2週間の平均血糖値レベルを知る指標。➡糖尿病の診断基準 p.445

●糖尿病の診断基準

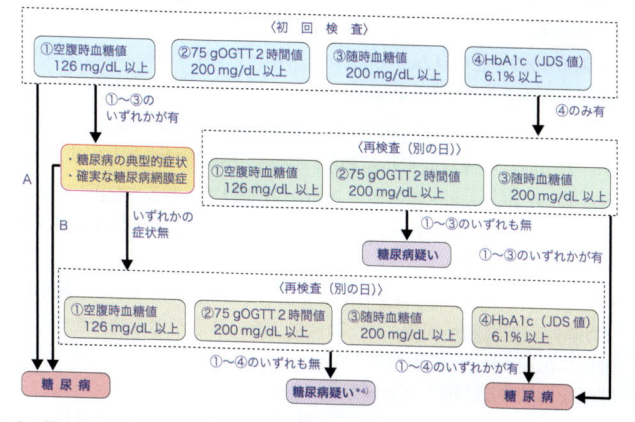

```
〈初回検査〉
①空腹時血糖値 126 mg/dL 以上
②75 gOGTT 2 時間値 200 mg/dL 以上
③随時血糖値 200 mg/dL 以上
④HbA1c（JDS値）6.1% 以上
```

①～③のいずれかが有 → ・糖尿病の典型的症状 ・確実な糖尿病網膜症
④のみ有 → 〈再検査（別の日）〉

```
〈再検査（別の日）〉
①空腹時血糖値 126 mg/dL 以上
②75 gOGTT 2 時間値 200 mg/dL 以上
③随時血糖値 200 mg/dL 以上
```

いずれかの症状無
①～③のいずれも無 → 糖尿病疑い
①～③のいずれかが有

```
〈再検査（別の日）〉
①空腹時血糖値 126 mg/dL 以上
②75 gOGTT 2 時間値 200 mg/dL 以上
③随時血糖値 200 mg/dL 以上
④HbA1c（JDS値）6.1% 以上
```

①～④のいずれも無 → 糖尿病疑い*4)
①～④のいずれかが有 → 糖尿病

A：同一採血で①～③のいずれかと④が有
B：いずれかの症状

ヘモグロビン尿症 hemoglobinuria 血色素尿症。造血幹細胞の後天的な変異により、赤血球が異常に破壊された結果（溶血）、尿中に多量のヘモグロビンが排泄される疾患。尿はコーラ色を呈し、貧血に伴うさまざまな症状をきたす。

ヘモソラックス hemothorax 血胸。胸腔内に血液がたまった状態。

ヘモフィルター hemofilter 灌流液を用いずに限外濾過により血液浄化を行う装置。

ヘモロイド［ヘモ］ hemorrhoid 痔核。排便によるうっ血や圧迫などに伴って肛門周囲の粘膜下組織に生じる、静脈瘤が主体の腫瘤。

ペラグラ pellagra ナイアシン欠乏症。ビタミン B_3 の欠乏による疾患。胃腸障害、口内炎、下痢、紅斑などがみられる。

ヘリオトロープ疹 heliotrope rash 皮膚筋炎でみられる、上眼瞼にできる浮腫性の紫紅色の紅斑。紫紅色がヘリオトロープという花の色と似ていることに由来する。

ペリコ［智歯周囲炎］ pericoronitis【Perico】智歯（親知らず）周囲の炎症。

ヘリコバクターピロリ Helicobacter pylori【HP】胃炎、消化性潰瘍、胃癌の原因となるらせん状細菌。

ペリスタルティック方式 peristaltic 輸液ポンプの蠕動式輸液押し出し法。小円筒状の棒が波動状に動き、チューブ内の輸液を押し出す方式。

ペリメータ perimeter 視野計。視野の各部位で、明るさを正しく感知できるかを測定する検査機器。緑内障などによる視野欠損の詳細な状況を把握できる。

ヘーリング・ブロイエル反射 Hering-Breuer reflex 肺の伸展・縮小により肺伸展受容器が刺激された場合に、その刺激が迷走神経を介して延髄に伝達され、呼吸が抑制されること。吸気を抑制する肺膨張反射、呼気を抑制する肺縮小反射に分類される。

ペール［タンパク効率］ protein efficiency ratio【PER】食品に含まれるタンパク質の消化吸収、体内で利用される効率を表した数値。

ペルオス per os 経口。口から物を入れること。

ベルクロ velcro マジックテープの商標。マジックテープを剥がすときのパリパリと聞こえる呼吸音をいう。捻髪音。

ヘルスアセスメント health assessment 健康アセスメント。個人の健康状態を、身体的、精神的、社会的側面から総合的に評価すること。

ヘルスケア health care 医療。人間の健康の維持、あるいは何らかの原因により健康が損なわれた場合の回復、あるいは損なわれうる危険性がある場合の予防などに携わる活動。

ヘルスビリーフモデル health belief model 保健信念モデル。人がある保健行動を行うのは、その病気にかかることの罹患性、病気になることの重大性についての知覚（信念）に基づくという、健康行動を分析するモデル。人々の受診行動の分析から生まれた考え方。

ヘルスプロモーション health promotion【HP】住民参加により、健康的ライフスタイル、健康支援の公共政策・環境づくりなどを促進す

るという公衆衛生、地域看護における基本概念。

ヘルスプロモーション型看護診断 health promotion nursing diagnosis
栄養や運動など、特定の健康行動を強化する準備ができている状態を示す看護診断。診断名と診断指標で示される。

ヘルツ Hertz（独）【Hz】心臓。心疾患患者。心臓外科・内科。

ヘルニア hernia 臓器の一部が組織の外に脱出した状態。

ヘルパーT細胞［CD4リンパ球］ T cell helper 免疫反応を起こすT細胞で、CD4を発現したもの。B細胞の抗体産生や、キラーT細胞の働きを助ける。➡ CD4

ヘルパンギーナ herpangina 水疱性・疱疹性口峡炎。

ヘルペス herpes 疱疹。ヘルペスウイルスによる感染症。身体の一部に小水疱が生じる単純ヘルペスと、帯状に発赤や小水疱を生じて強い痛みをきたす帯状ヘルペスに分類される。

ペルホる ペルホラート（perforate）に由来。穿孔すること。

ベル・マジャンディーの法則 Bell-Magendie's law 脊髄神経の入出力に関する法則。求心性線維（知覚神経）は脊髄後根から入り、遠心性線維（運動神経）は脊髄前根から出ること。

ベル麻痺 Bell's paralysis【BP】顔面神経が浮腫、圧迫などにより障害されて生じる顔面片側の運動麻痺。

●ベル麻痺

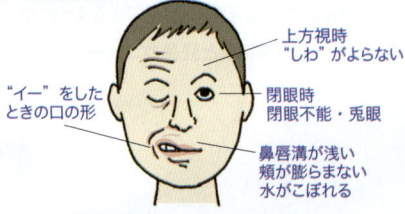

上方視時"しわ"がよらない
"イー"をしたときの口の形
閉眼時 閉眼不能・兎眼
鼻唇溝が浅い 頬が膨らまない 水がこぼれる

ベローズ bellows ふいご。送気用の蛇腹。

ベロックタンポン Bellocq tamponade 鼻出血に対するガーゼタンポンを用いた止血法、タンポン挿入にベロック管を用いる。

ベロ毒素 verotoxin【VT】腸管出血性大腸菌が出す毒素。よく知られているものに O-157 がある。

ベロ毒素産生大腸菌 verotoxin-producing *Escherichia coli*【VTEC】細胞のタンパク合成を阻害する、ベロ毒素を産生する腸管出血性大腸菌。➡腸管出血性大腸菌

返血 retransfusion 自分の血を体内に戻すこと。自己血輸血。

ベンス・ジョーンズタンパク Bence-Jones protein【BJP】免疫グロブリン分子を構成するタンパク質の1つ。多発性骨髄腫などの場合、尿中に増加する。

変性 degeneration 細胞が傷害されて、可逆性の構造・機能の変化が生じること。➡●細胞の傷害と変化 p.282

ベンゾジアゼピン系 benzodiazepine 睡眠薬や抗不安薬として用いられる、ベンゾジアゼピン受容作用を利用した薬物。

ベンダーゲシュタルトテスト Bender-Gestalt test【BGT】心理検査として行われる図形模写テスト。脳器質性疾患や精神障害などの検査に用いられる。

胼胝（べんち） tylosis; callus たこ。くり返し刺激を受けたために、皮膚の表面が硬く盛りあがったもの。

ベンチュリーマスク Venturi mask 二酸化炭素の蓄積を防ぎながら、吸入気酸素濃度を正確に設定できるようになっている酸素マスク。

●ベンチュリーマスクと経鼻カニューレ

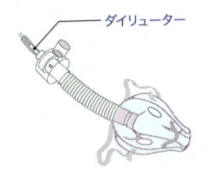

ベンチュリーマスク　　経鼻カニューレ

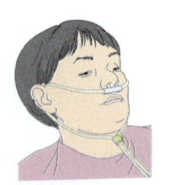

ベンチレーター ventilator 換気装置。とくに呼吸不全患者の酸素・二酸化炭素の交換を支援するための換気装置。人工呼吸器。

ベントカテーテル vent catheter 経心尖部または経肺静脈的に心室内に留置し、血液の吸引や血圧調整などを行うカテーテル。

ベントン視覚記銘力検査 Benton visual retention test 図を見て再現させるテスト。短期記憶を測定する。

便培 stool culture 便培養検査の略。便を採取して培養し、病原菌の有無、特定を行う検査。

扁平コンジローマ flat condyloma 2期梅毒に発生する扁平状に隆起する丘疹。

便ヘモ fecal occult blood test 便潜血検査の略。

ヘンレループ loop of Henle ヘンレ係蹄。尿細管の一部位。原尿（糸球体濾液）の濃縮に重要な役割を果たす。

ペンローズドレーン Penrose drain 多数の細かい溝のついた薄い膜状のシリコン製ドレーン。 ➡ ●ドレーンの種類 p.331

ほ

ボアス圧痛点 Boas' point 第12胸椎の左側の圧痛点。この部位を指で押したときに痛みを生じる場合、胃潰瘍、十二指腸潰瘍を示唆する。

●ボアス圧痛点と小野寺圧痛点

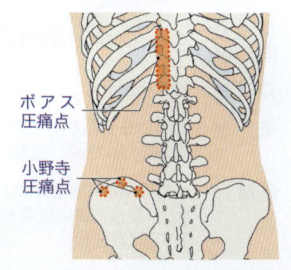

ボイタ法 Vojta method 脳性麻痺訓練法の1つ。脳性麻痺症状の出現する前に中枢性神経障害を示す乳児を発見し、原始反射を応用した腹這い・寝返り運動を誘発して、脳性麻痺の発症を止める方法。

ポイント・オブ・ノーリターン point of no return 復帰不能点。糖尿病患者で血糖コントロールを厳密に行っていても糖尿病性腎症の進行を抑えることができなくなる時点。

防衛機制 defense mechanism 大きな危機や不安に直面したときに、それに対応する、または乗り越えるために用いられる精神的機能。抑圧、合理化、投影、反動形成、逃避、昇華などがある。

●防衛機制

種類	内容
抑圧	不快・苦痛の感情を意識に受け入れがたく、無意識のうちに忘れる・気づかないようにする。これが意図的・意識的である場合は、抑制という
否認	現実を自分が知覚していながら、意識から排除して認めないこと 苦痛に対して「大したことはない」と思う
退行	早期の発達段階へ戻ること。子ども返り
転移	特定の人に向けていた感情を、よく似た人（精神分析の治療者）に置き換える 陽性転移は、好意・依存、陰性転移は、敵意や嫌悪の感情を持つ
投影	相手に向けての感情を自分のものとして受け止めがたいため、相手が自分に向けていると思う
反動形成	本心とは逆の言動をする。弱者のつっぱり
昇華	反社会的な欲求を、社会的に適応の高いものに置き換える
補償	劣等感を他の方向で補う 「勉強で負けたら、運動で勝て」
合理化	一見理論的であるかのように装うが、実は不都合な現実を歪めたり、都合のよい現実を取り上げて、自分の欲求や感情を正当化する（責任転嫁）

放科 radiology department 放射線科の略。

包括的指示 comprehensive instructions by doctor 看護師が患者の状態に応じて柔軟に対応できるよう、医師が、患者の病態の変化を予測し、その範囲内で看護師が実施すべき行為を一括して指示すること。

乏血 hypoemia 組織、臓器に流入する動脈血血流が減少あるいは途絶すること。阻血、虚血も同義。

剖検 [病理解剖] autopsy; necropsy 死亡した人の死因を究明するために病理医が、臨床医の依頼に基づき、死亡した患者の家族の承諾を得たうえで、死体解剖保存法に基づいて解剖を行うこと。

膀胱緊満 tense bladder 膀胱に尿がたまり、膀胱内圧の高まった状態。

膀胱頸部拘縮 bladder neck contracture【BNC】膀胱の出口である膀胱頸部が狭くなった状態。前立腺手術後の合併症の１つ。

膀胱三角 trigone of bladder 膀胱の一部で、膀胱底上部の左右の尿管口と内尿管口を結んだ正三角形の組織。排尿障害にかかわる部位。

放散痛 [関連痛] radiating pain 原因臓器以外の場所から離れた場所で感じる痛み。胃潰瘍や膵炎における背部痛、狭心症における肩甲部痛などがある。

●主な関連痛

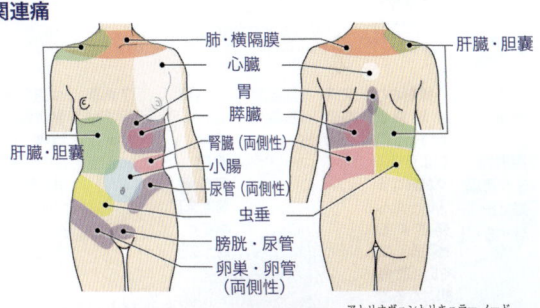

房室結節 [田原結節、アショフ-田原結節] atrioventricular node【AVN】心臓の刺激伝導系の１つ。洞結節からの刺激をヒス束、プ

ルキンエ線維に伝える。→●心臓の刺激伝導系と心電図 p.202

房室結節伝導路 atrioventricular (AV) nodal pathway〔アトリオヴェントリキュラー ノードゥル パスウェイ〕心拍リズムが房室結節から生じる刺激伝導系（補充収縮）。房室結節は解剖学的には右心房の下方、心室中隔近くに存在する。房室結節伝導路が機能不全になった場合を房室ブロックという。→●心臓の刺激伝導系と心電図 p.202

放射線宿酔 radiation sickness〔レディエイション シックネス〕放射線の照射を受けてから数時間後に生じる副作用。頭重・頭痛、倦怠感、上腹部停滞感、嘔吐などの飲酒後の二日酔いに似た症状が出現する。

●放射線障害の種類

	特徴	皮膚	脳	感覚器	口腔・肺	泌尿器・消化器	骨・関節
急性有害事象 治療開始から約3か月以内に起こる	・治療が進むにつれて症状が強くなる ・治療が終われば、いずれ回復する ・分裂が盛んな細胞が障害を受けやすい	発赤 びらん 潰瘍	脳浮腫 頭蓋内圧亢進	眼脂 流涙 眼充血 鼻閉 鼻汁 鼻出血 耳閉 耳漏 中耳炎	口腔発赤・びらん 口腔潰瘍 嚥下障害 肺臓炎	尿道炎 膀胱炎 腹痛 消化性潰瘍 下痢など	疼痛
晩期有害事象 照射後3か月以降に出現する	・照射された線量と照射体積によりリスクが異なる ・いったん発症すると回復しにくい（致命的になることもある）	潰瘍 萎縮 壊死	脳萎縮 脳壊死	白内障 視力低下 失明 鼻閉 鼻乾燥、嗅覚低下 中耳炎 聴力障害	口腔潰瘍 嚥下障害 味覚障害 肺線維症	尿道狭窄 膀胱萎縮 腹痛 消化性潰瘍 消化管出血・穿孔など	易骨折性 運動障害 骨壊死

膨疹（ぼうしん） urticarial lesion; wheal 一過性の限局性浮腫。 ●原発疹の種類 p.163

膀洗（ぼうせん） bladder lavage 膀胱洗浄の略。

放治 radiation therapy【RT】放射線治療の略。

乏尿 oliguria 1日尿量 500mL 以下の状態。腎機能障害、水分喪失などで起こる。1日尿量 100mL 以下の状態を無尿という。

●乏尿・無尿の原因

乏 尿 (500 mL/日以下)	・急性腎不全 ・脱水：水分摂取不足、下痢、嘔吐、高熱
無 尿 (100 mL/日以下)	・腎前性無尿：出血やショックで腎血流量と糸球体濾過量が低下したもの ・腎性無尿：糸球体障害など腎実質障害によるもの ・腎後性無尿：腎盂尿管の閉塞をきたす疾患によるもの

ボウマン嚢 Bowman capsule 糸球体を収納する袋状の部分。糸球体とともに腎小体を形成する。

ホーエン・ヤールの重症度分類 Hoehn-Yahr classification パーキンソン病の重症度の分類法。身体の片側または両側に症状がある、姿勢反射障害がある、日常生活に介助が必要であるなどにより、ステージⅠ～Ⅴに分類される。 ●ホーエン・ヤールの重症度分類 p.454

ボクセル voxel CT 再構成の最小単位、CT 画像上ではピクセル（画素）として表される。

ポケット pocket 嚢のこと。褥瘡ポケット、歯周ポケットなどがある。褥瘡ポケットは、褥瘡創縁の外側の健常な皮膚表面下で皮膚組織が欠損している状態で、トンネル、下掘れともいう。

ポケットチェンバー pocket chamber 小型携帯用の X 線照射線量計。

ポケットマスク pocket mask 救急蘇生用の携帯式呼気吹き込みマスク。

ホジキンリンパ腫 Hodgkin's lymphoma 欧米で多くみられる悪性リン

●ホーエン・ヤールの重症度分類

Stage I	症状は一則性で、機能的障害はないか、あっても軽微である。
Stage II	両側性の障害はあるが、姿勢保持の障害はない。日常生活、職業には多少の障害はあるが行い得る。
Stage III	姿勢保持障害が見られる。活動はある程度制限されるが、職業によっては仕事が可能である。機能の障害は軽度ないし中等度であるが、一人での生活が可能である。
Stage IV	重篤な機能の障害を呈し、自力のみによる生活は困難となるが、支えられずに立つこと、歩くことはまだどうにか可能である。
Stage V	立つことも不可能で、介助なしではベッドまたは車椅子につきっきりの生活を強いられる。

パ腫の1つ。病理組織検査でリード・シュテルンベルグ細胞やホジキン細胞などの大型細胞が認められる。

ポジショニング positioning 体位どり、位置ぎめ。

ポジティブフィードバック［正のフィードバック機構］ positive

●ホジキンリンパ腫と非ホジキンリンパ腫

	定　義	分　類
ホジキンリンパ腫	リード・シュテルンベルグ細胞、ホジキン細胞が見られるリンパ腫	・結節性リンパ球優位型ホジキンリンパ腫 ・古典的ホジキンリンパ腫：結節硬化型、混合細胞型、リンパ球豊富型、リンパ球減少型
非ホジキンリンパ腫	上記の細胞が見られないリンパ腫	・B細胞型：小細胞型、MALT、濾胞性、マントル細胞、びまん性大細胞型、リンパ芽球性、バーキットなど ・T細胞型：菌状息肉腫、末梢T細胞性、血管免疫芽球型、未分化大細胞型、リンパ芽球性、成人T細胞性など

feedback（フィードバック）生体の内部環境調節は、ネガティブフィードバックによっているが、分娩時の子宮収縮、女性の排卵現象の一部、血液凝固のプロセスでは、正のフィードバック機構が働いている。➡負のフィードバック機構／●フィードバック機構 p.260

ポジトロン positron（ポジトロン）陽電子。電子の反粒子。陽電子は、物質に入って電子とぶつかると対消滅する。この性質を利用して PET（ポジトロン断層撮影法）は、体内の代謝量や血流量を検索する。

ポス[問題志向型システム] problem-oriented system（プロブレムオリエンティッドシステム）【POS】患者問題を中心においた医療方式。患者問題をアセスメントし、問題ごとに診療・ケア計画を立て、問題解決を図る。

ホスト host（ホスト）宿主。寄生性の動植物や微生物の寄生先の生物。移植の場合は、移植先の生物。

ホスピス hospice（ホスピス）終末期患者の入院看護施設。

ホスピタリズム hospitalism（ホスピタリズム）施設病、病院病。施設や病院に長期間入っていることによって起こる障害。

ボーズマンカテーテル Bozeman's catheter（ボーズマンズ カテーテル）子宮腔内を洗浄するカテーテル。

ボスワース法 Bosworth procedure（ボズワース プロシージャー）アキレス腱断裂後に無治療のまま時間が経過し、断裂部に瘢痕組織が生じて断端が大きく離開している場合に行われる手術法。下腿三頭筋の筋膜を利用してアキレス腱を形成する。

補装具 prosthetic appliance（プロステティック アプライアンス）身体に何らかの障害が生じた場合に、それを保護したり残存機能を補助するために装着する器具。

保続 perseveration（パーセヴェレイション）一度口にした単語や文言を何度も反復することで、不適切な受け答えをすること。認知症の高齢者でよくみられる。

ボーダー borderline case（ボーダーライン ケイス）境界例。かつては、神経症と精神病の中間の病態の意味で使われたが、現在は、境界性パーソナリティ障害を指すことが多い。

補体 alexin（アレキシン）; complement（コンプラメント）血中に存在するタンパク質で、免疫反応に

補完的に働くもの。抗体により活性化されることで、病原菌の排除などを行う。アナフィラキシーや好中球遊走なども補体の作用である。

ボタロー管 Botallo's duct 動脈管。胎児の肺動脈と大動脈弓をつなぐ血管。出生後15〜24時間で、動脈管は収縮、閉鎖する。

●胎児循環

胎児循環の特徴：
●栄養や排泄、ガス交換は胎盤を介して行われる。
●臍帯にある臍動脈が、胎児側から老廃物や二酸化炭素を胎盤側へ運搬する。
●臍静脈は、栄養や酸素に富んだ動脈血を胎児側へ運搬する。
●血液循環のため、卵円孔、動脈管（ボタロー管）、静脈管（アランチウス管）の3か所のシャントがある。

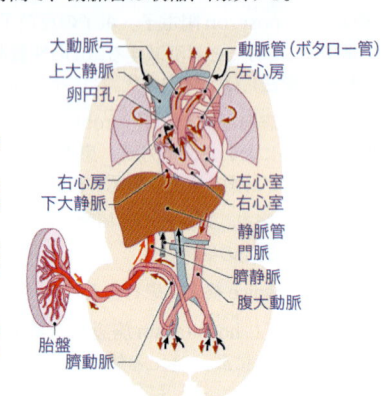

（図：胎児循環　大動脈弓、上大静脈、卵円孔、右心房、下大静脈、動脈管（ボタロー管）、左心房、左心室、右心室、静脈管、門脈、臍静脈、腹大動脈、胎盤、臍動脈）

ボタロー管開存症［動脈管開存症］ patent ductus Botalli 胎児の大動脈と肺動脈をつなぐ動脈管が、出生後も閉じない先天性心疾患。

ボタン穴変形 button hole deformity 手の指がボタン穴をつくるように曲がる、関節リウマチで起きる変形。➡ ●リウマチによる関節変形 p.20

発疹（ほっしん） eruption 皮膚にできる皮膚病変の総称。紅斑、白斑、丘疹、結節、水疱、膿疱、びらん、潰瘍、膿瘍、鱗屑（りんせつ）、痂皮（かひ）などがある。「皮疹」と同義。

発赤（ほっせき） flare; redness 皮膚や粘膜が赤くなること。炎症の1主徴。

ポッド［術後日数］ post operative day【POD】手術後に経過した日数。

ホットバイオプシー hot biopsy 内視鏡によるポリープ切除法の1つ。内視鏡から鉗子を出してポリープをつまみ、高周波電流を流してポリープを焼く方法。

ホットパック hot pack 特殊な鉱泥をキャンパス製袋に包んだパップ剤による温熱療法。

ホットフラッシュ hot flash 皮膚温の上昇を伴う顕著な熱感。のぼせ、ほてり、顔面紅潮。

ボツリヌス菌 Clostridium botulinum グラム陽性嫌気性桿菌で食中毒の病原体。

ボツリヌス毒素療法 botulinum toxin therapy ボツリヌス菌A型毒素から精製された薬物を用いた、眼瞼や顔面の痙攣、上肢や下肢の痙縮などの治療法。

ボディイメージ body image 身体像。自分の身体的自己に関する心象で自己概念の重要な要素。手術による身体の形態・機能の変化や喪失の際などに、ボディイメージの混乱が生じるので、心身のケアが必要となる。

ボディサブスタンスアイソレーション ［生体物質隔離］ body substance isolation【BSI】手袋など個人防護具（PPE）着用による感染予防をいう。CDCの感染防止標準予防策は、①普遍的予防策と②生体物質隔離策からなる。 ➡ PPE（個人防護具）

ボディマスインデックス body mass index【BMI】体格指数。体重（kg）を身長（m）の2乗で割った値。標準体重は、22となる。

●肥満の判定基準

BMI	判 定
18.5未満	やせ
18.5以上25未満	普通
25以上30未満	肥満（1度）
30以上35未満	肥満（2度）
35以上40未満	肥満（3度）
40以上	肥満（4度）

ボディメカニクス body mechanics 身体力学。骨格、筋、内臓などの力学的相互関係をいい、良好な力学的関係のある状態をよいボディメカニクスという。合理的な身体の使い方をすることによって、患者の安楽を高めるとともに、看護者も効率のよい安全な動作ができる。

補綴（ほてつ） prosthesis 歯の欠損を義歯、金属冠、継続歯などの人工物で補って機能を回復させること。

ポート port 注入口。挿入経路。

●皮下注入ポートの仕組み

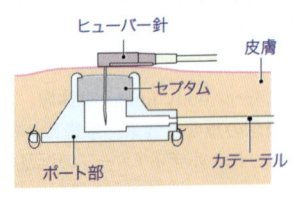

ヒューバー針を輸液ラインに接続してリザーバーのセプタム部分に穿刺。

ポートワイン母斑［単純性血管腫］ port-wine stains 母斑の１つで、先天的に真皮内の毛細血管が拡張し、顔面、頭部に濃赤色の斑点が生じている状態。

母斑（ぼはん） nevus; birthmark 皮膚の一部分に生じる、あざ状の奇形。ポートワイン母斑などの赤あざ、ほくろなどの黒あざ、蒙古斑などの青あざなどがある。

ボビー Bovie 電気メス。開発者の名前に由来。

ポビドンヨード povidone iodine ヨウ素系消毒薬。

ホフマン反射 Hoffmann reflex 病的反射の１つ。患者の中指を検者の示指と母指で挟み、患者の中指の爪を掌側に強くはじく。母指が内転すれば陽性で、錐体路障害が疑われる。➡●病的反射 p.459

ホーマンズ徴候 Homans's sign 深部静脈の血栓性静脈炎の有無を検査する方法の１つ。足首を背屈して下腿三頭筋に痛みが出れば陽性。
➡●ホーマンズ徴候 p.459

●病的反射

病的反射	障害部位	解 釈	図
ホフマン反射	錐体路障害	患者の中指を検者の示指と母指で挟み、患者の中指の爪を掌側に強くはじく。母指が内転すれば陽性	
トレムナー反射	錐体路障害	手関節軽度背屈位。中指先端を背側に強くはじく。母指が内転屈曲すれば陽性	
ワルテンベルク反射	錐体路障害	手掌を上にさせ、患者の2～5指に乗せた検者の指をハンマーで叩く。母指が内転屈曲すれば陽性	
バビンスキー反射	錐体路障害	足底の外縁近くを鍵の先端や先の鈍いハンマーの柄などでこする。正常なら母指が足底側に屈曲するが、母指が背屈すれば陽性である	

●ホーマンズ徴候

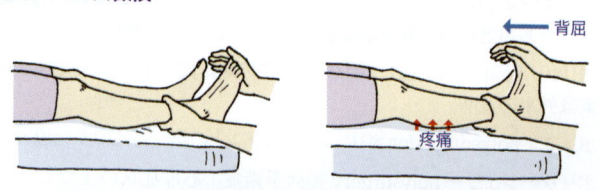

← 背屈

疼痛

ボーメ Baume ボーメ比重計。液体の比重を示す単位の1つ。ボーメ度。
ホメオスターシス homeostasis 恒常性。生体が内的または外的環境の変化に遭遇しても、中枢神経系、内分泌系、免疫系が働くことで、

生体に適した生理状態を常に一定範囲内に保とうとすること。

ホメオパシー homeopathy 同種療法。類似療法。

ホモシスチン尿症 homocystinuria メチオニン代謝にかかわるシスタチオニン-β合成酵素が先天的に欠損し、中間物質のホモシスチンが尿中に多量に排泄される疾患。知能障害、骨格異常などを生じる。

ホモ接合体 homozygote 同型接合体。1つの染色体を構成する2つの遺伝子が同じ状態（AA、BBなど）。一方、異なる状態（Aa、Bbなど）をヘテロ接合体という。➡ヘテロ接合体

ボーラスインスリン insulin bolus injection 食後の高血糖を起こさないために追加（ボーラス）して使われるインスリン。「超速効型」と「速効型」がある。食後の血糖上昇を抑えながら、次の食事前に低血糖をきたさない量を適量とする。

ボーラス注射 bolus injection 数分間で急速に薬剤を注入する方法。ボーラスは塊のこと。

ポリウレタンフィルムドレッシング polyurethane film dressing 片面が粘着面になっている透明なフィルムの創傷被覆材。➡●主な創傷被覆材（ドレッシング材）の種類と特徴 p.330

ポリオ［急性灰白髄炎］ polio ポリオウイルスによる感染症。脊髄炎により筋肉の弛緩麻痺を生じる。

ポリオーマウイルス *Polyomavirus* ポリオーマウイルス科のウイルス。進行性多巣性白質脳症をきたすJCウイルスなどが含まれる。

ポリクリ Poliklinik（独）ポリクリニークの略。医学生の臨床実習。本来は外来の意味。

ポリコン polycomplaint ポリコンプライアントの略。訴えの多い患者。

ポリサージェリー polysurgery 頻回手術症。心理症状の1つで、医学的にみて必要のない手術を受けることを、止められなくなる症状。

ポリジーン polygene 特定の遺伝形質に関与する多数の遺伝子群。

ホリスティックアプローチ holistic approach 全体は部分や要素の単な

る集合ではないとする考え方に基づき、ある問題に対して多様な視点から考察する方法論。

ホリスティックメディスン holistic medicine 全人的医療。患者に医療を提供する際に、従来の医科学的な視点にとどまらず、哲学、心理学、社会学、また東洋医学や宗教などの視点を導入することで、患者を統合的かつ代替不能な1人の人間としてとらえることを目指す医療のあり方。

ポリソグラフィー polysography 重複撮影。X線検査において臓器の立体性や運動性を調べるために、同じ部位に対して角度などを変えて複数回、撮影を行うこと。

ポリソムノグラフィー polysomnography 睡眠ポリグラフ記録法。睡眠中の呼吸の動き、脳波、心電図などによって、睡眠状態を多角的に分析する検査方法。

ポリネック polyneck 頸椎固定用シーネ。頸椎カラーともいう。

ポリープ polyp 茸腫。有茎性の腫瘤で良性病変。

ポリペクトミー polypectomy 内視鏡的ポリープ切除術。

ポリペプチド polypeptide タンパク質の構成成分で、数多くのアミノ酸が結合した物質。

ボルグスケール Borg scale オリジナルのボルグスケールは、0〜21の数字で運動中の感覚的なきつさの程度を22段階で表した尺度。このスケール幅は、運動により生じる心拍数の増加に対応しており、21は最高心拍数210/分の際に自覚される労作のレベルであり、心臓リハビリテーションではオリジナルのボルグスケールが用いられることが多い。ボルグCR-10スケールは、オリジナルを改変し、0〜10の尺度で呼吸困難の程度を定量的に評価する。➡●ボルグCR-10スケール p.462

ポルストマン法 Porstmann method 新生児において、出生後72時間以内に閉鎖するはずの動脈管が残存した場合に、開胸手術を行わずにカテーテルを用いて、動脈管を閉塞する方法。

ホルター心電図 Holter electrocardiogram【Holter ECG】長時間の

●ボルグ CR-10 スケール

0	感じない (nothing at all)
0.5	非常に弱い (very, very weak)
1	弱い (very weak)
2	やや弱い (weak)
3	
4	多少強い (somewhat strong)
5	強い (strong)
6	
7	とても強い (very strong)
8	
9	
10	非常に強い (very, very strong)

記録ができる携帯用の心電計。

ボルトラウマ volutrauma 容量負荷肺損傷。人工呼吸器による陽圧換気における、過剰な換気量による肺実質の損傷。➡バロトラウマ

ポルフィリン血症 porphyrinemia ヘモグロビンに含まれるヘムの産生に必要な酵素が欠乏することで、ポルフィリンの血中濃度が上昇する疾患。神経症状や皮膚症状などをきたす。

ホールボディカウンター whole-body counter 放射線被曝で内部被曝が生じた際に、身体から漏出するすべての γ 線を計測する方法。

ボルマン分類 Borrmann classification ボルマンによる進行胃癌の分類法。

●ボルマン分類

0型	1型	2型	3型	4型	5型
表在型	腫瘤型	潰瘍限局型	潰瘍浸潤型	びまん浸潤型	分類不能
	(ボルマンI型)	(ボルマンII型)	(ボルマンIII型)	(ボルマンIV型)	

ホルムアルデヒドガス formaldehyde gas 医療器具などの消毒に用いられるガス。ホルムアルデヒド系の接着剤が住宅建材に用いられるこ

ボルメトリック方式 volumetric infusion pump 専用シリンダーに輸液を吸引して押し出す方式の輸液ポンプ。

ホルモン hormone 内分泌器官で産生される生理活性作用をもつ有機物。➡️●主なホルモンとその機能 p.464

ホルモン補充療法 hormone replacement therapy【HRT】更年期障害やホルモン依存性癌に対するホルモン薬を用いた治療法。

ボーン・ウィリアムス分類 Vaughan Williams classification 作用機序の違いによる抗不整脈薬の分類。

ポンス pons 橋。中脳と延髄に挟まれた部位。内耳神経、顔面神経、外転神経、三叉神経などが起始する。

ボンディング bonding 親子の間のきずなづくり。

奔馬調律（ほんばちょうりつ）[ギャロップリズム] gallop rhythm 心音のⅠ音、Ⅱ音にⅢ音ないしⅣ音が加わり3拍子になる奔馬性リズム。➡️●心音の分類 p.371

ポンプスプレー pump spray フロンなどを用いず、薬液をポンプ式で吸い上げ噴霧するシステム。

ポンヘモ pontine homorrhage ポンタインヘモレイジの略。橋出血。脳幹部で最も出血の起きやすい橋における出血。

ま

マイクロサージャリー[顕微鏡下手術] microsurgery 非常に微細な患部を、顕微鏡によって確認しながら行う外科手術。

マイクロ波アブレーション microwave ablation マイクロ波を使って組織を焼き、切除、固着する方法。

マイクロリエントリ micro-reentry 小さな旋回路。心筋の局所から小さな興奮が繰り返し起こり、頻拍などを生じる。

●主なホルモンとその機能

内分泌器官		略語	ホルモン名	主 な 働 き
脳下垂体	前葉	GH	成長ホルモン	身体全体の成長促進
		TSH	甲状腺刺激ホルモン	甲状腺を刺激
		ACTH	副腎皮質刺激ホルモン	コルチゾールの合成と分泌促進
		FSH	卵胞刺激ホルモン	排卵誘発
		LH	黄体形成ホルモン	黄体形成の促進
		PRL	プロラクチン	乳汁合成・分泌促進
	後葉	OT	オキシトシン	子宮筋収縮
		ADH	抗利尿ホルモン	腎での水再吸収の促進
甲状腺		T_4	サイロキシン	熱量産生、基礎代謝亢進
		T_3	トリヨードサイロニン	
		CT	カルシトニン	血中カルシウム濃度の低下
上皮小体		PTH	副甲状腺ホルモン	血中カルシウム濃度の上昇
膵 臓			インスリン	血糖値の低下
			グルカゴン	血糖値の上昇
副腎	皮質		アルドステロン	ナトリウム再吸収、カリウム排泄促進
		F	コルチゾール	糖代謝の調節、抗炎症作用、抗アレルギー作用
		DHEA	デヒドロエピアンドロステロン	副腎男性ホルモン(アンドロゲン)
	髄質	A	アドレナリン	心拍数の増加、血糖値の上昇
		NA	ノルアドレナリン	血圧の上昇
卵 巣		E	エストロゲン	女性生殖器・乳房の発育
		P	プロゲステロン	受精卵の着床と妊娠の維持
精 巣		T	テストステロン	男性生殖器の発育、精子の形成

＊ホルモンは、内分泌器官の細胞から産生・分泌される化学的情報伝達物質であり、各ホルモンの受容体をもつ標的細胞の固有の活動を、促進・抑制する作用がある。

マイコプラズマ *Mycoplasma* 細胞壁のない微生物。ウイルスと細菌の中間的性質をもつ。

マイコプラズマ肺炎［原発性非定型性肺炎］ mycoplasma pneumonia【MPP】肺炎マイコプラズマが気道粘膜の線毛上皮細胞を破壊して起こる肺炎。間質性肺炎や気管支炎などをきたす。

マイスナー小体 Meissner's corpuscle 触覚や振動を感知する、主に皮膚にみられる感覚受容器。

マイスナー神経叢［粘膜下神経叢］ Meissner's corpuscle plexus 腸壁の粘膜下層に存在する神経叢。粘膜における分泌調節を行う。

マイナートランキライザー minor tranquilizer 弱精神安定薬。抗不安薬。
➡メジャートランキライザー

マイボーム腺 meibomian glands まぶたの縁にある皮脂腺の１つ。目の涙液膜の蒸発を防ぐなどの効果があり、機能障害によりドライアイを生じる。

マイルス手術［腹会陰式直腸切除術］ Miles operation 直腸を切断して人工肛門を設置する手術。

前立ち 手術の第一助手。

マキシマルバリアプリコーション maximal barrier precaution 中心静脈カテーテル挿入時に、マスクや滅菌ドレープなどを用いて細菌感染などから患者を守ること。

マギール鉗子 Magill forceps 口腔内・気管内異物の除去用鉗子。

マーキング marking ①ストーマサイトマーキング。ストーマ造設位置を決めること。②皮下気腫や発赤などの範囲をペンで囲んで、広がり具合をチェックすること。

マグネット反射 magnet reflex 新生児、乳児に特有の原始反射の１つ。両脇を支えて立たせると、足がまっすぐになる反応。

マクログロブリン血症 macroglobulinemia 免疫グロブリン（IgM）を産生する形質細胞が腫瘍化し、異常増殖したことによって生じる疾患。

血液の粘稠度が高くなってさまざまな症状を引き起こす。

マクロショック macroshock 電気ショックの1つ。電流が皮膚の表面から流れ込んで起こる電撃。 ➡ミクロショック

マクロファージ macrophage【Mφ】大食細胞、貪食細胞。免疫を担う白血球で、病原菌などの異物を取り込んで消化する食作用をもつ。

マクロファージコロニー刺激因子 macrophage colony stimulating factor【M-CSF】骨髄前駆細胞に作用して、顆粒細胞とマクロファージの分化などの機能をもつ、主にT細胞から分泌される生理活性物質。
➡●血液細胞の分化過程 p.72

マクロリエントリ macro-reentry 大きな旋回路。心室、房室、または両者から興奮が繰り返し起こり、頻拍などを生じる。

マーゲン Magen（独）胃。

マーゲンゾンデ Magen Sonde（独）胃管。栄養補給のために胃に留置するカテーテル。

マザーコンプレックス mothercomplex 母親への依存心が異様に強い状態を示す語で、和製英語。

マザーリング mothering 母親や保育者からの愛情のある接触。

マジャンディ孔 foramen of Magendie 第4脳室の背側正中にある孔。ここから脳槽に髄液が流れ出る。 ➡●髄液の循環と脳室ドレーン p.350

マス［胎便吸引症候群］ meconium aspiration syndrome【MAS】胎便の排出により混濁した羊水を、出生後の新生児が肺に吸い込むことにより、呼吸障害をきたした状態。仮死などにより、胎児の肛門括約筋が緩んだことが原因。

マス［顕在性不安尺度］ manifest anxiety scale【MAS】不安の度合いを測定する検査法。テイラー顕在性不安尺度、日本版MASがある。

マスクフィッティング mask fitting 非侵襲的陽圧換気療法に使用する適切な鼻マスクを選択し、調整すること。

マススクリーニング mass-screening 集団検査。

マスター試験 Master's two-step test マスター台（2段の階段）を昇降して心臓に負荷を与え、心機能や運動機能を測定する検査法。

マスタード手術 Mustard operation 大静脈血を左心室に流入させる、大血管転位に対する手術法。

マスト細胞［肥満細胞］ mastocyte【MC】ヘパリンやヒスタミンなどを含む顆粒が豊富にある大型遊走細胞。アレルギーの発現に重要な役割を果たす。

マストスーツ［抗ショックズボン］ medical antishock trousers【MAST suit】空気圧で血管を圧迫し下半身への血流を制限することによって血液を環流させ、血圧を保持、上昇させる装置。

マストパチー mastopathy 乳腺症。卵巣ホルモンなどの影響により、乳腺が長年にわたって増殖と萎縮を繰り返した結果、線維化し、硬結を生じる疾患。

マゾヒズム masochism 被虐性愛。

マタニティエクササイズ maternity exercise 妊産婦体操。分娩時に必要となる骨盤周囲の筋肉を鍛え、柔軟性を得ること、あるいは分娩後の体型の崩れを回復することなどを目的に行われる。

マタニティブルー maternity blue 子どもが生まれてから3か月くらいの間に、母親に起こる一過性の抑うつ症候群。 ➡パタニティブルー

マチャドジョセフ病 Machado-Joseph's disease【MJD】常染色体優性遺伝の脊髄小脳変性疾患。 ➡●脊髄小脳変性症の分類と特徴 p.262

マッキントッシュ喉頭鏡 Macintosh laryngoscope 気管内挿管時に使用する喉頭鏡の1種。 ➡●マッキントッシュの挿入 p.468

マック［最高酸濃度］ maximal acid concentration【MAC】胃の胃酸分泌能を測る指標。胃液の酸の最高濃度。

マックバーニー圧痛点 McBurney point【MCB】回盲部の圧痛点。この部位を指で押したときに痛みを生じる場合、急性虫垂炎を示唆する。
➡●マックバーニー圧痛点とランツ圧痛点 p.468

末梢静脈栄養 peripheral parenteral nutrition【PPN】四肢の末梢静脈にカテーテルを留置して、栄養輸液を投与する方法。浸透圧の低い輸液でなければ血管炎を起こすため、高エネルギー輸液は投与できない。 ➡●栄養補給の方法 p.152

マッチングプログラム matching program 臨床研修施設と研修医の組み合わせ法定制度。

マットレス縫合 mattress suture 創の両側で縫合、結紮を行う方法。縫合糸が創縁と垂直になる垂直マットレス縫合、創縁と平行になる水平マットレス縫合がある。

マップ[僧帽弁形成術] mitral annuloplasty【MAP】僧帽弁の開閉を支える腱索を再建する、僧帽弁閉鎖不全症の手術。

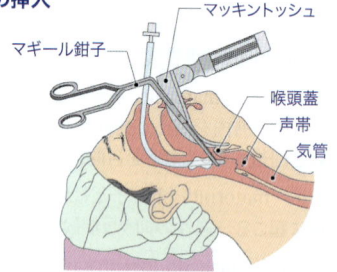

●マッキントッシュの挿入

- マッキントッシュ
- マギール鉗子
- 喉頭蓋
- 声帯
- 気管

●マックバーニー圧痛点とランツ圧痛点

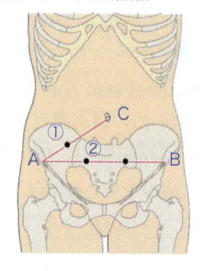

①マックバーニー点：臍(C)と右上前腸骨棘(A)を結ぶ線を三等分した右1/3の点。

②ランツ点：左右上前腸骨棘(AとB)を結ぶ線を三等分した右1/3の点。

マニー mania 躁状態。気分が異常なほど高揚し、支離滅裂な言動、行動を呈する状態。

マニピュレーション manipulation 操作。徒手で行う診断、治療の操作。

マニホールド manifold 集合管。酸素ボンベを複数本使用する際に、一定の供給圧を保つようにガス供給ボンベを切り替える装置。

マノメーター manometer 圧力計。

麻痺性イレウス paralytic ileus 腸管の運動機能が著しく低下したことによって生じた腸管閉塞。　➡イレウスの分類 p.40

マーフ［赤色ぼろ線維を伴うミオクローヌスてんかん］ myoclonus epilepsy with ragged-red fibers【MERRF】ミトコンドリア脳筋症の一種。ミオクローヌス、全身性てんかん発作、小脳性失調を主症状とする母系遺伝疾患。

マーマー murmur ハートマーマーの略。心雑音。

マラスムス marasmus 栄養摂取やカロリー摂取の不足による栄養失調。飢餓、長期間にわたる栄養の不摂取、神経性食思不振症などでみられる。タンパク質不足による栄養失調は、クワシオルコルという。
➡クワシオルコル／●栄養障害のパターン p.151

マリオット盲点 blind spot of Mariotte 網膜の視神経乳頭の部位。生理的な暗点。　➡盲点

マリリン malignant lymphoma【ML】マリグナントリンホーマの略。悪性リンパ腫。リンパ系組織の悪性腫瘍。ホジキンリンパ腫と非ホジキンリンパ腫に分けられる。　➡ホジキンリンパ腫／非ホジキンリンパ腫

マルキュウ 至急の意。「急」の字に○印を付けることに由来。

マルク Knochenmark（独）クノッヘンマルクの略。骨髄。骨髄穿刺。

マルタ［多元受容体標的化抗精神病薬］ multi-acting receptor targeted antipsychotics【MARTA】セロトニン、ドパミン、アドレナリン、ヒスタミン受容体に同程度の拮抗作用をもつ統合失調症治療薬。　➡●主な抗精神病薬の分類 p.305

マルチウス法 Martius method X線検査による、妊婦の骨盤計測法の1つ。

マルチルーメンカテーテル maltilumen catheter 多腔型カテーテル。内部に複数の管腔をもつカテーテル。カテーテル閉塞の危険性が高い場合、混和不能の2つ以上の薬物を注入したい場合などに用いられる。

マルピーギ小体［腎小体］ Malpighian corpuscle 腎臓内に多数存在する球状の極小体。糸球体と糸球体嚢から構成され、血液から尿を生成する。

マルファン症候群 Marfan syndrome 遺伝性の結合組織病。長身で手、腕、脚が長いなどの特徴がある。

マレット指［突き指］ Mallet finger 伸筋腱の障害または骨折により、指の第一関節が曲がり、自動伸展できない状態。

マロリー・ワイス症候群 Mallory-Weiss syndrome【M-W syndrome】大量飲酒後、繰り返す嘔吐のため、食道と胃の接合部に亀裂が生じて出血し、吐血する疾患。

マロリー体 Mallory body アルコール性肝障害などで出現する、膨張した肝細胞の細胞質にみられる線維様タンパク。

マンシェット manchette 血圧計の圧迫帯。

慢性肝炎 chronic hepatitis【CH】肝細胞の炎症が長期間にわたり持続する疾患。肝臓の線維化から肝硬変となり、肝癌を合併することがある。B型・C型肝炎ウイルスの感染によるものが多い。

慢性骨髄性白血病［慢性顆粒球性白血病］ chronic myeloid leukemia【CML】顆粒球が著しく増加する白血病。➡●白血病と類縁疾患の分類 p.126

慢性閉塞性肺疾患 chronic obstructive pulmonary disease【COPD】喫煙など有害な粒子やガスの吸入によって生じた肺の炎症により、進行性の気流制限を呈する疾患。体動時の呼吸困難や慢性の咳、痰を特徴とする。肺気腫、慢性気管支炎がこれに属する。

慢性リンパ性白血病 chronic lymphocytic leukemia【CLL】骨髄中の成熟リンパ球が著しく増加する白血病。➡●白血病と類縁疾患の分類 p.126

マンドリン mandolin 套管針の内筒。

マンニトール mannitol 浸透圧性利尿薬。正式名称は D-マンニトール。
➡●利尿薬の作用機序 p.102

マンマ Mammakrebs（独）マンマクレブスの略。乳癌。乳腺に発生する悪性腫瘍。

マンモグラフィー mammography 単純乳房 X 線撮影。

み

ミエリン変性 myelin degeneration 先天性代謝疾患や虚血などにより、神経ニューロンの軸索の周囲にある組織（ミエリン、髄鞘）が消失、欠損すること。

ミエログラフィ[ミエロ] myelography【MLG】脊髄造影法。クモ膜下腔に造影剤を注入して撮影する X 線検査。

ミエロサイト myelocyte 骨髄球。造血幹細胞から白血球の顆粒球に分化する過程の 1 段階にあり、骨髄芽球が分化した細胞。通常は骨髄にのみ存在するが、白血病や癌の骨転移などでは末梢血中に放出される。

ミエロパチー myelopathy 脊髄症、骨髄症。

ミエローマ myeloma【MM】骨髄腫。骨髄において抗体を産生する形質細胞が腫瘍化した疾患。全身の骨に発症し強い痛みを生じるほか、高カルシウム血症、腎不全、貧血などをきたす。

ミオキミア myokimia 筋波動症。皮膚や粘膜などに生じる、波のように揺れる動き。通常は良性で眼瞼などの顔面に生じることが多いが、神経筋伝達障害などで生じることもある。

ミオクローヌス myoclonus 急速に起こる電撃的な不随意的筋収縮。

→●痙攣の分類 p.183

ミオグロビン myoglobin【Mb】筋細胞内にある鉄を含んだ色素タンパク質。酸素の貯蔵体。心筋壊死に伴い早期に血中に逸脱し、増減が早いため急性期の心筋マーカーとして用いられる。→●心筋マーカー p.237

ミオグロビン尿症 myoglobinuria 外傷に伴う筋細胞の壊死などにより、筋細胞の酸素運搬にかかわるミオグロビンが血中に遊離した結果、尿中に多量に排泄される疾患。急性腎不全をきたすことがある。

ミオシン myosin 筋原線維を構成する主要タンパク質の1つ。ミオシンフィラメントを形成し、ATP（アデノシン3リン酸）を分解しながらアクチンフィラメントと反応することによって筋収縮が起こる。→アクチン

ミオシン軽鎖 myosin light chain【MLC】筋収縮にかかわるタンパク質であるミオシンを構成するポリペプチドの1つ。心室筋におけるミオシン軽鎖の測定は、心筋梗塞の評価に用いられる。

ミオトニー myotonia 筋緊張症。いったん筋肉を緊張（収縮）させると、元に戻りにくくなる症状。トムゼン病、ベッカー病、パラミオトニアなど、遺伝子異常による疾患で生じる。

ミオパチー myopathy 筋障害。筋萎縮によって筋力が低下する筋疾患の総称。

ミオーマウテリ myoma uteri 子宮筋腫。子宮壁の筋層に発生する腫瘍。エストロゲン依存性の良性腫瘍であり、閉経後は自然収縮することが多い。

ミクリッツタンポン法 Mikulicz Tamponade（独）深部からの出血などに対して、大きなガーゼ（ミクリッツガーゼ）を詰めて止血する方法。

ミクロショック microshock 電気ショックの1つ。皮膚を通さずに直接心臓に電流が流れて起こる電撃。→マクロショック

ミクロマニー micromania 微小妄想。自分の能力や容姿などを実際よりも過小に評価し、自分は無価値であることなどを執拗に主張する状

態。うつ病の患者でみられる。

水中毒 water intoxication 過剰な水分摂取によって低ナトリウム血症をきたし、正常な生理機能が阻害された結果、易疲労感、悪心、痙攣、意識消失などを生じる状態。統合失調症患者でみられる。

ミック[最小発育阻止濃度] minimum inhibitory concentration【MIC】薬剤が微生物の発育を阻止するために必要な最小濃度。この値が低いほど、抗菌力が高いことを示す。

ミッテル Mittel（独）薬剤、とくに経口薬のこと。原義は「治療、薬物」。

ミッド[筋緊張性ジストロフィー] myotonic dystrophy【MYD】常染色体優性遺伝による進行性筋萎縮症。骨格筋のほか全身の臓器に多彩な症候を呈する。

ミッドラインカテーテル midline catheter 正中肘静脈を穿刺し、腋窩レベルの静脈内にとどめ、中心静脈栄養を行うカテーテル。

ミトコンドリア mitochondria 真核細胞に含まれる細胞小器官。酸素を用いたエネルギー変換（解糖系）の機能などをもつ。

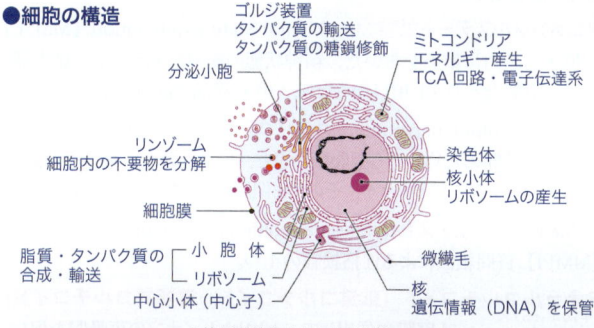

●細胞の構造

ゴルジ装置
タンパク質の輸送
タンパク質の糖鎖修飾

ミトコンドリア
エネルギー産生
TCA回路・電子伝達系

分泌小胞

リソゾーム
細胞内の不要物を分解

染色体
核小体
リボソームの産生

細胞膜

脂質・タンパク質の
合成・輸送

小胞体
リボソーム

微繊毛

中心小体（中心子）

核
遺伝情報（DNA）を保管

ミトコンドリア脳筋症 mitochondrial encephalomyopathy【MELAS】細胞内のミトコンドリアの機能低下により、好気性エネルギー代謝障害などをきたすミトコンドリア病のうち、とくに脳神経と筋細胞のミトコンドリア異常によって筋力低下、知能低下などを呈する疾患。

みどり　緑膿菌のこと。

ミドルエイジクライシス middle-age crisis 中年期危機。中高年男性に多くみられる、不安障害、うつ状態などの精神症状。中高年にさしかかって生じた仕事や家庭でのストレス、将来への不安などが原因。

ミドルレンジセオリー middle range theory 中範囲理論。あらゆる事象に普遍的に妥当する理論（一般理論、グランドセオリー）ではないが、個別的事例を理解するうえで有用な理論。

ミニ移植［骨髄非破壊的同種造血幹細胞移植］ nonmyeloablative stem cell transplantation【NMSCT】従来の造血幹細胞移植が、骨髄破壊的前処置の後に行われたのに対し、NMSCT は強力な前処置を用いずに、免疫抑制を中心とした前処置の後に同種幹細胞移植を行う方法。

ミニマムデータセット minimum data set【MDS】最低限必要な患者基本情報のセット。介護保険における MDS は、精選された最少限のアセスメントを統一された手法で行い、それに基づいて適切なケアへ導く手法を指す。

ミニメンタルステート試験 Mini-Mental State Examination【MMSE】記憶・言語力に重点をおいた、精神状態の簡易診断テスト。見当識、記憶、計算などの 11 項目からなり、30 点満点で評価する。

ミニラップ mini-laparotomy ミニラパロトミーの略。試験開腹。腹腔内病変の診断のために行う開腹術。また、開腹したが、癌などが進行しているために、切除できずにそのまま閉腹したときにも使われる用語。

ミネソタ多面人格テスト Minnesota multiphasic personality inventory【MMPI】質問紙法による性格検査の 1 つ。

ミネラルコルチコイド［鉱質コルチコイド、電解質コルチコイド］ mineralocorticoid 腎臓に作用して、ナトリウムイオンの再吸収を促し、電解質と水分のバランスを制御する副腎皮質由来のホルモン。アルドステロンが代表的ホルモン。➡●主なホルモンとその機能 p.464

ミフ［遊走阻止因子］ migration inhibition factor【MIF】体内に入っ

た異物を認識すると、体内を移動（遊走）するマクロファージをそこにとどまらせるサイトカイン。マクロファージは異物を貪食、分解する。

ミュラー管 muellerian duct 胎生期に中腎管（ウォルフ管）の両側に生じる管。成長に伴って子宮と腟が形成される。男性では、ミュラー管は退縮し、ウォルフ管が生殖器になる。➡ウォルフ管

ミュンスター式顆部下腿義足 Kondylen Bettung Munster Prothese【KBM】下腿義足の1つ。ミュンスター大学で開発。大腿骨顆部の側面をおおい、前方の膝蓋骨部をくりぬくことによって、膝を曲げてもソケットの上端が飛び出さず、衣類の上から目立たない。

ミラー・アボット管 Miller-Abbott tube【MA tube】経鼻腸管内減圧チューブの1つ。バルーン膨張用の空気注入ルーメンと水銀または水を注入するルーメンがついたチューブ。

味蕾（みらい） caliculus gustatorius 舌にある味覚の受容器。舌乳頭の粘膜上皮に分布する。

ミリテー Miliartuberkulose（独）ミリアールツベルクローゼの略。粟粒結核。

ミルウォーキーブレース Milwaukee brace【MB】側彎症の矯正用コルセット。骨盤部に土台があり、顎の支えと後頭部の支えで矯正力を生む。

ミルキング milking ドレーンのつまりを防ぐために、用指的あるいはローラー鉗子でチューブをしごくこと。

む

ムーアの4相 Moore's metabolic response to surgery 手術から回復に至る病期を4期（1相：injury phase、2相：turning point、3相：muscle strength、4相：fat gain）に分ける考え方。➡●ムーアの4相 p.476

ムコイド変性 mucoid degeneration 間質内タンパク質沈着の1つで、タンパク質の一種であるムコ多糖が、本来その部位には存在しない形態に不可逆的に変化し、沈着すること。粘液水腫の原因となる。

●ムーアの4相

1相（injury）	障害期	侵襲後2～4日
2相 （turning point）	転換期	侵襲後4～7日。副腎皮質ホルモンが正常化し、尿中窒素排泄量が正常化して、食欲も回復する
3相（muscle strength）	同化期	侵襲後1～数週間。窒素バランスが負から正にもどり、筋力回復が得られる
4相（fat gain）	脂肪蓄積期	侵襲後数週間から数か月。侵襲後のホルモン変動が消失し、脂肪が蓄積して、体重が増加する

無鉤鉗子（むこうかんし） toothless forceps 先端部に鉤（爪）がないタイプの鉗子の総称。組織把持力は弱いものの、組織の損傷を最小限にできる。

無鉤鑷子（むこうせっし） nontoothed forceps 先端に爪（鉤）がなく平らな鑷子。

ムコ多糖症 mucopolysaccharidosis【MPS】先天的にムコ多糖を代謝できず、これが蓄積して種々の臓器が損傷する疾患。

ムコタンパク mucoprotein 血清に含まれるタンパク質の1つで、正常血清中の総タンパク質の約10％を占め、生化学検査の指標として用いられる。低値で肝実質障害など、高値で悪性腫瘍や感染性疾患などを示唆する。

無作為化コントロール試験 randomized controlled study【RCT】実験群と対照群の2つに被験者を無作為（ランダム）に割り当てて行う研究方法。

無作為抽出法（むさくいちゅうしゅつほう） random sampling method 母集団から標本を、いかなる意図ももたずにランダムに抽出すること。

霧視（むし） blurred vision かすみ目。

ムズムズ足症候群［レストレスレッグ症候群、下肢静止不能症候群］ restless legs syndrome【RLS】睡眠障害の1つで、寝ようとすると足

にムズムズ感が起こり入眠できない症状。

ムチン mucin 唾液や胃液に含まれる粘性タンパク質。

ムチン試験 mucin test 関節液を採取して、滑液に含まれるムチンの凝集の状態をみる検査。リウマチの診断などに用いられる。関節リウマチでは関節液は白濁する。

無尿 anuria 1日の尿量が100mL以下の状態。➡️●乏尿・無尿の原因 p.453

紫色採尿バッグ症候群 purple urine bag syndrome【PUBS】尿道留置カテーテルの患者のプラスチック製採尿バッグが紫色に着色する現象。慢性便秘と尿路感染症の併発が起因となって発生する。便秘等で腸内容停滞により増加した尿中インジカンがバッグ内に蓄積され、細菌によってインジゴとインジルビンに分解・生成され、バッグの表面に付着したり、バッグに溶け込むことで紫色を呈する。

ムルチ Multipara（独）ムルチパラの略。経産婦。

ムントテラピー Mundtherapie（独）【MT】本来は、患者との対話で、精神面からの治療を行うこと。医療関係者側からは、患者をうまく納得させるという意味にも使われている。ムンテラという。

ムンパス［ムンプス］［流行性耳下腺炎］ mumps おたふく風邪。

ムーンフェイス moon face 満月様顔貌。ステロイド薬の作用による丸顔。

ムンプスウイルス mumps virus 流行性耳下腺炎（おたふく風邪）の原因となるパラミクソウイルス科のウイルス。

ムンプス難聴 mumps deafness 流行性耳下腺炎（おたふく風邪：ムンプス）を起こすムンプスウイルスが内耳に感染して生じる難聴。

め

メイヨー Mayo 外科用はさみ。クーパーより先が細い。

メサンギウム mesangium 腎糸球体を支える結合組織。

メジャートランキライザー major tranquilizer 強力精神安定薬。抗精神病薬。

メズサの頭 caput medusae 肝硬変などでみられる臍を中心として放射状に広がる怒張した皮下静脈。➡●門脈圧亢進症 p.384

メタ metastasis メタスターシスの略。癌の転移。

メタアナリシス meta-analysis メタ分析。研究結果の質的評価と統計的な合成を行う研究手法。

メタスターシス［メタ］ metastasis 転移。悪性腫瘍細胞が体液とともに他の場所に移動し、そこに定着して増殖すること。血流による血行性とリンパ流によるリンパ行性がある。

メタボリックシンドローム metabolic syndrome 動脈硬化性疾患（心筋梗塞や脳梗塞など）の危険因子となる内臓脂肪症候群。内臓脂肪蓄積、脂質異常、血圧高値、高血糖から診断される。

●メタボリックシンドロームの診断基準

内臓脂肪蓄積
ウエスト周囲径→男性　85cm 以上
　　　　　　　女性　90cm 以上
（内臓脂肪面積男女とも 100cm^2 以上に相当）

＋以下のうち2項目以上

リポタンパク異常	血圧高値	高血糖
高トリグリセリド血症 150mg/dL 以上 かつ/または 低HDLコレステロール血症 40mg/dL 未満 男女とも	収縮期血圧 130mmHg 以上 かつ/または 拡張期血圧 85mmHg 以上	空腹時高血糖 110mg/dL 以上

メチシリン感受性黄色ブドウ球菌 methicillin sensitive *Staphylococcus aureus*【MSSA】メチシリンに感受性を示す黄色ブドウ球菌。

メチシリン耐性黄色ブドウ球菌 methicillin resistant *Staphylococcus aureus*【MRSA】ペニシリン耐性菌に有効な半合成ペニシリンのメチシリンに耐性をもつ黄色ブドウ球菌。免疫力の低下した患者や高齢者

に重篤な感染症を引き起こし、院内感染の原因となっている。

滅菌 sterilization(ステリライゼイション) 熱、薬品、放射線などで細菌を死滅させ、菌のいない状態にすること。殺菌。

●消毒・滅菌の方法

分類	媒体	方法
物理的方法	熱	乾熱 焼却滅菌法
		乾熱滅菌法
		湿熱 煮沸消毒法
		蒸気消毒法
		高圧蒸気滅菌法（オートクレーブ法）
	紫外線	紫外線殺菌法
	放射線照射	電子線滅菌法
		ガンマ線滅菌法
化学的方法	薬液	各種薬液消毒法
	ガス	酸化エチレンガス滅菌法
		ホルムアルデヒドガス滅菌法
		過酸化水素ガス滅菌法

メック mEq(ミリエクイヴァレント) ミリエクイヴァレントの呼び方。Eq は当量、イオンの場合は電子当量を表す。単位としては mEq/L（ミリ当量・パー・リットル）を用いる。1リットル中に何ミリモル含まれているかを示す。

メッサー Messer(メッサー)（独）執刀者。

メッセンジャーリボ核酸［伝令リボ核酸］ messenger ribonucleic acid(メッセンジャー リボニュークレイック アシッド) 細胞の核の中でつくられる核酸。mRNA が核外に出て、リボゾームと結合し、mRNA のうえで遺伝子情報に基づいてタンパク質が合成される。➡● DNA と RNA の働き p.22

メッツ［代謝当量］ metabolic equivalents(メタボリック エクイヴァレンツ)【METS】運動や作業時におけるエネルギー消費を示す指標。座って安静にしている状態のエネ

ルギー消費が 1 MET で、約 3.5mL/kg/min の酸素消費量となる。

メッツェン metzenbaum scissor メッツェンバウムの略。外科用はさみ。クーパー、メイヨーより細い。

メディアン median 中央値。データを小さいもの（または大きいもの）から順に並べた場合の、まんなかの値。

メディエーター mediator 媒介物質、化学伝達物質。

メディカルインタビュー medical interview 医療面接。医療者が一方的に聴取するのではなく、患者の訴えをよく聞き、それを十分に受け入れたうえで、医療的見地に立って症状、病態、病歴などを聴取する方法。近年、問診という用語に替わって、医療面接が用いられることが多い。

メディカルコントロール medical control 医学的見地から、病院前救護を管理し、質保証すること。

メトラゾンデ Metra Sonde（独）気管支造影に用いるカテーテル。

メトロイリンテル metreurynter 子宮拡張に用いるゴム製嚢。

メニエール症候群 Meniere's syndrome【MS】めまい、耳鳴、難聴などメニエール病様の症状を呈するが、原因が不明の症候群。

メニエール病 Meniere's disease 内耳の内リンパ水腫によって、めまい、耳鳴り、難聴などをきたす疾患。

メニスカス meniscus 半月板。膝関節内部で、大腿骨と脛骨に挟まれて、クッションの役割をしている軟骨組織。外側半月板と内側半月板の2つがある。

メニンギスムス meningismus 髄膜症。重篤な感染性髄膜炎に先行する症状。炎症髄膜を貫通する神経根の伸展が刺激となり、項部硬直、ブルジンスキー徴候、ケルニッヒ徴候をきたす。

メニンジオーマ meningioma 髄膜腫。脳をおおう髄膜（とくにクモ膜）から発生する腫瘍。腫瘍の増大に伴って脳が圧迫され、感覚障害、麻痺、あるいは性格の変化といった症状が現れる。

メノポーズ menopause 閉経。月経の終了。閉経期には性ホルモンバ

ランスの変化により、ほてり、寝汗、気分の変動、不眠などが起こることがある。

メフ［最大呼気流量］ maximum expiratory flow【MEF】できる限り深く息を吸い込んだ後、できるだけ強く呼出した時の流量。➡●肺気量分画 p.36

メメントモーリイ memento mori 死について考えること。原義は「死を覚えていなさい」というラテン語。

メラ メラサキューム低圧持続吸引器の略。

メラトニン melatonin 松果体で産生される生体内物質。睡眠サイクルの制御に関与している。

メラニン melanin メラニン色素。皮膚、眼、毛などに存在する色素。

メラノーマ melanoma 黒色腫。

メランジュール mélangeur 血球計算に用いるガラス製ピペット。

メルセブルグ三徴 Merseburg triad バセドウ病の代表的な3つの症状。甲状腺腫、頻脈、眼球突出をいう。

メレナ melena 下血。肛門からの出血。

メン［多発性内分泌腺腫症］ multiple endocrine neoplasia【MEN】副甲状腺をはじめ、下垂体や膵島細胞などの内分泌組織が多発的におかされる常染色体優性遺伝の悪性腫瘍。

免疫寛容（めんえきかんよう） immunotolerance 特定の抗原に対して、特異的な免疫反応が起こらないこと。自己の抗原に対して免疫反応が起こらないという免疫寛容の機構が破綻すると、自己免疫疾患が生じる。

免疫グロブリン immunoglobulin【Ig】免疫反応に関係する血中抗体タンパクの総称。IgG、IgA、IgM、IgD、IgEの5種類がある。➡●Igの機能 p.482

免疫複合体 immune complex【IC】Ⅲ型アレルギーにおいて、免疫反応によって、抗原と抗体が反応し、補体などが互いに結合したもの。

●Ig の機能

IgG	増加	IgG 骨髄腫、膠原病、慢性肝炎、肝硬変	IgG 胎盤を通過。母親からの受動免疫
	減少	原発性免疫不全症、ネフローゼ	
IgA	増加	IgA 骨髄腫、膠原病、肝硬変	腸管、唾液に含まれる。粘膜感染における免疫反応に重要
IgM	増加	原発性マクログロブリン血症	抗原刺激により、最初に産生され、免疫の初期に重要
IgD	増加	IgD 骨髄腫	血清中に低濃度存在、B 細胞の活性化に関与
IgE	増加	寄生虫疾患、アレルギー性疾患	アレルギー反応に関与

免疫複合体が限局した組織を傷害する反応をアルサス反応といい、全身にわたるものを血清病という。 ➡Ⅲ型アレルギー／アルサス反応

メンター mentor 仕事上（または人生）の指導者、助言者。新人は自分からメンターを求め、メンターは、キャリア形成だけでなく生活上のさまざまな悩み相談を受けながら、育成にあたる。

メンデルゾン手技 Mendelsohn maneuvers 嚥下訓練の１つ。嚥下したとき、喉ぼとけを最も高い位置で数秒間とめ、その後、力を抜いて嚥下前の状態に戻す訓練。喉頭挙上量を増加させ、挙上時間を延長させることができる。 ➡●嚥下障害の間接訓練 p.114

も

モイレングラハト値 ［黄疸指数］ Meulengracht unit（独）【MG】胆汁の色を基準液と比べることによってビリルビンの濃度を概測した数値。

妄想性パーソナリティ障害 paranoid personality disorder【PPD】他人が自分を利用する、危害を加える、だますなど、不信と疑い深さが成人期早期に始まるパーソナリティ障害。

盲端（もうたん） blind end 内臓器官で管腔が行き止まりになっている部位。先天的には盲腸があるが、手術後の吻合部などに後天的に作製されることもある。

盲点 punctum cecum 生理的に存在する暗点。眼の構造上、視神経は視神経乳頭で網膜の細胞層を貫いて外に出ているため、暗点となる。マリオット盲点ともいう。

沐浴（もくよく） bath 身体を洗うこと。

モザイク現象 mosaicism 細胞分裂において、遺伝子に変異が生じること。

モジュラー義肢 modular type of artificial limb 利用者の状況に応じて、構成部品が選択でき、短時間での組み立て、分解が可能な骨格構造義肢。

モジュラーナーシング modular nursing 看護単位を2つ以上のモジュールに分け、各モジュールの看護師が継続して受け持ち制で看護を提供する看護方式。➡●主な看護提供方式 p.110

モジュール module 全体をいくつかに分割したときの構成単位。

モスキート止血鉗子 mosquito hemostatic forceps 小血管断端をつまんで止血する鉗子。

モチベーショナルインタビュー motivational interviewing【MI】動機づけ面接。クライエントの行動変容を目的とした面接技法。OARSという手法が提唱されている。O：open-ended questions（開かれた質問）、A：affirmations（是認）、R：reflections（聞き返し）、S：summaries（要約）。

モチベーション motivation 動機づけ。行動の方向性、またその程度を定めて、それに向かって活動させる機能。方向性を自ら定める内発的動機づけ、他者から与えられる外発的動機づけなどに分類される。

モッズ［多臓器機能不全症候群］ multiple organ dysfunction syndrome【MODS】2つ以上の主要臓器（肺、腎、肝など）が同時もしくは連続して機能障害を起こす症候群。重症感染症や外傷、大手術、ショック、膵炎、大量出血、播種性血管内凝固症候群、心不全などによって引き起こされる。

モデリング modeling 他者の行動をモデルとして、自分の行動を変容させること。

モニタリング monitoring 継続的な監視を行うこと。モニター（画面）によって、患者の生体内に関する情報を入手すること。

モノアミン monoamine 1個のアミノ基を持つ有機化合物の総称。チロシンやトリプトファンなどの芳香族アミノ酸から合成される。チロシンから合成されるモノアミンにはドパミン、アドレナリン、ノルアドレナリンなどがあり、カテコール基をもつためカテコラミンと呼ばれる。トリプトファンから合成されるモノアミンにはセロトニンがある。中枢神経において神経伝達物質として作用し、さまざまな脳機能、精神神経疾患に関与している。➡●神経伝達物質の種類と働き p.97

モノカイン monokine【MK】単球やマクロファージが分泌する生理活性物質。免疫細胞の細胞間相互作用を担う。

モノクローナル抗体 monoclonal antibody 単クローン抗体。特定の抗原を認識、結合する抗体。分子標的治療薬として癌治療などに用いられている。➡●代表的なモノクローナル抗体 p.485

モノソミー monosomy 一染色体性。一対の相同染色体の一方が欠けた状態。➡トリソミー

モフ［多臓器不全］ multiple organ failure【MOF】肺、心、腎、肝などの7つの主要臓器のうち、2つ以上が同時あるいは短時間のうちに相次いで障害された機能不全状態。

モヤモヤ病［ウィリス動脈輪閉塞症］ moyamoya disease; occlusive disease in circle of Willis【MMD】内頸動脈終末部（脳底部）に狭窄または閉塞を起こす疾患。➡●ウィリス動脈輪 p.46

●代表的なモノクローナル抗体

名称（商品名）	治療／予防への適応
アダリムマブ（ヒュミラ）	関節リウマチ、乾癬、クローン病
イブリツモマブ（セヴァリン）	濾胞性リンパ腫
インフリキシマブ（レミケード）	クローン病、関節リウマチ
オマリズマブ（ゾレア）	喘息
ゲマツズマブ（マイロターグ）	急性骨髄性白血病
セツキシマブ（セツキシマブ）	結腸・直腸癌
トシツモマブ	B細胞リンパ腫
トラスツズマブ（ハーセプチン）	転移性乳癌
ナタリズマブ	多発性硬化症
パニツムマブ（ベクティビックス）	結腸・直腸癌
パリビズマブ（シナジス）	RSウイルス感染予防
ベバシズマブ（アバスチン）	癌（充実性腫瘍）
リツキシマブ（リツキサン）	リンパ腫、臓器移植における拒絶反応

モラトリアム moratorium 猶予。債務支払い猶予。猶予期間。

モラール morale 勤労意欲。労働意欲。士気。

モラル moral 道徳。倫理。

モラールサーベイ morale survey 組織・職場管理に対する職員の態度や満足度、問題意識などを調査するための方法。

モラルハザード moral hazard 倫理の崩壊。道徳的危険。

モル mole【mol】溶液中の物質量の単位、溶液中に溶けている物質量をモル数で表す。

モルガン単位 morgan unit 遺伝子間の距離を示す単位。1モルガンは1回の減数分裂において、1回の染色体交差が期待できる距離。

モルヒネ morphine アヘンに含まれるアルカロイド。オピオイド受容体に結合し、神経伝達物質の放出やカルシウムチャネルの作用を抑制し、鎮痛、鎮静、鎮咳などの作用をもたらす。 ➡●オピオイドの種類と特徴 p.83

モロー反射 Moro reflex 生後4か月くらいまでにみられる原始反射。上下肢を伸展させ、その後何かを抱え込むような姿勢をとる。 ➡●新生児の反射 p.127

モンキーバー monkey bar 整形外科牽引ベッドに付属する三角形の支持金具。患者の挙上時に使用する。

問題志向型アプローチ problem oriented approach 対象の有する個々の問題点を明らかにし、それぞれを解決することによって、対象の状態の改善や向上を図ること。

問題中心型コーピング problem centered coping ストレスを強いられている状況において、それらをもたらしている諸問題を現実的に変化させることによって対処しようとする方法。 ➡●コーピングの種類 p.176

モントゴメリー腺 Montgomery's glands 乳輪にある皮脂腺。乳首と乳輪を保護するための皮脂を分泌する。

モンロー孔 foramen of Monro 側脳室と第3脳室を連絡する孔。髄液は左右の側脳室、モンロー孔、第3脳室、中脳水道、第4脳室、ルシュカ孔・マジャンディー孔、脳槽、上矢状静脈洞の順に流れる。 ➡●髄液の循環と脳室ドレーン p.350

や

夜間せん妄 nocturnal delirium 一過性の錯乱、幻覚、妄想などが、とくに夜間に生じること。外科手術後の患者、認知症の高齢者にみられる。 ➡●せん妄の発症因子 p.273

夜驚（やきょう） night terror 3～8歳くらいの小児で、睡眠中に突然起きて、叫ぶ、泣くなど、恐怖や不安を示す行動を呈する状態。悪

夢とは異なり、覚醒時に内容を憶えていないことが特徴。
薬剤性パーキンソニズム drug-induced parkinsonism 向精神薬などのドパミン拮抗作用のある薬物、血圧降下薬などを服用することにより、振戦、筋固縮、無動、姿勢保持反射障害などのパーキンソン症候群をきたした状態。➡●パーキンソニズムをきたす主な疾患 p.363
ヤグレーザー yttrium aluminum argon laser【YAG laser】眼科手術などに用いられるレーザー。
ヤコビー線 Jacoby line 左右の腸骨稜の先端を結ぶ線。第4・第5腰椎の棘突起間にある。成人の脊髄の下端は第2腰椎であるため、腰椎穿刺は、脊髄を傷つけないようヤコビー線を指標に行う。➡●腰椎穿刺 p.493
ヤンカーサクション Yanker suction 手術や救急救命の際の出血吸引、口腔ケアの際の口腔内吸引に用いる口腔内吸引管。

ゆ

ユーイング肉腫 Ewing's sarcoma 思春期の骨の成長中に起こる骨腫瘍。
有意差（ゆういさ） significant difference 統計学的仮説検定で得られた客観的な差。
有害反応 adverse reaction 薬物投与や放射線照射などの治療の結果生じる、意図しなかった有害な反応。副作用のこと。
有鉤鑷子（ゆうこうせっし） hooked forceps 先端に爪（鉤）のついた鑷子。
尤度比（ゆうどひ） likelihood ratio 検査における検知能力を示す指標。陽性尤度比は、疾患のない人に比べてある人では、陽性の結果がどの程度得られやすいかを示す。尤度比の高い検査ほど、検知能力は高いとされる。
有病率 prevalence rate 特定の期間内における特定の疾病の患者数

の、人口に対する割合。疾病の頻度を示す指標。

幽門（ゆうもん） pylorus 胃の出口部分。胃から十二指腸への移行部。入口部分は噴門（ふんもん）。➡●胃の区分 p.436

ユーエス（US）[超音波検査] ultrasonography エコー検査。超音波を対象に当て反響を画像化する検査。

輸血関連移植片対宿主病 transfusion associated graft versus host disease【TA-GVHD】輸血による移植片対宿主病。➡●輸血反応 p.489

輸血反応 transfusion reaction 輸血に伴い、血液成分に対するレシピエント側の免疫機構が、血液成分を破壊しようと働くこと。溶血性反応、同種免疫抗体産生による輸血不応状態などをきたす。➡●輸血反応 p.489

ユーシー（UC）[潰瘍性大腸炎] ulcerative colitis 大腸粘膜に潰瘍、びらんが生じる原因不明の炎症性疾患。

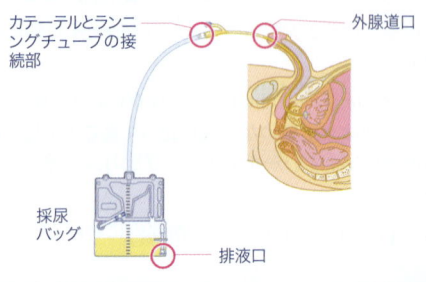

ユージー（UG）[尿道造影] urethrography 外尿道口から逆行性に造影剤を注入して尿道を撮影するX線検査。

ユーシージー（UCG）[尿道膀胱撮影] urethrocystography 前立腺疾患などで行われる、造影剤を使用した尿道・膀胱X線撮影法。

癒着性イレウス adhesive ileus 開腹術後の腸管の癒着によって生じた腸管閉塞。➡●イレウスの分類 p.40

ユーティーアイ（UTI）[尿路感染] urinary tract infection 尿道口から侵入した細菌による、腎盂・尿管・膀胱・尿道など尿路の感染。

●尿道カテーテル感染の侵入経路

●輸血反応

	原因	症状	時期	対処法
即時型溶血性反応	ABO不適合	痛み（胸内苦悶、血管痛、腹痛）、顔面蒼白、嘔吐、痙攣、低血圧、褐色尿	開始後5～15分	・輸血の中止 ・輸液ルートの確保 ・乳酸リンゲルあるいは生理食塩液の点滴 ・導尿と尿量測定 ・ショック対応の準備
遅発型溶血性反応	不規則抗体による溶血性貧血	ヘモグロビン減少、微熱	輸血後10～14日	・医師に報告
発熱性非溶血性反応	同種抗体産生	発熱、頭痛、咳、悪心・嘔吐	開始直後～12時間	・輸血の中止 ・クーリング ・輸液ルートの確保 ・医師に報告
アレルギー反応	抗HLA抗体、抗血小板抗体、抗血漿蛋白質抗体	発疹、蕁麻疹、悪寒、倦怠感	輸血中～輸血後数時間以内	・輸血の中止 ・医師に報告
輸血関連アナフィラキシー反応	抗血漿成分抗体、抗ペニシリン抗体、白血球除去フィルター、エチレンオキサイドガス	呼吸困難、全身紅潮、血管浮腫（顔面浮腫、喉頭浮腫等）、蕁麻疹	直後	・輸血の中止 ・輸液ルートの確保 ・ショック治療 ・心肺蘇生の準備 ・医師に報告
輸血関連急性肺障害	抗白血球抗体、抗好中球抗体による免疫、脂質	寒気、発熱、呼吸困難、喀痰を伴わない咳、低血圧、低酸素血症	輸血後6時間	・有効な治療法がない（一部ステロイド有効例あり）
移植片対宿主病	血液製剤中のリンパ球による免疫反応	発熱、皮膚炎（紅皮症）、下痢、下血、肝障害	輸血後1～2時間後	・無菌操作 ・感染症に対する治療 ・供血者リンパ球の排除

ユニットケア unit care 高齢者施設の利用者が、入居前と変わらず、個別的な暮らし方ができることを目指して、利用者を小グループに分けて支援する方法。

ユニバーサルデザイン universal design 障害者、高齢者、健常者の区別なく、誰にとっても利用しやすいように、製品や建物、空間をデザインしようという考え方。

ユニバーサルプリコーション universal precaution 【UP】 CDC（米国疾病管理予防センター）が提唱した主に血液や体液に対する感染予防策。これの改訂版がスタンダードプリコーション（標準予防策）で、感染の危険性のあるものを分泌液、創傷皮膚、粘膜などにも拡大した。

ユニフィケーション unification 統合すること、また、看護教育と臨床との組織的な統合。看護教員は教育機関に属しながら、病院の兼務辞令を受け、病院で臨床看護および研究指導に従事する。

ユーリン urine 尿。

よ

陽圧 positive pressure 大気より圧力が高い状態で、圧力をかけて押すこと。

養育医療 medical aid for premature infants 母子保健法に基づき、入院治療・養育を必要とする未熟児に関して、その治療に要する医療費を公費によって全部または一部負担する制度。

要介護状態 condition of need for long-term care 介護保険の被保険者における、介護を要する状態。保険者である市町村が認定し、5段階に分けられる。➡●要介護状態区分 p.491

溶菌（ようきん） bacteriolysis ウイルス、抗体、化学物質などによって、細菌の細胞壁が溶解して、細菌が死滅すること。

溶血（ようけつ） hemolysis 赤血球が破壊され、ヘモグロビンが血清中

●要介護状態区分

区　分	状　態	高齢者の状態（例）
要支援1	社会的支援を要する	・基本的な日常生活動作はほぼ自分で行うことが可能 ・要介護状態となることの予防のために買物・掃除などにおいて何らかの支援が必要
要支援2	部分的な介護を要する	・基本的な日常生活動作はほぼ自分で行うことが可能だが、要支援1よりやや低下 ・買い物・掃除などを行う能力が低下しているため、何らかの支援・一部介護が必要
要介護1	部分的な介護を要する	・立ち上がりや歩行などに不安定さが見られる ・排泄や入浴などに一部介護が必要 ・問題行動や理解の低下が見られることがある
要介護2	軽度の介護を要する	・立ち上がりや歩行などが自力ではできない場合が多い ・排泄や入浴などに一部介護が必要 ・問題行動や理解の低下が見られることがある
要介護3	中程度の介護を要する	・立ち上がりや歩行などが自力ではできず介護が必要 ・入浴や排泄、衣類の着脱などに全面的な介助が必要 ・いくつかの問題行動や理解の低下が見られることがある
要介護4	重度の介護を要する	・立ち上がりや歩行などがほとんどできない ・入浴や排泄、衣服の着脱などに全面的な介助が必要・食事の摂取に一部介助が必要 ・尿意、便意が伝達されていない ・多くの問題行動や理解の低下が見られることがある
要介護5	最重度の介護を要する	・日常生活全般について、全面的な介助が必要（寝たきりの状態など） ・食事、排泄、衣類着脱のすべてにおいて全面的な介助が必要 ・多くの問題行動や全般的な理解の低下が見られる

溶血性尿毒症症候群 hemolytic uremic syndrome【HUS】溶血性貧血、血小板減少、急性腎不全、下痢などを生じる症候群。O-157 や O-111 などの腸管出血性大腸菌のベロ毒素によるものが多い。

溶血性貧血 hemolytic anemia 血色素異常などの先天性、またはアレルギーによる自己免疫反応などの後天性に、赤血球が破壊されて、血中のヘモグロビン濃度が極度に低下した状態。

用手リンパドレナージ manual lymphatic drainage 浮腫などに対して行う手によるマッサージ法。リンパ管や静脈などに沿ってマッサージを行い、皮下組織間隙に貯留した水分、タンパク成分などを正常に機能しているリンパ管に誘導する。

痒疹（ようしん） prurigo かゆみを伴う結節、丘疹。アトピー性皮膚などに合併する結節性痒疹、妊娠中期に発生する妊娠性痒疹などがある。

羊水ポケット amniotic fluid pocket【AP】子宮の超音波断層法で描出される、子宮内壁から胎児間の羊水腔の部分。その直線距離が 2 cm 未満は羊水過少、8 cm 以上は羊水過多とされている。

陽性症状 positive symptom 疾患によって、本来あるはずがないにもかかわらず、出現した機能や能力。統合失調症の陽性症状とは、幻覚、妄想、行動異常などをいう。→●陰性症状と陽性症状 p.42

陽性転移 positive transference とくに精神疾患の治療における治療者と患者において、一方の感情を他方がよい（陽性）と受け取った結果、その感情を返そうと試みること。

腰椎穿刺［ルンバール］ lumbar puncture【LP】髄液検査のために、腰椎のクモ膜と軟膜の間に注射針で穿刺すること。成人の脊髄の下端は第 2 腰椎であるため、腰椎穿刺は、脊髄を傷つけないようヤコビー線（第 4・第 5 腰椎の棘突起間）を指標に行う。→●腰椎穿刺 p.493

腰椎椎間板ヘルニア lumbar disc hernia【LDH】腰椎の椎間板が変性・突出し、神経根などを圧迫する疾患。

●腰椎穿刺

T₇（肩甲骨下角）
C₃（第 7 頸椎）
L₃（第 3 腰椎）
L₄（第 4 腰椎）
L₅（第 5 腰椎）
ヤコビー線　腸骨稜

腰麻 ランバーアネスシーア lumbar anesthesia 腰椎麻酔の略。

抑制 リストレイント restraint 治療、看護の必要上、やむを得ず抑制帯や拘束衣を用いて患者の全身あるいは手足の運動や動作を制限すること。

予診 プリイグザミネイション preexamination 医師の診察前に、患者の症状や訴えなどを聞いておくこと。

予備力 リザーヴドキャパシティ reserved capacity ある人の有する最大の生理機能と、その人が通常使っている生理機能との差異。

余命 ライフイクスペクテンシー life expectancy 残された寿命。0 歳での平均余命が平均寿命になる。

ヨーヨー現象 ヨーヨーフェノメノン yo-yo phenomenon 減量とリバウンドによる体重増加を反復する状態。

Ⅳ型アレルギー ［遅延型アレルギー］ タイプフォーハイパーセンシティヴィティ type Ⅳ hypersensitivity T 細胞と抗原の反応によって炎症を生じ、リンパ球の集簇、増殖、活性化などを経て、細胞性免疫反応をきたす過敏症。➡ ●アレルギーの種類 p.29

ら

ライエル症候群 ［中毒性表皮壊死症］ ライエルズシンドローム Lyell's syndrome 全身の紅斑、水疱、びらんから表皮細胞の全層性壊死へ進行する最重症型薬疹。

ライ症候群 Reye syndrome 【RS】 インフルエンザや水痘などの感染に続発する脳症と肝の脂肪変性を主症状とする疾患。アスピリン服用が関与していると考えられている。

ライソソーム［リソソーム］ lysosome 細胞小器官の1つ。細胞内消化の場で、内部に加水分解酵素を有する。

ライトフォアデイト light-for-date infant【LFD】不当軽量児。在胎期間から予測される体重より10パーセンタイル以下の、著しく出生体重の軽い新生児。

ライナック［リニアック］ linear accelerator【linac】直線加速器。電子の流れを一直線上で加速し、それをタングステンなどのターゲットに当てて発生するX線を病巣に照射する放射線治療装置。

ライフイベント life event 心理社会的ストレスの要因となる人生上の出来事。

ライフサイエンス life science 生命科学。ヒトや動物の生命にかかわる学問の総称。

ライフサイクル life cycle 生活周期。人間が生まれてから死ぬまでの成長・発達段階の過程。フロイトは、精神性発理理論により口唇期、肛門期、男根期、潜在期、性器期に分けた。エリクソンは、精神社会的発達理論により新生児期、幼児前期、幼児後期、学童期、青年期、成人前期、成人期、老年期に分けた。現在、胎児期、幼児期、児童・思春期、青年期、成人期、老年期の6期に分けて論じられることが一般的である。

ライフステージ life stage 人生上の発達段階。

ライフレビュー life review 自分の人生を振り返り、思い出や出来事を他者に語ること。

ライヘ Leiche（独）死体。

ラウンド・ザ・クロック療法 round the clock therapy【RTC】24時間療法。持続製剤を用い、少ない投与回数で24時間有効血中濃度を保つ薬物療法。

ラ音［ラール］ rales 肺の聴診で聞かれる肺雑音。連続性ラ音（乾性ラ音）と断続性ラ音（湿性ラ音）に分けられる。➡●呼吸音と肺副雑音 p.112

らせん菌● 495

落屑（らくせつ） desquamation 鱗屑（りんせつ、通称ふけ）が脱落すること。

ラクナ梗塞 lacunar infarct 高血圧などにより脳内の細動脈の内腔が狭くなって生じた直径 1.5cm 以下の梗塞。→●脳梗塞の種類 p.350

落陽現象 sunset phenomenon 乳児の眼球の黒目が太陽が沈むように下のまぶたへ入り込む状態。核黄疸や水頭症などに伴って生じやすい。

ラジアントウォーマ radiant warmer 放射熱で保温する新生児用装置。

ラジエーション radiation therapy【RTx】放射線治療。

ラジオアイソトープ radioisotope【RI】放射性同位元素。同じ原子でも原子量の異なる同位元素のうち、放射能をもつもの。各種検査の追跡子や、放射線治療などに使われる。

ラジオイムノアッセイ radioimmunoassay【RIA】放射免疫測定法。抗原抗体反応によって測定対象に生じた抗原の量を、放射性同位元素を目印として測る方法。

ラジオレセプターアッセイ radioreceptor assay【RRA】放射受容体測定法。放射性同位元素を目印として、測定を目的とする抗原に受容体を結合させ、その反応によって抗原の量を測る方法。

ラジオサージェリー radiosurgery 定位放射線手術。病変の位置を定め、その部位に放射線を集中的に照射する放射線療法。

ラスト［放射性アレルゲン吸着試験］ radioallergosorbent test【RAST】放射性同位元素を使ってアレルギー反応の原因抗原を確定する検査。

ラセーグ徴候 Lasegue's sign 仰臥位で下肢を伸展挙上すると坐骨神経痛が増強する徴候。坐骨神経痛の検査の１つ。

●ラセーグ徴候

膝関節を完全に伸展したまま下肢を挙上する。70度以上、屈曲できない

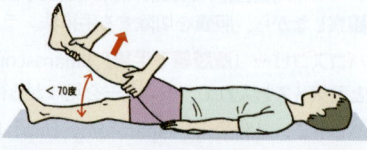

< 70度

らせん菌 spiral and curved bacteria らせん状の形状をした細菌の総

ラッピング wrapping 脳動脈瘤をガーゼや筋肉片で包み、破裂を予防する手術。　➡脳動脈瘤の手術 p.145

ラップ療法 wrap therapy 創傷治療、とくに褥瘡治療において、創周囲の湿潤環境を保つために、食品用ラップフィルムを用いて創を保護、治癒促進を図る方法。

ラテックスアレルギー latex allergy【LA】天然ラテックスゴム製品に対する過敏症。ラテックスに含まれるタンパク質は、バナナやアボガド、キウイフルーツ、メロン、栗などの果物に含まれる成分と交叉反応を起こすことがあり、ラテックスアレルギーのある人がそれらの食物を摂取すると、口腔アレルギー症候群やアナフィラキシーを起こすことがある。

ラテックスフリー手袋 latex-free glove ラテックスによるアレルギー症状を防止するために、それを含まない成分からつくられた使い捨て手袋。　➡ラテックスアレルギー

ラテラール lateral position ラテラルポジションの略。側臥位。

ラド rad 放射線の吸収線量の単位。放射線のエネルギーが物質にどれだけ吸収されたかを表す。現在はグレイ（Gy）を使用。1グレイ＝100ラド。　➡放射能と放射線の主要単位 p.219

ラトケ嚢 Rathke's pouch 発生期の下垂体前葉の形成過程で生じた嚢胞。神経圧迫による視力障害や下垂体圧迫による下垂体ホルモン低下症などを生じることがある。

ラパコレ laparoscopic cholecystectomy ラパロスコピックコレシステクトミーの略。腹腔鏡下胆嚢摘出術。腹腔鏡を経皮的に挿入し、モニターで観察しながら、胆嚢を切除する手術法。ラパ胆ともいう。

ラパロスコピー［腹腔鏡下手術］ laparoscopy【LAP】腹腔内に内視鏡と電気メスを入れて、モニターを見ながら行う手術。

ラパロトミー［開腹術］ laparotomy【lap】腹壁を切開して腹腔内の治療を行う手術方法。

ラビング法［擦拭法］ rubbing 速乾性手指消毒薬を使って手指を擦り合わせて、消毒を行う方法。

ラプス lapse ヒューマンエラーの1つ。ルールを忘れてしまったことによるエラー。ルール通りに行わなかったことによるエラーをスリップという。

ラプチャー rupture 破裂。

ラブ法 Love method 椎間板ヘルニアで、神経を圧迫しているヘルニア部位を切除する術式。

ラボ laboratory ラボラトリーの略。検査室。「ラボに出す」とは、検査を依頼すること。

ラポール rapport（仏）意思の疎通。

ラマーズ法 Lamaze method 精神性予防無痛分娩法に自然分娩法を組み合わせた分娩準備の教育システム。

ラミナフロー laminar flow 層流。一定層流を出す空気清浄機。無菌環境が必要な場合に使用される。

ラミナリア laminaria 分娩誘発を目的に子宮頸管拡張のために用いる棒状の医療器具。

ラミネクトミー［椎弓切除術］ laminectomy 脊柱管狭窄症などにより脊髄神経が圧迫されている場合に、圧迫解除を目的に、椎弓、棘突起、その他周辺組織を切除する手術法。

ラムステッド手術 Ramstedt operation 肥厚性幽門狭窄症に行う幽門筋切開術。

ラムゼイ鎮静スケール Ramsay sedation scale【RSS】鎮静の深さを評価する指標。

ラムゼイ・ハント症候群 Ramsay-Hunt's syndrome 帯状疱疹ウイルスの感染により、耳介とその周辺、外耳道に水疱などを生じ、耳痛、顔面神経麻痺、難聴、耳鳴、眩暈などをきたした状態。

ラムダ縫合［人字縫合］ lambdoid suture 頭蓋骨において、頭頂骨と

ラリンジアルマスク laryngeal mask airway 先端に皿形のカフが付いた気管挿管チューブ。カフを喉頭まで挿入し、カフを膨張させて固定して使用する。

ラング lung 肺。

ラングハンス巨細胞 Langhans giant cell 結核や肉芽腫でみられる、弓状に並んだ多核の巨細胞。リンパ球からサイトカインが放出され、マクロファージが集合して生成される。

ランゲルハンス島[膵島] islets of Langerhans 膵臓の組織中に島状に散在する内分泌腺組織。グルカゴンを分泌するα細胞、インスリンを分泌するβ細胞がある。

ランセット lancet 両刃のメス。

ランセット blood runset ブラッドランセットの略。採血針。

ランツ圧痛点 Lanz's point 左上前腸骨棘と右上前腸骨棘を結ぶ線を3等分し、右から1/3の部位の圧痛点。この部位を指で押したときに痛みを生じる場合、虫垂炎を示唆する。 ➡ ●マックバーニー圧痛点とランツ圧痛点 p.468

ランドー反射 Landau reflex 新生児・乳児に特有の原始反射の1つ。乳児を腹臥位にして、腹部を支えて水平に持ち上げ、顔を挙上すると、体幹下肢が伸展する反応。6か月で出現し、2歳半で消失する。

ランドルト環 Landolt's ring 視力測定に用いる記号。大きさの異なるC型の図形で、環の開く方向を識別する。

ランバート・イートン症候群 Lambert-Eaton syndrome 肺小細胞癌などに合併し、神経筋接合部におけるカルシウムチャネル異常により、筋無力症状を呈する症候群。

ランブル rumbling murmur ランブルマーマーの略。輪転様雑音。心弁膜症でみられる、心臓の拡張期の心雑音。 ➡ ●心音の分類 p.371

リウマチ熱● 499

ランベール縫合 Lembert suture 消化管などの管腔を縫合する方法で、漿膜と筋層のみを縫合する方法。

り

リー［安静時エネルギー消費量］ resting energy expenditure【REE】安静な状態での必要最低限のエネルギー消費量。BEE × 1.2 に相当する。 ➡ BEE（基礎エネルギー消費量）

リア［放射免疫測定法］ radioimmunoassay【RIA】抗原抗体反応によって測定対象に生じた抗原の量を、放射性同位元素を目印として測る方法。➡ ラジオレセプターアッセイ

離握手（りあくしゅ） 手を握ったり離したりすること。意識レベルの確認方法の一種。

リアリティオリエンテーション reality orientation【RO】現実見当識訓練。見当識障害のある患者に現実認識を促進する治療法。

リアリティショック reality shock 理想と現実とのギャップを感じて起こすショック様反応。

リヴァルタ反応 rivalta test 腹水や胸水などに含まれるタンパク量を推定する簡易的な検査法。穿刺液に酢酸を滴下することで判定する。

リヴァロッチ血圧計 Rivarotchi's mercury sphygmomanometer 水銀マノメーターとカフが一体になった血圧計。

リウマチ rheumatism 関節や筋肉に激しい痛みのあるリウマチ性炎症疾患の一般的総称。

リウマチ因子 rheumatoid factor【RF】関節リウマチ患者の IgG と特異的に反応する自己抗体。

リウマチ結節 rheumatoid nodule リウマチ熱の際、心筋、関節、大動脈周囲、骨格筋などの間質内にできる粟粒大の結節性肉芽。

リウマチ熱 rheumatic fever【RF】レンサ球菌感染症に合併して発症

する、全身性の炎症疾患。関節の腫れと痛み、発熱が生じる。

リエゾン liaison つながり、連携、橋渡し。精神看護の分野で、患者・家族と医療者間、看護師間、医療者間をつなぐ役割・機能をリエゾン精神看護という。

リエゾン精神医学 liaison psychiatry 患者－医療スタッフ間、患者－家族間、医療スタッフ間の調整・連絡に基づく精神医学。

リエゾン精神看護 liaison psychiatric nursing 精神的問題を抱えた患者の相談や直接的な看護ケア、また他職種との調整などを行う看護機能。

リエゾンナース liaison nurse リエゾン精神看護を担当する看護師。

リエントリー reentry 再入。心臓のα伝導路に入った刺激が伝導した後、β伝導路を介して元に戻って刺激を繰り返し、不整脈を発生させるメカニズム。

リオペ reoperation リオペレーションの略。再手術。

リカバリールーム recovery room【RR】回復室。術後などで状態が不安定な患者を観察するための部屋。

リガンド ligand ホルモンや神経伝達物質などとその受容体のように、特定の受容体に特異的に結合する能力のある物質。リガンドの代わりに働く薬物がアゴニスト、リガンドの働きを弱める薬物がアンタゴニストである。

リキャップ recap いったん外した注射針のキャップを、使用後にもう一度キャップをすること。針刺し事故防止のために厳禁とされている。

リキュ liquor【Liq.】溶液、髄液、液体のこと。脳脊髄液を指すことが多い。

リーク leak 人工呼吸器や輸液などの回路からの漏れ。

リクルートメントマヌーバー recruitment maneuver 呼吸促迫症候群や無気肺において、加圧バッグや人工呼吸器などを用いて肺に圧力をかけ、肺胞を広げる手技。

リケッチア *Rickettsia* リケッチア属菌の総称。ダニなどの節足動物を

リサーチナース research nurse 治験チームに参加する看護師。

リザーバー reservoir 貯蔵すること。とくに酸素をためるバッグのついた高濃度酸素マスク（リザーバーマスク）や、抗癌薬などを投与するための皮下ポートを指す。また、病原保有体のことをいうこともある。
➡●酸素投与方法の種類と特徴 p.171

リザーバーカニューラ reservoir cannula 鼻孔の下にリザーバーが付いた酸素カニューラ、酸素流量を節約できる利点がある。➡●酸素投与方法の種類と特徴 p.171

リザーバーバッグ reservoir bag 酸素の貯留バッグ。➡●酸素投与方法の種類と特徴 p.171

リスクアセスメント risk assessment 危険事前評価。病状、疾患、またはそれらに対する医療行為に随伴して患者に悪影響を及ぼしうる事象を特定するとともに、患者への影響を最小限にとどめるように策を講じること。

リスク型看護診断 risk nursing diagnosis 危険因子が存在し、現在は起こっていないが、問題が出現しやすい状態を示す看護診断。診断名と危険因子で示される。➡●看護診断の種類 p.109

リスクグループ risk group 特定の疾患になる危険性があると考えられる人たち。

リスクファクター risk factor 危険因子。病状、疾患、またはそれらに対する医療行為に随伴して、患者に悪影響を及ぼしうる事象。

リスクマネジメント risk management 危機管理。将来起こりうるリスクを想定し、リスクが起こった場合の損害を最小限に食い止めるための対応。

リスクマネジャー risk manager リスクマネジメントの担当者。

リスト［放射性免疫吸着試験］ radioimmunosorbent test【RIST】放射性標識免疫グロブリンを使って、抗体濃度を測定する検査。

リストエキスト［手関節伸筋］ wrist extensors【wrist ext.】手背側の筋肉。

リストカット wrist cutting 手首を切る自傷行為。

リストフレス［手関節屈筋］ wrist flexors【wrist fles.】手掌側の筋肉。

リスフラン関節［足根中足関節］ Lisfranc joint 中足部と足根部を分ける関節。

リズムコントロール rhythm control 抗不整脈薬の長期間使用により洞調律（リズム）を維持する心房細動の治療法。心房細動はそのままで心拍数のみをコントロールする治療をレートコントロールという。➡レートコントロール

リゾチーム lysozyme【LZM】細菌の細胞膜成分を加水分解する酵素。動物組織や分泌液、卵白などに広く存在し、微生物の感染から守る役割を果たす。

離脱症状 withdrawal symptom 薬物の禁断症状。依存性のある薬物を長期間摂取し身体依存が形成された人が、急に摂取を止めることによって起こる症状。

リーチャー reacher 手の届かない場所にあるものをフックなどで操作する補助具。

リード・シュテルンベルグ細胞 Reed-Sternberg cells ホジキンリンパ腫にみられる、複数の核をもつ大型の癌細胞。

リトラクションスコア［シルバーマン・スコア］ retraction score 新生児の呼吸状態の程度を評価する指標。➡シルバーマン・スコア／シルバーマンスコア p.235

リニメント剤 liniment【Lin】塗布剤、擦剤。皮膚にすり込んで用いる外用剤。

リバー liver 肝臓。

リバウンド rebound 反跳現象。ダイエットをやめて、それまで以上に体重が増えるのと同様に、服薬を急にやめた場合、薬物で抑えていた

リポジストロフィー●503

作用が跳ね返ってくること。
リバース reverse 拮抗。今まで投与されていた薬剤の効果をなくすために、拮抗する薬剤を使うこと。
リバースカーブ reverse curve とくに頸椎について、彎曲が通常とは逆のこと。逆彎曲。
リバチロ liver cirrhosis【LC】リバーチローシスの略。肝硬変。肝細胞が崩壊し肝小葉に置き換わった肝疾患の末期状態。
リハビリテーション［リハ、リハビリ］ rehabilitation 社会復帰、回復、更生。病気や事故などによって障害を負った人が単に身体機能を回復するだけでなく、人間として、その人らしい生活あるいは人生を取り戻し維持していくこと。
リハビリテーション医学 rehabilitation medicine 疾病からの回復や再発予防、社会復帰などを目指すリハビリテーションを、医科的な立場から行う医学の1分野。
リハビリテーション看護 rehabilitation nursing 障害によって生活の再構築に直面した人々を対象に、他職種と連携しながら、生活に視点をおき、可能な限りの自立を図る専門的な看護ケア。
リビドー libido 性的衝動。生命力。本能。
リビングウィル living will【LW】生前の意思表示。生者の遺言。
リフィリングタイム［毛細血管再充満時間、ブランチテスト］ refilling time 指爪を指で5秒間圧迫し、開放後に色調が回復するのに要する時間。循環状態の簡易評価法。
リープマン現象 Liepmann phenomenon アルコール依存症者で、眼球を強く押すと幻視が誘発される現象。
リプロダクティブヘルス reproductive health 性と生殖に関する健康。
リポイドネフローゼ［微小変化群］ lipoid nephrosis ネフローゼ症候群の1つで、糸球体の組織的変化がわずかなもの。
リポジストロフィー lipodystrophy 脂肪異栄養症。脂肪代謝の障害に

より、脂肪組織が異常に増殖または減少する疾患。

リボソーム ribosome リボ核酸（RNA）とタンパク質の複合体粒子。タンパク合成に必須の物質。

リポソーム剤 liposome drug リポソーム（ヒトの細胞と同じ細胞膜を構成しているリン脂質から構成される人工の微粒子）に薬剤を封入した製剤。生体への適合性が高く、薬物を分解酵素などから保護しながら運ぶことができる。

リポタンパク lipoprotein【LP】脂質とタンパク質の結合物の総称。小腸や肝臓で合成された脂質を運搬し、各組織に供給する。

●リポタンパク質の種類と特徴

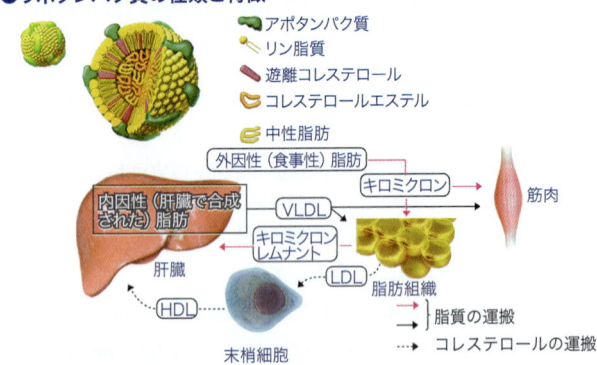

リポタンパク質の種類と働き

	大きさ (nm)	主な機能
キロミクロン	100〜1000	外因性（食事性）脂質の運搬
VLDL (超低密度リポタンパク質)	30〜75	内因性（肝臓で合成された）脂質の運搬
LDL (低密度リポタンパク質)	20〜25	末梢組織へのコレステロールの運搬
HDL (高密度リポタンパク質)	5〜13	末梢組織から肝臓へのコレステロールの運搬

リボフラビン欠乏症 riboflavin deficiency リボフラビン（ビタミンB_2）の摂取不足、または大量排泄などにより、口角炎、口唇炎、脂漏性皮膚炎などをきたす疾患。 ●ビタミンの生理作用と欠乏症状 p.394

リーマンカテーテル Lehman catheter 心臓カテーテル検査で用いるカテーテル。心室内腔が狭い場合などに用いる。

リミットセッティング limit setting 限界設定。患者や子どもの行動にある一定範囲内の制限を設けること。これによって受け入れられる行動、受け入れられない行動を明確にし、行動の責任に対面させ行動の是正を図る治療法。

リーメンビューゲル装具 Riemenbugel（独）【RB】リーメンビューゲルは革ひもの意味。先天性股関節脱臼の治療に用いるあぶみ式吊りバンド。

●リーメンビューゲル装具

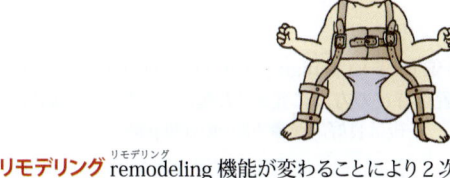

リモデリング remodeling 機能が変わることにより2次的な形態が変化し、それに応じてさらに機能が変化すること。骨リモデリング、筋リモデリングなどがある。

リモナーデ剤 limonade 甘味と酸味のある健胃薬・食欲増進薬。

流涎（りゅうぜん） hygrostomia よだれを流すこと。唾液の過剰な分泌を流涎症という。

リューケミア［ロイケ］ leukemia 白血病。

リユース reuse 再使用、あるいは再使用可能。

良肢位［機能肢位］ functional position 拘縮が起こっても日常生活動作を行ううえで機能的で、支障の少ない肢位。 ●基本肢位と良肢位 p.506

●基本肢位と良肢位

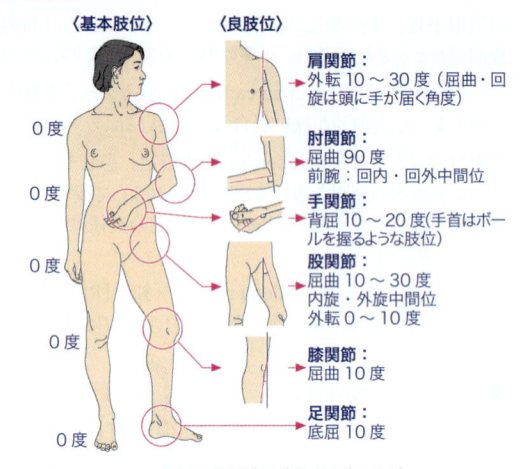

〈基本肢位〉　〈良肢位〉

肩関節：
外転10〜30度（屈曲・回旋は頭に手が届く角度）

肘関節：
屈曲90度
前腕：回内・回外中間位

手関節：
背屈10〜20度（手首はボールを握るような肢位）

股関節：
屈曲10〜30度
内旋・外旋中間位
外転0〜10度

膝関節：
屈曲10度

足関節：
底屈10度

良性発作性頭位めまい benign paroxysmal positional vertigo【BPPV】頭の位置を特定の方向に変えると起こるめまい。一過性で難聴などを伴わず、予後は良好。➡●めまいの分類 p.88

緑内障［グラウコーマ］ glaucoma【GL】眼圧亢進などによる視神経の障害により、視力障害や視野欠損を起こす疾患。原発性には、原発性閉塞隅角緑内障、原発性開放隅角緑内障がある。

緑便 green stool 胆汁が腸で吸収されないまま便に含まれることで、緑色を呈した便。新生児溶血性黄疸や、消化管機能障害で起こる。

リラクセーション relaxation 身体および精神の緊張を解くこと。

リロケーションダメージ relocation damage 移り住みの害。自宅などの住み慣れた場所で介護を受けていた人が、高齢者施設などに入所することで混乱をきたし、今まではみられなかった症状が発生すること。

リンクナース link nurse 感染対策、栄養対策、安全対策などの分野で、それぞれの対策チームの活動を病棟で実践するために病棟スタッフと

リンゲル Ringer's solution リンゲル液。生理的塩類溶液。

リン脂質 phospholipid【PL】リン酸を含む脂質。細胞膜の主成分。

輪状軟骨圧迫法 cricoid pressure 人工呼吸時、母指と示指で甲状軟骨の下端の輪状軟骨を後方に圧迫し、食道を頸椎に押しつけ、胃内容物の逆流や誤嚥を防ぐ方法。

輪状マッサージ［子宮底輪状マッサージ］ massage on fundus of uterus 子宮収縮が不良の場合に、子宮底を輪状に摩擦して収縮を促すこと。

鱗屑（りんせつ） dander 皮膚角層の上層が剥がれ落ちたもの。通称ふけ。 ➡●続発疹の種類 p.277

リンド［可逆性虚血性神経障害］ reversible ischemic neurological deficit【RIND】脳血管の閉塞による虚血で一時的に神経脱落症候が出現する。症状は24時間以上持続するが、3週間以内に消失するもの。

リンネテスト Rinne test 音叉により、空気伝導で聞こえている長さと骨伝導で聞こえている時間の長さを比較し、伝音性障害か感音性障害かを検索する検査法。 ➡●リンネテスト p.508

リンパ lymphatic リンパ管を流れる液体。成分は主に血管から漏出した血漿タンパク質で、余剰の組織液の除去、吸収された脂質の運搬、免疫担当細胞の生成などにかかわる。 ➡●リンパの流れ p.508

リンパ咽頭輪［ワルダイエル咽頭輪］ lymphoid ring 咽頭において輪状に配列されたリンパ組織。舌扁桃、口蓋扁桃、咽頭扁桃、耳管扁桃の4つの組織から構成される。口や鼻から侵入した異物の認識、免疫反応にかかわる。

リンパうっ滞 lymphostasis 乳房手術後などに生じるリンパ液の循環障害。

リンパ球 lymphocyte【Ly】白血球の1つで、免疫機能に重要な働きをする球形細胞。大リンパ球と小リンパ球がある。 ➡●白血球の成分と働き p.369

リンパ球除去療法 lymphocytapheresis【LCP】遠心分離法により血液中のリンパ球だけを除去する血液浄化法。 ➡白血球除去療法

●リンネテスト

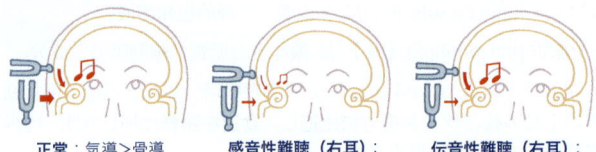

正常：気導＞骨導

感音性難聴（右耳）：気導＞骨導

伝音性難聴（右耳）：気導＜骨導

●リンパの流れ

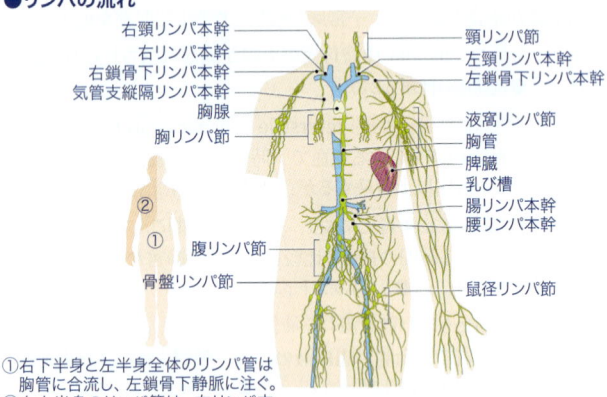

右頸リンパ本幹
右リンパ本幹
右鎖骨下リンパ本幹
気管支縦隔リンパ本幹
胸腺
胸リンパ節

頸リンパ節
左頸リンパ本幹
左鎖骨下リンパ本幹
液窩リンパ節
胸管
脾臓
乳び槽
腸リンパ本幹
腰リンパ本幹

②
①
骨盤リンパ節
腹リンパ節
鼠径リンパ節

①右下半身と左半身全体のリンパ管は胸管に合流し、左鎖骨下静脈に注ぐ。
②右上半身のリンパ管は、右リンパ本幹に合流し、右鎖骨下静脈に注ぐ。

リンパ球幼若化現象 lymephocyte blastogennsis 特定の抗原に応じて、成熟したリンパ球が成熟前の形態に戻って増殖すること。感作T細胞に特異抗原を加えて培養すると幼若化して芽球となることから、リンパ球機能を調べることができる。

リンパ行性転移 lymphatic metastasis リンパ管を通る悪性腫瘍の転移。

リンパ腫 lymphoma リンパ球が腫瘍化した状態。病理組織学的にホジキン細胞を認めるか否かでホジキンリンパ腫と非ホジキンリンパ腫に大別される。非ホジキンリンパ腫はさらに、B細胞に由来するB細胞性腫瘍、T細胞またはNK細胞に由来するT/NK細胞性腫瘍に大別される。

リンパ性白血病 lymphocytic leukemia 白血病のうちリンパ球系の細胞が腫瘍の起源となったもの。病態から急性（ALL）と慢性（CLL）に分けられる。　➡●白血病と類縁疾患の分類 p.126

リンパ節 lymph node【LN】リンパ管の随所にあるソラマメ状の丸いふくらみ。新しいリンパ球や免疫抗体の産生、細菌や異物の処理を行っている。　➡●リンパの流れ p.

リンパ郭清［リンパ節切除術］ lymph node excision 悪性腫瘍のリンパ行性転移を予防するために、リンパ節を外科的に切除すること。

リンパ節腫脹 lymph node swelling 感染症などでリンパ節が腫れること。

リンパ節転移 lymph node metastasis【LYM】癌細胞がリンパ液を介して転移すること。リンパ節への転移の有無は癌の進行度をみる要素となる。

リンパドレナージ lymph drainage リンパ浮腫に対して行うリンパ液を排液するマッサージ療法。

リンパ浮腫［リンパ水腫］ lymphedema リンパ液の流れが障害されたために起きるむくみ。

リンパ漏 lymphorrhea 何らかの原因でリンパ管が破れて皮膚などからリンパが漏出すること。

る

るい痩 emaciation はなはだしくやせた状態。徐々にあるいは急激にやせていく状態。

ルシュカ関節 Luschka's joint 頸椎椎体（C3～7）の後外側にある突起によってつくられた関節。

ルシュカ孔 foramen of Luschka 第4脳室の外側にある孔。ここから脳槽に髄液が流れ出る。　➡●髄液の循環と脳室ドレーン p.350

ルーズニング loosening 人工関節や骨内インプラントがゆるむこと。

ルーチン routine 定型業務。決まりきった仕事。日課。

ルーティング反射 rooting reflex 新生児の原始反射の1つ。新生児の頬を指でとんとんと叩くと、刺激された方向に頭を回す反射。➡●新生児の反射 p.127

ルビンテスト Rubin test 卵管通気検査。子宮口に二酸化炭素ガスを注入し、その圧力で卵管が詰まってないかを調べる不妊検査。

ループス lupus 狼瘡。皮膚の局所的な破壊や退化。ループス・エリテマトーデス（全身性エリテマトーデス）の意味で用いられる。

ループス腎炎 lupus nephritis【LN】全身性エリマトーデスに合併して発症する糸球体腎炎。タンパク尿、血尿などの症状が起こる。

ループ利尿薬 loop diuretics ヘンレ係蹄上行脚髄質に作用し、ナトリウムの再吸収を抑制する利尿薬。利尿作用は強力だが、腎血流量や糸球体濾過値を減少させないため、腎障害にも適用。➡●利尿薬の作用機序 p.102

ルーミングイン rooming-in 母児同室制。

ルールアウト rule out【R/O, RO】除外診断。よく似た別の病気の可能性を該当科の診察や検査で除外すること。

ルーワイ吻合術 Roux-en-Y anastomosis【R-Y】胃手術後の再建法。十二指腸断端を閉鎖し、残りの胃と空腸または食道と空腸を吻合する術式。➡●ビルロート法とルーワイ法 p.405

ルンゲ Lunge（独）肺。

ルンド・ブラウダー図表 Lund-Browder chart 小児における熱傷面積を評価するための換算表。

ルンバール lumbar puncture【LP】腰椎穿刺。➡●腰椎穿刺 p.493

れ

レイノー現象 Raynaud phenomenon【RP】手、足、耳、鼻などの

四肢末端部分に生じる皮膚の血流異常症状。多くの膠原病で認められる。冷感、皮膚色の変化が現れる。

レイノー症候群 Raynaud syndrome【RS】手、足、耳、鼻などの末梢動脈が収縮し循環障害を示す症候群。

レオポルド触診法 Leopold maneuver 触診にて、子宮内の胎児の位置を確認する診察法。第1〜4段法に分類される。

●レオポルド触診法

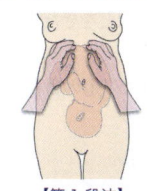

【第1段法】
子宮底の位置、胎児部分を触診する

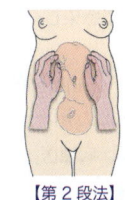

【第2段法】
子宮形状、胎向を見る

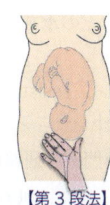

【第3段法】
胎児部分を触診する。胎児の下降部可動性を見る

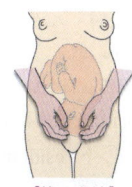

【第4段法】
妊婦の足方に向かって行う。胎児の下降部下降度を見る

レギュラーインスリン regular insulin【RI】速効型インスリン。インスリンの追加分泌の補充に用いるインスリン製剤。作用と血糖のピークを一致させるため、食前30分前の注射が必要。作用発現時間約30分、最大作用時間約1〜3時間、作用持続時間5〜8時間。

レギュラーベベル regular bevel【RB】刃面長が長いタイプの注射針、針先の角度はSB（ショートベベル）より鋭。➡ショートベベル／●レギュラーベベルとショートベベル p.443

レギンスカバー leggings cover 分娩用脚保護カバー。

レクタム rectum 直腸。

レーザーアブレーション laser ablation レーザーを使って組織を焼き、切除、固着する方法。

レサシテーション resuscitation 蘇生。心肺停止に陥った人に対して、心臓マッサージ、人工呼吸、薬物投与などを行うことにより、心拍や

呼吸の再開を促すこと。

レサシテーター resuscitator 人工蘇生器。心肺停止に陥った人に対する人工呼吸を支援する医療機器。

レーザー光凝固 laser photocoagulation 網膜裂孔や糖尿病性網膜症などにおいて、疾患部にレーザーを当てて焼灼、凝固し、疾患の進行を止める方法。

レジオネラ *Legionella* レジオネラ属のグラム陰性菌。レジオネラ病（在郷軍人病：入浴施設などの水を通じて感染し、肺炎などをきたす）の病原体。

レジスタンストレーニング resistance training 筋肉に一定の負荷をかけて筋力を鍛える運動トレーニング。筋力トレーニング。

レジデント resident 専門医学研修医。病棟医。実習医。

レシピ recipe 調理法。秘訣。処方箋。

レシピエント recipient 臓器被移植者。受血者。受容個体。

レジメン regimen 薬や食事の処方計画。例えば、癌化学療法レジメン。

レジリエンス resilience 変化や不幸などのストレッサーに直面しても精神疾患など心身や生活上の不具合を生じさせない抵抗力、またはそれを生じてもそこから迅速に回復する力。

レス［細網内皮系］ reticuloendothelial system【RES】脾臓やリンパ節の樹枝状突起をもった細胞、血管洞の内皮細胞、リンパ洞の洞内皮細胞の総称。

レスキュー rescue ①救急、救助。②レスキュードーズ（追加的薬物投与）の略。

レスキュードーズ［臨時追加投与］ rescue dose とくに癌性の疼痛緩和において、処方された薬量では抑えられない強い痛み（突出痛）が生じた場合に、追加的に薬物を投与すること。➡突出痛

レストレスレッグ症候群［ムズムズ足症候群、下肢静止不能症候群］ restless legs syndrome【RLS】睡眠障害の1つで、寝ようとすると足

レスパイトケア respite care 障害児（者）や高齢者を抱えた家族を、一時的に一定期間、介護から解放することによって、日頃の心身の疲労を回復し、リフレッシュさせる援助。

レスピレーター respirator 人工呼吸器。

レスポンデント respondent 古典的条件づけ。パブロフ型条件づけ。「オペラント」の対語。自発的な試行錯誤による学習をオペラント条件づけと呼ぶ。また自発行動をオペラント行動、誘発行動をレスポンデント行動という。 ➡ オペラント条件づけ

レセプター receptor 受容体。外界や体内からの刺激を受けとる組織、細胞、分子などの総称。

レセプト Rezept（独）診療報酬請求明細書。診療報酬点数表に基づき、医療機関が保険者（国民健康保険団体連合会、社会保険診療報酬支払基金）に請求する医療費の明細書。

レチクロサイト［レチクロ］ reticulocyte 網状赤血球。赤芽球が脱核した後、血色素が完全に形成されていない幼若赤血球。超生体染色で網目状に染色され、造血機能の指標となる。

レックリングハウゼン病［神経線維腫症］ Recklinghausen's disease 皮膚への褐色色素斑（カフェオレ斑）、および神経線維腫のほか、脊椎側彎症などを併発する先天性疾患、常染色体の遺伝子異常による。

レッシュ・ナイハン症候群 Lesch-Nyhan syndrome 先天性代謝障害の1つで、幼児期に高尿酸血症を生じるほか、中枢神経系障害を発症し、認知・行動障害を呈する先天性疾患。

裂創（れっそう） alceration 引っ張る力などの強い力が加わり、皮膚が過剰に伸展して裂けた状態。

レート heart rate ハートレートの略。心拍数。

レート応答ペーシング rate responsive pacing 身体の代謝性需要や体動などに応答して、適切なペーシングのレート（リズム）を選択する、ペースメーカーのペーシング機能。

レートコントロール rate control 心房細動が慢性化していて正常洞調律に回復させることが困難な患者や、除細動を行ってもすぐに再発する患者に対して、心房細動はそのままにして心拍数（レート）のみをコントロールする治療法。洞調律を維持する治療法をリズムコントロールという。➡リズムコントロール

レート適合ペーシング rate adaptive pacing 身体の代謝性需要や体動などに適合して、適切なペーシングのレート（リズム）を選択する、ペースメーカーのペーシング機能。

レートポテンシャル late potential【LP】遅発電位。重症不整脈が生じる素因を示す、心筋細胞由来の電位。

レトロウイルス retrovirus【LTR】感染細胞内で逆転写によってDNAを合成するウイルスの総称。

レトロペリトニューム retroperitoneum 後腹膜。後腹壁の壁側腹膜より後方に存在する空間。この空間に含まれる臓器を後腹膜臓器といい、十二指腸、膵臓、腎臓などがある。

レニン・アンジオテンシン・アルドステロン系 renin-angiotensin-aldosterone system 血圧調整にかかわる生体内の調節系。➡●レニン・アンジオテンシン系 p.515

レニン・アンジオテンシン系阻害薬 renin-angiotensin system inhibitor 血圧を調節するレニン・アンジオテンシン・アルドステロン系を阻害して血圧を下げる薬物。➡アンジオテンシン変換酵素阻害薬／アンジオテンシンⅡ受容体拮抗薬

レニン分泌刺激試験［立位フロセミド試験］ renin activity stimulation test 原発性アルドステロン症の検査法。フロセミド投与後、立位や歩行で交感神経系を刺激してレニン分泌を促しても、血漿レニン活性が抑制されたままだと、原発性アルドステロン症と診断される。原発性アルドステロン症の検査には、ほかにカプトプリル試験などもある。

レノックス・ガストー症候群 Lennox-Gastaut syndrome 小児で発症するてんかん症候群の1つ。強直発作、脱力発作、欠伸発作など多

●レニン・アンジオテンシン系

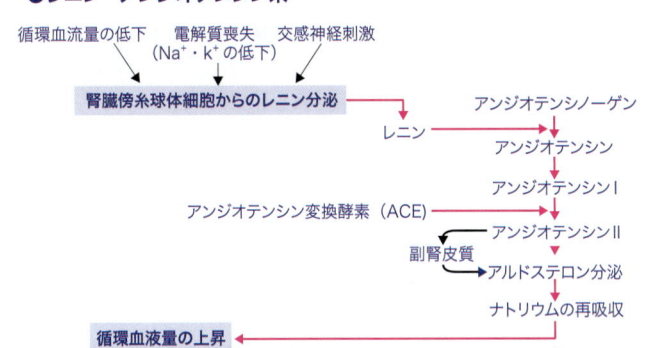

```
循環血流量の低下   電解質喪失   交感神経刺激
              (Na⁺・K⁺の低下)
      ↓         ↓          ↓
    腎臓傍糸球体細胞からのレニン分泌 ─────┐   アンジオテンシノーゲン
                                  └→ レニン ────→
                                              アンジオテンシン
                                              アンジオテンシンⅠ
    アンジオテンシン変換酵素(ACE) ─────────→
                                              アンジオテンシンⅡ
                                       副腎皮質 ↘
                                              アルドステロン分泌
                                              ↓
                                              ナトリウムの再吸収
    循環血液量の上昇 ←─────────────────────┘
```

様な発作型を示し、脳の器質障害を認めることが多い。
レバイン分類 Levine's classification アメリカの心臓学者レバインによる心雑音の強度分類。Ⅰ～Ⅵ度に分かれる。

●レバイン分類

Ⅰ 度	最も弱い心雑音で聴診器を当てて、しばらくしてから、やっと聴こえてくる
Ⅱ 度	聴診器を当てて、すぐに聴こえる最も弱い雑音
Ⅲ 度	Ⅱ度とⅣ度の中間の強さの雑音（聴診器を当てた瞬間に聴こえる）
Ⅳ 度	Ⅲ度とⅤ度の中間の強さの雑音（ときに振戦を伴うほど強い）
Ⅴ 度	聴診器で聴かれる最強の雑音、聴診器を離すと聴こえなくなる
Ⅵ 度	聴診器なしでも聴かれる雑音（聴診器を胸壁から離しても聴こえる）

レビー小体型認知症 dementia with Lewy body【DLB】中枢神経系にレビー小体が出現し、認知障害などが生じる、認知症の1つ。
レビーンシャント LeVeen shunt 腹腔内疾患の際、滲出液を腹腔から

上大静脈に移送するために、外科的に挿入される管。

レビンチューブ Levin tube 腸管内圧の減圧や経鼻栄養のための1ルーメンのチューブ。

レプチン leptin 脂肪細胞から分泌されるホルモンで、エネルギー代謝に関与する。

レプトスピラ症 leptospirosis レプトスピラ属細菌に起因する人獣共通感染症。風邪様症状をきたす。

レフラクトメータ refractometer 眼科の他覚的屈折検査器械。

レプリーゼ reprise 息を吸うときにヒューという音が出る現象。百日咳の痙咳期にみられる。

レペタブス repetabs 腸溶性コーティング錠の外側を胃内で溶解する速溶層でおおった複層錠。

レポ repositioning レポジショニングの略。徒手整復。用手的に脱臼、関節の痛みなどの整形外科的症状を治療する方法。

レボドパ ［エルドパ、ジヒドロキシフェニルアラニン］
3,4-dihydroxy-phenyl-L-alanine【L-DOPA, L-dopa】神経伝達物質であるドパミンの前駆物質。ドパミンは血液脳関門を通過しないので、その前駆物質であるドパがパーキンソン病治療薬として用いられる。

レム rontgen equivalent in man and mammal【rem】放射線の吸収線量の単位。現在は Sv（シーベルト）が用いられる。1 Sv = 100rem。➡シーベルト／●放射能と放射線の主要単位 p.219

レム睡眠 ［逆説睡眠］ rapid eye movement sleep【REM】急速眼球運動のみられる睡眠。身体の睡眠と考えられている。➡●レム睡眠とノンレム睡眠 p.247

レリー徴候 Leri sign 病的反射の1つで、片麻痺を示唆する症状。麻痺側の手首を受動的に屈曲させた場合に、肘の能動的な屈曲ができない。

レリーバー reliever 喘息の発作治療薬を指す。長期管理薬をコントロー

レルミット徴候 Lhermitte's sign 多発性硬化症において、頸を受動的に前屈した場合に、感電したような鋭い疼痛が背中から上下に向かって連続的に生じる症状。

恋愛妄想 love delusion 特定の人物から愛されている、恋愛対象としてとらえられていると、執拗かつ確信的に思考すること。➡●妄想の形式と内容 p.108

レンサ球菌[ストレプトコッカス] Streptococcus レンサ球菌属のグラム陽性球菌。ヒトの鼻腔や皮膚などに常在し、溶血性によりα、β、γに分類される。肺炎、敗血症、猩紅熱、扁桃炎などを起こす。➡●細菌の形態 p.108

レンズ核 lentiform nucleus 大脳基底核にある神経核。凸レンズの形状をしており、被殻と淡蒼球の2つに分けられる。

ろ

ロイ[関心領域] region of interest【ROI】集積した画像データに定量的解析を行うための範囲設定。PETや動態シンチグラフィーなどの画像機能検査で用いられる。

ロイケ leukemia ロイケミアの略。白血病。

ロイコ Leukozyten（独）ロイコツィーテンの略。白血球。

瘻孔（ろうこう）[フィステル] fistula 深部臓器が体外や他の臓器と交通している状態。体表とつながったものを外瘻（がいろう）、内部器官または腔相互がつながったものを内瘻（ないろう）という。

漏出性胸水（ろうしゅつせいきょうすい） transudative pleural effusion 血管内静水圧の上昇、および血漿膠質浸透圧の減少により、血管の細胞間隙から水分が漏出し、胸腔内に異常な量の液体が貯留した状態。また、その液体。うっ血性心不全でみられる。

老人斑（ろうじんはん） senile plaque 加齢に伴って脳にみられるタンパク質の沈着。アミロイドを形成して細胞外に沈着した結果、神経細胞の減少や機能低下が促進される。アルツハイマー病で顕著にみられる。メラニン色素の蓄積に伴う老人性色素斑とは異なる。

狼瘡（ろうそう）［ループス］ lupus 皮膚の局所的な破壊や退化。ループス・エリテマトーデス（全身性エリテマトーデス）の意味で用いられる。➡️●全身性エリテマトーデスの症状 p.270

弄便（ろうべん） coprophilia 便をいじる行為。

ローカル local anesthesia ローカルアネステジアの略。局所麻酔。身体の一部だけ知覚を麻痺させる麻酔。

ロコモーショントレーニング［ロコトレ］ locomotion training ロコモティブシンドロームを予防する運動療法。開眼片脚立ち、スクワット、ストレッチ、関節の曲げ伸ばし、ラジオ体操、ウォーキングなどが推奨されている。

ロコモティブシンドローム［運動器症候群］ locomotive syndrome 身体運動にかかわる骨、筋肉、関節、神経などの運動器に障害を生じ、要介護あるいは要介護のリスクが高くなった状態。

ロサンゼルス分類［LA分類］ Los Angeles classification 逆流性食道炎の重症度の分類法。内視鏡所見による粘膜障害の状況によって、グレードA〜D、N、Mに分類される。

濾出液（ろしゅつえき） transudate 膠質浸透圧の減少、または静水圧の増加、あるいは両者により、血液中の液状成分の一部が、血管壁を通過して組織間隙や体腔内に出たもの。➡️滲出液／●滲出液と濾出液の比較 p.239

ロス［低心拍出量症候群］ low output syndrome【LOS】心臓のポンプ機能の障害による循環不全。血圧低下や乏尿などからアシドーシスに至る。

ロス手術 Ross operation 患者自身の肺動脈弁を、大動脈弁と置換する、大動脈弁疾患に対する手術法。

ロタウイルス *Rotavirus* 感染性胃腸炎を起こすウイルスの1つ。A〜G型まであり、A型の集団発生がよくみられる。乳幼児・学童での感染が多い。

ロータブレーター [経皮経管冠動脈回転アテレクトミー] rotablator カテーテル先端をダイヤモンドチップでコーティングした金属バーで、これを高速回転させて、冠動脈の硬化したアテロームを削る器具。商品名。➡● PCI デバイス p.390

ロック heparin rock ヘパリンロックの略。血栓によって輸液ルートが閉鎖しないようにヘパリン加生理食塩液をルート内に満たすこと。

ロックインシンドローム [閉じ込め症候群] locked-in syndrome 脳幹での血管障害や外傷による異常が引き金となって、意識は清明だが、眼の随意運動でしか意思を伝える方法がなく、身体全体がまったく動かない状態になってしまう症候群。

ロッソリーモ反射 Rossolimo's reflex 病的反射の1つで、錐体路障害がある場合に、足底の足趾付け根付近をハンマーで叩打すると、全足趾が屈曲する反射。

ロップ [未熟児網膜症] retinopathy of prematurity【ROP】網膜血管が未発達な段階で出生した未熟児に起こる網膜症。長期間の高濃度酸素投与が1つの原因であり、水晶体後方の損傷と失明を生じる。

ローテ rote Blutko rperchen(独)ローテブルートケルペルヒェンの略。赤血球。ヘモグロビンを含む血液細胞。酸素と二酸化炭素の運搬にかかわる。➡● 血液の成分 p.157

ローデンシティ low density area【LDA】低吸収域。X線の吸収が少ないところ。肺や脳梗塞、脂肪肝などはCTで黒く写る。➡ハイデンシティ

ロート斑 Roth's spots 感染性心内膜炎などでみられる眼底のドーナツ状の出血。

ロービジョンケア low vision care 低視覚者のケア。視力・視野障害者に対する全人的ケア。

ロフストランド杖 Lofstrand crutch 1本の脚と、体重を支える握り、

前腕を支えるカフを備えた杖。 ➡️●杖の種類 p.74

ロベクトミー lobectomy 肺葉切除術。肺癌などの病変がある肺葉を切除する手術。

濾胞（ろほう） follicle 小さな袋状の構造体をいう。甲状腺濾胞、リンパ濾胞などがある。

ロボトミー［前頭葉切截術］ lobotomy 難治性の精神疾患患者に対してかつて行われていた、前頭葉を切除する手術法。

ローム［関節可動域訓練］ range of motion exercise【ROME】関節軟骨部組織の拘縮予防のため、関節可動域を維持、増大する訓練。

ロム［運動制限］ limitation of motion movement【LOM】骨・筋・関節系の疾患や、外傷、中枢神経系の疾患などにより、筋緊張や筋力低下、関節可動域の減少などが起こり、運動機能が制限されること。

ロムト［関節可動域テスト］ range of motion test【ROMT】各関節が動く最大角度を測定し、可動範囲を測定する検査。

ローラークランプ roller clamp 点滴量調節器具。

ローリング法 rolling method 歯ブラシの軸を回転させながら1本ずつ磨く歯磨き法。 ➡️●歯磨き法 p.248

ロールプレイング role playing 役割演技法。教育技法の1つで、特定の状況を設定したうえで、グループの各メンバーが相互にコミュニケーションをとりながら、その状況において最もふさわしい思考や行動が何かを考える方法。

ロールモデル role model 役割モデル。特定の状況において、規範となる行動をとる人。

ローレル指数 Rohrer index 学童の体格を評価する指数の1つ。体重（kg）÷身長（cm）^{3} × 10^7 で求める。 ➡️●ローレル指数 p.521

ロンカイ rhonchi 低音性連続性ラ音。いびき様音。ロンクス（rhonchus）ともいう。 ➡️●呼吸音と肺副雑音 p.112

ロンタブ lontabs 速溶性の外殻層と徐放性の内殻層を2重または3重

●ローレル指数　体重[kg]÷(身長[cm])^3×10^7

100	以下やせすぎ
100～120	やせ
120～140	標準
140～160	肥満傾向
160	以上肥満

にもつ錠剤。

ローン分類 Lown's grade（ラウンズ グレイド）心室性期外収縮の重症度の分類法。期外収縮の有無、散発性か否か、多型性か、連発性か、R on T 型かなどにより、0～5度に分類される。

ロンベルグ徴候 Romberg's sign（ロンベルクス サイン）両足を揃えて立った状態で目をつぶると、体が動揺して著しく不安定になる現象。脊髄性運動失調症の症状の1つで、位置覚の障害を示す。

●ロンベルグ徴候

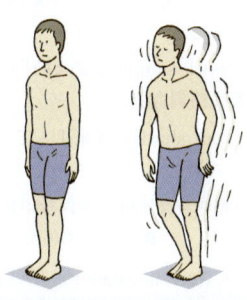

わ

ワイ（Y）字管［ワイアダプタ］ Y-adapter（ワイアダプター）Y の形をした輸液ルートの接続管。

ワイセ weiβeBlutkörperchen（ワイス ブルーテ ケルペルヒェン）（独）ワイセブルートケルペルヒェンの略。

白血球。➡︎●白血球の成分と働き p.369

ワイ（Y）染色体 Y chromosome 個体の性別の決定にかかわる性染色体の１つで、ヒトでは男性のみが有する染色体。男性はY染色体のほかにX染色体を、女性はX染色体のみを有する（男性：XY、女性：XX）。

歪度（わいど） skewness 統計学において、分布の左右対称性を表す用語。歪度が０は、左右対称の分布（正規分布）を示す。０以上で分布は左に、０以下で右に偏る。

ワイル病 Weil's disease レプトスピラ属細菌に起因する人獣共通感染症（レプトスピラ症）のうち、黄疸や出血をきたす重症型。

ワイル・フェリックス反応 Weil-Felix reaction リケッチア感染症の診断に用いられる古典的検査法。血液と抗原の凝集反応で判定する。

ワーカホリック workaholic 働き過ぎ。仕事中毒。

ワーキングメモリー working memory 文章の理解などの高次認知機能とかかわる短期的な記憶。

ワークサンプリング work sampling ある時間の間隔で瞬間的、定期的に業務を観測する業務調査法。

ワークシェアリング work sharing 従来１人でやっていた仕事、またはひとまとまりの仕事を複数の人で分け合って行うこと。

ワクチン vaccine 免疫を与える抗原を含む生物学的製剤。生ワクチンと不活化ワクチンがある。➡︎●ワクチンの種類 p.523

ワークライフバランス work-life balance【WLB】仕事と生活の調和。仕事上の責務を果たしながら、家庭や地域生活においても多様な生き方を選択できること。

ワ氏 Wassermann reaction ワッセルマン氏反応の略。梅毒血清反応。

鷲手（わして）[鉤爪] clawhand 尺骨神経麻痺により手内筋が萎縮し、とくに環指と小指の付け根の関節（MP関節、中手指骨関節）が過伸展する一方、指先の関節（DIP関節、遠位指節間関節）と中央の

●ワクチンの種類

種類	特徴	代表的な疾患
不活化(死滅)ワクチン	免疫原生をもっているが、不活化した病原体	日本脳炎、インフルエンザ、コレラ、ポリオなど
生(弱毒性)ワクチン	発病しない程度に感染力を弱めた病原体	風疹、流行性耳下腺炎など
トキソイド(無毒化毒素)	無毒化した免疫原生をもつ毒素	ジフテリア、破傷風、ガス壊疽など

関節（PIP 関節、近位指節間関節）が屈曲した状態。➡●猿手、鷲手、下垂手 p.193

ワッサー Wasser（独）蒸留水。

ワッテ sterilisierte Watte（独）シュテリィジエルテワッテの略。滅菌脱脂綿。

ワトソン・クリック模型 Watson-Crick model ワトソンとクリックによって提唱された、DNA の二重らせん構造。また、その構造の模型。

ワルダイエル咽頭輪［リンパ咽頭輪］ Waldeyer's lymphatic ring 咽頭において輪状に配列されたリンパ組織。舌扁桃、口蓋扁桃、咽頭扁桃、耳管扁桃の 4 つの組織から構成される。口や鼻から侵入した異物の認識、免疫反応にかかわる。

ワルテンベルグ反射 Wartenberg reflex 手指屈曲反射の 1 つ。回外位で患者の手首を押さえ、患者と検者の 2 〜 5 指を曲げて引っかけ、引き合い、母指が内転屈曲すれば陽性。錐体路障害を示す。➡●病的反射 p.459

ワルトン管 Wharton duct 唾液を顎下腺から口腔に通す顎下腺管。

ワルファリン warfarin ビタミン K に拮抗し、血液凝固因子の産生を抑制する抗凝固薬。出血傾向のある患者には禁忌。

ワレンベルグ症候群 Wallenberg syndrome 延髄外側の梗塞によって生じる脳幹障害。めまいや交代性麻痺などを呈する。

ワンショット one shot 1 回注入。少量の薬物を 1 回で静脈注射すること。

一般用語の医学用語への言い換え集

《あ》

一般用語	医学用語
あかぎれ	亀裂（きれつ）
赤鼻	酒皶（しゅさ）
あくび	欠伸（けっしん）
足首	足根（そくこん）
足の裏	足底（そくてい）
足の甲	足背（そくはい）
足の付け根	鼠径部（そけいぶ）
汗が出る	発汗（はっかん）
厚くなる	肥厚（ひこう）
穴が開く	穿孔（せんこう）
誤って飲み込む	誤嚥（ごえん）
歩き回る	徘徊（はいかい）
いきむ	努責（どせき）
痛み	疼痛（とうつう）
痛みをしずめる	鎮痛（ちんつう）
痛みをとる	除痛（じょつう）
いぼ	疣贅（ゆうぜい）
入れ歯	義歯（ぎし）
うおのめ	鶏眼（けいがん）
うがい	含嗽（がんそう）
受け入れる	受容（じゅよう）
内くるぶし	内果（ないか）
訴え	愁訴（しゅうそ）
うみ	膿（のう）
お尻	殿部（でんぶ）
おりもの	悪露（おろ）

《か》

一般用語	医学用語
かかと	踵部（しょうぶ）
掻き出す	掻爬（そうは）
かき混ぜる	振盪（しんとう）
かさぶた	痂皮（かひ）
噛み砕く	咀嚼（そしゃく）
カミソリで毛を剃る	剃毛（ていもう）
かゆみ	掻痒感（そうようかん）
体を洗う	沐浴（もくよく）
関節がはずれる	脱臼（だっきゅう）
消える	消退（しょうたい）
効き目がある	奏効（そうこう）
傷が開く	し開（しかい）
傷つける	侵襲（しんしゅう）
管を入れる	挿管（そうかん）
管を抜く	抜管（ばっかん）
口の中	口腔（こうくう）
口の両脇	口角（こうかく）
くちびる	口唇（こうしん）
首	頸部（けいぶ）
くぼみ	陥凹（かんおう）
苦しみうめく	呻吟（しんぎん）
詳しく調べる	精査（せいさ）
げっぷ	噯気（あいき）
下痢を起こす	瀉下（しゃげ）
声をあげて泣く	啼泣（ていきゅう）
氷まくら	氷枕（ひょうちん）
こしけ	帯下（たいげ）

《さ》

刺す	穿刺（せんし）
寒け	悪寒（おかん）
さらさらしている	漿液性（しょうえきせい）
しぶり腹	裏急後重（りきゅうこうじゅう）
しもやけ	凍瘡（とうそう）
しゃっくり	吃逆（きつぎゃく）
出産後の人	褥婦（じょくふ）
症状が落ち着き安定している	寛解（かんかい）
食事を配る	配膳（はいぜん）
しわがれこえ	嗄声（させい）
すね	下腿（かたい）
すり傷	擦過傷（さっかしょう）
咳	咳嗽（がいそう）
咳をしずめる	鎮咳（ちんがい）
外くるぶし	外果（がいか）

《た》

体重をかける	荷重（かじゅう）
たこ	胼胝（べんち）
ただれ	糜爛（びらん）
だるい	倦怠（けんたい）
たん	喀痰（かくたん）
乳飲み子	嬰児（えいじ）
腸のねじれ	腸捻転（ちょうねんてん）
血を吐く	吐血（とけつ）
つかえてふさがっている	梗塞（こうそく）
手首	手根（しゅこん）
手の甲	手背（しゅはい）
手のひら	手掌（しゅしょう）
床づれ	褥瘡（じょくそう）

《な》

長びく	遷延（せんえん）
粘りけがある	粘稠（ねんちゅう）
名を呼ぶ	呼名（こめい）
にきび	面皰（めんぽう）
にのうで	上腕（じょうわん）
尿をもらす	失禁（しっきん）
塗る	塗布（とふ）
ぬるま湯	微温湯（びおんとう）
ねあせ	盗汗（とうかん）
ねまき	寝衣（しんい）
眠る	入眠（にゅうみん）
残りかす	残渣（ざんさ）
のどが渇く	口渇（こうかつ）
のどちんこ	口蓋垂（こうがいすい）
伸ばす	伸展（しんてん）
飲み込む	嚥下（えんげ）

《は》

吐き気	嘔気（おうき）
吐く	嘔吐（おうと）
歯ぐき	歯肉（しにく）
はしか	麻疹（ましん）
鼻ごえ	鼻声（びせい）
鼻づまり	鼻閉（びへい）
鼻みず	鼻汁（びじゅう）
腹がなる	腹鳴（ふくめい）
腹がはる	腹部膨満（ふくぶぼうまん）
貼る	貼布（ちょうふ）
腫れて大きい	腫大（しゅだい）
腫れてふくれる	怒張（どちょう）
腫れもの	腫瘤（しゅりゅう）
腫れる	腫脹（しゅちょう）

光がまぶしい	羞明感（しゅうめいかん）	まぶた	眼瞼（がんけん）
引き起こす	惹起（じゃっき）	まゆ毛	眉毛（びもう）
ひきつけ	痙攣（けいれん）	水を飲む	飲水（いんすい）
ひだ	皺襞（しゅうへき）	みぞおち	心窩部（しんかぶ）
瞳が縮む	縮瞳（しゅくどう）	みっかはしか	風疹（ふうしん）
瞳が開く	散瞳（さんどう）	耳がとおい	難聴（なんちょう）
一人暮らし	独居（どっきょ）	耳だれ	耳漏（じろう）
ひやあせ	冷汗（れいかん）	耳なり	耳鳴（じめい）
ひゅうひゅう、ぜいぜいという		むくみ	浮腫（ふしゅ）
呼吸の音	喘鳴（ぜんめい）	むこうずね	脛骨（けいこつ）
病気にかかる	罹患（りかん）	虫歯	齲歯（うし）
病室を変わる	転床（てんしょう）	結ぶ	結紮（けっさつ）
病状が非常に重い		目頭	内眼角（ないがんかく）
	重篤（じゅうとく）	目尻	外眼角（がいがんかく）
病状がますます悪くなる		めまい	眩暈（げんうん）
	増悪（ぞうあく）	目やに	眼脂（がんし）
病状の今後の見通し	予後（よご）	ものもらい	麦粒腫（ばくりゅうしゅ）
病巣が周りに広がっている			
	浸潤（しんじゅん）	《や》	
病棟を変わる	転棟（てんとう）	焼き切る	焼灼（しょうしゃく）
拭く	清拭（せいしき）	やせ	るい痩（るいそう）
ふくらはぎ	腓腹部（ひふくぶ）	よく聴く	傾聴（けいちょう）
ふくれあがる	膨満（ぼうまん）	よく発生する	好発（こうはつ）
ふともも	大腿（だいたい）	よだれ	流涎（りゅうぜん）
ふるえ	振戦（しんせん）		
便を掻き出す	摘便（てきべん）	《わ》	
母乳をしぼり出す	搾乳（さくにゅう）	脇の下	腋窩（えきか）
《ま》			
まつげ	睫毛（しょうもう）		

難読用語読み方集

【3画】

下顎呼吸（かがくこきゅう）
下垂足（かすいそく）
下腿（かたい）
下疳（げかん）
下血（げけつ）
口蓋（こうがい）
口蓋裂（こうがいれつ）
口渇（こうかつ）
口腔（こうくう）
口唇（こうしん）
口唇裂（こうしんれつ）
三叉神経（さんさしんけい）
三尖弁（さんせんべん）
子癇（しかん）
子宮復古不全（しきゅうふっこふぜん）
上窩（じょうか）
上顎（じょうがく）
小彎（しょうわん）
大泉門（だいせんもん）
大腿（だいたい）
大腿骨長（だいたいこつちょう）
大腿部（だいたいぶ）
大腿骨頸部骨折（だいたいこつけいぶこっせつ）
大彎（だいわん）

【4画】

円錐（えんすい）
介達牽引（かいたつけんいん）
牙関緊急（がかんきんきゅう）
片麻痺（かたまひ）
化膿（かのう）
欠神発作（けっしんほっさ）
犬吠様咳嗽（けんばいようがいそう）
亢進（こうしん）
勾配（こうばい）
尺屈（しゃっくつ）
尺骨（しゃっこつ）
収斂薬（しゅうれんやく）
手挙（しゅけん）
手掌（しゅしょう）
手背（しゅはい）
心窩部（しんかぶ）
心悸（しんき）
心悸亢進（しんきこうしん）
心筋梗塞（しんきんこうそく）
心腔（しんくう）
心尖（しんせん）
心尖拍動（しんせんはくどう）
心嚢（しんのう）
心肺蘇生（しんぱいそせい）
水痘（すいとう）
水頭症（すいとうしょう）

水分出納（すいぶんすいとう）
水疱（すいほう）
切截術（せっせつじゅつ）
爪甲（そうこう）
双合診（そうごうしん）
爪床（そうしょう）
天疱瘡（てんぽうそう）
内踝（ないか）
内腔（ないくう）
内頸動脈（ないけいどうみゃく）
内瘻（ないろう）
反跳痛（はんちょうつう）
反跳脈（はんちょうみゃく）
日和見感染（ひよりみかんせん）
不感蒸泄（ふかんじょうせつ）
不定愁訴（ふていしゅうそ）
分娩（ぶんべん）
乏尿（ぼうにょう）
母趾（ぼし）
尤度比（ゆうどひ）
予後（よご）

【5画】

圧覚（あっかく）
圧痕（あっこん）
凹背（おうはい）
外套（がいとう）

外反母趾（がいはんぼし）
外鼻（がいび）
外瘻（がいろう）
加齢黄斑変性（かれいおうはんへんせい）
丘疹（きゅうしん）
去痰（きょたん）
叩打痛（こうだつう）
巧緻（こうち）
肛門括約筋（こうもんかつやくきん）
矢状面（しじょうめん）
失外套症候群（しつがいとうしょうこうぐん）
処方箋（しょほうせん）
石膏（せっこう）
仙痛（せんつう）
白癬（はくせん）
白斑（はくはん）
白脾髄（はくひずい）
皮疹（ひしん）
氷頸（ひょうけい）
氷枕（ひょうちん）
氷嚢（ひょうのう）
末梢（まっしょう）

【6画】

安寧（あんねい）
会陰（えいん）
回旋（かいせん）
回内（かいない）
灰白色便（かいはくしょくべん）
灰白脊髄炎（かいはくせきずいえん）
仮面様顔貌（かめんようがんぼう）
汗疹（かんしん）
汗腺（かんせん）
気管支喘息（きかんしぜんそく）
気腫（きしゅ）
吃音（きつおん）
吃逆（きつぎゃく）
企図振戦（きとしんせん）
吸痰（きゅうたん）
吸啜反射（きゅうてつはんしゃ）
仰臥位（ぎょうがい）
血腫（けっしゅ）
血漿（けっしょう）
血性痰（けっせいたん）
血栓（けっせん）
血痰（けったん）
血餅（けっぺい）
好褥（こうじょく）
好訴（こうそ）
耳介（じかい）
弛緩（しかん）
弛緩性麻痺（しかんせいまひ）
色素斑（しきそはん）
糸球体（しきゅうたい）
耳垢（じこう）
自殺念慮（じさつねんりょ）
耳手（じしゅ）
耳朶（じだ）
弛張（しちょう）
弛張熱（しちょうねつ）
死斑（しはん）
耳鳴（じめい）
充填（じゅうてん）
耳漏（じろう）
舌咽（ぜついん）
舌根沈下（ぜっこんちんか）
舌苔（ぜったい）
全粥（ぜんがゆ）
尖圭（せんけい）
尖刃刀（せんじんとう）
尖足（せんそく）
伝播（でんぱ）
吐逆（とぎゃく）
吐血（とけつ）
吐瀉物（としゃぶつ）
吐乳（とにゅう）
肉芽（にくげ）
肉腫（にくしゅ）
妄想（もうそう）
有意差（ゆういさ）
有棘層（ゆうきょくそう）
有鉤鑷子（ゆうこうせっし）
老人斑（ろうじんはん）
肋間（ろっかん）
肋間筋麻痺（ろっかんきんまひ）
肋骨（ろっこつ）
肋骨脊柱角（ろっこつせきちゅうかく）

【7画】

迂遠（うえん）
迂曲（うきょく）
肝円索（かんえんさく）
含気（がんき）

含嗽（がんそう）
杆体（かんたい）
肝脾腫（かんひしゅ）
希死念慮（きしねんりょ）
肛門（こうもん）
困窮（こんきゅう）
灼熱痛（しゃくねつつう）
初産（しょさん）
赤脾髄（せきひずい）
足趾（そくし）
体腔（たいくう）
体肢（たいし）
肘窩（ちゅうか）
肘頭（ちゅうとう）
沈渣（ちんさ）
沈着（ちんちゃく）
低在横定位（ていざいおうていい）
努責（どせき）
呑気（どんき）
尿沈渣（にょうちんさ）
尿崩症（にょうほうしょう）
尿瘻（にょうろう）
妊孕性（にんようせい）
麦穂帯（ばくすいたい）
麦粒腫（ばくりゅうしゅ）
抜鉤（ばっこう）
抜歯（ばっし）
抜糸（ばっし）
抜釘（ばってい）
庇護（ひご）
扶助（ふじょ）
吻合（ふんごう）
沐浴（もくよく）

卵管采（らんかんさい）
卵巣（らんそう）
冷罨法（れいあんぽう）
労作（ろうさ）
弄便（ろうべん）

【8画】

軋轢音（あつれきおん）
易感染宿主（いかんせんしゅくしゅ）
易怒性（いどせい）
延髄（えんずい）
臥位（がい）
臥床（がしょう）
空嚥下（からえんげ）
奇静脈（きじょうみゃく）
季肋部痛（きろくぶつう）
空腸瘻（くうちょうろう）
苦味（くみ）
苦悶（くもん）
茎状突起（けいじょうとっき）
肩胛骨（けんこうこつ）
拘縮（こうしゅく）
呼吸窮迫症候群（こきゅうきゅうはくしょうこうぐん）
姑息的治療（こそくてきちりょう）
昏睡（こんすい）
昏迷（こんめい）
杯細胞（さかずきさいぼう）
松果体（しょうかたい）
呻吟（しんぎん）
苒延性排尿（ぜんえんせいはいにょう）

疝痛（せんつう）
阻血（そけつ）
咀嚼（そしゃく）
苔癬（たいせん）
直達（ちょくたつ）
泥膏（でいこう）
兎眼（とがん）
乳暈（にゅううん）
乳癌（にゅうがん）
乳嘴腫（にゅうししゅ）
乳腺（にゅうせん）
乳糜（にゅうび）
乳糜胸（にゅうびきょう）
肥厚（ひこう）
非嫡出子（ひちゃくしゅつし）
放射線被曝（ほうしゃせんひばく）
泡沫（ほうまつ）
奔馬調律（ほんばちょうりつ）
味蕾（みらい）
免荷（めんか）
盲端（もうたん）
夜驚（やきょう）

【9画】

後産（あとざん）
按手（あんしゅ）
胃瘻（いろう）
咽喉（いんこう）
咽頭（いんとう）
重湯（おもゆ）
疥癬（かいせん）
咳嗽（がいそう）
海馬（かいば）

架橋結合（かきょうけつごう）
柑橘（かんきつ）
拮抗（きっこう）
急速遂娩（きゅうそくすいべん）
狭窄（きょうさく）
呟語（げんご）
紅暈（こううん）
咬筋（こうきん）
咬合（こうごう）
虹彩（こうさい）
後縦靱帯骨化症（こうじゅうじんたいこっかしょう）
咬傷（こうしょう）
紅斑（こうはん）
紅斑性狼瘡（こうはんせいろうそう）
後方後頭位（こうほうこうとうい）
咬耗（こうもう）
後彎（こうわん）
枯草熱（こそうねつ）
砕石位（さいせきい）
砂嚢（さのう）
指趾（しし）
茸腫（じしゅ）
茸状乳頭（じじょうにゅうとう）
屎尿（しにょう）
重篤（じゅうとく）
洒渣（しゅさ）
神経鞘腫（しんけいしょうしゅ）
神経叢（しんけいそう）
咳（せき）

前額（ぜんがく）
前駆陣痛（ぜんくじんつう）
穿孔（せんこう）
穿刺（せんし）
穿刺痛（せんしつう）
前置胎盤（ぜんちたいばん）
穿痛（せんつう）
穿頭（せんとう）
前頭位（ぜんとうい）
穿破（せんぱ）
前彎（ぜんわん）
奏効（そうこう）
胎位（たいい）
胎芽（たいが）
胎向（たいこう）
胎勢（たいせい）
胎嚢（たいのう）
胎盤娩出（たいばんべんしゅつ）
胎便（たいべん）
怠薬（たいやく）
炭疽（たんそ）
胆嚢（たんのう）
胆嚢摘出術（たんのうてきしゅつじゅつ）
単麻痺（たんまひ）
剃刀（ていとう）
剃髪（ていはつ）
剃毛（ていもう）
怒張（どちょう）
胚芽（はいが）
肺気腫（はいきしゅ）
肺水腫（はいすいしゅ）
肺尖（はいせん）

肺胞虚脱（はいほうきょだつ）
胚葉（はいよう）
発露（はつろ）
飛蚊症（ひぶんしょう）
飛沫感染（ひまつかんせん）
眉毛（びもう）
風疹（ふうしん）
扁桃（へんとう）
扁平上皮癌（へんぺいじょうひがん）
扁平足（へんぺいそく）
勃起（ぼっき）
発疹（ほっしん）
発赤（ほっせき）
眉間（みけん）
迷走神経（めいそうしんけい）
面疔（めんちょう）
面皰（めんぼう）
疣贅（ゆうぜい）
幽門（ゆうもん）
幽門狭窄（ゆうもんきょうさく）
歪視（わいし）
歪度（わいど）

【10画】

烏口突起（うこうとっき）
核黄疸（かくおうだん）
痂皮（かひ）
浣腸（かんちょう）
陥凹（かんおう）
陥没呼吸（かんぼつこきゅう）
飢餓感（きがかん）

胸腔（きょうくう）
胸腺（きょうせん）
胸内苦悶（きょうないくもん）
胸部絞扼感（きょうぶこうやくかん）
莢膜（きょうまく）
挙筋（きょきん）
珪肺（けいはい）
眩暈（げんうん）
倦怠感（けんたいかん）
高在縦定位（こうざいじゅうていい）
骨棘（こつきょく）
骨粗鬆症（こつそしょうしょう）
骨嚢胞（こつのうほう）
骨盤位（こつばんい）
骨盤底筋群（こつばんていきんぐん）
骨梁（こつりょう）
挫傷（ざしょう）
挫創（ざそう）
挫滅（ざめつ）
挫滅症候群（ざめつしょうこうぐん）
残渣（ざんさ）
残滓（ざんし）
酒皶（しゅさ）
娘染色体（じょうせんしょくたい）
書痙（しょけい）
脂漏（しろう）
脂漏性皮膚炎（しろうせいひふえん）
陣痛（じんつう）

振盪（しんとう）
脆弱（ぜいじゃく）
脊索突起（せきさくとっき）
脊髄（せきずい）
脊髄癆（せきずいろう）
脊椎（せきつい）
桑実胚（そうじつはい）
帯下（たいげ）
帯状疱疹（たいじょうほうしん）
耽溺（たんでき）
恥垢（ちこう）
套管針（とうかんしん）
凍瘡（とうそう）
疼痛（とうつう）
配膳（はいぜん）
破瓜（はか）
剥奪（はくだつ）
剥離（はくり）
破水（はすい）
破綻（はたん）
疲憊（ひはい）
被曝（ひばく）
病勢（びょうせい）
浮腫（ふしゅ）
娩出（べんしゅつ）
胼胝（べんち）
哺育（ほいく）
剖検（ぼうけん）
疱疹（ほうしん）
紡錘状（ぼうすいじょう）
捕捉（ほそく）
哺乳（ほにゅう）
流涎（りゅうぜん）

流暢（りゅうちょう）
涙液（るいえき）
涙腺（るいせん）
涙嚢（るいのう）
狼瘡（ろうそう）

【11画】

悪液質（あくえきしつ）
異化（いか）
移行上皮（いこうじょうひ）
萎縮（いしゅく）
異所性（いしょせい）
黄体（おうたい）
黄疸（おうだん）
黄斑（おうはん）
悪寒（おかん）
悪寒戦慄（おかんせんりつ）
悪心（おしん）
悪阻（おそ）
悪露（おろ）
郭清（かくせい）
脚気（かっけ）
眼窩（がんか）
桿菌（かんきん）
眼瞼（がんけん）
眼脂（がんし）
乾癬（かんせん）
嵌頓（かんとん）
嵌入（かんにゅう）
乾酪壊死（かんらくえし）
球麻痺（きゅうまひ）
強直（きょうちょく）
魚鱗癬（ぎょりんせん）
亀裂（きれつ）

脛骨 (けいこつ)
牽引 (けんいん)
牽引痛 (けんいんつう)
梗塞 (こうそく)
黒子 (こくし)
痕跡 (こんせき)
混濁 (こんだく)
猜疑 (さいぎ)
細菌叢 (さいきんそう)
細隙灯 (さいげきとう)
産褥 (さんじょく)
産徴 (さんちょう)
産瘤 (さんりゅう)
痔核 (じかく)
視交叉 (しこうさ)
視床 (ししょう)
紫斑 (しはん)
斜鼻 (しゃび)
羞恥心 (しゅうちしん)
羞明感 (しゅうめいかん)
常位胎盤早期剥離 (じょういたいばんそうきはくり)
常染色体 (じょうせんしょくたい)
痔瘻 (じろう)
清拭 (せいしき)
剪刀 (せんとう)
搔爬術 (そうはじゅつ)
側頸部 (そくけいぶ)
側副 (そくふく)
側彎 (そくわん)
唾液 (だえき)
脱臼 (だっきゅう)
脱肛 (だっこう)

探索反射 (たんさくはんしゃ)
探触子 (たんしょくし)
淡蒼球 (たんそうきゅう)
断綴 (だんてつ)
停留精巣 (ていりゅうせいそう)
笛声喘鳴 (てきせいぜんめい)
盗汗 (とうかん)
動悸 (どうき)
動脈瘤 (どうみゃくりゅう)
貪食 (どんしょく)
軟膏 (なんこう)
軟口蓋 (なんこうがい)
捻挫 (ねんざ)
粘稠 (ねんちゅう)
捻転 (ねんてん)
捻髪音 (ねんぱつおん)
脳振盪 (のうしんとう)
脳梁 (のうりょう)
徘徊 (はいかい)
排泄 (はいせつ)
排痰 (はいたん)
排膿 (はいのう)
排臨 (はいりん)
絆創膏 (ばんそうこう)
菲薄化 (ひはくか)
閉塞 (へいそく)
偏倚 (へんき)
萌出 (ほうしゅつ)
麻疹 (ましん)
麻痺 (まひ)
脈絡叢 (みゃくらくそう)
痒疹 (ようしん)

梨状 (りじょう)
菱形窩 (りょうけいか)
菱形筋 (りょうけいきん)
淋菌 (りんきん)
淋病 (りんびょう)

【12画】

握雪音 (あくせつおん)
椅座位 (いすざい)
運動麻痺 (うんどうまひ)
腋窩 (えきか)
温罨法 (おんあんぽう)
喀出 (かくしゅつ)
覚醒 (かくせい)
喀痰 (かくたん)
喀血 (かっけつ)
葛藤 (かっとう)
間隙 (かんげき)
間欠性跛行 (かんけつせいはこう)
嵌入便 (かんにゅうべん)
間脳 (かんのう)
棘突起 (きょくとっき)
棘波 (きょくは)
距骨 (きょこつ)
筋萎縮 (きんいしゅく)
筋萎縮性側索硬化症 (きんいしゅくせいそくさくこうかしょう)
痙咳 (けいがい)
痙縮 (けいしゅく)
痙笑 (けいしょう)
痙性歩行 (けいせいほこう)
痙性麻痺 (けいせいまひ)

痙直 (けいちょく)
痙攣 (けいれん)
結痂 (けっか)
結紮 (けっさつ)
結節 (けっせつ)
結膜円蓋 (けつまくえんがい)
減感作 (げんかんさ)
硬口蓋 (こうこうがい)
喉頭 (こうとう)
喉頭蓋 (こうとうがい)
喉頭摘出 (こうとうてきしゅつ)
項部硬直 (こうぶこうちょく)
絞扼痛 (こうやくつう)
散瞳 (さんどう)
歯牙 (しが)
軸索 (じくさく)
歯垢 (しこう)
歯槽膿漏 (しそうのうろう)
湿疹 (しっしん)
惹起 (じゃっき)
絨毛 (じゅうもう)
絨毛上皮腫 (じゅうもうじょうひしゅ)
絨毛膜羊膜炎 (じゅうもうまくようまくえん)
粥腫 (じゅくしゅ)
粥状硬化 (じゅくじょうこうか)
粥状便 (じゅくじょうべん)
掌屈 (しょうくつ)
猩紅熱 (しょうこうねつ)
焼灼 (しょうしゃく)
掌蹠 (しょうせき)
焦燥感 (しょうそうかん)

腎盂 (じんう)
腎盂腎炎 (じんうじんえん)
腎臓 (じんぞう)
靱帯 (じんたい)
随時尿 (ずいじにょう)
遂娩 (すいべん)
毳毛 (ぜいもう)
喘息 (ぜんそく)
喘鳴 (ぜんめい)
粟粒結核 (ぞくりゅうけっかく)
貼付 (ちょうふ)
貼用 (ちょうよう)
啼泣 (ていきゅう)
痘瘡 (とうそう)
登攀 (とはん)
鈍匙 (どんひ)
鈍麻 (どんま)
喃語 (なんご)
廃用性萎縮 (はいようせいいしゅく)
跛行 (はこう)
斑状出血 (はんじょうしゅっけつ)
腓骨 (ひこつ)
脾腫 (ひしゅ)
脾臓 (ひぞう)
悲嘆 (ひたん)
腓腹 (ひふく)
傍細胞 (ぼうさいぼう)
補綴 (ほてつ)
満月様顔貌 (まんげつようがんぼう)
無鉤鑷子 (むこうせっし)

落屑 (らくせつ)
裂隙 (れつげき)

【13画】

罨法 (あんぽう)
溢乳 (いつにゅう)
溢流性尿失禁 (いつりゅうせいにょうしっきん)
遠位尿細管 (えんいにょうさいかん)
滑膜 (かつまく)
寛解 (かんかい)
寛骨 (かんこつ)
鉗子 (かんし)
楔入 (きつにゅう)
嗅覚 (きゅうかく)
嗅球 (きゅうきゅう)
嗅上皮 (きゅうじょうひ)
嗅裂 (きゅうれつ)
禁忌 (きんき)
楔状骨 (けつじょうこつ)
解毒 (げどく)
解熱 (げねつ)
腱 (けん)
腱鞘炎 (けんしょうえん)
腱反射 (けんはんしゃ)
鼓腸 (こちょう)
鼓膜 (こまく)
搾乳 (さくにゅう)
嗄声 (させい)
嗜好 (しこう)
嫉妬 (しっと)
嗜癖 (しへき)
嗜眠 (しみん)

愁訴（しゅうそ）
腫大（しゅだい）
腫脹（しゅちょう）
腫瘍（しゅよう）
腫瘤（しゅりゅう）
蒸泄（じょうせつ）
睫毛（しょうもう）
腺癌（せんがん）
腺腫（せんしゅ）
腺毛（せんもう）
戦慄（せんりつ）
搔爬（そうは）
蒼白（そうはく）
僧帽弁（そうぼうべん）
搔痒（そうよう）
塞栓（そくせん）
鼠径（そけい）
鼠径部（そけいぶ）
搐搦（ちくでき）
蓄膿（ちくのう）
腟洗浄（ちつせんじょう）
痴呆（ちほう）
腸嵌頓（ちょうかんとん）
腸骨棘（ちょうこつきょく）
腸蠕動（ちょうぜんどう）
腸瘻（ちょうろう）
溺死（できし）
溺水（できすい）
塗抹（とまつ）
遁走（とんそう）
頓服（とんぷく）
頓用（とんよう）
腹臥位（ふくがい）
腹腔（ふっくう）

腹腔穿刺（ふっくうせんし）
蜂窩織炎（ほうかしきえん）
蜂巣炎（ほうそうえん）
蒙古斑（もうこはん）
腰椎（ようつい）
裸眼（らがん）
裏急後重（りきゅうこうじゅう）

【14画】

嘔気（おうき）
嘔吐（おうと）
寡産（かさん）
寡動（かどう）
灌注（かんちゅう）
灌注器（かんちゅうき）
灌流（かんりゅう）
駆出（くしゅつ）
頸管（けいかん）
頸椎（けいつい）
頸部硬直（けいぶこうちょく）
睾丸（こうがん）
誤嚥（ごえん）
誤嚥性肺炎（ごえんせいはいえん）
静脈瘤（じょうみゃくりゅう）
塵埃（じんあい）
滲出液（しんしゅつえき）
塵肺（じんぱい）
精巣（せいそう）
截石位（せっせきい）
増悪（ぞうあく）
嫡出子（ちゃくしゅつし）
稗粒腫（はいりゅうしゅ）
鼻腔（びくう）

鼻茸（びじょう）
鼻唇溝（びしんこう）
鼻尖（びせん）
鼻翼呼吸（びよくこきゅう）
鼻瘤（びりゅう）
腐骨（ふこつ）
膀胱（ぼうこう）
膀胱癌（ぼうこうがん）
膀胱緊満（ぼうこうきんまん）
緑膿菌（りょくのうきん）
漏出（ろしゅつ）
漏出性胸水（ろうしゅつせいきょうすい）
漏斗（ろうと）
蠟様変性（ろうようへんせい）

【15画】

鞍鼻（あんび）
鋭匙（えいひ）
横隔膜（おうかくまく）
横痃（おうげん）
横行結腸（おうこうけっちょう）
横突起（おうとっき）
横紋筋（おうもんきん）
潰瘍（かいよう）
蝸牛（かぎゅう）
緩衝（かんしょう）
緘黙症（かんもくしょう）
頰骨（きょうこつ）
緊満（きんまん）
鞍関節（くらかんせつ）
膠原病（こうげんびょう）
膠細胞（こうさいぼう）
膠質（こうしつ）

膠腫（こうしゅ）
膝窩（しっか）
膝蓋（しつがい）
膝蓋腱（しつがいけん）
膝胸位（しつきょうい）
遮断（しゃだん）
皺眉筋（しゅうびきん）
皺襞（しゅうへき）
漿液（しょうえき）
漿液性（しょうえきせい）
漿膜（しょうまく）
褥瘡（じょくそう）
褥婦（じょくふ）
鋤骨（じょこつ）
蕁麻疹（じんましん）
遷延（せんえん）
遷延性排尿（せんえんせいはいにょう）
遷延分娩（せんえんぶんべん）
潜血（せんけつ）
瘙痒感（そうようかん）
蝶形（ちょうけい）
蝶形紅斑（ちょうけいこうはん）
蝶番（ちょうばん）
膠原病（こうげんびょう）
播種（はしゅ）
播種性血管内凝固症候群（はしゅせいけっかんないぎょうこしょうこうぐん）
瘢痕（はんこん）
噴門（ふんもん）
噴門弛緩症（ふんもんしかんしょう）
瘤（りゅう）
憐憫（れんびん）

【16画】

閾値（いきち）
壊死（えし）
壊疽（えそ）
壊血病（かいけつびょう）
還納（かんのう）
憩室（けいしつ）
頸定（けいてい）
稽留熱（けいりゅうねつ）
稽留流産（けいりゅうりゅうざん）
嘴管（しかん）
篩骨（しこつ）
篩板（しばん）
縦隔（じゅうかく）
踵骨（しょうこつ）
鞘腫（しょうしゅ）
踵部（しょうぶ）
膵臓（すいぞう）
錐体（すいたい）
錐体外路（すいたいがいろ）
錐体外路症状（すいたいがいろしょうじょう）
錐体路（すいたいろ）
錐体路障害（すいたいろしょうがい）
膵島（すいとう）
緻密（ちみつ）
頭蓋（とうがい、ずがい）
頭蓋骨（とうがいこつ、ずがいこつ）
橈屈（とうくつ）
橈骨（とうこつ）
橈骨神経麻痺（とうこつしんけいまひ）
橈尺（とうしゃく）
憑依（ひょうい）
輻射熱（ふくしゃねつ）
輻輳（ふくそう）
縫合（ほうごう）
縫縮（ほうしゅく）
膨潤（ぼうじゅん）
膨疹（ぼうしん）
膨満（ぼうまん）
膨隆（ぼうりゅう）
擁護（ようご）
罹患（りかん）
瘻孔（ろうこう）

【17画】

噯気（あいき）
顎上（がじょう）
顆粒球（かりゅうきゅう）
鼾音（かんおん）
癌腫（がんしゅ）
矯正（きょうせい）
擦過傷（さっかしょう）
縮瞳（しゅくどう）
鍼灸（しんきゅう）
瞳孔（どうこう）
膿（のう）
膿痂疹（のうかしん）
膿球（のうきゅう）
膿胸（のうきょう）

膿汁（のうじゅう）
膿性痰（のうせいたん）
膿尿（のうにょう）
膿疱（のうほう）
膿盆（のうぼん）
膿瘍（のうよう）
膿漏眼（のうろうがん）
糜粥（びじゅく）
糜爛（びらん）
頻回（ひんかい）
糞塊（ふんかい）
糞便（ふんべん）
糞瘻（ふんろう）

【18 画】

額位（がくい）
顎下腺（がっかせん）
鵞口瘡（がこうそう）
顎下（がっか）
鵞卵大（がらんだい）
顔位（がんい）
顔貌（がんぼう）
蟯虫（ぎょうちゅう）
顕性感染（けんせいかんせん）
瞼板（けんばん）
瞼裂（けんれつ）
臍窩（さいか）
臍下（さいか）
臍静脈（さいじょうみゃく）
臍帯（さいたい）
臍動脈（さいどうみゃく）
臍輪（さいりん）
鎖肛（さこう）

瀉下（しゃげ）
瀉血（しゃけつ）
鎮咳（ちんがい）
鎮痙（ちんけい）
癜風（でんぷう）
嚢子（のうし）
嚢腫（のうしゅ）
嚢胞（のうほう）
鞭毛（べんもう）
翻転（ほんてん）
癒合（ゆごう）
癒着（ゆちゃく）
臨界期（りんかいき）
臨月（りんげつ）
類癌腫（るいがんしゅ）
濾過（ろか）
濾紙（ろし）
濾出液（ろしゅつえき）
濾胞（ろほう）

【19 画】

嚥下（えんげ）
嚥下障害（えんげしょうがい）
蟹足腫（かいそくしゅ）
蟻走感（ぎそうかん）
鶏眼（けいがん）
鶏卵大（けいらんだい）
髄液（ずいえき）
髄鞘（ずいしょう）
髄内釘（ずいないてい）
蘇生（そせい）
蹲踞（そんきょ）
曝露（ばくろ）
瀕死（ひんし）

霧視（むし）
離握手（りあくしゅ）
離被架（りひか）

【20 画】

懸濁液（けんだくえき）
霰粒腫（さんりゅうしゅ）
蠕動（ぜんどう）
蠕動運動（ぜんどううんどう）
躁状態（そうじょうたい）
躁病（そうびょう）

【21 画】

囁語（じご）
魔乳（まにゅう）

【22 画】

驚愕（きょうがく）
癰（よう）
彎曲（わんきょく）

【23 画】

攪拌（かくはん）
攣縮（れんしゅく）
鷲手（わして）

【24 画】

齲歯（うし）
齲蝕（うしょく）
鱗状（うろこじょう）
鱗屑（りんせつ）

【26 画】

鑷子（せっし）

略語索引

A

a	動脈	13
A	アセスメント	11
AA	アスコルビン酸	10
	アルコホリック・アノニマス	23
Ab	抗体	30
ABB	酸塩基平衡	193
abd	腹部	17
	外転	88
ABG	動脈血ガス	64
ABI	足関節上腕血圧比	64
ABR	聴性脳幹反応	64
AC	アダルトチルドレン	12
	腺癌	13
	上腕周囲長	58
AC bypass	大動脈冠動脈バイパス術	58
ACEI	アンジオテンシン変換酵素阻害薬	30
ACG	血管心臓造影	58
Ach	アセチルコリン	11
Acom	前交通動脈	58
ACP	酸ホスファターゼ	195
ACS	急性冠症候群	125
ACTH	副腎皮質刺激ホルモン	7
AD	アドレナリン	14
	アドバンスディレクティブ	14
	アルツハイマー病	6
add	内転	334
ADHD	注意欠陥・多動性障害	295
ADL	日常生活動作	62, 338
ADR	薬物有害反応	14
AE-AMP	上腕切断	51
AED	自動体外除細動器	53
Af	心房細動	54
AF	心房粗動	54, 423
AFD	相当重量児	56
AFP	α-胎児蛋白	27
AG	陰イオンギャップ	15
	血管造影	28
Ag	抗原	30
AGML	急性胃粘膜病変	58, 124
AH	急性肝炎	124
AI	無呼吸指数	18
AIA	アスピリン喘息	10
AICA	前下小脳動脈	3
AIDS	後天性免疫不全症候群	52
AIHA	自己免疫性溶血性貧血	203
AITD	自己免疫性甲状腺疾患	203
AK-AMP	大腿切断	57
Ala	アラニン	19
Alb	アルブミン	27
ALD	アルドステロン	26
ALI	急性肺損傷	126
ALL	急性リンパ性白血病	126
ALP	アルカリホスファターゼ	

略語	意味	ページ
ALS	2次救命処置	56
ALT	アラニンアミノトランスフェラーゼ	56
AMD	加齢黄斑変性	104
AMI	急性心筋梗塞	56
AML	急性骨髄性白血病	126
amp, Amp	切断術	32
Amy, AMY	アミラーゼ	18
AN	神経性食欲不振	16
Ao	大動脈	6
AP	羊水ポケット	492
APACHE	アパッチ重症度評価基準	16
Aplas	再生不良性貧血	18, 185
APO	脳卒中	18
Apo	アポ蛋白	18
Appe	虫垂炎	12
APTT	活性化部分トロンボプラスチン時間	96
ARB	アンジオテンシンII受容体拮抗薬	30
ARC	エイズ関連症候群	52
ARDS	急性呼吸窮迫症候群	51, 125
ARF	急性腎不全	51
ARG	オートラジオグラム	81
Arg	アルギニン	23
AS	アスペルガー症候群	11
ASA	アダムス・ストークス発作	12
ASK	抗ストレプトキナーゼ抗体	10
ASLO	抗ストレプトリジンO	11
ASP	誤嚥性肺炎	11, 172
A-S syndrome	アダムス・ストークス症候群	12
AST	アスパラギン酸アミノトランスフェラーゼ	54
ATL	成人T細胞白血病	259
ATP	アデノシン三リン酸	62
ATR	アキレス腱反射	7
aV_F	左足増高単極肢誘導	65
aV_L	左手増高単極肢誘導	65
AVN	房室結節	451
AVP	アルギニンバソプレシン	23
aV_R	右手増高単極肢誘導	65
AV shunt	動脈静脈シャント	66
AVインパルス	間欠的空気圧迫法	65
AW, aw	気道	51

B

略語	意味	ページ
B's	バビンスキー反射	373
B-I	ビルロートI法	405
B-II	ビルロートII法	405
BA	バイオアベイラビリティ	353
BAL	気管支肺胞洗浄	376
BB	緩衝塩基	400
BBB	血液脳関門	157
BCS	バッド・キアリ症候群	369
BD	脳死	430
BE	過剰塩基	439
BE-AMP	前腕切断	383
BEE	基礎エネルギー消費量	383
BEL	骨盤位	174

略語	意味	ページ
bFGF	ヒト塩基性線維芽細胞増殖因子	387
BGT	ベンダーゲシュタルトテスト	448
BHN	基本的生活要求	440
BI	バーセルインデックス	366
Bil	ビリルビン	404
BiPAP	二相性陽圧呼吸	358
BJP	ベンス・ジョーンズタンパク	448
BK	ブラジキニン	422
BK-AMP	下腿切断	390
BLS	1次救命処置	388
BMI	体格指数	387, 457
BMR	基礎代謝率	387
BMT	骨髄移植	388
BNBAS	ブラゼルトン新生児行動評価尺度	423
BNC	膀胱頸部拘縮	451
BP	ベル麻痺	447
BPPV	良性発作性頭位めまい	506
BPS	バイオフィジカルプロファイルスコアリング	354
BPSD	行動心理学的症状	400
Bq	ベクレル	438
brady	徐脈	423
BRO	気管支鏡検査	435
BSE	狂牛病	386
BSI	血流感染	158
	生体物質隔離	457
BT	バクテリアルトランスロケーション	364
BUN	血液尿素窒素	156
BVM	バッグバルブマスク	368
Bx	バイオプシー	355

C

略語	意味	ページ
C	コンプライアンス	182
CA	カテコラミン	96
	カルシウム拮抗薬	103
CABG	冠動脈大動脈バイパス移植術	199
CAG	冠動脈造影	197
cAMP	環状アデノシン1リン酸	185
CAPD	持続携行式腹膜透析	199
CAT	コンピュータ断層撮影	123, 182
Cat	白内障	364
CBC	全血球算定	269
CBF	冠血流量	216
CBR	絶対安静	263, 264
CBSCT	臍帯血幹細胞移植	216
CBT	認知行動療法	217
CC	コクラン共同計画	172
	重症集中看護	144
CCB	カルシウムチャネル遮断薬	103
Ccr	クレアチニンクリアランス	147
CD	クローン病	151
CDC	米国疾病管理予防センター	212
c.f.	指数弁	205
CFS	慢性疲労症候群	199
CH	慢性肝炎	470
ChE	コリンエステラーゼ	178

CHF	うっ血性心不全 …… 197	CPD	児頭骨盤不均衡 …… 217
chol	コレステロール …… 179	CPK	クレアチンホスホキナーゼ …… 148
chpx	チキンポックス［水痘］ …… 293	CPM	持続的他動運動装置 … 216
CHS	コンプレッションヒップスクリュー …… 182	CPR	心肺蘇生 …………… 215
		CR	完全奏効 …………… 196
CI	心係数 ……………… 195	Cr	クレアチニン ……… 147
CJD	クロイツフェルト・ヤコブ病 …… 149	CR-BSI	カテーテル関連血流感染 …… 98
CK	クレアチンキナーゼ…… 147	CRC	治験コーディネーター … 293
CKD	慢性腎臓病 ………… 201	CREST syndrome	クレスト症候群 …… 148
CLL	慢性リンパ性白血病 … 471		
CML	慢性骨髄性白血病 … 470	CRP	C反応性蛋白 ……… 215
CMT	シャルコー・マリー・ツース病 …… 221	CRPS	複合性局所疼痛症候群 …… 417
CMV	サイトメガロウイルス … 187	CRS	カテーテル敗血症 ……98
	持続強制換気 ……… 199	CRT	毛細血管再充満時間 … 123
CNS	クリニカルナーススペシャリスト …… 145	CS	コルチコステロイド…… 178
			挫滅症候群 ………… 139
CO	心拍出量 …………… 199	CSF	脳脊髄液 …………… 197
CoA	補酵素A …………… 172	CSII	持続皮下インスリン注入療法 …… 197
Con	コンジローマ ……… 181		
COPA	カフ付口咽頭チューブ …… 176	CST	収縮ストレステスト … 197
		CT	カルシトニン ……… 104
COPD	慢性閉塞性肺疾患 …… 200, 470		クームス試験 ……… 138
			コンピュータ断層撮影 … 182
Cosm	浸透圧クリアランス … 199		心タンポナーデ …… 240
COX	シクロオキシゲナーゼ …… 173, 201	CTAS	カナダ救急医学会緊急度判定システム …… 207
CP	肺性心 ……………… 215	CTCAE	有害事象共通用語規準 …… 212
CPA	心肺停止 …………… 215		
CPAOA	来院時心肺停止 …… 215	CTG	胎児心拍陣痛図 …… 212
CPAP	持続気道内陽圧呼吸…… 214	CTR	心胸郭比 …………… 212
CPCR	心肺脳蘇生 ………… 217	CTS	手根管症候群 ……… 223

略語	日本語	ページ
CTZ	化学受容性嘔吐引き金帯	213
CVA	肋骨脊柱角	218
CVC	中心静脈カテーテル	218
CVP	中心静脈圧	218
CYA	シクロスポリン	201
CYP	チトクローム P450	211, 294

D

略語	日本語	ページ
DA	ドパミン	324
DB	Ⅲ度熱傷	309
D-Bil	直接ビリルビン	309
DBT	二重盲検法	290, 338
DC	直流除細動	306
DCS	ダメージコントロールサージェリー	291
DCT	ドラッグチャレンジテスト	327
DDB	深達性Ⅱ度熱傷	309
DDS	薬物送達システム	327
DDx	鑑別診断	116
DES	薬剤溶出性ステント	312
DESIGN	DESIGN 褥瘡状態評価法	312
DF	除細動器	314
DHA	ドコサヘキサエン酸	322
DHF	デング出血熱	317
DHT	ジヒドロテストステロン	218
DI	医薬品情報	300
	ドワイヤー法	333
	尿崩症	344
DIC	播種性血管内凝固症候群	300, 308, 365
DIP	遠位指節間関節	300
DJS	デュビン・ジョンソン症候群	315
DKA	糖尿病性ケトアシドーシス	319
DLB	レビー小体型認知症	515
DLC	2腔型カテーテル	290
DLE	円板状エリテマトーデス	77
DLT	ドナーリンパ球輸注	324
DM	糖尿病	302
	皮膚筋炎	302
DMARDs	疾患修飾性抗リウマチ薬	311
DMD	デュシェンヌ型筋ジストロフィー	315
DNA	デオキシリボ核酸	302
DNR	蘇生適応除外	302
DOA	到着時死亡	304
DOC	デオキシコルチコステロン	321
dos.	用量	322
DOT	直視下服薬監視療法	304
DPA	ドパミン部分アゴニスト	325
DPB	びまん性汎細気管支炎	310
DP flap	胸三角筋皮弁	310
DRPLA	歯状核赤核淡蒼球ルイ体萎縮症	204
DS	死腔	313
	ダウン症候群	285
DSM	精神疾患の診断・統計マニュアル	302

DSPS	睡眠相後退症候群 …… 246	**EN**	経腸栄養 …………………… 33
DTI	深部組織損傷 ……………… 308	**ENBD**	内視鏡的経鼻胆道ドレナージ
DTP	ジフテリア，破傷風，百日咳		……………………………… 33
	……………………………… 309	**ENT**	耳鼻咽喉科 ………………… 76
DTR	深部腱反射 ………………… 242	**Eo**	好酸球 ……………………… 165
DV	家庭内暴力［ドメスティックバイ	**EOG**	エチレンオキサイドガス …… 62
	オレンス］ ………… 310, 326	**EOL**	エンド・オブ・ライフ（終末期）
DVT	深部静脈血栓症 …………… 242		……………………………… 76

E

E	エストロゲン ………………… 61	**EPA**	エイコサペンタエン酸 ……… 51
EAEC	腸管付着性大腸菌 ………… 297	**EPAP**	呼気気道陽圧 ………………… 37
EBN	エビデンス・ベイスド・メディ	**EPO**	エリスロポエチン … 67, 70
	スン ………………………… 37	**EPS**	心臓電気生理検査 …………… 37
EBV	エプスタインバー・ウイルス		錐体外路症状 ……………… 243
	……………………………… 37	**ER**	外旋 ………………………… 87
ECCE	水晶体囊外摘出術 …………… 34		救急外来室 ………………… 32
ECCO₂R	体外式二酸化炭素除去		心窩部 ……………………… 236
	……………………………… 58	**ERAS**	術後回復力増強プログラム
ECF	細胞外液 …………………… 187		……………………………… 37
ECG	心電図 ……………………… 34	**ERBD**	内視鏡的逆行性胆道ドレナージ
Echo	超音波診断 ………………… 57		……………………………… 32
ECMO	膜型人工肺 ………………… 57	**EROM**	早期破水 …………………… 32
ECT	電気けいれん療法 …………… 35	**ES**	弾性ストッキング …………… 33
ECU	尺側手根伸筋 ……………… 56	**ES cell**	胚性幹細胞 ………………… 357
ECUM	体外式限外濾過法 …………… 34	**ESR**	赤血球沈降速度
ED	成分栄養 …………………… 74		………………………… 158, 262
EGF	上皮細胞成長因子 …………… 34	**ESWL**	体外衝撃波結石破砕療法
EHEC	腸管出血性大腸菌 ………… 296		……………………………… 33
ELBW	超低出生体重児 ……………… 33	**ES 細胞**	ヒト胚性幹細胞 ……………… 33
ELISA	酵素免疫吸着測定法 ………… 37	**ET**	ストーマ療法士 ……………… 36
EMG	筋電図 ……………………… 33		内毒素 ……………………… 76
Empy	副鼻腔蓄膿症 ……………… 77	**EUP**	子宮外妊娠 ………………… 89
EMR	内視鏡的粘膜切除術 ………… 33	**EVD**	脳室ドレナージ …………… 349

F

略語	意味	ページ
FAB	仏・米・英白血病分類	407
FAG	蛍光眼底造影	407
F_AO_2	肺胞気酸素濃度	66
FAST	緊急超音波検査	407
FB	フィルムバッジ	412
	フットバス	420
Fb	フィブリン	411
Fbg	フィブリノゲン	411
FD	機能性胃腸症	120
FDP	フィブリノゲン分解産物	66
FEV	努力性肺活量	413
FEV_1	1秒量	413
FFP	新鮮凍結血漿	66
FHR	胎児心拍数	66
5HT	セロトニン	267
FIM	機能的自立度評価法	120, 412
FIO_2	吸入気酸素濃度	65
FISH	蛍光原位置ハイブリッド形成法	410
Fish conc	フィッシュバーグ濃縮試験	410
FLAIR	反転回復撮影法	428
flu	インフルエンザ	45
fMRI	ファンクショナルMRI	408
FNS	大腿神経伸展テスト	66
FOG	すくみ足	248
Fr	フレンチサイズ	432
FRC	機能の残気量	65
frem	音声振盪	431
FS	フェイススケール	412
FSHD	顔面肩甲上腕筋ジストロフィー	117
FT	食物テスト	420
FTLD	前頭側頭葉変性症	396
FTRC	解凍赤血球濃厚液	66
FUO	不明熱	421
FVC	努力性肺活量	66
FV curve	フローボリューム曲線	434

G

略語	意味	ページ
G	ガウス	90
	ガストリン	94
GA	全身麻酔	272
GABA	γ-アミノ酪酸	123
GBS	ギラン・バレー症候群	132
GCS	グラスゴーコーマスケール	139
G-CSF	顆粒球コロニー刺激因子	102
GE	グリセリン浣腸	144
GERD	胃食道逆流症	99
GF	胃瘻	39
GFR	糸球体濾過率	201
GFS	胃ファイバースコープ	199
γ-GTP	γ-グルタミル・トランスペプチダーゼ	117
GH	成長ホルモン	196
GHRH	成長ホルモン放出ホルモン	197
GI	グルコース・インスリン療法	147
GIFT	配偶子卵管内移植	121
GIP	胃酸分泌抑制ポリペプチド	211
GIST	消化管間質腫瘍	206

GL	緑内障	139, 506	**HCV** C型肝炎ウイルス	53
Glob	グロブリン	150	**HD** 血液透析	53
Glu	グルタミン酸	147	室内塵	362
Gn	ゴナドトロピン	176	**HDA** 高濃度領域	357
GNB	グラム陰性桿菌	198	**HDL** 高密度リポタンパク	170
GNC	グラム陰性球菌	198	**HDL-C** HDLコレステロール	53
GnRH	性腺刺激ホルモン放出ホルモン		**HDS** 長谷川式認知症スケール	
		197		366
GPB	グラム陽性桿菌	218	**Hemi.** 片麻痺	444
GPC	グラム陽性球菌	216	**HEPA filter** 高性能微粒子エアフィルター	
GTT	ブドウ糖負荷試験	213		443
GU	胃潰瘍	221	**HER2** ヒト上皮細胞成長因子受容体2型	
GVHD	移植片対宿主病	218		367
Gy	グレイ	148	**HES** 好酸球増多症候群	439
Gyn	産婦人科	120	ヘスパンダー	440
			HF 血液濾過	52

H

HA	A型肝炎	56	**HFD** 不当重量児	443
HAI	肝動注療法	114	**HFS** 手足症候群	300, 381
HAM	ヒトT細胞白血病ウイルス1型関連脊髄症		**HHS** 高浸透圧高血糖症候群	
		374		166
HAM syndrome 副甲状腺機能低下・アジソン・モニリア症候群			**HIL** 高信号域	166
			HIV ヒト免疫不全ウイルス	399
		374	**HL** 脂質異常症	203
hANP	ヒト心房性ナトリウム利尿ペプチド		**h.m.** 手動弁	224
		382	**HM** 心雑音	371
HAV	A型肝炎ウイルス	52, 373	**HMD** 肺胞硝子膜症	383
Hb	ヘモグロビン［血色素］		**hMG** ヒト閉経期ゴナドトロピン	
		444		52
HB	B型肝炎	389	**HONK** 高浸透圧性非ケトン性昏睡	
HBV	B型肝炎ウイルス	53		166
HC	C型肝炎	200	**HP** ヘリコバクターピロリ	446
hCG	ヒト絨毛性ゴナドトロピン		ヘルスプロモーション	446
		53	**HPG, hPG** ヒト下垂体性ゴナドトロピン	
				53

略語	意味	ページ
HPV	ヒト乳頭腫ウイルス	399
HRQOL	健康関連 QOL	161
HRT	ホルモン補充療法	463
HS	心音	370
HSCR	ヒルシュスプルング病	405
Ht	ヘマトクリット	444
HTLV-1	成人 T 細胞白血病ウイルス	53
HUS	溶血性尿毒症症候群	492
HUT	ヘッドアップティルト試験	441
HVS	過換気症候群	91
Hz	ヘルツ	447
HZ	帯状疱疹	283

I

略語	意味	ページ
IABP	大動脈内バルーンパンピング法	2, 284
IADL	手段的日常生活動作	224
IBD	炎症性腸疾患	5
I-Bil	間接ビリルビン	5
IBS	過敏性腸症候群	99
IBW	標準体重	5
IC	インフォームドコンセント	44
	間欠性跛行	107
	免疫複合体	481
ICCE	水晶体嚢内摘出術	3
ICD	植込み型除細動器	3
	国際疾病分類	4
ICF	国際生活機能分類	3
	細胞内液	188
ICG	インドシアニングリーン	43
ICH	頭蓋内血腫	3
ICP	頭蓋内圧	4
ICS	刺激伝導系	201
ICU	集中治療部	4
ID	皮内注射	5
IDA	鉄欠乏性貧血	313
IDDM	インスリン依存性糖尿病	41
IDL	中間密度リポタンパク	296
I/E ratio	吸気時間 - 呼気時間比	2
IFN	インターフェロン	42
Ig	免疫グロブリン	481
IH	鼠径ヘルニア	276, 279
IICP	頭蓋内圧亢進	247
IL	インターロイキン	42
IM	筋肉注射	2
IMV	間欠的強制換気	2
IN.OUT	水分出納	43
Inf	浸剤	44
inj	注射	40
INR	国際正常化指数	2
IO	骨髄内輸液	2
IOL	眼内レンズ	3
IP	間質性肺炎	110
IPPV	間欠的陽圧換気	5
iPS cells	人工多能性幹細胞	5
IR	不完全奏効	2
IRDS	乳児呼吸窮迫症候群	340
ISF	間質液 [組織間液]	110
ISI	国際感度指数	2
ISR	ステント内再狭窄	252
ITB	髄腔内バクロフェン療法	243

略語	意味	ページ
ITP	特発性血小板減少性紫斑病	5
IUFD	子宮内胎児死亡	6
IV	静脈注射	6
IVH	経中心静脈高カロリー輸液	6
IVR	侵襲的放射線療法	42

J

略語	意味	ページ
J	ジュール	226
JCS	日本昏睡スケール	194, 196, 221

K

略語	意味	ページ
KBM	ミュンスター式顆部下腿義足	475
K cell	キラー細胞	132
Kolpo	コルポイリンテル	178
KS	カポジ肉腫	100
KUB	腎・尿管・膀胱X線撮影	160
KW分類	キース・ワグナー分類	119

L

略語	意味	ページ
LA	ラテックスアレルギー	496
LAD	左軸偏位	189
lap	開腹術	496
LAP	腹腔鏡下手術	496
LBM	徐脂肪体重	73
LBW	低出生体重児	73
LC	肝硬変	503
	肺コンプライアンス	355
	肺癌	355
LCAP	白血球除去療法	368
LCP	リンパ球除去療法	507
LD	学習障害	72
LDA	低濃度領域	519
LDH	乳酸脱水素酵素	73
	腰椎椎間板ヘルニア	492
LDL	低密度リポタンパク	311
LDL-C	低密度リポ蛋白コレステロール	73
L-DOPA, L-dopa	ジヒドロキシフェニルアラニン	516
LE	紅斑性狼瘡	169
LFD	ライトフォアデイト	494
LGMD	肢帯型筋ジストロフィー	207
LH	黄体形成ホルモン	71
LHF	左心不全	189
LHRH	黄体形成ホルモン放出ホルモン	71
LIL	低信号域	307
Lin	リニメント剤	502
linac	直線加速器	494
Liq.	溶液、髄液	500
LLB	長下肢装具	72
LN	リンパ節	509
	ループス腎炎	510
LOC	意識レベル	34
LOM	運動制限	520
LOS	低心拍出量症候群	307, 518
LOT	第1頭位	279
LP	遅発電位	514
	腰椎穿刺	492, 510
	リポタンパク	504

L-P shunt	腰椎クモ膜下腔・腹腔短絡術	73
l.s.	光覚弁	164
LTH	乳腺刺激ホルモン	72
LTR	レトロウイルス	514
LW	リビングウィル	503
Ly	リンパ球	507
LYM	リンパ節転移	509
LZM	リゾチーム	502

M

M	粘膜層の癌	348
Mφ	マクロファージ	466
MAC	最高酸濃度	467
MAP	僧帽弁形成術	468
MARTA	多元受容体標的化抗精神病薬	469
MAS	顕在性不安尺度	466
	胎便吸引症候群	284
MAST suit	抗ショックズボン	467
MA tube	ミラー・アボット管	475
Mb	ミオグロビン	472
MB	ミルウォーキーブレース	475
MC	肥満細胞	467
MCB	マックバーニー圧痛点	467
MCD	微小変化群	69
M-C flap	筋肉皮弁	70
MCH	平均赤血球ヘモグロビン量	69
MCHC	平均赤血球ヘモグロビン濃度	69
MCLS	川崎病	126
MCP	中手指節間関節	69
M-CSF	マクロファージ—コロニー刺激因子	466
MCTD	混合性結合組織病	69
MCV	平均赤血球容積	70
MD	筋ジストロフィー	134
	精神発達遅滞	70
MDI	定量噴霧吸入器	70
MDS	骨髄異形成症候群	174
	ミニマムデータセット	474
MEF	最大呼気流量	481
MELAS	ミトコンドリア脳筋症	473
MEN	多発性内分泌腺腫症	481
MERRF	赤色ぼろ線維を伴うミオクローヌスてんかん	469
METS	代謝当量	479
MG	重症筋無力症	222
	モイレングラハト値	482
MI	心筋梗塞	236
	動機づけ面接	483
MIC	最小発育阻止濃度	473
MIF	最大吸気流量	68
	遊走阻止因子	474
MJD	マチャドジョセフ病	467
MK	モノカイン	484
ML	悪性リンパ腫	8, 469
MLC	ミオシン軽鎖	472
MLG	脊髄造影法	471
MM	ミエローマ	471
MMD	モヤモヤ病	484
MMPI	ミネソタ多面人格テスト	474
MMSE	ミニメンタルステート試験	

	……………………………………… 474
MMT	徒手筋力テスト ……… 322
MMV	強制分時換気 …………… 69
MODS	多臓器機能不全症候群
	……………………… 288, 484
MOF	多臓器不全 …… 288, 484
MP	固有筋層までの癌 …… 177
MPAP	平均肺動脈圧 …………… 70
MPP	マイコプラズマ肺炎 … 465
MPS	ムコ多糖症 ……………… 476
MR	麻しん, 風しん ………… 68
MRA	磁気共鳴血管造影 ……… 68
MRI	磁気共鳴撮影 …………… 68
MRS	磁気共鳴スペクトロスコピー
	………………………………… 68
MRSA	メチシリン耐性黄色ブドウ球菌
	…………………………… 478
MS	多発性硬化症 …………… 69
	メニエール症候群 …… 480
MSA	多系統萎縮症 ………… 287
MSSA	メチシリン感受性黄色ブドウ
	球菌 ……………………… 478
MSW	医療ソーシャルワーカー … 69
MT	ムントテラピー………… 477
M-W syndrome	マロリー・ワイス症
	候群 ……………………… 470
MYD	筋緊張性ジストロフィー
	…………………………… 473

N

NANDA	北米看護診断協会 … 337
NAP	好中球アルカリホスファターゼ
	…………………………… 336
nasal CPAP	鼻マスク式持続気道内
	陽圧呼吸 ………………… 346
NaSSA	ノルアドレナリン作動性/特
	異的セロトニン作動性抗うつ薬
	…………………………… 352
NCCHD	非チアノーゼ性先天性心疾患
	…………………………… 396
NCU	神経病集中監視部 ……… 63
ND	看護診断 ……………… 107
NEC	壊死性腸炎 …………… 346
NEEP	呼気終末陰圧呼吸 …… 339
NEET	ニート …………………… 339
NEFA	非エステル型脂肪酸 … 347
NET	神経興奮性検査 ……… 346
NG tube	経鼻胃チューブ ……… 63
NHCAP	医療・介護関連肺炎 …… 38
NHL	非ホジキンリンパ腫 … 402
NIC	看護介入分類 ………… 339
NIDDM	インスリン非依存性糖尿病
	…………………………………… 41
NK-1	ニューロキニン ……… 341
NLA	ニューロレプト麻酔 …… 342
NMS	悪性症候群 ………………… 7
NMSCT	骨髄非破壊的同種造血幹細
	胞移植 …………………… 474
NOC	看護成果分類 ………… 352
NP	ナースプラクティショナー
	…………………………… 336
NPO	絶飲食 ………………… 263
NPPV	非侵襲的陽圧換気 …… 64
NREM	ノンレム睡眠 ………… 353
NRFS	胎児機能不全 ………… 281
NRT	ニコチン置換療法 …… 338
NS	ネフローゼ症候群 …… 348
NSAIDs	非ステロイド系抗炎症薬

	……………… 63, 392		
NST	栄養サポートチーム ……63		
	ノンストレステスト …… 353		**P**
NTG	正常眼圧緑内障 ……… 259	P	脈拍 ………………… 377
	ニトログリセリン ……… 64	P2	プレグナンジオール … 430
Nx	ニスタグムス［眼振］	PA	パニック発作 ………… 372
	……………… 111, 338	PAB	肺動脈絞扼術 ………… 370
NYHA	ニューヨーク心臓協会心疾患	PACG	原発性閉塞隅角緑内障
	機能分類 …………… 339		……………………… 367
		PaCO2	動脈血二酸化炭素分圧
	O		……………………… 386
		PADP	肺動脈拡張期圧 ……… 387
OAB	過活動膀胱 …………… 79	PAF	血小板活性化因子 …… 384
OALL	前縦靱帯骨化症 ……… 79	PaO2	動脈血酸素分圧 ……… 384
OB	潜血 ………………… 269	PAO2	肺胞気酸素分圧 ……… 384
OB・GYN	産科・婦人科 ………… 82	PAP	肺動脈圧 ……………… 387
OCD	強迫性障害 …………… 130	Pap	パパニコロー分類 …… 370
OCPD	強迫性パーソナリティ障害	PAP smear	パパニコロースメア
	……………………… 131		……………………… 370
OCT	オキシトシン負荷試験 … 79	PASG	ショックパンツ ……… 233
OG	容量オスモル濃度ギャップ	PAT	発作性心房頻拍 ……… 369
	……………………… 80	PAWP	肺動脈楔入圧 ………… 386
OGTT	経口ブドウ糖負荷試験	PB	パラフィン浴 ………… 375
	……………… 79, 153	PC	濃厚血小板 …………… 390
OP	骨粗鬆症 ………… 80, 174		プライマリケア ……… 421
OPCA	オリーブ橋小脳萎縮症 … 85	PCA	患者制御鎮痛法 ……… 391
OPCAB	心拍動下冠動脈バイパス術	PCF	プール熱 ……………… 428
	……………………… 82	PCI	経皮的冠動脈インターベンション ………… 390
OPLL	後縦靱帯骨化症 ……… 82		
ORIF	観血的整復と内固定 … 107	Pcom	後交通動脈 …………… 390
Ortho	整形外科 ……………… 85	PCP	ニューモシスティスカリニ肺炎
OS	徐波睡眠 ……………… 80		……………………… 341
	僧帽弁開放音 ………… 82	PCPS	経皮的心肺補助装置 … 391
OSCE	客観的臨床能力試験 …… 79	PCU	緩和ケア病棟 ………… 391
Osm	オスモル ……………… 80	PCV	圧調節換気 …………… 391

略語	意味	ページ
PD	進行	397
	体位ドレナージ	280
	パーキンソン病	363
	パニック障害	372
	ピック病	396
	腹膜透析	397
PDD	広汎性発達障害	169
PDGF	血小板由来成長因子	398
PDS	食後愁訴症候群	398
	胎盤機能不全症候群	284
PE	肺気腫	383
	フィジカルイグザミネーション	410
	プラスマフェレーシス	422
PEA	脈なし電気活性	383
PEEP	呼気終末陽圧換気	400
PEG	経皮的内視鏡胃瘻造設術	438
PEG-IFN	ペグインターフェロン	438
PEIT	経皮的エタノール注入療法	437
PEmax	最大呼気圧	384
PER	タンパク効率	446
Perico	智歯周囲炎	446
PET	ポジトロンエミッション断層撮影	441
PF	呼気流量	389
PG	プロスタグランジン	433
PGI₂	プロスタグランジンI₂	433
PH	肺高血圧症	384
	被殻出血	388
PHC	プライマリヘルスケア	421
PHOT	経皮的熱湯注入療法	402
PHT	門脈圧亢進症	384
PICA	後下小脳動脈	355
PICC	末梢挿入中心静脈カテーテル[ピックカテーテル]	396
PID	血漿鉄消失率	397
PIH	妊娠高血圧症候群	344
PIP	近位指節間関節	382
	最大吸気圧	397
PIT	血漿鉄交代率	397
PIVKA-II	ビタミンK欠乏誘導タンパク-II	401
PIXE	粒子誘発X線放射	389
P-J catheter	膵-空腸吻合カテーテル	391
PKN	パーキンソニズム	362
PKU	フェニルケトン尿症	412
PL	黄体刺激ホルモン	435
	プラスミン	422
	リン脂質	507
PLT	血小板	388, 431
PM	ペースメーカー	440
PMC	偽膜性大腸炎	122
PMD	進行性筋ジストロフィー	238
pMDI	加圧式定量噴霧器	388
PMS	月経前症候群	157
PN	静脈栄養	153, 230
	結節性多発動脈炎	387
PNET	原始神経外胚葉腫瘍	400
PNF	固有受容体神経筋促進法	387
PNH	発作性夜間血色素尿症	387
PNI	予後栄養指数	387
POD	術後日数	456
polio	急性灰白髄炎	124

略語	意味	ページ
PONV	術後悪心・嘔吐	388
POS	問題志向型システム	434, 455
PPD	妄想性パーソナリティ障害	483
PPE	個人防護具	400
PPI	プロトンポンプ阻害薬	434
PPN	末梢静脈栄養	468
PR	部分奏効	383
PROM	前期破水	434
PRP	ダブルプロダクト	290
PRSP	ペニシリン耐性肺炎球菌	442
PS	逆説睡眠	374
	パフォーマンスステータス	373
PSA	前立腺特異抗原	386
PSP	進行性核上性麻痺	386
PS test	パンクレオザイミン・セクレチン試験	380
PSV	圧支持換気	386
PSVT	発作性上室頻拍	386
PSW	精神科ソーシャルワーカー	386
PT	プロトロンビン時間	434
PTBD	経皮的経肝胆汁ドレナージ	399
PTCA	経皮的経管冠動脈形成術	398
PTCD	経皮的経肝胆道ドレナージ	399
PTCR	経皮的経管冠動脈再疎通術	398
PTE	肺血栓塞栓症	397
PTH	副甲状腺ホルモン	397
PT-INR	プロトロンビン時間国際標準化比	434
PTR	膝蓋腱反射	208
PTSD	心的外傷後ストレス障害	241, 397
PUBS	紫色採尿バッグ症候群	477
Pul	歯髄炎	427
pulv.	散剤	428
Pur	プリン体	427
PUVA	ソラレン紫外線療法	420
PVC	心室内外収縮	401
P-V shunt	腹腔静脈シャント	401
PVT	発作性心室頻拍	401
PX	気胸	341

Q

略語	意味	ページ
Q max	最大尿流率	128
QOL	生活の質、生命の質	127, 135
QT	QT間隔	128
Q-test	クエッケンシュテット試験	135

R

略語	意味	ページ
RA	関節リウマチ	20, 111
RAD	右軸偏位	49
RAST	放射性アレルゲン吸着試験	495
RB	リーメンビューゲル装具	505
	レギュラーベベル	511
RBF	腎血流量	26
RCA	根本原因分析	183
RCC	赤血球濃厚液	26
RCT	無作為化コントロール試験	

		………… 26, 476
REE	安静時エネルギー消費量	………… 20, 499
rem	レム	………… 516
REM	レム睡眠	………… 516
RES	細網内皮系	………… 512
RF	腎不全	………… 23
	リウマチ因子	………… 499
	リウマチ熱	………… 499
RHF	右心不全	………… 49
RI	ラジオアイソトープ	………… 495
	レギュラーインスリン	………… 511
RIA	ラジオイムノアッセイ［放射免疫測定法］	………… 495, 499
RIND	可逆性虚血性神経障害	………… 507
RIST	放射性免疫吸着試験	………… 501
RLS	ムズムズ足症候群［レストレスレッグ症候群］	………… 476, 512
RNA	リボ核酸	………… 22
R/O, RO	除外診断	………… 230, 510
RO	リアリティオリエンテーション	………… 499
ROI	関心領域	………… 517
ROM	関節可動域	………… 111
ROME	関節可動域訓練	………… 520
ROMT	関節可動域テスト	………… 520
ROP	未熟児網膜症	………… 519
ROS	系統的レビュー	………… 206
ROT	第2頭位	………… 284
RP	レイノー現象	………… 510
RPF	腎血漿流量	………… 237
RR	RR間隔	………… 19
	回復室	………… 500
RRA	放射受容体測定法	………… 495
RS	ライ症候群	………… 493
	レイノー症候群	………… 511
RSS	ラムゼイ鎮静スケール	………… 497
RSST	反復唾液嚥下テスト	………… 22
RSV	呼吸器合胞体ウイルス	………… 22
RT	放射線治療	………… 453
RTC	ラウンド・ザ・クロック療法	………… 494
RTx	放射線治療	………… 495
R-Y	ルーワイ吻合術	………… 510

S

SA	自殺企図	………… 203
SAB	選択的肺胞気管支造影	………… 191
SAH	クモ膜下出血	………… 138, 184
SAN	洞房結節	………… 320
SaO$_2$	動脈血酸素飽和度	………… 320
SARS	重症急性呼吸器症候群	………… 190
SAS	睡眠時無呼吸症候群	………… 189, 246
SAT	酸素飽和度［サチュレーション］	………… 190
SB	ショートベベル	………… 233
SBT	ゼングスターケン・ブレークモア管	………… 62, 268
SC	シュレム管	………… 226
	皮下注射	………… 61, 191
SCA	上小脳動脈	………… 61
SCD	脊髄小脳変性症	………… 262
SCID	重症複合免疫不全	………… 248
SD	安定	………… 61
SDA	セロトニン・ドパミン遮断薬	………… 268
SDAT	アルツハイマー型老年期認知症	

	……………………………… 26	**SM**	粘膜下層までの癌 …… 348
SDB	浅達性Ⅱ度熱傷 …… 61	**SMBG**	血糖自己測定 ……… 59
SDH	硬膜下血腫 ……… 191	**SMON**	亜急性脊髄視神経症 … 257
SERM	選択的エストロゲン受容体モジュレーター ……… 192	**SMS**	ソマトスタチン ……… 279
SFD	スモール・フォア・デイト ……………………………… 257	**SNPs**	スニップス［単一ヌクレオチド多型］…… 254
SGC	スワンガンツカテーテル … 258	**SNRI**	セロトニン・ノルアドレナリン再取り込み阻害薬 …… 267
SHP	シェーンライン・ヘノッホ紫斑病 ……… 199	**Sp**	スパイク ……… 254
SHS	仰臥位低血圧症候群 … 128	**SP**	サブスタンス P …… 191
SI	ショック指数 ……… 232		スタンダードプリコーション … 249
	癌の浸潤が直接他臓器まで及ぶもの ………………… 59	**SPECT**	単光子放射型コンピュータ断層撮影 …… 256
SIADH	抗利尿ホルモン不適合分泌症候群 ……… 170	**SpO₂**	経皮的酸素飽和度 …… 62
SIAS	サイアス［脳卒中機能障害評価セット］…… 184	**SPS**	全身強直性症候群 … 250
SIDS	乳児突然死症候群 …… 209	**SPT**	プリックテスト ……… 425
SIMV	同期的間欠強制換気 …… 59	**SS**	漿膜下層までの癌 …… 229
SIRS	全身性炎症反応症候群 … 189		妊娠 ……………………… 227
SJS	スティーブンス・ジョンソン症候群 …… 250	**SSc**	全身性強皮症 ……… 59
SjS	シェーグレン症候群 …… 197	**SSI**	手術部位感染 ……… 59
SLAP lesion 上前後関節唇損傷 …………………………… 257		**SSRI**	選択的セロトニン再取り込み阻害薬 ……… 270
SLB	短下肢装具 ……… 61	**SST**	社会生活技能訓練 59, 277
SLC	単腔型カテーテル …… 236	**ST**	ST 部分 ……… 61
SLE	全身性エリテマトーデス … 270		センシティビティトレーニング［感受性訓練］…… 269
SLO	ストレプトリジン O …… 253	**STAI**	状態・特性不安尺度 … 250
	セカンドルック手術 …… 261	**S test**	セクレチン試験 ……… 263
SLR	下肢伸展挙上テスト …… 93	**STN**	シアリル Tn 抗原 …… 196
SLR exercise 下肢伸展挙上訓練 ……………………………… 61		**SU**	スルホニル尿素 ……… 257
		SUD	シングルユース器材 … 236
		supp	坐剤 ……………………… 192
		Sv	シーベルト ……… 219
		SW	ソーシャルワーカー … 278

略語	日本語	頁
SWT	シャトル・ウォーキング試験	221

T

略語	日本語	頁
T	テストステロン	313
T_4	サイロキシン	188
T_3	トリヨードサイロニン	329
TAE	経カテーテル肝動脈塞栓術	301
TA-GVHD	輸血関連移植片対宿主病	488
TAP	三尖弁輪形成術	289
TB	結核	314
T-Bil	総ビリルビン	309
TBT	トロンボテスト	332
TC	総コレステロール	306
TCA	トリカルボン酸回路	306, 328
TD	遅発性ジスキネジア	294
TDM	治療薬物濃度モニタリング	309
TDP	トルサード・ド・ポアンツ	329
TEE	必要エネルギー消費量	301
TEF	気管食道瘻	314
TEN	中毒性表皮壊死症	316
TENS	経皮的電気神経刺激	317
TF	経管栄養	152
Tf	トランスフェリン	327
TG	トリグリセリド	328
Tg	サイログロブリン	188
TgAb	抗サイログロブリン抗体	165
TGF	形質転換成長因子	306
TH	視床出血	204
THP	トータルヘルスプロモーション	322
THR	人工股関節全置換術	301
TIA	一過性脳虚血発作	36
TIBC	総鉄結合能	275
TIN	尿細管間質性腎炎	311
TIPS	経頸静脈的肝内門脈短絡術	308
TKR	人工膝関節全置換術	304
TLC	全肺気量	303
TLS	腫瘍崩壊症候群	226
TM	トロンボモジュリン	332
TN	トロポニン	332
TNF	腫瘍壊死因子	302
TNM	TNM分類	302
TOF	ファロー四徴症	325, 408
Torr	トール	329
TP	総タンパク	322
t-PA	組織プラスミノーゲンアクチベータ	309
TPL	切迫早産	309
TPN	完全静脈栄養	111, 309
TPO	トロンボポエチン	332
TPP	血小板減少性紫斑病	310
TPPV	気管切開下陽圧換気	310
TRALI	輸血関連急性肺障害	301
TSF	上腕三頭筋皮下脂肪厚	302
TSH	甲状腺刺激ホルモン	301
TTTS	双胎間輸血症候群	275
TV	1回換気量	35, 283

U

略語	日本語	頁
UAB	アンダーアームブレース	30

UC	潰瘍性大腸炎	488	V-P shunt	脳室腹腔シャント	410	
UCG	尿道膀胱撮影	488	VRSA	バンコマイシン耐性黄色ブドウ球菌	380	
UDS	尿水力学的検査	50	VS	生命徴候	357	
UG	尿道造影	488	VSD	心室中隔欠損	409	
UIBC	不飽和鉄結合能	421	VSV	量支持換気	409	
UP	ユニバーサルプリコーション	490	VT	心室頻拍	410	
UPI	子宮胎盤機能不全	201		ベロ毒素	448	
US	超音波検査	488	VTEC	ベロ毒素産生大腸菌	448	
USN	超音波ネブライザー	50, 296	VVR	血管迷走神経反応	411	
UTI	尿路感染	488	vWF	フォン・ヴィレブラント因子	415	

V

V̇A	肺胞換気量	410
VALI	人工呼吸器関連肺傷害	238
VAP	人工呼吸器関連肺炎	238, 370
VAS	視覚アナログ尺度	45, 391
V-A shunt	脳室心房シャント	409
VC	嘔吐中枢	79
V̇CO₂	二酸化炭素排出量	410
VD/VT	死腔換気率	201
VE	嚥下内視鏡検査	408
VEGF	血管内皮増殖因子	408
VF	嚥下造影検査	408
Vf	心室細動	409
VHDL	超高密度リポタンパク	297
Vit	ビタミン	395
VLBW	極低出生体重児	409
VLDL	超低密度リポタンパク	297
VMA	バニリルマンデル酸	372
V̇O₂	酸素消費量	410
VOD	静脈閉塞性疾患	409

W

WAIS	ウェクスラー成人知能検査	47
WBP	創底管理	51
WISC	ウェクスラー児童知能検査	46
WLB	ワークライフバランス	522
WPW	ウォルフ・パーキンソン・ホワイト症候群	49, 290
WRC	洗浄赤血球	270
wrist ext.	手関節伸筋	502
wrist fles.	手関節屈筋	502
WT	ウィルムス腫瘍	47

Y

YAG laser	ヤグレーザー	487

Z

ZEEP	呼気終末平圧換気	218
ZIFT	接合子卵管内移植	218
Zn	亜鉛	298
ZS	亜鉛華軟膏	298

表紙・カバーデザイン：小口翔平＋西垂水敦（tobufune）
表紙イラスト：坂木浩子
本文イラスト：村上寛人／村上正子／中村知史
本文レイアウト・DTP：山崎デザイン事務所

おさえておきたい看護用語
聞き言葉・略語・カタカナ語

2013年3月24日　第1版第1刷発行	編　集　エキスパートナース編集部
2023年4月10日　第1版第10刷発行	発行者　有賀 洋文
	発行所　株式会社 照林社
	〒112-0002
	東京都文京区小石川2丁目3-23
	電　話　03-3815-4921（編集）
	03-5689-7377（営業）
	http://www.shorinsha.co.jp/
	印刷所　大日本印刷株式会社

●本書に掲載された著作物（記事・写真・イラスト等）の翻訳・複写・転載・データベースへの取り込み、および送信に関する許諾権は、照林社が保有します。
●本書の無断複写は、著作権法上の例外を除き禁じられています。本書を複写される場合は、事前に許諾を受けてください。また、本書をスキャンしてPDF化するなどの電子化は、私的使用に限り著作権法上認められていますが、代行業者等の第三者による電子データ化および書籍化は、いかなる場合も認められていません。
●万一、落丁・乱丁などの不良品がございましたら、「制作部」あてにお送りください。送料小社負担にて良品とお取り替えいたします（制作部 0120-87-1174）。

検印省略（定価はカバーに表示してあります）
ISBN978-4-7965-2286-1
©Shorinsha/2013/Printed in Japan

単 位 一 覧

● SI 基本単位

量	名 称	単位記号
長さ	メートル	m
質量	キログラム	kg
時間	秒	s
電流	アンペア	A
温度	ケルビン	K、°K
物質量	モル	mol
光度	カンデラ	cd

●基本単位から表わされる SI 組立単位の例

量	名 称	単位記号
面積	平方メートル	m^2
体積	立方メートル	m^3
物質量濃度	モル毎立方メートル	mol/m^3

● 10 の整数乗を示す接頭語

接頭語が示す乗数	SI 接頭語	読み(記号)
1 000 000 000 000 000 000 000 000 (=10^{24})	yotta	ヨタ (Y)
1 000 000 000 000 000 000 000 (=10^{21})	zetta	ゼタ (Z)
1 000 000 000 000 000 000 (=10^{18})	exa	エクサ (E)
1 000 000 000 000 000 (=10^{15})	peta	ペタ (P)
1 000 000 000 000 (=10^{12})	tera	テラ (T)
1 000 000 000 (=10^9)	giga	ギガ (G)
1 000 000 (=10^6)	mega	メガ (M)
1 000 (=10^3)	kilo	キロ (k)
100 (=10^2)	hecto	ヘクト (h)
10 (=10^1)	deca	デカ (da)
1 (=10^0)		
0.1 (=10^{-1})	deci	デシ (d)
0.01 (=10^{-2})	centi	センチ (c)
0.001 (=10^{-3})	mili	ミリ (m)
0.000 001 (=10^{-6})	micro	マイクロ(μ)
0.000 000 001 (=10^{-9})	nano	ナノ (n)
0.000 000 000 001 (=10^{-12})	pico	ピコ (p)
0.000 000 000 000 001 (=10^{-15})	femto	フェムト (f)
0.000 000 000 000 000 001 (=10^{-18})	atto	アト (a)
0.000 000 000 000 000 000 001 (=10^{-21})	zepto	ゼプト (z)
0.000 000 000 000 000 000 000 001 (=10^{-24})	yocto	ヨクト (y)